3ª Edição

Ligações NANDA NOC – NIC
Condições Clínicas
Suporte ao Raciocínio e Assistência de Qualidade

Marion Johnson, PhD, RN
Sue Moorhead, PhD, RN
Gloria Bulechek, PhD, RN, FAAN
Howard Butcher, PhD, RN, PMHCNS-BC
Meridean Maas, PhD, RN, FAAN
Elizabeth Swanson, PhD, RN

Center for Nursing Classification
& Clinical Effectiveness
Sharon Sweeney, BSB, Center Coordinator
The University of Iowa
College of Nursing

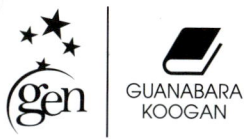

- Os autores deste livro e a editora empenharam seus melhores esforços para assegurar que as informações e os procedimentos apresentados no texto estejam em acordo com os padrões aceitos à época da publicação, *e todos os dados foram atualizados pelos autores até a data do fechamento do livro.* Entretanto, tendo em conta a evolução das ciências, as atualizações legislativas, as mudanças regulamentares governamentais e o constante fluxo de novas informações sobre os temas que constam do livro, recomendamos enfaticamente que os leitores consultem sempre outras fontes fidedignas, de modo a se certificarem de que as informações contidas no texto estão corretas e de que não houve alterações nas recomendações ou na legislação regulamentadora.

- Os autores e a editora se empenharam para citar adequadamente e dar o devido crédito a todos os detentores de direitos autorais de qualquer material utilizado neste livro, dispondo-se a possíveis acertos posteriores caso, inadvertida e involuntariamente, a identificação de algum deles tenha sido omitida.

- **Atendimento ao cliente:** (11) 5080-0751 | faleconosco@grupogen.com.br

- Traduzido de
  NOC and NIC Linkages to NANDA-I and Clinical Conditions: Supporting Critical Reasoning and Quality Care, 3rd Edition
  Copyright © 2012 by Elsevier Inc.
  All rights reserved.
  This edition of *NOC and NIC Linkages to NANDA-I and Clinical Conditions: Supporting Critical Reasoning and Quality Care, 3rd Edition*, by Marion Johnson, Sue Moorhead, Gloria Bulechek, Howard Butcher, Meridean Mess, Elizabeth Swanson is published by arrangement with Elsevier Inc.
  ISBN: 978-0-323-07703-3
  Esta edição de *NOC and NIC Linkages to NANDA-I and Clinical Conditions: Supporting Critical Reasoning and Quality Care, 3rd Edition*, de Marion Johnson, Sue Moorhead, Gloria Bulechek, Howard Butcher, Meridean Mess, Elizabeth Swanson, é publicada por acordo com a Elsevier, Inc.

- Nursing Diagnoses—Definitions and Classification 2009-2011 © 2009, 2007, 2005, 2003, 2001, 1998, 1996, 1994 NANDA International. Used by arrangement with Wiley-Blackwell Publishing, a company of John Wiley & Sons, Inc. In order to make safe and effective judgments using NANDA-I diagnoses it is essential that nurses refer to the definitions and defining characteristics of the diagnoses listed in this work. NANDA. Diagnósticos de Enfermagem da NANDA: Definições e Classificação 2009-2011. Porto Alegre. Artmed. 2010.

- Direitos exclusivos para a língua portuguesa
  Copyright © 2013, 2022 (11ª impressão) by
  GEN | Grupo Editorial Nacional S.A.
  Publicado pelo selo Editora Guanabara Koogan Ltda.
  Travessa do Ouvidor, 11
  Rio de Janeiro – RJ – 20040-040
  www.grupogen.com.br

- Reservados todos os direitos. É proibida a duplicação ou reprodução deste volume, no todo ou em parte, em quaisquer formas ou por quaisquer meios (eletrônico, mecânico, gravação, fotocópia, distribuição pela Internet ou outros), sem permissão, por escrito, do GEN | Grupo Editorial Nacional Participações S/A.

- Capa: Interface – Sergio Liuzzi

- Editoração eletrônica: Thomson Digital

Nota
Esta obra foi produzida por GEN – Grupo Editorial Nacional sob sua exclusiva responsabilidade. Médicos e pesquisadores devem sempre fundamentar-se em sua experiência e no próprio conhecimento para avaliar e empregar quaisquer informações, métodos, substâncias ou experimentos descritos nesta publicação. Devido ao rápido avanço nas ciências médicas, particularmente, os diagnósticos e a posologia de medicamentos precisam ser verificados de maneira independente. Para todos os efeitos legais, a Elsevier, os autores, os editores ou colaboradores relacionados a esta obra não assumem responsabilidade por qualquer dano/ou prejuízo causado a pessoas ou propriedades envolvendo responsabilidade pelo produto, negligência ou outros, ou advindos de qualquer uso ou aplicação de quaisquer métodos, produtos, instruções ou ideias contidos no conteúdo aqui publicado.

CIP-BRASIL. CATALOGAÇÃO-NA-FONTE
SINDICATO NACIONAL DOS EDITORES DE LIVROS, RJ

L69
    Ligações NANDA – NOC – NIC: condições clínicas: suporte ao raciocínio e assistência de qualidade/ Marion Johnson...
[et al.; tradução de Soraya Imon de Oliveira... et al.]. – [Reimpr.]. – Rio de Janeiro: GEN | Grupo Editorial Nacional. Publicado pelo selo Editora Guanabara Koogan Ltda., 2022.
    422p.: 23 cm
    Tradução de: NOC and NIC Linkages to NANDA-I and Clinical Conditions: Supporting Critical Reasoning and Quality Care, 3rd. ed.
    Apêndice
    Inclui bibliografia e índice
    ISBN 978-85-352-5037-4

    1. Enfermagem. I. Johnson, Marion

12-4678.   CDD: 610.73012
                CDU: 616-083

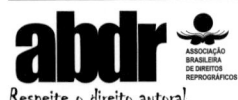

REVISÃO CIENTÍFICA E TRADUÇÃO

SUPERVISÃO DA REVISÃO CIENTÍFICA

Alba Lucia Bottura Leite de Barros

Professora Titular da Escola Paulista de Enfermagem da Universidade Federal de São Paulo (Unifesp)
Líder do grupo de pesquisa Sistematização das Assistência de Enfermagem
Pesquisadora do CNPq
Nanda-I Fellow

REVISÃO CIENTÍFICA

Juliana de Lima Lopes

Especialista em Cardiologia
Mestre em Ciências da Saúde pela Unifesp
Doutoranda pela Unifesp

Marta José Avena

Enfermeira Pediatra da disciplina de Saúde Neonatal do Departamento de Enfermagem Pediátrica da Escola Paulista de Enfermagem da Unifesp.
Especialista em Enfermagem Pediátrica pela Unifesp
Enfermeira pela Unifesp.
Mestre em Ciências Pneumológicas pela Unifesp.
Doutoranda pela Unifesp

TRADUÇÃO

Regina Machado Garcez

Graduada em Letras pela Universidade do Vale do Rio do Sinos
Pós-graduada em Inglês pela Universidade do Vale do Rio do Sinos
Certificado de Proficiência em Inglês (Cambridge-Inglaterra)

Soraya Imon de Oliveira

Biomédica pela Universidade Estadual Paulista (UNESP)
Especialista em Imunopatologia e Sorodiagnóstico pela Faculdade de Medicina da UNESP
Doutora em Imunologia pelo Instituto de Ciências Biomédicas da Universidade de São Paulo (ICB-USP)

COLABORADORES E REVISORES

COLABORADORES

Joanne Dochterman, PhD
Professor Emerita
The University of Iowa
College of Nursing
Iowa City, Iowa

Barbara J. Head, PhD, RN
Assistant Professor Emerita
University of Nebraska Medical
  Center
Omaha, Nebraska

Cindy A. Scherb, PhD, RN
Professor
Graduate Programs in Nursing
Winona State University
University Center Rochester
Rochester, Minnesota

REVISORES

Jane M. Brokel, RN, PhD
College of Nursing
The University of Iowa
Iowa City, Iowa

Jeanette M. Daly, RN, PhD
Department of Family Medicine
University of Iowa
Iowa City, Iowa

COLABORADOR DE EDIÇÕES ANTERIORES

Joanne McCloskey Dochterman

PERMISSÕES

O uso de qualquer parte da Classificação dos Resultados de Enfermagem ou da Classificação das Intervenções de Enfermagem em qualquer publicação ou folheto impresso requer permissão por escrito do editor. Favor enviar todas as solicitações de permissão por escrito para:

Natalie David
Rights Manager
Global Rights Department
Elsevier Ltd
PO Box 800
Oxford OX5 1DX
UNITED KINGDOM
Tel: +1 215 239 3804 (EUA) ou +44 1865 84 6830 (Reino Unido)
Fax: +44 1865 85 3333 (Reino Unido)

E-mail: permissions@elsevier.com ou healthpermissions@elsevier.com

Aguarde 4 a 6 semanas para processamento.

Qualquer uso eletrônico desse material requer uma autorização. Informações sobre autorização podem ser obtidas enviando uma solicitação por escrito para: Licensing Department (endereço acima) ou para nicnoc@elsevier.com.

PREFÁCIO

UNIFICANDO AS LINGUAGENS DE ENFERMAGEM

Considere a língua inglesa. Suas variações são tão numerosas quanto as nacionalidades que a reclamam como língua-mãe. No Reino Unido, por exemplo, as pessoas guardam suas compras no *boot* (porta-malas). Já na América do Norte, as pessoas colocam a *boot* (bota) em seus pés e as compras no *trunk* (mala). Até mesmo ao escrever este prefácio, percebo como as diferenças de linguagem são evidentes. Há uma linha tortuosa em vermelho abaixo da palavra *center*, que escrevi segundo a ortografia do meu inglês do Reino Unido, e o único modo de eliminá-la é substituir minha língua padrão pelo inglês dos EUA.

Apesar das anedotas engraçadas que ilustram como estamos divididos pela nossa linguagem comum e tornam maravilhosas as conversas durante o jantar, a prática clínica segura e a pesquisa e educação eficientes repousam numa linguagem homogênea, particularmente com relação aos diagnósticos, intervenções e resultados de enfermagem.

O fato de adquirir um livro que trata dessa questão significa que você reconhece ser capaz de participar da solução.

A NANDA International e o Center for Nursing Classification and Clinical Effectiveness, no College of Nursing (o "Center") da University of Iowa, continuam a desenvolver e promulgar as principais classificações de enfermagem baseadas em evidências dos diagnósticos, intervenções e resultados de enfermagem. Este livro demonstra o impacto positivo que uma relação funcional mais estreita entre a NANDA International e o Center pode exercer sobre a segurança do paciente.

Como presidente da NANDA International, assumi o compromisso pessoal de desenvolver ainda mais essa relação em prol da prestação de uma assistência mais segura ao paciente e recomendo essa obra a você.

Professora Dickon Weir-Hughes
Presidente, NANDA International

APRESENTAÇÃO

Esta edição do livro consiste em quarto partes. A Parte I inclui três capítulos que descrevem as linguagens e os respectivos usos. A Parte II fornece as ligações existentes entre os diagnósticos da NANDA-I, resultados da NOC e intervenções da NIC. As Partes I e II foram incluídas nas edições anteriores desse texto. A Parte III é nova e descreve as ligações existentes entre NOC/NIC e certas condições clínicas selecionadas. A Parte IV, também presente nas outras edições, inclui apêndices que listam os rótulos de definições da NOC e da NIC.

O título atribuído à 3ª edição do livro foi modificado para que refletisse a adição das ligações às condições clínicas. A porção principal do livro ainda contém as ligações entre NIC/NOC e os diagnósticos da NANDA-I, no entanto foi acrescida de ligações existentes com 10 condições clínicas comuns com as quais os enfermeiros se deparam frequentemente em sua prática. Tais condições são Asma, Doença Pulmonar Obstrutiva Crônica, Câncer de Cólon e Reto, Diabetes Melito, Depressão, Insuficiência Cardíaca, Hipertensão, Pneumonia, Acidente Vascular Encefálico e Artroplastia Total: Quadril/Joelho. Essas condições são prevalentes nos Estados Unidos, com frequência são crônicas, e podem implicar gastos consideráveis para o paciente e para a sociedade.

As linguagens de enfermagem padronizadas adotadas no livro são os diagnósticos da NANDA International de 2009-2011, termos publicados na 4ª edição da Nursing Outcomes Classification (NOC) e termos publicados na 5ª edição da Nursing Intervention Classification (NIC). A ilustração de como essas três linguagens podem estar ligadas mostra a relação existente entre os diagnósticos, resultados e intervenções de enfermagem, e pode facilitar o raciocínio clínico. O livro pode auxiliar enfermeiros a desenvolverem planos de assistência para pacientes individuais ou populações de pacientes, podendo ser utilizado em sistemas informativos eletrônicos. O fornecimento das ligações existentes entre um diagnóstico, um resultado e intervenções de enfermagem selecionadas para supervisionar o diagnóstico e corresponder ao resultado permite avaliar a assistência de enfermagem prestada a populações de pacientes, bem como a determinar sua eficiência.

A Parte I do livro é composta por três capítulos. Os dois primeiros são semelhantes aos capítulos das edições anteriores, enquanto o terceiro capítulo é totalmente novo. O Capítulo 1 fornece uma breve revisão sobre as três linguagens, uma descrição de como a atuação da linguagem tem progredido com o passar do tempo, bem como as alterações observadas na apresentação das ligações. O Capítulo 2 enfatiza o modo como as ligações podem ser utilizadas no planejamento da assistência de enfermagem, em sistemas de informação computadorizados e também no raciocínio/tomada de decisão clínicos. Fornece uma revisão acerca do uso do Outcome-Present State (OPT) Model, como exemplo de raciocínio clínico que pode ser particularmente útil no ensino de alunos. O enfoque do Capítulo 3 é diferente: discute-se como as linguagens podem ser utilizadas no planejamento e aplicação dos sistemas de informação de enfermagem eletrônicos. Esse capítulo será útil aos enfermeiros que precisam identificar a informação que desejam obter de um sistema eletrônico e descobrir como podem utilizá-la. Também será útil aos enfermeiros da área de tecnologia da informação, que auxiliam no planejamento e implementação de sistemas em suas organizações. Os autores têm interesse em saber sobre a utilidade desse capítulo e se o mesmo (ou outro capítulo semelhante) deve ser incluído em edições futuras.

A Parte II consiste nas ligações existentes entre diagnósticos da NANDA-I, resultados da NOC e intervenções da NIC. Os diagnósticos estão listados em ordem alfabética, porém com duas exceções: (1) os diagnósticos de "risco de" estão em uma seção subsequente aos diagnósticos que enfatizam problemas atuais e promoção da saúde; e (2) o principal conceito é utilizado para determinar o modo como o diagnóstico é listado. Exemplificando, "Prejuízo da Deglutição" será encontrado como "Deglutição, Prejudicada"; e "Nutrição Desequilibrada: Menos do que as Necessidades Corporais" será visto como "Nutrição Desequilibrada, menos do que as Necessidades Corporais". Os resultados da NOC sugeridos são correlacionados a cada um dos diagnósticos, enquanto as intervenções da NIC sugeridas estão ligadas a cada um dos resultados. As definições para diagnóstico e resultados são fornecidas na tabela, e Parte IV: Apêndices fornece definições para ambos, resultados e intervenções.

Foram introduzidas modificações na seleção dos resultados e intervenções. Os resultados selecionados refletem a quantificação: (1) da reversão do problema identificado num diagnóstico real; (2) da melhora do estado do paciente identificado pelas características definidoras do diagnóstico de enfermagem; e (3) do problema real a ser evitado, bem como dos resultados que tratam de fatores relacionados constantes nos diagnósticos de "risco de". As intervenções a serem consideradas para a escolha dos fatores de risco precedem cada uma das ligações com NANDA-I, NOC e NIC. Isso ajuda a identificar os resultados e intervenções que tratam diretamente do estado atual do paciente, conforme definido pelo diagnóstico e características definidoras. Notas de raciocínio clínico foram adicionadas a alguns dos diagnósticos para esclarecer o motivo que levou a uma determinada seleção ou para identificar por que alguns resultados/intervenções foram ou não escolhidos. Essas são as principais alterações empregadas no processo de raciocínio para identificar resultados e intervenções. Anteriormente, os resultados e intervenções que tratavam do diagnóstico, características definidoras e fatores relacionados haviam sido incluídos em todas as ligações.

As ligações com diagnósticos de "risco de" foram revisadas com a finalidade de evitar repetir resultados e intervenções iguais ou semelhantes utilizados com um diagnóstico real, no caso de haver um diagnóstico de "risco de" correspondente. Por exemplo, "Baixa Autoestima Situacional" e "Risco de Baixa Autoestima Situacional".

Nas edições anteriores, os resultados para determinação da prevenção do estado de "risco de" (no exemplo, a baixa autoestima) geralmente consistiam numa repetição modificada dos resultados, com o objetivo de determinar o grau de resolução do estado real (a baixa autoestima crônica). Nesta edição, o resultado "Autoestima", que determina se há baixa autoestima ao utilizar o diagnóstico de Risco de Baixa Autoestima Situacional, é apresentado como sendo o resultado que determina a ocorrência de "risco" de problema. As intervenções que permitem alcançar esse resultado podem ser encontradas junto ao diagnóstico real ("Autoestima: Crônica Baixa"). Seguindo-se a esse resultado, há uma lista de resultados da NOC e uma lista de intervenções associadas aos fatores de risco de baixa autoestima. As intervenções não estão ligadas aos resultados, pois a lista de resultados pode incluir apenas algumas ou um número considerável de identificações. Uma lista que contenha mais de 20 identificações torna-se proibitiva para o fornecimento de intervenções para cada um dos resultados, especialmente quando uma intervenção é aplicável a mais de um resultado. Novamente, essas constituem as principais modificações introduzidas no processo de raciocínio, além da apresentação dos diagnósticos de "risco de". O retorno por parte dos usuários deste livro, comentando a utilidade (ou inutilidade) dessas alterações, seria apreciado pelos autores.

A Parte III é uma nova seção incluída nessa edição. É composta por 10 condições clínicas previamente identificadas. Cada condição é acompanhada de uma breve descrição, que inclui a prevalência, mortalidade e custos consoantes com cada condição, bem como uma revisão concisa sobre o curso da condição e/ou os sintomas associados à mesma. Essa descrição é seguida de um plano de assistência genérico, que ilustra o uso dos resultados da NOC e das intervenções da NIC para a referida condição clínica. Os planos de assistência em geral não abrangem a condição desde o diagnóstico e ao longo de todo o curso da doença, pois muitas condições são crônicas e haverão de acompanhar o paciente pelo resto da vida. Esta seção constitui uma breve ilustração do uso dos resultados da NOC e intervenções da NIC, desde que a condição clínica seja descrita empregando um termo inexistente na NANDA-I. Os possíveis resultados são apresentados junto à lista resumida de intervenções apropriadas à condição clínica. Na maioria dos casos, o leitor será capaz de identificar prontamente o diagnóstico de enfermagem que pode representar o estado do paciente implicado no resultado.

Assim como nas edições antecedentes, agradecemos todos os comentários, críticas e sugestões, sejam positivos ou negativos, referentes ao que deve ou não mudar e a como tornar este livro mais robusto para seus diversos usuários. Esse aspecto é de particular interesse, dadas as modificações introduzidas na presente edição.

Marion Johnson

SUMÁRIO

PARTE I Linguagens e Aplicações

Capítulo 1 Linguagens e Desenvolvimento das ligações, 1
Sue Moorhead e Joanne McCloskey Dochterman

Capítulo 2 Uso das Ligações no Raciocínio Clínico e Aprimoramento da Qualidade, 11
Howard Butcher e Marion Johnson

Capítulo 3 Uso da NNN em Sistemas de Informação Computadorizados, 24
Meridean Maas, Cindy Scherb e Barbara Head

PARTE II NOC e NIC Ligados aos Diagnósticos da NANDA-I

Seção 2.1 Introdução às Ligações Relativas a Diagnósticos Reais e de Promoção da Saúde, 35
    Estudo de Caso 1: Diagnóstico Real da NANDA-I, 36
    Estudo de Caso 2: Diagnóstico de Promoção da Saúde da NANDA-I, 39

Seção 2.2 NOC e NIC Ligados aos Diagnósticos de Enfermagem, 41

Seção 2.3 Introdução às Ligações para Diagnósticos de Enfermagem de Risco, 256
    Estudo de Caso 3: NANDA-I Diagnósticos de Enfermagem de Risco, 257

Seção 2.4 NOC e NIC Ligados aos Diagnósticos de Enfermagem de Risco, 260

PARTE III Ligações NOC e NIC para Condições Clínicas

Seção 3.1 Introdução às Ligações para Condições Clínicas, 306
    Amostra de Plano de Cuidado de uma Condição Clínica, 308

Seção 3.2 Ligações NOC e NIC para Condições Clínicas, 316
    Acidente Vascular Encefálico, 316
    Artroplastia Total: quadril/joelho, 320
    Asma, 324
    Câncer de Cólon e Reto, 327
    Depressão, 340
    Diabetes Melito, 344
    Doença Pulmonar Obstrutiva Crônica (DPOC), 348
    Hipertensão, 353
    Insuficiência Cardíaca, 357
    Pneumonia, 366

PARTE IV Apêndices

Apêndice A Conceitos e Definições dos Resultados NOC, 370

Apêndice B Conceitos e Definições das Intervenções NIC, 386

Índice, 411

CAPÍTULO 1

Linguagens e Desenvolvimento das ligações

Sue Moorhead e Joanne McCloskey Dochterman

AS LINGUAGENS

A enfermagem tem se esforçado para construir uma base de conhecimento capaz de dar suporte à prática profissional e de melhorar a qualidade da assistência prestada pelos enfermeiros em diversos cenários, num *continuum* de assistência à saúde. Essa necessidade de representação e classificação da base do conhecimento de enfermagem continua sendo uma questão associada à profissão (Kautz, Kuiper, Pesut & Williams, 2006). Essencial a essa base do conhecimento é o conhecimento referente aos diagnósticos de enfermagem, aos resultados de pacientes e às intervenções de enfermagem (Lavin, Meyers & Ellis, 2007). A experiência ajuda os enfermeiros a adquirirem habilidade na prática de enfermagem e a esclarecerem as relações envolvendo problemas, resultados e intervenções numa dada área de especialidade ou junto a uma população de pacientes específica. Na época atual, a internet também serve como fonte de pesquisa onde os enfermeiros podem buscar informações sobre a prática profissional contemporânea.

Já em 1969, Abdellah estabeleceu que os diagnósticos de enfermagem constituíam o fundamento da ciência da enfermagem (Abdellah, 1969). A necessidade de linguagens de enfermagem uniformes ou padronizadas (SNL, *standardized nursing languages*) tem sido discutida na literatura de enfermagem nos últimos 35 anos (Anderson, Keenan & Jones, 2009; Bakken & Currie, 2011; Clancy, Delaney, Morrison & Gunn, 2006; Dochterman & Jones, 2003; Fischetti, 2008; Gebbie & Lavin, 1975; Hunt, Sproat & Kitzmiller, 2004; Jones, 1997; Keenan & Aquilino, 1998; Lunney, Delaney, Duffy, Moorhead & Welton, 2005; Maas, 1985; McCloskey & Bulechek, 1994; McCormick, 1991; Muller-Staub, Needham, Odenbreit, Lavin & Van Achterberg, 2007; Pesut, 2006; Zielstorff, 1994). Uma linguagem de enfermagem uniforme serve a diversos propósitos, tais como:

- Fornecer uma linguagem padronizada que facilite a comunicação tanto entre enfermeiros, como entre enfermeiros e outros profissionais de atendimento à saúde e também com o público.
- Permitir a coleta e análise de informações uniformizadas, documentando a contribuição de enfermagem à assistência prestada ao paciente.
- Facilitar a avaliação e o aprimoramento da assistência de enfermagem por meio da avaliação do resultado.
- Promover o desenvolvimento do conhecimento de enfermagem para dar suporte ao processo de enfermagem.
- Apoiar o desenvolvimento de sistemas de informação clínica eletrônicos e de registros de saúde eletrônicos.
- Fornecer conceitos para armazenamento eletrônico de dados a iniciativas de aprimoramento da qualidade e pesquisa efetiva.
- Fornecer informação para formulação de uma política organizacional e pública referente ao atendimento à saúde e assistência de enfermagem.
- Facilitar o ensino de habilidades de raciocínio clínico aos estudantes de enfermagem e enfermeiros novatos.

A contribuição das linguagens padronizadas à prática e ao desenvolvimento da enfermagem é detalhada em artigos previamente citados, bem como nos livros que descrevem a Classificação das Intervenções de Enfermagem (Bulechek, Butcher & Dochterman, 2008; Dochterman & Bulechek, 2004; McCloskey & Bulechek, 1992, 1996, 2000) e a Classificação dos Resultados de Enfermagem (Johnson & Maas, 1997; Johnson, Maas & Moorhead, 2000; Moorhead, Johnson & Maas, 2004; Moorhead, Johnson, Maas & Swanson, 2008).

Este livro ilustra as ligações estabelecidas entre três linguagens padronizadas reconhecidas pela American Nurses Association (ANA): (1) os diagnósticos desenvolvidos pela NANDA International (NANDA-I); (2) as intervenções da Classificação das Intervenções de Enfermagem (NIC, *Nursing Interventions Classification*); e (3) os resultados da Classificação de Resultados de Enfermagem (NOC, *Nursing Outcomes Classification*). O fornecimento de ligações entre essas classificações representa um avanço importante na facilitação do uso dessas linguagens de enfermagem padronizadas na prática, educação e pesquisa. A implementação da NANDA-I, NOC e NIC (NNN) também aumentou a praticabilidade e eficiência da supervisão dos dados de enfermagem (Lavin, Avant, Craft-Rosenberg, Herdman & Gebbie, 2004). Os enfermeiros enfrentam situações clínicas complicadas, em que a interpretação dos dados do paciente constitui uma tarefa complexa e diversificada (Lunney, 2003), além de ser conduzida pelo contexto da assistência (Levin, Lunney & Krainovich-Miller, 2004). Essas ligações sustentam o pensamento crítico e as habilidades lógicas de que os enfermeiros necessitam para prestar assistência a pacientes com múltiplas condições crônicas. A ligação existente entre o uso de linguagens de enfermagem padronizadas e pensamento crítico é bem documentada na literatura de enfermagem (Bartlett et al., 2008; Bland et al., 2009; Farren, 2010; Fesler-Birch, 2005; Kautz et al., 2006; Lunney, 2003, 2006, 2009; Pesut & Herman, 1998, 1999; Simmons, Lanuza, Fonteyn, Hicks & Holm, 2003). Em uma revisão da literatura, Anderson et al. (2009) constataram que NANDA-I, NIC e NOC apresentavam "os padrões de sustentabilidade mais fortes e notáveis" (p. 89). Pela primeira vez, este livro fornece as ligações existentes entre NOC e NIC para algumas condições clínicas comuns que os enfermeiros abordam com outras disciplinas. Para aqueles que não estão familiarizados com as linguagens, é apresentada a seguir uma breve revisão sobre cada uma das classificações.

NANDA International

O uso da linguagem de enfermagem padronizada teve início na década de 1970, com o desenvolvimento da classificação dos diagnósticos da NANDA. Um diagnóstico de enfermagem é "um julgamento clínico sobre as respostas de um indivíduo, família ou comunidade a problemas de saúde/processos da vida reais ou potenciais. Um diagnóstico de enfermagem fornece a base para a seleção das intervenções de enfermagem tendo em vista alcançar os resultados que são de responsabilidade do enfermeiro" (NANDA International, 2009, p. 419). Os diagnósticos de enfermagem descrevem as necessidades reais, potenciais (que apresentam risco de se desenvolver) e de promoção da saúde. Os elementos de um diagnóstico de NANDA-I real são a identificação, definição do diagnóstico, características definidoras (sinais e sintomas) e fatores relacionados (fatores causativos ou associados), conforme ilustrado na Tabela 1-1. Os elementos de um potencial diagnóstico, conforme a definição da NANDA-I, são a identificação, definição e fatores de risco associados. Os elementos de um diagnóstico de promoção de saúde são a identificação, definição e características definidoras, havendo uma exceção a essa regra para *Prontidão da Resiliência Aumentada*, que também inclui os fatores relacionados.

A NANDA foi estabelecida em 1973, quando um grupo de enfermeiros se reuniu em St. Louis, Missouri, e organizou o primeiro National Conference Group for the Classification of Nursing Diagnoses (Grupo de Conferência Nacional Para Classificação dos Diagnósticos de Enfermagem) (Gebbie & Lavin, 1975). Em 2002, a mesma organização se transformou na NANDA International, com o intuito de refletir melhor os múltiplos países afiliados. A NANDA International é uma organização de afiliados dirigida por um presidente eleito e um conselho de diretores. O Diagnosis Development Committee (DDC, Comitê de Desenvolvimento de Diagnósticos) revisa os diagnósticos novos e redefinidos que são submetidos pelos membros, enquanto um comitê de taxonomia adiciona os diagnósticos à estrutura taxonômica e refina a taxonomia. Em 2009, a classificação da NANDA-I incluiu 202 diagnósticos. A *Taxonomy II* foi publicada pela primeira vez em 2003, contendo 13 domínios e 36 classes. Os representantes da NANDA-I, aliados aos representantes da NIC e da NOC, participaram do desenvolvimento da *Taxonomy*

TABELA 1-1 Exemplo de Diagnóstico da NANDA-I

Baixa Autoestima Situacional – 00120

DEFINIÇÃO: Desenvolvimento de uma percepção negativa sobre seu próprio valor em resposta a uma situação atual (especificar)

CARACTERÍSTICAS DEFINIDORAS: Avaliação de si mesmo como incapaz de lidar com eventos; avaliação de si mesmo como incapaz de lidar com situações; expressões de desamparo; expressões de sentimento de inutilidade; comportamento indeciso; comportamento não assertivo; verbalizações de autonegativas; relata verbalmente desafio situacional ao seu próprio valor

FATORES RELACIONADOS: Comportamento incompatível em relação a valores; alterações de desenvolvimento; distúrbio da imagem corporal; fracassos; prejuízo funcional; falta de reconhecimento; perda; rejeições; mudanças de papel social

De NANDA International (2009). *Nursing Diagnoses: Definitions and classification 2009-2011* (p. 193). West Sussex, United Kingdom; Willey-Blackwell.

of Nursing Practice (Taxonomia da Prática de Enfermagem), que é uma estrutura unificadora para colocação dos diagnósticos, intervenções e resultados, publicada em 2003 (Dochterman & Jones, 2003). A terminologia da NANDA-I foi traduzida para 15 idiomas e é adotada em 32 países. A organização da NANDA-I publica um livro de classificação a cada três anos e patrocina o *International Journal of Nursing Terminologies and Classifications*, antigo *Nursing Diagnosis: The Journal of Nursing Language and Classification*. Mais informações sobre a organização e a classificação podem ser encontradas em *www.NANDA.org*.

NIC

As pesquisas para desenvolvimento de um vocabulário e classificação das intervenções de enfermagem começaram em 1987, com a formação de uma equipe de pesquisa liderada por Joanne McCloskey (atualmente, Joanne Dochterman) e Gloria Bulechek, na University of Iowa. A equipe desenvolveu a Classificação das Intervenções de Enfermagem (NIC) — uma classificação abrangente e padronizada das intervenções de enfermagem, publicada pela primeira vez em 1992. Diferente dos diagnósticos de enfermagem ou resultados de paciente, em que o foco da atenção reside no paciente, as intervenções de enfermagem enfocam o comportamento de enfermagem — as ações de enfermagem que auxiliam o paciente a progredir em direção ao resultado desejado.

Uma intervenção é definida como:

Qualquer tratamento que, baseado em julgamento e conhecimento clínico, um enfermeiro ponha em prática para intensificar os resultados do paciente/cliente. As intervenções de enfermagem incluem tanto a assistência direta como a indireta; as assistências voltadas para indivíduos, famílias e comunidade; e a assistência prestada em tratamentos iniciados pelo enfermeiro, médico e outro prestador (Bulechek, Butcher & Dochterman, 2008, p. xxii).

Cada intervenção da NIC consiste em um nome de identificação, uma definição, um conjunto de ações e princípios constituintes da prestação da intervenção e uma pequena lista de leituras sugeridas, sobre conhecimentos pertinentes, conforme ilustrado na Tabela 1-2. O nome de identificação da intervenção e sua definição constituem o conteúdo da intervenção padronizado e que não deve ser alterado quando a NIC é utilizada na documentação da assistência. Todavia, a assistência deve ser individualizada por meio da escolha das atividades. De uma lista contendo aproximadamente 10-30 atividades/intervenção, o enfermeiro seleciona aquelas que considera especificamente mais apropriadas para um determinado indivíduo, família ou comunidade. O enfermeiro pode acrescentar novas atividades, caso seja necessário. Entretanto, todas as modificações e adições devem ser congruentes com a definição da intervenção.

A NIC é atualizada continuamente e já foi publicada em cinco edições. A edição de 2008 contém 542 intervenções e mais de 12.000 atividades. De modo a facilitar o uso, as intervenções estão agrupadas em 30 classes e sete domínios, criando uma taxonomia para a classificação. A NIC pode ser utilizada em todos os cenários (das unidades de terapia intensiva até o atendimento domiciliar, cuidados paliativos e estabelecimentos de prestação de assistência primária) e em todas as especialidades (da pediatria e obstetrícia à cardiologia e gerontologia). Embora a classificação inteira descreva o domínio da enfermagem, algumas intervenções podem ser fornecidas por outras disciplinas. Além dos enfermeiros, outros prestadores de assistência à saúde podem se sentir à vontade para usar a NIC ao descrever seus tratamentos.

O livro da classificação, assim como múltiplas outras publicações distintas citadas neste livro, documenta os anos de pesquisa necessários ao desenvolvimento e teste da classificação e de sua estrutura taxonômica. As intervenções da NIC foram ligadas aos diagnósticos da NANDA-I, aos problemas do Sistema Omaha, ao Resident Assessment Instrument (utilizado em estabelecimentos de prestação de assistência de longa duração), às categorias do OASIS (*Outcome and Assessment Information Set*) destinadas à assistência à saúde domiciliar, e aos resultados da NOC. A classificação da NIC foi traduzida para nove idiomas e tem sido atualizada continuamente através de um processo de *feedback* e revisão por parte dos usuários. O trabalho de revisão é conduzido entre as edições do livro da NIC, e as novas intervenções são desenvolvidas e adicionadas com base naquelas já submetidas. Uma lista de publicações está disponibilizada pelo Center for Nursing Classification and Clinical Effectiveness (The University of Iowa, College of Nursing, Iowa City, IA 52242). Informações atualizadas podem ser acessadas no *site www.nursing.uiowa.edu/cnc*.

NOC

Em 1991, sob a liderança de Marion e Meridean Maas, uma equipe de pesquisa foi formada na University of Iowa com o objetivo de desenvolver uma classificação de resultados de pacientes correlacionada à assistência de enfermagem. O trabalho da equipe de pesquisa resultou na criação da Classificação de Resultados de Enfermagem (NOC) — uma classificação abrangente e padronizada dos resultados de pacientes, que pode ser utilizada na avaliação dos resultados das intervenções de enfermagem, publicada pela primeira vez em 1997.

Os resultados de pacientes servem de critério para julgar o sucesso de uma intervenção de enfermagem.

TABELA 1-2 Exemplo de Intervenção da NIC

Melhora da Autoestima – 5400

DEFINIÇÃO: Assistência ao paciente para que aumente seu julgamento acerca do valor pessoal

Atividades

Encorajar o contato com os olhos durante a comunicação com outros indivíduos
Monitorar as afirmações do paciente acerca da autoestima
Determinar o lócus de controle do paciente
Determinar a confiança do paciente no próprio julgamento
Encorajar o paciente a identificar seus pontos positivos
Reforçar os pontos positivos identificados pelo paciente
Fornecer experiências que aumentem a autonomia do paciente, conforme apropriado
Auxiliar o paciente a identificar repostas positivas de outros indivíduos
Refrear as críticas negativas
Refrear provocações
Transmitir confiança na capacidade do paciente de lidar com situações
Auxiliar no estabelecimento de metas realísticas para elevar a autoestima
Auxiliar o paciente a aceitar sua dependência em relação a outras pessoas, conforme apropriado
Auxiliar o paciente a reavaliar suas autopercepções negativas
Encorajar uma maior responsabilidade por si próprio, conforme apropriado
Auxiliar o paciente a identificar o impacto do grupo de pares sobre os sentimentos de autoestima
Explorar sucessos anteriores
Explorar os motivos da autocrítica ou culpa
Incentivar o paciente a avaliar o próprio comportamento
Encorajar o paciente a aceitar novos desafios
Recompensar ou elogiar o progresso do paciente rumo ao alcance dos objetivos
Facilitar um ambiente e atividades que aumentem a autoestima
Auxiliar o paciente a identificar a importância da cultura, religião, raça, sexo e idade para a autoestima
Orientar os pais do paciente acerca da importância do interesse e apoio dos mesmos para que seus filhos desenvolvam um autoconceito positivo
Orientar os pais do paciente a estabelecer expectativas claras e a definir limites para seus filhos
Ensinar os pais a reconhecerem as realizações de seus filhos
Monitorar a frequência de verbalizações autonegativas
Monitorar a falta de persistência em completar os objetivos até o fim
Monitorar os níveis de autoestima ao longo do tempo, conforme apropriado
Fazer afirmações positivas sobre o paciente

De: Bulechek, G.; Butcher, H.; & Dochterman, J. (Eds.) (2008). *Nursing interventions classification NIC)* (5th ed., pp. 641-642), St. Louis: Mosby Elsevier.
1st edition 1992

LEITURAS SUGERIDAS
Bunten, D. (2001). Normal changes with aging. In M. L. Maas, K. C. Buckwalter, M. D. Hardy, T. Tripp-Reimer, M. G. Titler, & J. P. Specht (Eds.), *Nursing care of older adults: Diagnoses, outcomes, & interventions* (p. 519). St. Louis: Mosby.
Byers, P. H. (1990). Enhancing the self-esteem of inpatient alcoholics. *Issues in Mental Health Nursing, 11*(4), 337–346.
Luckmann, J., & Sorensen, K. C. (1987). *Medical-surgical nursing* (3rd ed.). Philadelphia: W. B. Saunders.
Norris, J., & Kunes-Connell, M. (1985). Self-esteem disturbance. *Nursing Clinics of North America, 20*(4), 745–761.
Reasoner, R. W. (1983). Enhancement of self-esteem in children and adolescents. *Family and Community Health, 6*(2), 51–63.
Whall, A. L., & Parent, C. J. (1991). Self-esteem disturbance. In M. Maas, K. Buckwalter, & M. Hardy (Eds.), *Nursing diagnosis and interventions for the elderly* (pp. 480–488). Redwood City, CA: Addison-Wesley.

Um resultado é definido como "um estado, comportamento ou percepção individual, da família ou da comunidade, que é medido ao longo de um *continuum* em resposta à(s) intervenção(ões) de enfermagem" (Moorhead *et al.*, 2008, p. 30). Admite-se que certo número de variáveis, além da intervenção, influencia os resultados do paciente. Essas variáveis abrangem do processo adotado para prestação de assistência, incluindo as ações de outros prestadores de assistência à saúde; as variáveis organizacionais e ambientais que influenciam o modo como as intervenções são selecionadas e fornecidas; até as características do paciente, incluindo a saúde física e emocional do paciente, bem como as circunstâncias de vida a que o paciente está submetido. Como os resultados descrevem o estado do paciente, outras disciplinas podem considerá-los úteis à avaliação de suas respectivas intervenções.

Cada resultado da NOC possui um nome de identificação; uma definição; uma lista de indicadores para avaliação do estado do paciente em relação ao resultado; uma escala de Likert de cinco pontos para medir o estado do paciente; e uma pequena lista das referências utilizadas no desenvolvimento de um resultado, conforme ilustra a Tabela 1-3. As escalas permitem medir o *status* do resultado em qualquer ponto de um *continuum*, do mais negativo ao mais positivo, bem como identificar as alterações ocorridas no estado do paciente em diferentes momentos. Em contraste com a informação fornecida pela confirmação de uma meta (ou seja, se a meta foi alcançada ou não), os resultados da NOC podem ser utilizados para monitorar o progresso ou a falta de progresso ao longo de um episódio inteiro de atendimento e através de diferentes cenários de prestação de assistência. Os resultados foram desenvolvidos para serem utilizados em todos os cenários, todas as especialidades e, de forma ininterrupta, ao longo de toda a prestação de assistência. A quarta edição da classificação, publicada em 2008, continha 385 resultados agrupados em 33 classes e sete domínios para facilitar o uso. A classificação é atualizada continuamente para incluir novos resultados e revisar os resultados antigos com base em pesquisas recentes ou na avaliação dos usuários.

Os livros da classificação da NOC e numerosas outras publicações registram a extensiva pesquisa conduzida para desenvolver e validar a NOC. Os resultados foram ligados aos diagnósticos da NANDA-I, aos problemas do sistema Omaha, aos padrões funcionais de Gordon, ao Long-Term Care Minimum Data Set, ao Resident Assessment Instrument utilizado em estabelecimentos de prestação de assistência de longa duração, e às intervenções da NIC. A classificação da NOC foi traduzida para 10 idiomas e tem sido cada vez mais utilizada nos Estados Unidos e em todo o mundo. Informações atualizadas sobre a NOC são disponibilizadas no *website* do Center for Nursing Classification and Clinical Effectiveness: *www.nursing.uiowa.edu/cnc*.

DESENVOLVIMENTO DAS LIGAÇÕES

A Parte II do livro estabelece ligações entre os diagnósticos da NANDA-I, resultados da NOC e intervenções da NIC. Trata-se de um trabalho que representa o julgamento de membros seletos das equipes de pesquisa da NIC e da NOC, incluindo acadêmicos, clínicos e estudantes. Sempre que havia disponibilidade, eram utilizados dados coletados durante a avaliação dos resultados da NOC em estabelecimentos clínicos. Os dados revelaram a existência de ligações agregadas entre os resultados da NOC, intervenções da NIC e diagnósticos da NANDA-I, baseados nas escolhas feitas pelos clínicos para pacientes individuais. Os dados agregados forneceram informações sobre os resultados e intervenções que os clínicos escolhem para diagnósticos de enfermagem que serviram como fonte de comparação de decisões clínicas e opiniões de especialistas para alguns diagnósticos. *Entretanto, é importante reconhecer que as ligações descritas neste livro não pretendem ser prescritivas nem substituem o julgamento clínico do enfermeiro.* Em adição às ligações fornecidas no livro, os usuários podem selecionar outros resultados e intervenções para um determinado diagnóstico de um paciente individual. As ligações aqui apresentadas ilustram como três linguagens de enfermagem distintas que podem ser conectadas e utilizadas juntas no planejamento da prestação de assistência a um paciente individual ou a um grupo de pacientes.

Descrição das Ligações

As ligações constantes neste livro associam diagnósticos da NANDA-I, intervenções da NIC e resultados da NOC. Uma ligação pode ser definida como aquilo que direciona a relação ou associação de conceitos. As ligações entre diagnósticos da NANDA-I e resultados da NOC sugerem as relações existentes entre o problema ou condição atual de um paciente e os aspectos a serem resolvidos ou melhorados por meio de uma ou mais intervenções. As ligações existentes entre os diagnósticos da NANDA-I e as intervenções da NIC sugerem a relação existente entre o problema apresentado pelo paciente e as ações de enfermagem que irão resolver ou amenizar esse problema. As ligações estabelecidas entre resultados da NOC e intervenções da NIC sugerem uma relação semelhante, voltada para a resolução de um problema e as ações de enfermagem dirigidas à resolução desse problema, isto é, o resultado que se espera ser influenciado pela(s) intervenção(ões).

TABELA 1-3 Exemplo de Resultado da NOC

Autoestima – 1205

DOMÍNIO: Saúde psicossocial (III)
CLASSE: Bem-estar Psicológico (M)
ESCALA(S): Nunca positiva à Consistentemente positiva (k)
DEFINIÇÃO: Julgamento pessoal de autovalor

RECEPTOR DE ASSISTÊNCIA:
FONTE DE DADOS:

AVALIAÇÃO DO RESULTADO-ALVO: Manter em ___   Aumentar para ___

	Nunca Positiva	Raramente Positiva	Algumas vezes Positiva	Frequentemente Positiva	Consistentemente Positiva	
Autoestima Graduação Geral	1	2	3	4	5	
Indicadores:						
120501 Verbalizações de autoaceitação	1	2	3	4	5	NA
120502 Aceitação das autolimitações	1	2	3	4	5	NA
120503 Manutenção de uma postura ereta	1	2	3	4	5	NA
120504 Manutenção do contato com os olhos	1	2	3	4	5	NA
120505 Descrição de si mesmo	1	2	3	4	5	NA
120506 Consideração com os outros	1	2	3	4	5	NA
120507 Comunicação franca	1	2	3	4	5	NA
120508 Satisfação de papéis com importância pessoal	1	2	3	4	5	NA
120509 Manutenção de boa aparência e da higiene	1	2	3	4	5	NA
120510 Equilíbrio entre participação e ato de ouvir em grupo	1	2	3	4	5	NA
120511 Nível de confiança	1	2	3	4	5	NA
120512 Aceitação de cumprimentos vindos de outras pessoas	1	2	3	4	5	NA
120513 Resposta esperada de outros	1	2	3	4	5	NA
120514 Aceitação de críticas construtivas	1	2	3	4	5	NA
120515 Desejo de confrontar outras pessoas	1	2	3	4	5	NA
120521 Descrição do sucesso no trabalho	1	2	3	4	5	NA
120522 Descrição do sucesso na escola	1	2	3	4	5	NA
120517 Descrição do sucesso em grupos sociais	1	2	3	4	5	NA
120518 Descrição do orgulho de si mesmo	1	2	3	4	5	NA
120519 Sentimentos de autovalorização	1	2	3	4	5	NA

De: Moorhead, S.; Johnson, M.; Maas, M. & Swanson, E. (Eds.) (2008). *Nursing outcomes classification (NOC)* (4th ed., p. 638). St. Louis: Mosby Elsevier.
1st edition 1997; Revised 4th edition.

REFERÊNCIAS SOBRE O CONTEÚDO DOS RESULTADOS
Bonham, P., & Cheney, A. (1982). Concept of self: A framework for nursing assessment. In P. L. Chinn (Ed.), *Advances in nursing theory development* (pp. 173–189). Rockville, MD: Aspen.
Coopersmith, S. (1967). *The antecedents of self-esteem.* San Francisco: W. H. Freeman.
Crandall, R. (1973). The measurement of self-esteem and related constructs. In J. P. Robinson & P. R. Shaver (Eds.), *Measures of social psychological attitudes.* Ann Arbor, MI: Institute for Social Research, University of Michigan.
Fitts, W. (1965). *Manual for the Tennessee Self-Concept Scale.* Nashville: Counselor Recordings & Tests.
Groh, C. J., & Whall, A. L. (2001). Self-esteem disturbance. In M. Maas, K. Buckwalter, M. Hardy, T. Tripp-Reimer, M. Titler, & J. Specht (Eds.), *Nursing care of older adults: Diagnoses, outcomes & interventions* (pp. 593–600). St. Louis: Mosby.
Larson, J. (1989). Validation of the defining characteristics of disturbance in self-esteem in patients with anorexia nervosa. In R. Carroll-Johnson (Ed.), *Classification of nursing diagnoses: Proceedings of the eighth conference (North American Nursing Diagnosis Association)* (pp. 307–312). Philadelphia: J.B. Lippincott.
Nugent, W. R., & Thomas, J. W. (1993). Validation of a clinical measure of self-esteem. *Research on Social Work Practice, 3*(2), 191–207.
Roid, G., & Fitts, W. (1988). *Tennessee Self-Concept Scale: Revised manual.* Los Angeles: Western Psychological Services.
Rosenberg, M. (1965). *Society & adolescent self image.* Princeton, NJ: Princeton University Press.
Stanwyck, D. (1983). Self-esteem through the life span. *Family and Community Health, 6*(2), 11–28.

Os nomes de conceito e definições empregados nas ligações são aqueles constantes na edição de 2009-2011 do *NANDA International Nursing Diagnosis: Definitions & Classification* (2009), na quinta edição de *Nursing Interventions Classification (NIC)* (Bulechek *et al.*, 2008), e na quarta edição de *Nursing Outcomes Classification (NOC)* (Moorhead *et al.*, 2008). Os diagnósticos da NANDA-I encontram-se no ponto de partida das ligações. Os diagnósticos estão listados em ordem alfabética, exceto no caso dos diagnósticos de risco, que são listados em ordem alfabética em seguida aos demais diagnósticos. Todavia, o nome dos diagnósticos da NANDA-I tem sido reordenado nos casos em que o termo inicial não especifica o conceito do problema na identificação do diagnóstico. Exemplificando, o diagnóstico *Termorregulação Ineficaz* é apresentado nessas ligações como *Termorregulação: Ineficaz*. Listar o conceito diagnóstico antes do modificador facilita o modo como um diagnóstico pode ser localizado. Cada diagnóstico contém um nome diagnóstico e sua respectiva definição. Sugestões de resultados da NOC associadas às intervenções da NIC são fornecidas para cada diagnóstico. A definição de cada um dos resultados escolhidos é fornecida na tabela de ligações e no Apêndice A. As intervenções são identificadas como intervenções principais ou intervenções sugeridas para alcançar cada um dos resultados recomendados para um determinado diagnóstico em particular. A categoria opcional de intercessões de enfermagem, utilizada nas duas edições anteriores deste livro, não foi adotada na atual edição das ligações. As definições das intervenções da NIC utilizadas nas ligações estão listadas no Apêndice B. O ordenamento alfabético dos diagnósticos não reflete a estrutura taxonômica adotada pela NANDA-I. Do mesmo modo, as estruturas taxonômicas e codificadoras da NIC e da NOC não estão refletidas nessas ligações. A atual estrutura taxonômica para cada uma dessas linguagens pode ser encontrada nos livros que as descrevem.

Desenvolvimento das Ligações à NANDA-I

O trabalho sobre as ligações, apresentado na primeira edição – *Nursing Diagnoses, Outcomes & Interventions:NANDA, NOC, and NIC Linkages* (Johnson, Bulechek, Dochterman, Maas & Moorhead, 2001) – e também na segunda edição – *NANDA, NOC, and NIC Linkages: Nursing Diagnoses, Outcomes, and Interventions* (Johnson *et al.*, 2006), constituiu o ponto de partida das revisões e atualizações das ligações apresentadas nesta terceira edição. O trabalho anterior sobre as ligações, utilizado na primeira edição, incluiu o desenvolvimento de ligações entre diagnósticos da NANDA e intervenções da NIC, diagnósticos da NANDA e resultados da NOC, e intervenções da NIC e resultados da NOC. O trabalho de ligações utilizado na presente edição incluiu os resultados sugeridos para cada diagnóstico da NANDA-I, da quarta edição da *Nursing Outcomes Classification (NOC)* (Moorhead *et al.*, 2008), e as intervenções sugeridas para cada diagnóstico da NANDA-I na quinta edição da *Nursing Interventions Classification (NIC)*, disponibilizada *on line* (Bulechek *et al.*, 2008).

Revisão e Atualização da Terceira Edição

As ligações e métodos desenvolvidos para a primeira e segunda edições serviram como base da revisão de ligações na terceira edição. As etapas descritas a seguir foram seguidas para o desenvolvimento das ligações atuais:

1. Os resultados utilizados no segundo livro sobre ligações foram comparados aos resultados sugeridos para um diagnóstico na quarta edição do livro da NOC (Moorhead *et al.*, 2008). Foram muitos os casos em que os resultados constantes no segundo livro de ligações e os resultados sugeridos no atual livro da NOC eram os mesmos. Em outros, resultados adicionais incluídos na lista de resultados sugeridos do livro da NOC foram adicionados ao diagnóstico fornecido no livro de ligações. Em poucas situações, alguns resultados encontrados no segundo livro de ligações deixaram de constar na lista de sugestões do atual livro da NOC. Antes de serem removidos, esses resultados foram revisados por todos os autores e às vezes tomava-se a decisão de mantê-los no livro de ligações.
2. As intervenções selecionadas para cada resultado constante no segundo livro de ligações eram revisadas com base nas intervenções selecionadas para um diagnóstico no atual livro da NIC (Bulechek *et al.*, 2008). Novamente, a deleção ou adição de intervenções eram feitas com base na revisão do autor e nas ligações de outros autores já publicadas. A tendência geral era reter as intervenções, em vez de eliminá-las. Com isso, os clínicos podem contar com opções mais realistas ao escolherem intervenções para pacientes de várias idades e com diversos diagnósticos médicos e problemas correlatos.
3. A terminologia de todas as três linguagens foi atualizada, de modo a refletir as alterações introduzidas nas edições utilizadas para cada linguagem.
4. Modificações de formatação e técnicas foram feitas em todas as ligações. Para compreender tais alterações, leia atentamente a introdução de cada seção da Parte II.

A fase final do desenvolvimento das ligações foi o refinamento de segundo nível. Como uma pessoa havia completado as ligações iniciais, era importante que outros revisassem esse trabalho. Os revisores eram os demais autores deste livro e, em alguns casos, clínicos e estudantes de graduação com habilidade clínica. As modificações sugeridas eram aplicadas às ligações quando havia consenso entre os revisores. Caso os revisores não concordassem, tais modificações eram apresentadas aos autores para discussão e tomada de uma decisão final.

A revisão das ligações apresentadas neste livro exigiu o exame minucioso dos autores dos livros de ligações anteriores e também do atual livro de ligação. Em consequência, embora sejam similares aos dados referentes às ligações previamente publicadas, as ligações constantes no presente livro não são idênticas às ligações encontradas na primeira ou na segunda edição, nem nas atuais edições da NIC e da NOC. Outra fonte de controvérsia foi a decisão de incluir ou eliminar um determinado resultado para um dado diagnóstico baseando-se nas intervenções recomendadas para esse diagnóstico. Foram poucas as ocasiões, por exemplo, em que um resultado utilizado no livro de ligações não era ligado a um diagnóstico constante no livro da NOC. Isso acontecia se a adequação do resultado era evidenciada quando se consideravam as intervenções recomendadas para o diagnóstico. Ainda que raramente, outra diferença ocorria quando nem todas as intervenções escolhidas para um dado diagnóstico específico no livro da NIC eram encontradas na tabela de ligações. Isso acabou ocorrendo porque nem todos os possíveis resultados que poderiam ser escolhidos para um diagnóstico eram incluídos na ligação, e algumas intervenções deveriam ser mais apropriadas para os resultados faltantes. Considerando o número de ligações entre diagnóstico, resultado e intervenção apresentadas nesta edição, o número de vezes em que há diferenças significativas entre essas ligações e aquelas constantes nos livros da NOC e NIC é mínimo.

As ligações encontradas neste livro precisam ser submetidas a avaliações e testes clínicos. Os estabelecimentos clínicos que utilizam as três linguagens podem agregar e analisar dados localmente coletados, para determinar os resultados e intervenções a serem escolhidos para os diagnósticos de enfermagem e médicos. Os dados também podem ser analisados com o intuito de determinar quais são os diagnósticos, resultados e intervenções a serem escolhidos para populações de pacientes delineadas pela idade, diagnóstico médico ou outros parâmetros de interesse. As ligações também podem ser testadas através de estudos científicos que enfoquem populações de pacientes selecionadas ou sítios de prática selecionados. Uma avaliação de retorno da parte dos clínicos e outros profissionais que utilizam esse trabalho ajudará os autores a refinar as ligações para as edições futuras. Os livros de ligações anteriores foram traduzidos para cinco idiomas, ampliando as oportunidades de revisões internacionais do trabalho de ligações. Isso é importante, pois é possível que existam diferenças culturais quanto ao modo como essas ligações são listadas.

Desenvolvimento das Ligações às Condições Clínicas

Como novidade, esta terceira edição traz uma seção focada nas ligações a condições clínicas comuns que são tratadas com outras disciplinas. Nós nos concentramos nas condições de alta frequência e custo elevado, cuja identificação pode ser feita tanto por meio de diagnósticos médicos como através dos eventos adversos que os enfermeiros tentam prevenir. Cada condição é acompanhada de um breve resumo, seguido pelos resultados da NOC e intervenções da NIC comumente utilizados na prestação de assistência aos pacientes que apresentam tais condições. Nessa seção, os diagnósticos da NANDA International não são utilizados nas ligações, porque tais intervenções estão bastante associadas à condição médica ou a uma complicação grave. Essas ligações podem ser encontradas na Parte III.

CONCLUSÃO

A NANDA-I, NIC e NOC podem ser utilizadas juntas ou separadamente. Juntas, representam o domínio da enfermagem em todos os cenários e especialidades. Foram reconhecidas pela ANA e pela Health Level 7 (HL7, a organização dos padrões de mensagens eletrônicas nos Estados Unidos), e incluídas na National Library of Medicine's Metathesaurus for a Unified Medical Language System (UMLS), Cumulative Index to Nursing Literature (CINAHL) e Systematized Nomenclature of Medicine-Clinical Terms (SNOMED-CT). Representantes dos três grupos de desenvolvimento criaram a *Taxonomy of Nursing Practice*, publicada pela American Nurses Association em 2003 (Dochterman & Jones, 2003). Essa estrutura organizacional comum deve facilitar o uso de todas as três linguagens. Muitas agências clínicas e cenários educacionais existentes nos Estados Unidos e ao redor do mundo atualmente utilizam uma ou mais dessas linguagens de enfermagem para documentação da assistência prestada ao paciente, bem como no ensino de estudantes de enfermagem. Neste livro, fornecemos as ligações entre resultados da NOC e intervenções da NIC para diagnósticos da NANDA-I. Estabelecer ligações entre essas três linguagens ajuda clínicos e estudantes na escolha dos resultados e intervenções mais apropriados aos diagnósticos de enfermagem de seus clientes.

REFERÊNCIAS

Abdellah, F. G. (1969). The nature of nursing science. *Nursing Research*, 18, 390-393.

Anderson, C. A., Keenan, G., & Jones, J. (2009). Using bibliometrics to support your selection of a nursing terminology set. *CIN, Computers, Informatics, Nursing*, 27(2), 82-98.

Bakken, S., & Currie, L. M. (2011). Standardized terminologies and integrated information systems: Building blocks for transforming data into nursing knowledge. In P. S. Cowen, & S. Moorhead (Eds.), *Current issues in nursing* (8th ed.) (pp. 287-296). St. Louis: Mosby Elsevier.

Bartlett, R., Bland, A., Rossen, E., Kautz, D., Benfield, S., & Carnevale, T. (2008). Evaluation of the Outcome-Present State Test Model as a way to teach clinical reasoning. *Journal of Nursing Education*, 47(8), 337-344.

Bland, A., Rossen, E., Bartlett, R., Kautz, D., Carnevale, T., & Benfield, S. (2009). Implementation and testing of the OPT model as a teaching strategy in an undergraduate psychiatric nursing course. *Nursing Education Perspectives*, 30(1), 14-21.

Bulechek, G. M., Butcher, H., & Dochterman J. M. (Eds.). (2008). *Nursing interventions classification (NIC)* (5th ed.). St. Louis: Mosby/Elsevier.

Clancy, T. R., Delaney, C. W., Morrison, B., & Gunn, J. K. (2006). The benefits of standardized nursing languages in complex adaptive systems such as hospitals. *Journal of Nursing Administration*, 36(9), 426-434.

Dochterman J. M., & Bulechek, G. M. (Eds.). (2004). *Nursing interventions classification (NIC)* (4th ed.). St. Louis: Mosby.

Dochterman J. M., & Jones. D. A. (Eds.). (2003). *Unifying nursing languages: The harmonization of NANDA, NIC, and NOC.* Washington, DC: American Nurses Association.

Farren, A. T. (2010). An educational strategy for teaching standardized nursing languages. *International Journal of Nursing Terminologies and Classifications*, 21(1), 3-10.

Fesler-Birch, D. (2005). Critical thinking and patient outcomes: A review. *Nursing Outlook*, 53(2), 59-65.

Fischetti, N. (2008). Using standardized nursing languages: A case study exemplar in management of diabetes mellitus. *International Journal of Nursing Terminologies & Classifications*, 19(4), 163-166.

Gebbie, K., & Lavin, M. A. (1975). *Proceedings of the first national conference on the classification of nursing diagnoses.* St. Louis: Mosby.

Hunt, E. C., Sproat, S. B., & Kitzmiller, R. R. (2004). *The nursing informatics implementation guide.* New York: Springer.

Johnson, M., Bulechek, G., Dochterman, J. M., Maas, M., & Moorhead, S. (2001). *Nursing diagnoses, outcomes, & interventions: NANDA, NOC, and NIC linkages.* St. Louis: Mosby.

Johnson, M., Bulechek, G., Butcher, H., Dochterman, J. M., Maas, M., Moorhead, S., & Swanson, E. (2006). *NANDA, NOC, and NIC linkages: Nursing diagnoses, outcomes, and interventions* (2nd ed.). St. Louis: Mosby.

Johnson M., & Maas M. (Eds.). (1997). *Nursing outcomes classification (NOC)* (1st ed.). St. Louis: Mosby.

Johnson M., Maas M., & Moorhead, S. (Eds.). (2000). *Nursing outcomes classification (NOC)* (2nd ed.). St. Louis: Mosby.

Jones, D. L. (1997). Building the information infrastructure required for managed care. *Image: Journal of Nursing Scholarship*, 29(4), 377-382.

Kautz, D. D., Kuiper, R., Pesut, D. J., & Williams, R. L. (2006). Using NANDA, NIC, and NOC (NNN) language for clinical reasoning with the Outcome-Present State Test (OPT) Model. *International Journal of Nursing Terminologies and Classifications*, 17(3), 129-138.

Keenan, G., & Aquilino, M. L. (1998). Standardized nomenclatures: Keys to continuity of care, nursing accountability, and nursing effectiveness. *Outcomes Management for Nursing Practice*, 2(2), 81-85.

Lavin, M. A., Avant, K., Craft-Rosenberg, M., Herdman, T. H., & Gebbie, K. (2004). Context for the study of the economic influence of nursing diagnoses on patient outcomes. *International Journal of Nursing Terminologies and Classifications*, 15(2), 39-47.

Lavin, M. A., Meyers, G. A., & Ellis, P. (2007). A dialogue on the future of nursing practice. *International Journal of Nursing Terminologies and Classifications*, 18(3), 74-83.

Levin, R. F., Lunney, M., & Krainovich-Miller, B. (2004). Improving diagnostic accuracy using an evidence-based nursing model. *International Journal of Nursing Terminologies and Classifications*, 15(4), 114-122.

Lunney, M. (2003). Critical thinking and accuracy of nursing diagnoses. *International Journal of Nursing Terminologies and Classifications*, 14(3), 96-107.

Lunney, M. (2006). Helping nurses use NANDA, NOC, and NIC: Novice to expert. *Nurse Educator*, 31(1), 40-46.

Lunney, M. (2009). *Critical thinking to achieve positive health outcomes: Nursing case studies and analyses.* Ames, IA: Wiley-Blackwell.

Lunney, M., Delaney, C., Duffy, M., Moorhead, S., & Welton, J. (2005). Advocating standardized nursing languages in electronic health records. *Journal of Nursing Administration*, 35(1), 1-3.

Maas, M. L. (1985). Nursing diagnosis: A leadership strategy for nursing administrators. *Journal of Nursing Administration*, 1(6), 39-42.

McCloskey J. C., & Bulechek G. M. (Eds.). (1992). *Nursing interventions classification (NIC)* (1st ed.). St. Louis: Mosby Year Book.

McCloskey, J. C., & Bulechek, G. M. (1994). Standardizing the language for nursing treatments: An overview of the issues. *Nursing Outlook*, 42(2), 56-63.

McCloskey J. C., & Bulechek G. M. (Eds.). (1996). *Nursing interventions classification (NIC)* (2nd ed.). St. Louis: Mosby Year Book.

McCloskey J. C., & Bulechek G. M. (Eds.). (2000). *Nursing interventions classification (NIC)* (3rd ed.). St. Louis: Mosby.

McCormick, K. A. (1991). Future data needs for quality of care monitoring, DRG considerations, reimbursement, and outcome measurement. *Image: Journal of Nursing Scholarship*, 23(1), 29-32.

Moorhead S., Johnson M., & Maas M. (Eds.). (2004). *Nursing outcomes classification (NOC)* (3rd ed.). St. Louis: Mosby.

Moorhead S., Johnson M., Maas M., & Swanson E. (Eds.). (2008). *Nursing outcomes classification (NOC)* (4th ed.). St. Louis: Mosby Elsevier.

Muller-Staub, M., Needham, I., Odenbreit, M., Lavin, M. A., & Van Achterberg, T. (2007). Improved quality of nursing documentation: Results of nursing diagnoses, interventions, and outcomes implementation study. *International Journal of Nursing Terminologies & Classifications, 18*(1), 5-17.

NANDA International (2009). *Nursing diagnoses: Definitions and classification 2009-2011*. West Sussex, United Kingdom: Wiley-Blackwell.

North American Nursing Diagnosis Association (1999). *Nursing diagnoses: Definitions & classification 1999-2000*. Philadelphia: Author.

Pesut, D. J. (2006). 21st century nursing knowledge work: Reasoning into the future. In C. Weaver, C. W. Delaney, P. Weber, & R. Carr (Eds.), *Nursing and informatics for the 21st century: An international look at practice, trends and the future* (pp. 13-23). Chicago: Health Care Information and Management Systems Society.

Pesut, D., & Herman, J. (1998). OPT: Transformation of nursing process for contemporary practice. *Nursing Outlook, 46*(1), 29-36.

Pesut, D. J., & Herman, J. (1999). *Clinical reasoning: The art & science of critical & creative thinking*. Albany, NY: Delmar.

Simmons, B., Lanuza, D., Fonteyn, M., Hicks, F., & Holm, K. (2003). Clinical reasoning in experienced nurses. *Western Journal of Nursing Research, 25*(6), 701-719.

Zielstorff, R. D. (1994). National data bases: Nursing's challenge, classification of nursing diagnoses. In R. M. Carroll-Johnson & M. Paquette (Eds.), *Classification of nursing diagnoses: Proceedings of the Tenth Conference* (pp. 34-42). Philadelphia: J.B. Lippincott.

CAPÍTULO 2

Uso das Ligações no Raciocínio Clínico e Aprimoramento da Qualidade

Howard Butcher e Marion Johnson

Daniel Pink (2005) explica de maneira convincente em *A Whole New Mind: Moving from the Information Age to the Conceptual Age* que estamos iniciando uma nova era – uma era que requer uma nova forma de pensar. Durante quase um século, a sociedade ocidental em particular tem exercido sua dominação através de uma forma de pensar estreitamente reducionista e profundamente analítica, que culminou na atual "era da informação" em que vivemos. Nessa era da informação, é essencial que os enfermeiros sejam o que foi definido por Peter Drucker (2001) como "profissionais do conhecimento", pensadores teóricos, bem como compiladores e supervisores da informação. Entretanto, de acordo com Pink (2005), a "idade conceitual" atualmente está ascendendo em substituição à idade da informação. A idade conceitual exige "pensadores de cenários amplos", que sejam aplicadores de conceitos, identificadores de padrões, criadores de significado e capazes de prever relações.

Assim como Pink, Howard Gardner (2006), em *Five Minds for the Future*, afirma que nessa era de globalização acelerada, acúmulo de informações e crescente hegemonia da ciência e da tecnologia, tanto a educação quanto as profissões necessitam de novos modos de aprendizado e raciocínio. Em particular, Gardner (2006) identifica o "pensamento disciplinado" como sendo um dos cinco "novos pensamentos do futuro". As disciplinas representam uma visão radicalmente diferente acerca dos fenômenos e, portanto, constituem um modo distinto de pensar sobre o mundo. Gardner (2006) afirma que "é essencial que, no futuro, os indivíduos pensem de uma forma que caracterize as principais disciplinas" (p. 31). Como uma importante disciplina científica, profissional e prática, "a enfermagem possui um conteúdo ou conhecimento basal exclusivo e distintivo" (Butcher, 2004a, p. 73). Os sistemas de classificação de enfermagem não só identificam o conteúdo essencial da enfermagem como também proporcionam uma forma de organizar e estruturar o conhecimento nessa área (Butcher, 2011). Os diagnósticos, intervenções e resultados de enfermagem — especificamente NANDA International *Nursing Diagnoses: Definitions & Classification 2009-2011* (2009), a quinta edição de *Nursing Interventions Classification* (Bulechek, Butcher & Dochterman, 2008), e a quarta edição da *Nursing Outcomes Classification* (Moorhead, Johnson, Maas & Swanson, 2008), referidas em conjunto como NNN — fornecem o projeto para o raciocínio disciplinar de "amplo cenário", bem como a estrutura e conteúdo para desenvolvimento do conhecimento, planejamento de assistência e tomada de decisão clínica em enfermagem.

Além do raciocínio disciplinar, Gardner (2006) identifica o "pensamento sintetizador" como a segunda forma de raciocínio essencial necessária no futuro. A síntese consiste na habilidade de "unir informações oriundas de fontes distintas num todo coerente" (Gardner, 2006, p. 46). Gardner identifica especificamente as taxonomias, exemplificadas pelos sistemas de classificação de enfermagem abordados no presente texto, como sendo ilustrações da síntese do conhecimento disciplinar. *As ligações que unem os diagnósticos de enfermagem e as condições clínicas às intervenções e resultados de enfermagem são, em essência, uma "síntese da síntese" integrando o conhecimento de enfermagem num todo coesivo. As ligações descritas ao longo do texto fornecem um "mapa conceitual" específico da disciplina ou projeto para ligação de diagnósticos, intervenções e resultados, que prepara os enfermeiros para o raciocínio de "cenário amplo" da era conceitual emergente.* As ligações podem ser utilizadas para designar a assistência baseada em evidências prestada a populações de pacientes ou a pacientes individuais. Essas ligações fornecem uma linguagem padronizada que pode ser utilizada no desenvolvimento de *softwares* para sistemas eletrônicos de informação em enfermagem. As ligações podem auxiliar os educadores a ensinar a tomada de decisão clínica e no desenvolvimento de currículos, e também podem ser utilizadas por pesquisadores para testar intervenções de enfermagem, avaliar as conexões sugeridas nas linguagens e desenvolver teorias de alcance intermediário.

Uma série de relatos de alto padrão — To Err Is Human: Building a Safer Health System (Kohn, Corrigan & Donaldson, 2000), Crossing the Quality

Chasm: A New Health System for the 21st Century (Institute of Medicine [IOM], 2001), Keeping Patient Safe: Transforming the Work Environment of Nurses (Page, 2003) e Health Professions Education: A Bridge to Quality (Greiner & Knebel, 2003) — atraiu considerável atenção para problemas importantes relacionados à assistência de qualidade no contexto do sistema de assistência à saúde. Segundo Chassin, Galvin e a National Roundtable on Health Care Quality (1988), "a carga de prejuízos transmitida pelo impacto coletivo de nossos problemas de qualidade é inacreditável" (p. 1004). Falta qualidade em termos de prestação de assistência segura, efetiva, centralizada no paciente, oportuna, eficiente e equitativa (IOM, 2001). Como forma de começar a enfrentar o desafio de preparar os enfermeiros transmitindo-lhes conhecimento, habilidades e atitudes necessárias para melhorar a qualidade e segurança, o Quality and Safety Education for Nurses (QSEN), criado pela Fundação Robert Wood Johnson, identificou seis competências que podem ser utilizadas para estruturar a reforma do ensino de enfermagem (Cronenwett et al., 2007). Se, por um lado, foi possível obter certo grau de progresso transpondo o "abismo da qualidade", um relato da Agency for Healthcare Research and Quality (AHRQ) concluiu que ainda há muito trabalho pela frente, mesmo com "a melhora da segurança da assistência de saúde em curso desde 2000" (AHRQ, 2008, p. 1). Dentre os líderes de prestação de assistência à saúde pesquisados, a vasta maioria acredita ser necessária uma mudança fundamental para que a qualidade e eficiência da assistência à saúde melhorem. Para cada 10 entrevistados na última Commonwealth Fund/Modern Healthcare Opinion Leaders Survey, quase 9 declararam que o sistema de saúde necessita de uma reforma radical, enquanto 8% dos entrevistados afirmaram serem necessárias apenas mudanças modestas (Kirchheimer, 2008).

Entre as recomendações para transpor o "hiato da qualidade" existente na assistência à saúde, o IOM (2001) identificou certo número de estratégias críticas destinadas a aprimorar os resultados dos pacientes. São elas: (1) assistência planejada baseada em evidências; (2) tomada de decisão clínica baseada em evidências; e (3) uso de medidas de resultado para promoção de um contínuo aperfeiçoamento da qualidade. O uso dos sistemas de classificação de enfermagem e suas respectivas ligações, apresentados ao longo do presente texto, não só descreve o conteúdo essencial dos diagnósticos, intervenções e resultados de enfermagem como também proporciona meios para melhorar a qualidade. Para tanto, fornece conteúdo de enfermagem destinado ao cumprimento das seguintes metas: (1) planejamento da assistência de enfermagem; (2) desenvolvimento de sistemas de informação computadorizados; (3) ensino e prática de tomada de decisão clínica; e (4) teste da efetividade das intervenções designadas para obtenção dos resultados de paciente desejados.

PLANEJAMENTO DA ASSISTÊNCIA DE ENFERMAGEM

Os enfermeiros adotam um processo de tomada de decisão para determinar um diagnóstico de enfermagem, projetar um resultado desejado e selecionar intervenções para atingir tal resultado. As associações apresentadas neste livro são projetadas para auxiliar os enfermeiros na tomada de decisões referentes à escolha das intervenções e resultados mais apropriados para diagnósticos específicos da NANDA-I, bem como para condições clínicas seletas, ao elaborarem o plano de assistência. É importante ter em mente que as ligações são apenas guias. O enfermeiro deve avaliar continuamente a situação e ajustar diagnósticos, resultados e intervenções de modo a corresponder às necessidades exclusivas de cada paciente ou população. Sendo assim, o uso das taxonomias de enfermagem e suas respectivas ligações não constitui uma fórmula prescritiva nem pretende substituir a tomada de decisão clínica. Em vez disso, tais ligações fornecem opções de escolha e, dessa forma, facilitam os julgamentos de enfermagem para o planejamento da assistência baseada no conhecimento e compreensão da situação exclusiva de cada paciente, interpretação acurada das informações/dados obtidos por avaliação, e validação de dados de avaliação com evidências de apoio. Em outras palavras, os enfermeiros devem empregar essas ligações no contexto do raciocínio crítico, a fim de garantir a prestação de uma assistência individualizada, baseada em evidência, segura e terapêutica. O uso das ligações sugeridas não altera as habilidades requeridas pelos enfermeiros para tomar decisões acerca da assistência prestada ao paciente. "As habilidades que o enfermeiro deve ter para aplicar o processo de enfermagem são: intelectuais, interpessoais e técnicas. As habilidades intelectuais estão vinculadas à solução de problemas, pensamento crítico e elaboração de julgamentos de enfermagem" (Yura & Walsh, 1973, p. 69). Quando as ligações são utilizadas, essas habilidades intelectuais são direcionadas à avaliação e seleção/rejeição de resultados e intervenções fornecidos para cada diagnóstico de enfermagem. Julgamentos de enfermagem acurados conduzem ao planejamento efetivo da assistência prestada ao paciente. Quando as ligações apresentadas neste livro são combinadas aos atuais protocolos de enfermagem, planos de assistência, mapas de assistência e diretrizes da prática baseada em evidência, a assistência de enfermagem se torna específica da disciplina. Adicionalmente, o uso das ligações NNN acaba promovendo uma documentação, avaliação e comunicação compatíveis da prática de enfermagem em múltiplos cenários e através das disciplinas.

A primeira decisão clínica a ser tomada pelo enfermeiro ao usar as ligações é determinar o diagnóstico de enfermagem. Há um consenso geral de que, antes de estabelecer o diagnóstico de enfermagem, é necessário avaliar o estado do paciente. Rubenfeld e Scheffer (1999) afirmam que essa avaliação deve incluir dados referentes à coleta e dados analíticos ou, como eles descrevem, "encontrar pistas" e "dar sentido às pistas" (p. 130). Esses pesquisadores detalham certo número de etapas em que a avaliação é feita, capacitando o enfermeiro a tirar conclusões acerca dos pontos fortes e preocupações referentes à saúde do paciente, ou seja, estabelecer um diagnóstico. Além disso, também sugerem que as questões referentes à saúde devem ser classificadas em: (1) problemas a serem encaminhados (aspectos discutidos por outros prestadores de assistência à saúde), (2) problemas interdisciplinares (aspectos tratados de forma colaborativa com outros prestadores), e (3) diagnósticos de enfermagem (aspectos abordados primariamente pelo enfermeiro).

O diagnóstico é utilizado como ponto de entrada para acesso às ligações. Isso é válido durante o planejamento da assistência para um paciente (plano de assistência individual) ou para um grupo de pacientes (via crítica). Entretanto, a identificação do diagnóstico de enfermagem para um grupo de pacientes requer uma etapa adicional: a coleta e análise de dados para determinar os diagnósticos mais frequentes e importantes a serem tratados, considerando a população inteira. Uma vez determinado o diagnóstico de enfermagem, o enfermeiro pode localizar o diagnóstico nas tabelas de ligações e determinar quais dos resultados sugeridos são apropriados para o paciente individual ou para o grupo de pacientes. Ao escolher um resultado, o enfermeiro deve considerar os seguintes fatores: (1) as características definidoras do diagnóstico, (2) os fatores relacionados do diagnóstico, (3) as características do paciente que podem influenciar o alcance do resultado, (4) os resultados geralmente associados ao diagnóstico, e (5) as preferências do paciente. É importante notar que os resultados apresentados no trabalho de ligação refletem um resultado de estado final desejado, relacionado ao estado do paciente a ser alcançado. Exemplificando, os resultados sugeridos para o diagnóstico *Integridade da Pele, Prejudicada* incluem: *Resposta Alérgica: Localizada*; *Cicatrização de Queimaduras Integridade Tissular: Pele e Mucosas*; *Cicatrização de Feridas: Primeira Intenção* e *Cicatrização de Feridas: Segunda Intenção*. Esses resultados e os indicadores associados podem medir o grau de resolução das características definidoras, bem como o diagnóstico geral.

Os resultados que tratam de fatores relacionados, por vezes etiológicos, antecedentes ou fatores associados em um dado diagnóstico da NANDA-I, com frequência podem ser resolvidos antes de ser alcançado o verdadeiro resultado de estado final. Se o fator relacionado for o comprometimento da circulação, então poderia ser escolhido o resultado *Estado da Circulação*. Se esse fator for o estado nutricional desequilibrado, poderiam ser selecionados os resultados *Estado Nutricional, Estado Nutricional: Ingestão de Nutrientes* ou uma das outras medidas de estado nutricional. Em outras situações, pode ser apropriado escolher intervenções para influenciar os fatores relacionados. Assim, se o fator relacionado for mecânico (p. ex., pressão), a intervenção de escolha poderia ser *Supervisão da Pressão*. Se o fator relacionado for radiação, é possível escolher *Supervisão da Radioterapia*. Exemplos de resultados selecionados por médicos clínicos para sete diagnósticos da NANDA-I são relatados na literatura, acompanhados de uma discussão acerca de alguns dos fatores que poderiam ter impacto sobre seleção (Moorhead & Johnson, 2004).

Depois que um resultado é escolhido, o enfermeiro pode considerar a intervenção sugerida no trabalho de ligação para auxiliar na escolha da(s) intervenção(ões) para o indivíduo ou grupo. As principais intervenções são mais proximamente relacionadas tanto ao diagnóstico quanto ao resultado, e devem ser consideradas em primeiro lugar. Caso as intervenções mais importantes não sejam escolhidas, as intervenções sugeridas devem ser consideradas. Bulechek *et al.* (2008) identificaram seis fatores a serem considerados durante a escolha de uma intervenção de enfermagem. Esses fatores são: (1) o resultado de paciente desejado, (2) as características do diagnóstico de enfermagem, (3) a pesquisa de base associada à intervenção, (4) a viabilidade da implementação da intervenção, (5) a aceitabilidade da intervenção pelo paciente, e (6) a capacidade do enfermeiro. Em adição, são fornecidas as estimativas de tempo e instrução necessárias à realização de cada intervenção. Essa informação será útil ao enfermeiro na escolha das intervenções para um paciente em particular (Bulechek *et al.*, 2008). Todos esses fatores devem ser considerados ao utilizar o trabalho de ligação. As ligações podem ajudar o enfermeiro sugerindo intervenções associadas tanto ao diagnóstico como ao resultado, mas não substituem o julgamento do enfermeiro na escolha de uma intervenção.

TECNOLOGIAS DA INFORMAÇÃO EM SAÚDE

Os sistemas computadorizados de informação clínica se tornarão cada vez mais prevalentes nas organizações prestadoras de assistência à saúde, conforme a necessidade de capturar dados clínicos úteis para que a avaliação seja mais detalhada e rápida e exerça papel cada vez mais significativo no aperfeiçoamento da qualidade. Em 17 de fevereiro de 2009, o presidente dos Estados Unidos, Barack Obama, transformou em lei o *American Recovery and Reinvestment Act of 2009* (ARRA), que continha provisões para gastos com estímulos relacionados à tecnologia da informação em saúde, incluindo mais de 20 bilhões de dólares para desenvolvimento e adoção de sistemas de registro eletrônicos (Wilson, 2011). Os enfermeiros exercem papel vital no uso da informação de maneira sistematizada, organizada de modo a aumentar a qualidade da assistência prestada (Dickerson, 2011). Os enfermeiros reconheceram a importância da tecnologia da informação computadorizada na coleta, documentação e quantificação do domínio da assistência pelo enfermeiro, tendo aceitado o significado da tecnologia da informação (TI) na determinação dos resultados de saúde influenciados pela assistência de enfermagem (Wilson, 2011). McBride (2006) descreveu claramente como a TI ajudará na realização das iniciativas de qualidade do IOM, incluindo a facilitação da habilidade dos enfermeiros de documentar e compartilhar informações, utilização de *análise comparativa* disponível *on-line* e rastreamento de resultados de paciente, bem como emprego da TI para estabelecer ligação entre processos de enfermagem (como na ligação de intervenções a resultados). Os sistemas de informação assistida por computador estão sendo utilizados para reduzir erros através da padronização e automatização das decisões, e pela identificação dos erros. Bancos de dados *on-line* que incluem protocolos de prática baseada em evidências, planos de assistência e via críticas proporcionam aos enfermeiros e demais profissionais da área de assistência à saúde rápido acesso a um conhecimento em massa, destinado a intensificar a tomada de decisão clínica. Os registros eletrônicos têm o potencial de contribuir de maneira significativa para a segurança do paciente, bem como para a qualidade, efetividade e eficiência da assistência à saúde (Lee, 2011). Os registros eletrônicos em saúde proporcionam aos prestadores de assistência rápido acesso às últimas informações sobre o paciente, configuradas de maneira digitalizada, fornecendo uma documentação mais completa das informações referentes à saúde do paciente e potencialmente limitando a duplicação de serviços. Os sistemas computadorizados de suporte às decisões auxiliam na tomada de decisão clínica fornecendo acesso às melhores diretrizes baseadas em evidência no momento da prestação de assistência (Wilson, 2011). Aqueles que compram assistência de saúde e as entidades prestadoras de assistência supervisionada contam com informações estatísticas derivadas desses sistemas para determinar como serão alocados os dólares destinados à assistência de saúde. À medida que os sistemas de informação em assistência à saúde se expandem, cada disciplina deve identificar os elementos dos dados que são necessários à avaliação dos processos e resultados da assistência.

Embora o desenvolvimento dos sistemas de informação de enfermagem tenha sido classificado como de alta prioridade já em 1988 (National Cancer for Nursing Research, 1988), a construção de sistemas que empregam elementos de dados padronizados ainda permanece no estágio inicial de desenvolvimento. "Se os enfermeiros não desenvolverem e adotarem as ferramentas necessárias à participação nesse ambiente dirigido pela informação, as oportunidades de prestação de serviços de enfermagem poderão diminuir significativamente no futuro" (Jones, 1997, p. 377). O desenvolvimento de bancos de dados requer uma linguagem comum e uma forma padronizada de organizar dados. As linguagens ou terminologias de enfermagem padronizadas são vitais para a disciplina dos enfermeiros, pois fornecem termos uniformes para a transmissão do conhecimento de enfermagem. Isso minimiza as distorções criadas quando os enfermeiros utilizam a terminologia baseando-se em seus próprios modelos mentais de assistência (Clancy, Delaney, Morrison & Gunn, 2006). Além disso, as linguagens de enfermagem padronizadas permitem a codificação dos diagnósticos, intervenções e resultados de enfermagem, possibilitando a captura, armazenamento, recuperação e modificação da informação referente à assistência de enfermagem (Bakken & Currie, 2011). Numa tentativa de promover o avanço da enfermagem na preparação para o registro eletrônico de pacientes, a American Nurses Association (ANA) desenvolveu um conjunto de padrões para dados de enfermagem reunidos em sistemas de informação. Esses padrões incluem aqueles relacionados a nomenclaturas, ligações ao conteúdo clínico, repositório de dados e requisitos gerais do sistema (American Nurses Association, 1997). A ANA reconhece os vocabulários da NANDA-I, NOC e NIC como nomenclaturas aprovadas. Através da organização de informações de enfermagem em categorias significativas de dados para análise, as ligações NANDA-I/NOC/NIC constituem os "blocos de construção" dos sistemas de informação clínica eletrônicos (Lang, 2008, p. 233). Essas três linguagens foram registradas no HL7 (Health Level 7), a organização de padrões de assistência à saúde dos Estados Unidos. São todas licenciadas para inclusão na SNOMED-CT (Systematized Nomenclature of Medicine-Clinical Terms), uma terminologia de referência abrangente que é equilibrada para se tornar a terminologia de referência reconhecida para trocas de informação em saúde de seções importantes do registro de saúde eletrônico.

O desenvolvimento de amplos bancos de dados de enfermagem locais, regionais, nacionais e internacionais requer que os enfermeiros documentem em sistemas de informação computadorizados todos os diagnósticos que tratam, as intervenções utilizadas no tratamento desses diagnósticos e as respostas resultantes a essas intervenções (Iowa Intervention Project, 1997; Keenan & Aquilino, 1998). Amplos bancos de dados clínicos são necessários para avaliar a efetividade da enfermagem, gerar hipóteses a serem testadas por meio de planejamentos experimentais controlados, e refinar as ligações existentes entre diagnósticos, intervenções e resultados com base em evidências clínicas e científicas. Tais bancos de dados são essenciais ao desenvolvimento do conhecimento de enfermagem, à prática baseada na pesquisa e para influenciar a política de saúde. Clínicos ocupados, no entanto, não dispõem de tempo para classificar repetidamente cada linguagem padronizada em ordem alfabética num sistema computadorizado.

A ANA reconhece cinco conjuntos terminológicos desenvolvidos para a enfermagem que integram os diagnósticos, intervenções e resultados de enfermagem. As cinco terminologias são: Clinical Care Classification (CCC), International Classification on Nursing Practice (ICNP), Sistema Omaha, Perioperative Nursing Data Set (PNDS) e NANDA-I/NOC/NIC (NNN). Um estudo sistemático sobre esses conjuntos terminológicos indica que, dado o escopo estreito e a pequena abrangência do Sistema Omaha, PNDS e CCC, os mesmos possuem um número significativamente inferior de publicações e redes de publicação de coautorias bem menores (Anderson, Keenan & Jones, 2009). Exemplificando, artigos que enfocam a pesquisa, aplicação e implementação da NNN são encontrados em 21 países e 28 estados, enquanto a classificação do Sistema Omaha é empregada em 5 países e 16 estados. Os autores constataram que a NNN possui mais publicações (artigos em periódicos, resumos, livros, capítulos de livros, dissertações). De fato, a NNN foi utilizada em 879 publicações, comparativamente às 261 publicações que empregaram as outras quatro terminologias combinadas. Assim, não surpreende que a NNN seja a terminologia mais comumente padronizada utilizada nos sistemas de informação de assistência à saúde. As ligações NANDA-I/NOC/NIC apresentadas neste livro ajudam a organizar e estruturar os sistemas de informação clínica de enfermagem considerados mais eficientes para os enfermeiros documentarem suas práticas. As taxonomias fornecem um esquema organizacional para arranjo de telas de computador que facilita o acesso dos clínicos à documentação. Do mesmo modo, as ligações proporcionam maior eficácia suprindo grupos de diagnósticos, intervenções e resultados com uma elevada probabilidade de relações efetivas possíveis para a assistência prestada ao paciente. Em um estudo de avaliação da implantação dos diagnósticos, intervenções e resultados de enfermagem, tanto no ensino como na aplicação, Muller-Staub (2009) concluiu que "o uso da NNN na documentação eletrônica de enfermagem é recomendável", enquanto o uso da NNN na prática "proporciona uma documentação de enfermagem de melhor qualidade" (p. 14-15).

Um exemplo que funde a tecnologia da informação e as ligações NNN é o trabalho da equipe liderada por Keenan no desenvolvimento do Hands-on Automated Nursing Data System (HANDS). Trata-se de um sistema de informação de enfermagem clínica extensivamente testado e de fácil utilização pelo usuário, no qual estão embutidas as ligações NANDA-I/NIC/NOC. O teste científico da ferramenta HANDS nos cenários da assistência doméstica e ambulatorial forneceu evidências de sua confiabilidade, sensibilidade e utilidade no planejamento e documentação da assistência, bem como na obtenção dos resultados de paciente desejados (Westra, Delaney, Konicek & Keenan, 2008).

As ligações NNN também oferecem algum suporte para decisões. Uma revisão dos resultados e intervenções selecionados por enfermeiros experientes para um diagnóstico ajudará os médicos clínicos a considerar possíveis tratamentos e respostas que poderiam passar despercebidos no contexto de uma tomada de decisão clínica agitada e exigente. É provável que esse suporte à decisão seja ainda mais útil para enfermeiros novatos, que também precisam contar com as opções de raciocínio clínico disponíveis para revisão, porém frequentemente encontram dificuldade na identificação de resultados e intervenções críticos e prioritários para um dado diagnóstico. Uma descrição detalhada do planejamento, implementação e aplicação dos sistemas computadorizados de informação de enfermagem utilizando a NNN é discutida no Capítulo 3.

RACIOCÍNIO CLÍNICO E TOMADA DE DECISÃO

O aprimoramento da qualidade repousa no estabelecimento de um raciocínio e tomada de decisão clínica centrados no paciente, competentes e efetivos. A tomada de decisão baseia-se no raciocínio clínico, que engloba o uso do conhecimento, experiência e pensamento crítico. Os modelos de tomada de decisão de enfermagem são os motores da prática de enfermagem (Butcher, 2004b). Desde a década de 1950, o processo de enfermagem tem fornecido a estrutura facilitadora do raciocínio clínico. Inicialmente, o processo de enfermagem consistia em quatro etapas — avaliação, planejamento, intervenção e evolução. Em 1973, a ANA modificou o processo de quatro etapas adicionando o diagnóstico como segunda etapa do modelo de tomada de decisão. Desse modo, foi estabelecido o modelo constituído por cinco etapas — avaliação, diagnóstico, planejamento, intervenção e evolução (ou

ADPIE) — como padrão da prática de enfermagem. O processo de enfermagem tem sido uma estrutura organizacional destinada à prática de enfermagem profissional desde o início dos anos de 1960. No processo de enfermagem tradicional, cada vez mais, essa estrutura tem se tornado o padrão da prática para acabar com o processo de avaliação (**A**ssessment) por identificação dos diagnósticos da NANDA-I na fase diagnóstica (**D**iagnostic); a escolha de resultados da NOC e indicadores relevantes e sensíveis à enfermagem ao planejar (**P**lanning) a assistência para cada diagnóstico; a escolha das intervenções da NIC e atividades para a fase de intervenção (**I**ntervention); e a determinação das alterações a serem feitas nos indicadores da NOC selecionados durante a evolução (**E**valuation). Assim, as linguagens de enfermagem NNN fornecem o conteúdo ou *conhecimento* utilizado no processo de enfermagem.

Embora o processo de enfermagem tenha demonstrado sua utilidade como método de tomada de decisão clínica, o processo tradicional de enfermagem impõe uma série de limitações à prática de enfermagem contemporânea. A atual prática de enfermagem enfatiza a obtenção da "história" do paciente, que permite situar o paciente num contexto significativo e possibilita o raciocínio criativo e reflexivo, a prática baseada na teoria, a prática baseada em evidências e a consideração dos resultados de paciente desejados. Pesut e Herman (1999) declararam que o processo tradicional de enfermagem não enfatiza explicitamente os resultados. Em vez disso, esse processo desvia o foco do raciocínio reflexivo e concomitantemente criativo; é mais orientado para o processo do que focado nas estruturas e processos de raciocínio; emprega o raciocínio gradativo e linear, que limita o raciocínio baseado em relações necessário à compreensão das complexas interconexões existentes entre os pacientes com problemas; e limita o desenvolvimento da prática da teoria relevante. Em resposta à necessidade de um modelo mais contemporâneo de raciocínio clínico, Pesut e Herman desenvolveram o modelo do Outcome–Present State Test (OPT) de raciocínio clínico reflexivo. Um ponto forte significativo do modelo OPT é que ele abrange diversos tipos de raciocínio necessários na emergente "era conceitual", ou o "raciocínio de cenário amplo" defendido por Pink (2005), incluindo a ênfase na *história* ou narrativa, o uso de *empatia* como meio de forjar relações através de cuidados e a *harmonia*, que sintetizam os elementos num todo.

O modelo OPT proporciona um avanço importante no ensino e na prática da tomada de decisão clínica ao empregar a estrutura de raciocínio clínico que liga NANDA-I, NIC e NOC. De fato, segundo Pesut (2002), "o pensamento e o raciocínio clínico pressupõem o uso de uma linguagem de enfermagem padronizada... os sistemas de classificação do conhecimento de enfermagem fornecem o vocabulário para o raciocínio clínico" (p. 3). O modelo OPT promove a evolução do aperfeiçoamento da qualidade ao fornecer para o raciocínio clínico uma estrutura que enfoca os resultados, adotando uma abordagem *sintetizadora* ou de raciocínio de sistemas acerca das relações existentes entre os problemas de assistência de enfermagem associados à *história* de um cliente em particular. Ao contrário do processo de enfermagem tradicional, o modelo OPT de raciocínio clínico reflexivo fornece uma estrutura para o raciocínio clínico que enfoca os resultados, e não constitui um processo gradativo linear. O raciocínio clínico dirigido para os resultados intensifica o aperfeiçoamento da qualidade ao otimizar a avaliação da efetividade, em vez de enfatizar primariamente os problemas. No modelo OPT, o enfermeiro se concentra ao mesmo tempo nos problemas e nos resultados, justapondo ambos simultaneamente. Esse modelo requer que os enfermeiros considerem ao mesmo tempo as relações existentes entre diagnósticos, intervenções e resultados atentando para a evidência considerada na elaboração dos julgamentos. Em vez de considerar um problema de cada vez, o OPT requer que os enfermeiros considerem vários problemas identificados simultaneamente e diferenciem quais problemas ou aspectos são centrais e mais importantes em relação a todos os demais.

O modelo OPT fornece uma estrutura que liga NANDA-I, NIC e NOC, além de representar um importante avanço no desenvolvimento dos modelos de tomada de decisão da prática de enfermagem. A ênfase do modelo em desencadear a história do paciente, enquadrar essa história num contexto teórico específico da disciplina, incorporar o raciocínio reflexivo, enfatizar os resultados de enfermagem, identificar as relações existentes entre os diagnósticos de enfermagem e especificar o aspecto-chave confere uma vantagem distintiva em relação ao processo de enfermagem tradicional. Como um modelo de tomada de decisão clínica emergente, o modelo OPT constitui um novo modo de ensinar, aprender e praticar a assistência baseada no conteúdo de enfermagem.

Pink (2005) explica que as histórias são importantes porque capturam e encapsulam o contexto para compreensão da informação da avaliação e do conhecimento científico. O modelo OPT (Fig. 2-1) começa pela escuta da **história do cliente no contexto**. Esse modelo adota a escuta da "história do cliente no contexto" como forma de obter informação importante sobre o contexto, aspectos significativos e noções acerca da situação do paciente. É contando e ouvindo histórias que os pacientes revelam suas experiências, exploram e dão sentido ao significado de suas experiências de saúde-doença. É também dessa

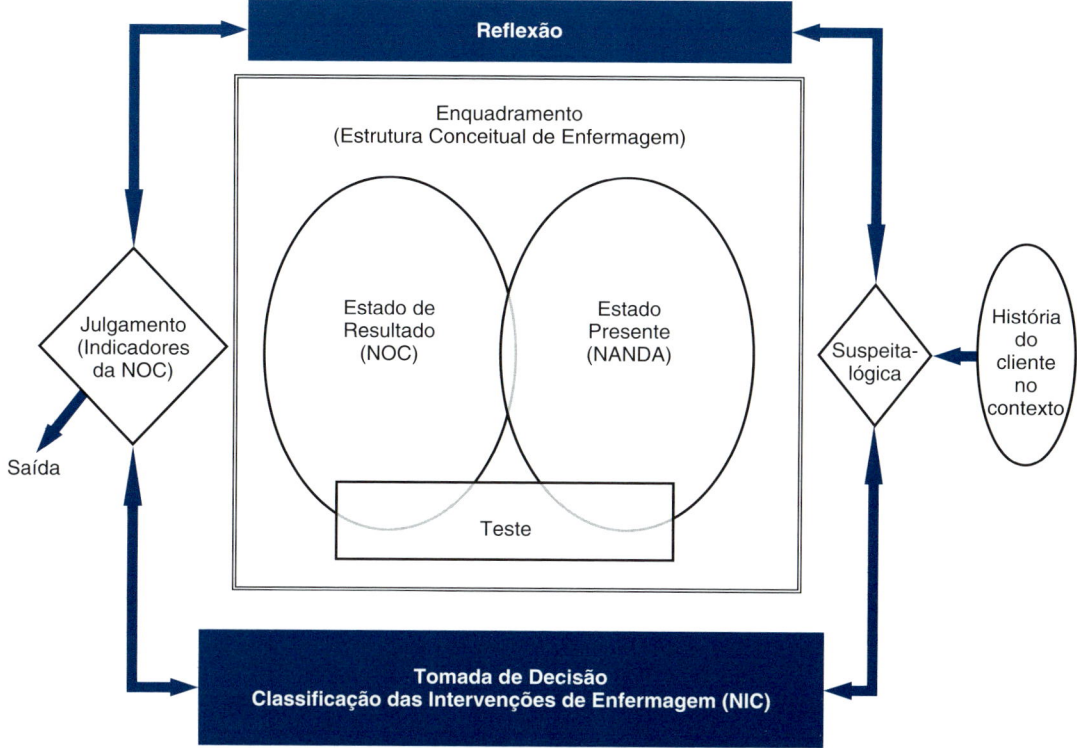

Figura 2-1 Modelo de Integração do Outcome-Present State Test (OPT) à NANDA, NIC e NOC.

forma que os enfermeiros conheçam as preocupações, medos, esperanças e sonhos de seus pacientes. A história não é expressada somente por meio de palavras, mas também pelo silêncio, com aquilo que não é dito, nos intervalos entre as palavras, através de gestos ou movimentos, e pelo olho no olho. No modelo OPT, a avaliação com o objetivo de obter informações é substituída pela escuta atenta, empática e compassiva da história do paciente, de forma a estender a escuta diagnóstica e privilegiando o indivíduo que está recebendo a assistência ao compreender totalmente suas preocupações. A escuta atenta da história do paciente no contexto também pode facilitar e estabelecer parcerias conciliadoras entre o enfermeiro e o paciente, atender às reais preocupações do paciente e auxiliar o paciente em sua capacidade de encontrar um significado em meio à situação.

As histórias dos clientes são complexas e requerem "raciocínio de amplo cenário", com uso de análise e síntese. Para facilitar a análise e a síntese da história do cliente, Pesut e Herman (1999) sugeriram utilizar uma planilha de "tramas de raciocínio clínico", que consiste na representação pitoresca das relações existentes entre os diagnósticos da NANDA-I que descrevem o estado atual. O exame das relações existentes entre os diagnósticos da NANDA-I empregando sistemas de raciocínio e síntese permite aos enfermeiros identificar o "aspecto-chave". Este, por sua vez, representa um ou mais diagnósticos considerados centrais à história do paciente e que sustentam a maioria dos demais diagnósticos de enfermagem (Fig. 2-2). Na planilha de tramas de raciocínio clínico, o diagnóstico que apresenta maior número de relações com outros diagnósticos (dor aguda) com frequência será considerado o diagnóstico de enfermagem-chave ou prioritário. Os aspectos-chave orientam o raciocínio clínico por meio da identificação dos diagnósticos centrais da NANDA-I que precisam ser tratados em primeiro lugar, além de contribuírem para o **enquadramento** do processo de raciocínio. Conforme o enfermeiro desencadeia o relato da história do cliente e constrói a trama de raciocínio clínico, o enquadramento teórico dessa história e as relações existentes entre os diagnósticos vão sendo desencadeados através da aplicação do modelo mental, que confere significado, linguagem, clareza e meios para organizar informações relevantes à compreensão da situação do cliente.

18 Parte I ■ **Linguagens e Aplicações**

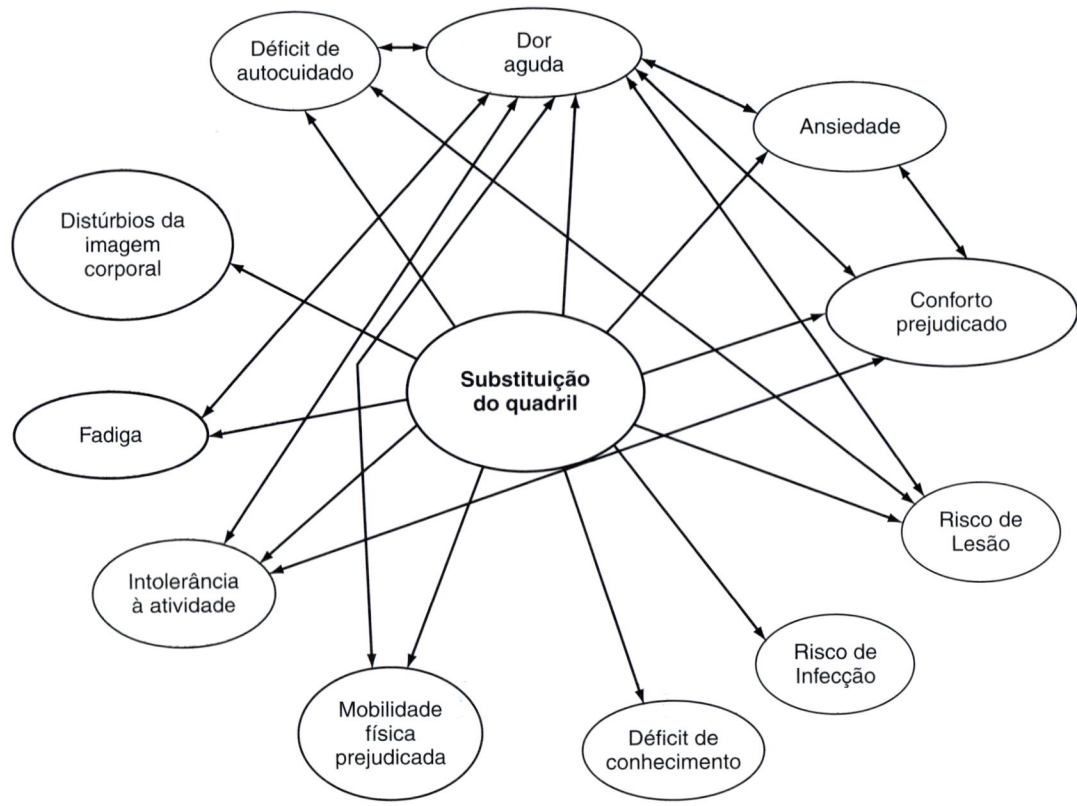

Figura 2-2. Exemplo de trama de raciocínio clínico.

O **enquadramento** de um evento, problema ou situação pode ser visto analogamente como o uso de lentes que permitem enxergar e interpretar a história do paciente. Essa história pode ser enquadrada por uma teoria de enfermagem específica, um modelo em particular, uma perspectiva de desenvolvimento ou um conjunto de políticas e procedimentos. O enquadramento da história do paciente por uma teoria de enfermagem em particular permite ao enfermeiro "raciocinar segundo a ótica da enfermagem", em vez de considerar outra perspectiva qualquer (p. ex., médica, psicológica ou sociológica) (Butcher, 2011). O enquadramento da história do cliente ajuda o enfermeiro a se concentrar na informação relevante sobre a situação do cliente, orienta a escolha de questões pertinentes, organiza as informações obtidas de forma significativa e proporciona a compreensão e raciocínio científicos acerca do motivo e do modo como devem ser abordadas as preocupações do paciente.

Suspeita-lógica consiste na estruturação deliberada dos dados de cliente no contexto com o intuito de discernir um sentido para a assistência de enfermagem. A evidência clínica referente ao cliente no contexto é processada de acordo com a suspeita-lógica do enfermeiro. A suspeita-lógica via teoria de enfermagem contribui com informações que ajudam a estruturar – ou "enquadrar" – a situação em particular. A suspeita-lógica também recebe informações fornecidas por memórias ou buscas em esquemas, isto é, dos padrões de experiências passadas que seriam aplicáveis à situação em curso. Ao mesmo tempo, o enfermeiro emprega a **reflexão**, que consiste no processo de observar a si mesmo enquanto pensa na situação do cliente. A meta da reflexão é alcançar os melhores processos de pensamento possíveis. A incorporação de ideias à prática de enfermagem reflexiva orientada, de acordo com Johns (2000, 2001), pode ser utilizada para expandir a descrição original de reflexão feita por Pesut e Herman (1999). A prática reflexiva constitui um método de ganhar acesso a uma melhor compreensão acerca da experiência de assistência, através do qual os profissionais em exercício tornam-se capazes de desenvolver ações pessoais cada vez mais efetivas no contexto de seus trabalhos. A reflexão na tomada de decisão clínica envolve pensar sobre o que se está fazendo quando se faz algo, perguntando-se a si mesmo de modo consciente ou subconsciente (Johns, 1996): (1) O que estou percebendo e qual é o significado dessa percepção?

(2) Que julgamento estou fazendo e quais critérios estou adotando? (3) O que estou fazendo e por quê? (4) Existe um curso de ação alternativo além desse que estou utilizando? Quanto mais reflexão houver, maior será a qualidade da assistência prestada. Conforme o enfermeiro alterna entre a história do cliente e a suspeita-lógica orientada por uma determinada estrutura em particular que confere significado às conexões existentes entre as suspeitas, o estado ou situação em curso do paciente vai sendo moldado.

O **estado presente** consiste na descrição do paciente no contexto, ou condição original. O estado presente mudará com o passar do tempo, como resultado da assistência de enfermagem e das alterações ocorridas na natureza da situação do paciente. Os aspectos que descrevem o estado presente podem ser organizados pela identificação dos diagnósticos de enfermagem utilizando a taxonomia da NANDA-I (NANDA-I, 2009). Os diagnósticos da NANDA-I dão estrutura e significado às suspeitas. Pesut e Herman (1999) detalham como os enfermeiros criam uma "trama de raciocínio clínico" para descrever o estado presente, identificando a relação existente entre os diagnósticos da NANDA-I associados à condição de saúde do paciente. Contando com informações do conhecimento de enfermagem e/ou o direcionamento dado pelo paciente, são identificados resultados que indicam a condição almejada pelo paciente. Os resultados da NOC (Moorhead *et al.*, 2008) proporcionam meios para determinar o **estado de resultado**, sendo identificados por justaposição ou através da comparação paralela de um resultado específico com dados sobre o estado atual. Os resultados da NOC constituem um estado, comportamento ou percepção que é medido ao longo de um *continuum*, em resposta a uma intervenção de enfermagem. Cada resultado possui um grupo de indicadores que são utilizados para determinar o estado do paciente em relação ao resultado. Por isso, os indicadores são mais concretos e medidos ao longo de uma escala de Likert, de cinco pontos. Até o momento, existem 385 resultados de NOC, cada qual contendo aproximadamente 5-15 indicadores. O **teste** é o processo de pensar acerca de como os hiatos existentes entre o estado presente (diagnósticos da NANDA-I) e o estado desejado (resultados da NOC sensíveis à enfermagem) serão preenchidos. Enquanto realiza o teste, o enfermeiro justapõe o estado presente e o estado de resultado, ao mesmo tempo que considera as intervenções da NIC que podem ser utilizadas para transpor os hiatos.

A **tomada de decisão** representa o processo de escolher e implantar intervenções de enfermagem específicas. O enfermeiro identifica as intervenções de enfermagem e as ações de enfermagem específicas que ajudarão o paciente a alcançar os resultados almejados. A taxonomia das intervenções da NIC (Buleckek *et al.*, 2008) facilitará a identificação das intervenções de enfermagem padronizadas, que são escolhidas com base em sua habilidade de auxiliar na transição dos pacientes de um estado problemático para um estado de resultado mais desejável. Atualmente, existem 542 intervenções da NIC. Seis fatores, já discutidos neste capítulo, facilitarão a escolha correta de intervenções efetivas: (1) resultados desejados pelo paciente (NOC); (2) características do diagnóstico de enfermagem (NANDA-I); (3) pesquisa básica para a intervenção; (4) viabilidade da execução da intervenção; (5) aceitabilidade da intervenção por parte do paciente; e (6) capacidade do enfermeiro. O enfermeiro individualiza a assistência de enfermagem ao selecionar e implantar atividades de enfermagem específicas para cada intervenção da NIC.

O **julgamento** consiste no processo de extrair conclusões com base nas ações empreendidas. Exemplificando, o enfermeiro pode fazer as seguintes perguntas: Como foi a mudança do estado presente do paciente, com base nas intervenções? O estado presente passou a corresponder ao estado de resultado almejado? Os indicadores de cada resultado sensível à enfermagem escolhido podem ser utilizados para fazer julgamentos sobre até que ponto foi atingido o estado de resultado desejado. Uma estratégia de raciocínio que sustenta o julgamento reenquadra ou atribui um significado diferente às ações e evidências. Julgamentos resultam em reflexão e conclusões acerca do grau de correspondência existente entre o estado presente do paciente e o estado de resultado. Adicionalmente, a reflexão sobre todo o processo resulta em autocorreção e contribui para o desenvolvimento de um esquema a ser utilizado na tomada de decisão em situações semelhantes envolvendo pacientes. Uma checagem reflexiva envolve os processos de automonitoramento, autocorreção, autorreforço e autoavaliação do raciocínio de alguém em relação a uma tarefa ou situação.

O pensamento crítico é central em qualquer processo de raciocínio clínico, seja utilizando o processo de enfermagem ou o modelo OPT. Scheffer e Rubenfeld (2000) descreveram o pensamento crítico em enfermagem como aquele que consiste em um conjunto de sete habilidades cognitivas e 10 "hábitos de pensamento" inter-relacionados. As habilidades cognitivas incluem analisar, aplicar padrões, discriminar, procurar informação, raciocínio lógico, previsão e transformação do conhecimento. Os hábitos de pensamento ou atributos da enfermagem inteligente são: confiança, perspectiva contextual, criatividade, flexibilidade, inquisição, integridade intelectual, intuição, mente aberta, perseverança e reflexão. A aplicação no ensino e na prática das ligações NNN apresentadas neste texto intensifica o pensamento crítico, uma vez que essas ligações atuam como intensificadores importantes das habilidades cognitivas, em particular para aplicação de padrões, discriminação e transformação do conhecimento.

Estudos de caso e simulações em computador foram desenvolvidos com base nas ligações apresentadas neste livro, além de aparecerem nas edições anteriores e cada vez mais frequentemente nos livros-texto de enfermagem. A faculdade de ensinar a tomada de decisão clínica pode usar as ligações para desenvolver seus próprios estudos de caso e simulações. As discussões de casos podem enfocar a adequação do diagnóstico selecionado com o intuito de tratar o problema, a adequação dos resultados e intervenções escolhidos, a lógica que levou à escolha dos mesmos, e a identificação de outros resultados ou intervenções que poderiam ser mais adequados numa determinada situação. Um banco de dados composto por essas ligações pode ser disponibilizado para ser utilizado por estudantes no planejamento da assistência prestada a um paciente ou grupo de pacientes. Os estudantes podem usar as ligações para avaliar a relação existente entre os sinais e sintomas apresentados pelo paciente, as características e fatores correlatos ao diagnóstico, o resultado e seus indicadores, e a intervenção com suas atividades associadas. Os estudantes podem escolher os indicadores de resultado e atividades de intervenção para seus pacientes com base no estado dos mesmos e nos elementos do diagnóstico de enfermagem.

As ligações facilitarão o ensino da tomada de decisão clínica por meio da aplicação de estratégias de ensino, como o modelo OPT (Pesut & Herman, 1999). As ligações podem ser utilizadas em conjunto com as três linguagens (NANDA-I, NOC e NIC) para auxiliar os estudantes a desenvolverem as habilidades necessárias à tomada de decisão clínica. Kautz *et al.* (2006) conduziram extensa pesquisa sobre o ensino do raciocínio clínico utilizando as linguagens de enfermagem NNN padronizadas no modelo OPT. Eles constataram a existência de diversos pontos fortes no ensino do raciocínio clínico utilizando as NNN no modelo OPT, e solicitaram permissão para utilizar os "recursos de ligação" NNN com os alunos. Esses pesquisadores notaram "que os estudantes que utilizavam a linguagem NNN de forma consistente no modelo OPT apresentavam bom desempenho na área clínica e saíam-se melhores ao completar as tramas de raciocínio clínico" (Kautz et al., 2006, p. 137). Assim, as ligações apresentadas ao longo do texto podem servir como recurso importante para o ensino do raciocínio clínico, seja adotando o modelo OPT, seja no processo de enfermagem tradicional.

As ligações também podem ser utilizadas no planejamento do conteúdo curricular. Do mesmo modo, podem auxiliar a faculdade a selecionar um corpo de conteúdo e de distribuir o mesmo entre os vários cursos. As ligações existentes entre diagnósticos, resultados e intervenções podem constituir o ponto de partida para identificar um corpo de conteúdo relacionado aos diagnósticos de enfermagem, bem como para determinar quando esse conteúdo deverá ser ensinado no currículo. Por exemplo, a faculdade pode optar por ensinar um conteúdo relacionado ao diagnóstico *Ansiedade* e ao resultado *Controle da Ansiedade*. Embora esses conceitos possam ser abrangidos em diversos cursos, as intervenções poderiam ser mais adequadamente distribuídas entre os mesmos. Exemplificando, *Escuta Ativa*, *Técnica Calmante* e *Promoção do Exercício* poderiam ser apresentadas no início do currículo, enquanto *Hipnose*, *Imagem Orientada* e *Toque Terapêutico* poderiam ser apresentadas posteriormente, ou mesmo em um programa de pós-graduação. Existe uma publicação que descreve um método de implantar as três linguagens em currículos universitários (Finesilver & Metzler, 2002), que é disponibilizada pelo Center for Nursing Classification and Clinical Effectiveness, do College of Nursing da University of Iowa.

Existem algumas vantagens associadas ao uso dos vocabulários e ligações da NANDA-I/NOC/NIC no currículo de enfermagem. Esses vocabulários são abrangentes e podem ser utilizados para os pacientes ao longo do *continuum* da assistência, bem como em todos os cenários de prestação de assistência. A terminologia é útil para enfermeiros de todas as especialidades e que exercem diversos papéis de enfermagem. Isso faz com que os vocabulários e o trabalho de ligações associado sejam úteis tanto para o currículo de graduação como de pós-graduação. À medida que o registro eletrônico do paciente se torna uma realidade, o uso de linguagens padronizadas no cenário da prestação de assistência será transformado em lugar-comum e deverá ser introduzido aos estudantes de enfermagem.

PESQUISA E DESENVOLVIMENTO DO CONHECIMENTO

Os sistemas de classificação de enfermagem — especialmente os diagnósticos de enfermagem (NANDA-I, 2009), classificação das intervenções de enfermagem (Bulechek *et al.*, 2008) e a classificação dos resultados de enfermagem (Moorhead *et al.*, 2998) — atuam como *as* fontes de desenvolvimento do conhecimento e fornecem a linguagem da disciplina de enfermagem (Butcher, 2011). A NANDA-I/NIC/NOC (NNN) fornece os conceitos e linguagem que permitem aos enfermeiros trabalhar em colaboração com indivíduos, familiares, comunidades e membros de outras disciplinas. Clark e Lang (1992) demonstraram a importância das taxonomias de enfermagem, quando declararam: "Se não pudermos nomeá-las, não poderemos controlá-las, financiá-las, ensiná-las, investigá-las nem torná-las políticas públicas" (p. 27). Os desenvolvimentos na estrutura do conhecimento de enfermagem (NNN) representam a grande promessa de capturar as teorias de médio alcance numa estrutura abrangente e extensa de conhecimento de enfermagem. As taxonomias dos diagnósticos, intervenções e resultados de enfermagem, bem como suas ligações, fornecem um arcabouço completo para o conhecimento de enfermagem. Em outras palavras, as ligações NNN organizam a substância da disciplina (Butcher, 2011). As linguagens da prática profissional e os sistemas de classificação constituem as categorias fundamentais de pensamento a definirem uma profissão e seu escopo de prática. Apesar do considerável progresso da profissão de enfermagem em termos de desenvolvimento de sistemas de linguagem e classificação, há a necessidade de utilizar essas linguagens para promover o desenvolvimento do conhecimento. Espera-se que essas ligações venham a sugerir perguntas para estudo, incluindo comparações entre as várias linguagens atualmente adotadas em enfermagem.

O desenvolvimento do conhecimento de enfermagem requer a avaliação da efetividade de várias intervenções de enfermagem e do grau de adequação do processo de tomada de decisão na escolha das intervenções para estabelecer um diagnóstico ou atingir um determinado resultado em particular. Kautz e Van Horn (2008), de modo bastante convincente, ilustraram o modo como as linguagens NNN podem ser utilizadas no desenvolvimento das diretrizes da prática baseada em evidência, para orientar a prática e conduzir a pesquisa. Por fim, esses pesquisadores concluíram afirmando que "o uso e desenvolvimento continuado de uma linguagem uniforme e padronizada capturam a essência da prática de enfermagem e ajudam a promover a evolução do conhecimento de enfermagem, além de fornecerem a estrutura apropriada para a prática baseada em evidência" (p. 18).

A coerência entre diagnósticos, intervenções e resultados apresentada como ligações baseadas em evidência é essencial à garantia do aperfeiçoamento da qualidade e da segurança. O trabalho de ligação contido no presente livro fornece numerosas relações que requerem teste e avaliação num cenário clínico. Questões acerca de quais intervenções sugeridas permitem alcançar o melhor resultado para um determinado diagnóstico em particular, quais resultados são mais atingíveis para uma dada população de pacientes, e quais diagnósticos e intervenções estão associados a diagnósticos médicos específicos constituem apenas uma amostra de indagações possíveis a serem abordadas. Certos estudos, como o de Peters (2000), testaram o uso dos resultados e intervenções junto a populações específicas de pacientes, acrescentando informações ao corpo de conhecimento.

Assim como são estudadas as relações existentes entre intervenções e resultados, faz-se necessário estudar as relações existentes entre ambiente, estrutura da organização da assistência à saúde, processo de assistência e resultados de paciente. Sem esses tipos de dados, as organizações contam com poucas informações com as quais ajustar a mistura de funcionários ou determinar a relação custo-efetividade das alterações estruturais ou processuais no sistema de prestação da assistência de enfermagem. Nos últimos anos, ganharam mais ênfase os aspectos relacionados ao estudo dos fatores organizacionais que influenciam os resultados dos pacientes.

A identificação dos fatores associados ao paciente que influenciam a obtenção dos resultados – referidos como fatores de risco – constitui outra área a ser estudada para realização de pesquisas de efetividade relacionadas às intervenções de enfermagem. Os fatores pessoais precisam ser identificados para reduzir ou eliminar os efeitos de fatores geradores de confusão nos estudos em que os casos não são atribuídos de forma aleatória a diferentes tratamentos, como tipicamente ocorre na maioria das pesquisas sobre efetividade (Iezzoni, 1997). A identificação dos fatores pessoais influencia a obtenção do resultado para um determinado diagnóstico em particular, ou a efetividade de uma intervenção para pacientes com características pessoais bastante variáveis, sendo que as circunstâncias de vida acrescentarão informação considerável ao corpo de conhecimento de enfermagem e permitirão aos enfermeiros fornecer uma assistência da melhor qualidade possível. Conforme a pesquisa de efetividade e a prática baseada em evidência vão ganhando força na enfermagem, torna-se necessário considerar tanto os fatores organizacionais como os fatores pessoais ao analisar os dados identificados na literatura (Johnson, 2002; Titler, Dochterman & Reed, 2004).

CONCLUSÃO

As ligações fornecidas ao longo do texto preparam os enfermeiros para a era conceitual emergente e são fundamentais ao planejamento da assistência, uso de sistemas eletrônicos de assistência à saúde computadorizados, ensino e prática da tomada de decisão clínica baseada em evidência, e desenvolvimento e pesquisa do conhecimento disciplinar de enfermagem. Todas essas quatro funções servem para intensificar a segurança e qualidade da assistência de enfermagem. Isso não é nada além daquilo que o público demanda, exige e merece.

REFERÊNCIAS

Agency for Healthcare Research and Quality. (2008). *National healthcare quality report 2007* (AHRQ Pub. No. 08-0040). Rockville, MD: U.S. Department of Health and Human Services.

American Nurses Association. (1997). *Nursing informatics & data set evaluation center (NIDSEC) standards and scoring guidelines*. Washington, DC: Author.

Anderson, C. A., Keenan, G., & Jones, J. (2009). Using bibliometrics to support your selection of a nursing terminology set. *Computers, Informatics, Nursing, 27*(2), 82-90.

Bakken, S., & Currie, L. M. (2011). Standardized terminologies and integrated information systems: Building blocks for transforming data into nursing knowledge. In P. S., Cowen, & S., Moorhead (Eds.), *Current issues in nursing* (8th ed., pp. 287-296). St. Louis: Mosby Elsevier.

Bulechek G., Butcher H. K., & Dochterman J. M. (Eds.). (2008). *Nursing interventions classification (NIC)*. (5th ed.). St. Louis: Mosby/Elsevier.

Butcher, H. K. (2004a). Nursing's distinctive knowledge base. In L. Haynes, H. K. Butcher, & T. Boese (Eds.), *Nursing in contemporary society: Issues, trends and transition into practice* (pp. 71-103). Upper Saddle River, NJ: Prentice Hall.

Butcher, H.K. (2004b, March). *Harmonizing nursing classification systems with nursing theories and narrative pedagogy using the Outcome–Present State Test (OPT) model of reflective clinical reasoning*. Presented at the NANDA, NIC, NOC 2004 Working together for quality nursing care: Striving toward harmonization, Chicago, IL.

Butcher, H. K. (2011). Creating the nursing theory-research-practice nexus. In P. S., Cowen, & S., Moorhead (Eds.), *Current issues in nursing* (8th ed., pp. 123-135). St. Louis: Mosby Elsevier.

Chassin, M. R., Galvin, R. W., & the National Roundtable on Health Care Quality (1988). The urgent need to improve health care quality. *Journal of the American Medical Association, 280*(11), 1000-1005.

Clancy, T., Delaney, C., Morrison, B., & Gunn, J. (2006). The benefits of standardized nursing languages in complex adaptive systems such as hospitals. *The Journal of Nursing Administration, 36*(9), 426-434.

Clark, J., & Lang, N. (1992). Nursing's next advance: An international classification for nursing practice. *International Nursing Review, 39*(4), 109-112.

Cronenwett, L., Sherwood, G., Barnsteiner, J., Disch, J., Johnson, J., Mitchell, P., Sullivan, D. T., & Warren, J. (2007). Quality and safety education for nurses. *Nursing Outlook, 55*(3), 122-131.

Dickerson, A. E. (2011). Why health information technology standards and harmonization are important. In P. S., Cowen, & S., Moorhead (Eds.), *Current issues in nursing* (8th ed., pp. 311-330). St. Louis: Mosby Elsevier.

Drucker, P. (2001). The next society. *The Economist, 361*(8246), 3-5.

Finesilver C., & Metzler D. (Eds.). (2002). *Curriculum guide for implementation of NANDA, NIC, and NOC into an undergraduate nursing curriculum*. Iowa City, IA: College of Nursing, Center for Nursing Classification and Clinical Effectiveness.

Gardner, H. (2006). *Five minds for the future*. Boston: Harvard Business School Press.

Greiner A. C., & Knebel E. (Eds.). (2003). *Health professions education: A bridge to quality*. Washington, DC: The National Academies Press.

Iezzoni, L. I. (1997). Dimensions of risk. In L. I., Iezzoni (Ed.), *Risk adjustment for measuring healthcare outcomes* (2nd ed., pp. 43-115). Chicago: Health Administration Press.

Institute of Medicine (IOM). (2001). *Crossing the quality chasm: A new health system for the 21st century*. Washington, DC: The National Academies Press.

Iowa Intervention Project. (1997). Proposal to bring nursing into the information age. *Image: Journal of Nursing Scholarship, 29*(3), 275-281.

Johns, C. (1996). The benefits of a reflective model of nursing. *Nursing Times, 92*(27), 39-41.

Johns, C. (2000). *Becoming a reflective practitioner*. Oxford: Blackwell Science.

Johns, C. (2001). *Guided reflection: Advancing practice*. Oxford: Blackwell Science.

Johnson, M. (2002). Tools and systems for improved outcomes: Variables for outcomes analysis. *Outcomes Management, 6*(3), 95-98.

Jones, D. L. (1997). Building the information infrastructure required for managed care. *Image: Journal of Nursing Scholarship, 29*(4), 377-382.

Kautz, D. D., Kuiper, R., Pesut, D. J., & Williams, R. L. (2006). Using NANDA, NIC, and NOC (NNN) language for clinical reasoning with the Outcome-Present State (OPT) model. *International Journal of Nursing Terminologies and Classification, 17*, 129-138.

Kautz, D. D., & Van Horn, E. R. (2008). An exemplar of the use of NNN language in developing evidence-based practice guidelines. *International Journal of Nursing Terminologies and Classification, 19*(1), 14-19.

Keenan, G., & Aquilino, M. L. (1998). Standardized nomenclatures: Keys to continuity of care, nursing accountability and nursing effectiveness. *Outcomes Management for Nursing Practice, 2*(2), 81-85.

Kirchheimer, B. (2008). Overhaul this "broken system". *Modern Healthcare, 38*(16), 24-25.

Kohn L. T., Corrigan J. M., & Donaldson M. S. (Eds.). (2000). *To err is human: Building a safer health system*. Washington, DC: The National Academies Press.

Lang, N. M. (2008). The promise of simultaneous transformation of practice and research with the use of clinical information systems. *Nursing Outlook, 56*(5), 232-236.

Lee, M. (2011). Personal health records as a tool for improving the delivery of health care. In P. S., Cowen, & S., Moorhead (Eds.), *Current issues in nursing* (8th ed., pp. 331-339). St. Louis: Mosby Elsevier.

McBride, A. B. (2006). Informatics and the future of nursing practice. In C. A. Weaver, C. W. Delaney, P. Weber, & R. L. Carr (Eds.), *Nursing informatics for the 21st century: An international look at practice, trends and the future* (pp. 8-12). Chicago, IL: Healthcare Information and Management Systems Society.

Moorhead, S., & Johnson, M. (2004). Diagnostic-specific outcomes and nursing effectiveness research. *International Journal of Nursing Terminologies and Classifications, 15*(2), 49-57.

Moorhead S., Johnson M., Maas M., & Swanson E. (Eds.). (2008). *Nursing outcomes classification (NOC).* (4th ed.). St. Louis: Mosby/Elsevier.

Muller-Staub, M. (2009). Evaluation of the implementation of nursing diagnoses, interventions, and outcomes. *International Journal of Nursing Terminologies and Classifications, 20*(1), 9-15.

NANDA International. (2009). *Nursing diagnoses: Definitions and classification 2009-2011.* West Sussex, United Kingdom: Wiley-Blackwell.

National Center for Nursing Research. (1988, January 27-29). *Report on the national nursing research agenda for the participants in the conference on research priorities in nursing science.* Washington, DC: Author.

Page A. (Ed.). (2003). *Keeping patients safe: Transforming the work environment of nurses.* Washington, DC: The National Academies Press.

Pesut, D. (2002). Nursing nomenclatures and eye-rolling anxiety control. *Journal of Professional Nursing, 18*(1), 2-4.

Pesut, D. J., & Herman, J. (1999). *Clinical reasoning: The art and science of critical and creative thinking.* Albany, NY: Delmar.

Peters, R. M. (2000). Using NOC outcome of risk control in prevention, early detection, and control of hypertension. *Outcomes Management in Nursing Practice, 4*(1), 39-45.

Pink, D. H. (2005). *A whole new mind: Moving from the information age to the conceptual age.* New York: Riverhead Books.

Rubenfeld, M. G., & Scheffer, B. K. (1999). *Critical thinking in nursing: An interactive approach* (2nd ed.). Philadelphia: Lippincott, Williams & Wilkins.

Scheffer, B. K., & Rubenfeld, M. G. (2000). A consensus statement on critical thinking in nursing. *Journal of Nursing Education, 39*(8), 352-359.

Titler, M., Dochterman, J., & Reed, D. (2004). *Guideline for conducting effectiveness research in nursing & other health care services.* Iowa City, IA: Center for Nursing Classification & Clinical Effectiveness.

Westra, B. L., Delaney, C. W., Konicek, D., & Keenan, G. (2008). Nursing standards to support the electronic health record. *Nursing Outlook, 56*(5), 258-266.

Wilson, M. L. (2011). Nursing: A profession evolving with the use of informatics and technology. In P. S., Cowen, & S., Moorhead (Eds.), *Current issues in nursing* (8th ed., pp. 281-286). St. Louis: Mosby Elsevier.

Yura, H., & Walsh, M. B. (1973). *The nursing process: Assessing, planning, implementing, evaluating* (2nd ed.). New York: Appleton-Century-Crofts.

CAPÍTULO 3

Uso da NNN em sistemas de informação computadorizados

Meridean Maas, Cindy Scherb e Barbara Head

Alguns hospitais e estabelecimento de assistência de saúde desenvolveram sistemas de informação computadorizados (SICs) de enfermagem, e são muitos os que estão desenvolvendo SICs em resposta à tecnologia disponível e à emergência dos registros eletrônicos de saúde (RES). Uma parte significativa desses SICs, contudo, não inclui as nomenclaturas de enfermagem padronizadas recomendadas. Além disso, entre aqueles que incluem as terminologias de enfermagem padronizadas, diversos sistemas não foram projetados de modo a propiciar a vantagem de recuperar dados de enfermagem para desenvolvimento de repositórios ou depósitos de dados de enfermagem. Esses dados são necessários para a criação de relatos úteis para clínicos, supervisores de enfermagem e enfermeiros-executivos. Como resultado, nos Estados Unidos, os dados eletrônicos oriundos da prática de enfermagem clínica são minimamente disponibilizados para as análises que poderiam beneficiar enfermeiros, hospitais e pacientes. Isso também afeta o tipo de informação que pode ser compartilhado enquanto o paciente se desloca entre os vários cenários e prestadores de assistência no sistema de assistência à saúde.

Quando as terminologias de enfermagem padronizadas não são utilizadas, os enfermeiros não podem transmitir de forma clara e padronizada os significados dos conceitos que utilizam entre si, com membros de outras disciplinas ou com os consumidores. Em adição, sem as terminologias de enfermagem padronizadas, os dados de enfermagem eletrônicos não podem ser compartilhados de maneira eficaz e direta em outros cenários. Ainda mais importante, quando os termos de enfermagem padronizados para registro da assistência de enfermagem não são adotados e, portanto, não podem ser eletronicamente recuperados, os dados de enfermagem ficam indisponíveis para a avaliação da qualidade da assistência. Se o SIC for devidamente projetado utilizando as terminologias de enfermagem padronizadas, torna-se possível baixar diretamente os indicadores de qualidade dos dados referentes à prática de enfermagem documentada. A indisponibilidade da recuperação eletrônica de dados padronizados da prática de enfermagem impede a inclusão dos dados de enfermagem nos amplos bancos de dados de RES nacionais, que são analisados para descrever as contribuições de enfermagem à assistência de saúde e utilizados como fonte de informações por criadores de políticas.

Com frequência, no que se refere ao desenvolvimento de SICs, a principal preocupação reside no fato de os enfermeiros documentarem a implantação das solicitações médicas, ações pagas pelo consumidor e outros dados externamente ordenados (p. ex., indicadores de qualidade nacionais), ao mesmo tempo que limitam e comprometem a documentação de dados significativos oriundos da assistência de enfermagem. Em consequência, em diversos cenários a documentação eletrônica de enfermagem não representa verdadeiramente a assistência de enfermagem baseada no conhecimento prestada aos pacientes, nem os familiares que contribuem para a qualidade da assistência de saúde recebida pelos pacientes em nosso sistema de assistência à saúde. Além disso, o desenvolvimento de muitos sistemas de RES continua enfatizando a documentação de planos de assistência de enfermagem e da assistência prestada, porém negligencia os padrões que garantem que os dados sejam facilmente recuperáveis. A falta de atenção quanto ao planejamento da recuperação e armazenamento de dados no início do desenvolvimento de um SIC constitui um sério obstáculo ao uso de dados de enfermagem clínica eletrônicos. Por causa desse constrangimento, os dados de enfermagem não são utilizados como fonte de informações para decisões ótimas e avaliações de qualidade realizadas por administradores de enfermagem e médicos clínicos; para sustentar o desenvolvimento em curso da ciência da enfermagem e de práticas aprimoradas; nem para informar criadores de políticas locais e nacionais sobre as contribuições e efetividade da assistência de enfermagem na prestação de assistência de saúde aos cidadãos (Barton, 1994). Para possibilitar esses usos importantes da informação gerada pelos dados de SIC de enfermagem, é necessário que os dados de enfermagem sejam recuperados e armazenados em tabelas de informações comuns junto a repositórios e depósitos de dados eletrônicos, de modo que possam ser analisados para responder perguntas específicas.

O presente capítulo destaca as características dos dados do SIC de enfermagem que são necessários para uma representação clara, comunicação e uso de dados eletrônicos da prática de enfermagem. É descrito o desenvolvimento de repositórios e depósitos de dados para análise de dados de enfermagem. Partindo do aprendizado proporcionado por um estudo-piloto, são discutidos os aspectos que dificultam tanto a recuperação dos dados eletrônicos de enfermagem como o desenvolvimento de depósitos. O capítulo termina mencionando as recomendações referentes à abordagem de aspectos impedientes à recuperação dos dados de enfermagem que podem ser armazenados em depósitos e analisados para determinar a efetividade da enfermagem.

CARACTERÍSTICAS DOS DADOS DO SIC DE ENFERMAGEM

As características dos dados de enfermagem introduzidos no SIC são essenciais para que os mesmos sejam utilizados de maneira mais vantajosa. Esses dados devem atender aos critérios de interoperabilidade (Fetter, 2009). Para serem interoperáveis, é necessário que os dados sejam:
- Funcionalmente transferíveis, empregando padrões compartilhados de caracteres e formatos de arquivo.
- Transacionais com um formato de troca de mensagens compartilhado.
- Semanticamente sustentados junto a um modelo de informações compartilhado, como o Health Level Seven - HL7.*
- Construídos em um plano comum de procedimentos de apoio à execução.
- Implementados em um ambiente que possua um plano de trabalho ergonomicamente compartilhado (Konstantas, Bourrières, Léonard & Boudjlida, 2006).

Para alcançar a interoperabilidade, os enfermeiros e especialistas em tecnologia da informação em saúde (TIS) devem trabalhar juntos. Para serem efetivos, os enfermeiros que atuam no desenvolvimento do SIC devem conhecer os requisitos necessários para cumprir cada aspecto da interoperabilidade e ajudar os especialistas em TIS a avaliarem a importância das terminologias de enfermagem padronizadas e de suas ligações na representação eletrônica da prática de enfermagem (Keenan, 1999). Uma das preocupações mais importantes diz respeito ao uso das terminologias padronizadas no SIC para descrever e documentar os elementos do processo de enfermagem pertencentes ao Nursing Minimum Data Set (Conjunto de Dados Mínimos em Enfermagem) (p. ex., diagnósticos de enfermagem, resultados sensíveis à enfermagem, e intervenções de enfermagem) (Werley & Lang, 1988). As ligações existentes entre esses elementos e entre os termos que documentam a assistência planejada e a assistência de fato prestada, contudo, também são criticamente importantes para avaliar os resultados exatos que são produzidos por intervenções específicas para cada diagnóstico de enfermagem (Polk & Green, 2007).

Os dados de enfermagem eletrônicos devem caracterizar pacientes individuais e prestadores de assistência de enfermagem identificados, entretanto também precisam ser seguros e proteger a identidade e privacidade dos envolvidos. A segurança dos dados é regulamentada pelo Ato de Portabilidade e Responsabilidade do Seguro de Saúde (Helath Insurance Portability and Accountability Act - HIPAA) de 1996. A Norma de Privacidade do HIPAA estabelece as condições a serem obedecidas para que a informação referente à saúde seja utilizada para fins de pesquisa. Segundo o HIPAA, a pesquisa é definida como "uma investigação sistemática, que abrange o desenvolvimento da pesquisa, teste e avaliação, projetada para desenvolver ou contribuir para o conhecimento generalizável" (U.S. Department of Health & Human Services, 2003). Uma entidade coberta pode utilizar – ou divulgar para fins de pesquisa – informações sobre saúde que tenham sido reidentificadas. Os dados de enfermagem utilizados para fins de pesquisa devem atender a estes e outros padrões destinados à proteção da segurança e privacidade dos indivíduos.

Mais de 40 leis e regulamentações federais tratam dos aspectos de privacidade, segurança e confidencialidade da troca de informações em saúde, incluindo o HIPAA (U.S. Department of Health & Human Services, 2008). As atualizações recentemente introduzidas na *Nationwide Privacy and Security Framework for Eletronic Exchange of Individually Identifiable Health Information* incluem interpretações da lei e diretrizes provenientes de um trabalho realizado por múltiplos estados, o *Health Information Security and Privacy Collaborative* (HISPC) (Dimitropoulos, 2009). Tais diretrizes explicam os acordos organizacionais padrão intraestaduais e interestaduais para trocas e utilização de dados. Esse trabalho resultou no *Data Use and Reciprocal Support Agreement* (DURSA), desenvolvido pela equipe de colaboradores do DURSA da *National Health Information Network* (NHIN), em novembro (2009).

Por fim, os dados de enfermagem introduzidos em um SIC devem ser recuperáveis. Infelizmente, em muitos SICs não é isso que ocorre, ou os dados introduzidos requerem bastante trabalho e gastos consideráveis para serem recuperados. Diversos hospitais atualmente consideram como pouco prioritário baixar informações

---

Nota do revisor: Health Level Seven International (HL7) um padrão de informações, intercâmbio, integração, compartilhamento, e recuperação de informações eletrônica de aplicação médica, com membros em 55 países.

de interesse dos enfermeiros, em comparação a outros tipos de dados. Isso reduz ainda mais a habilidade do enfermeiro de aprimorar a prática com base na avaliação dos dados de paciente. Para garantir que os dados de enfermagem possam ser recuperados com maior eficácia, a estrutura dos dados contidos no SIC deve ser totalmente projetada durante o desenvolvimento do sistema, antes do armazenamento em múltiplos repositórios e depósitos de dados. Os dados devem ser estruturados como um conjunto de dados de enfermagem (mínimo a moderado) para serem incluídos em repositórios maiores e genéricos, com o intuito de servirem a diversos propósitos, tais como armazenar dados provenientes de múltiplas fontes de SICs operacionais a serem exportados via NHIN a depósitos de dados maiores, de locais múltiplos, regionais, nacionais e internacionais, bem como em repositórios especializados para fins específicos internos ou externos de uma organização. Exemplificando, os administradores e supervisores de enfermagem podem desejar um depósito de dados menor e especializado, que possibilite o acesso em tempo real e a dados retrospectivos através de perguntas sobre planejamento de programa, distribuição de fontes e avaliação de custos (Barton, 1994). Os administradores de aprimoramento da qualidade e médicos clínicos podem necessitar de outro tipo de depósito que lhes permita verificar a avaliação da qualidade e as ações corretivas. Nitidamente, com o advento do RES, os dados serão cada vez mais disponibilizados em depósitos de dados bastante amplos, com o intuito de identificar os padrões de assistência fornecidos e os resultados produzidos para grandes grupos de pacientes. Os dados de enfermagem eletrônicos devem ser recuperáveis para que possam ser incluídos nesses depósitos, caso os enfermeiros venham a participar das oportunidades de pesquisa proporcionadas, a fim de garantir que as contribuições da enfermagem à assistência de saúde sejam conhecidas e utilizadas nas decisões sobre políticas de saúde (Bakken, 2003). Os estudos sobre efetividade da enfermagem e relação custo-efetividade, comparando os diversos cenários da assistência de saúde, não poderão ser realizados se os dados de enfermagem eletrônicos não puderem ser recuperados e armazenados com eficácia em depósitos de dados bem projetados.

DESENVOLVIMENTO DE REPOSITÓRIOS E DEPÓSITOS DE DADOS DE ENFERMAGEM

Os SICs de enfermagem adequadamente projetados armazenam dados gerados por um sistema operacional de RES para cada variável, descrevendo cada paciente de maneira individual em repositórios e depósitos projetados como bancos de dados relacionais ou multidimensionais. Uma banco de dados relacional organiza um grupo de itens de dados como um conjunto de tabelas, em vez de uma tabela única e grande. O conjunto de tabelas inclui tabelas de pais e de filhos hierárquicas, Ou seja, qualquer tabela de filhos possui apenas uma única tabela de pais, contudo uma tabela de pais pode ter múltiplas tabelas de filhos, enquanto uma tabela de filhos também pode ser uma tabela de pais para outras tabelas de filhos (Gilfillan, 2002). O termo "filhos", usado dessa forma, refere-se a um subconjunto de dados oriundos da "categoria de pais". Os dados podem ser recuperados ou reunidos de várias formas, sem a necessidade de revisar a estrutura do banco de dados ou de reconstruir as tabelas. Utilizando variáveis de ligação entre as tabelas, as relações existentes entre elas permitem que os dados sejam extraídos de diversas tabelas para consulta e relatórios. A vantagem proporcionada pelos bancos de dados relacionais é a relativa facilidade de construção, acesso e expansão. Uma vez desenvolvido um banco de dados relacional, é possível inserir categorias de dados adicionais sem necessidade de revisar as aplicações anteriores. Uma explicação completa sobre um banco de dados relacional é complexa e está além do escopo deste capítulo. Contudo, é fornecida uma breve descrição para que o leitor possa começar a entender esse processo.

Num banco de dados relacional, as tabelas contêm dados agrupados em categorias definidas (Gilfillan, 2002). Em cada uma ou mais colunas de uma tabela estão contidos dados correspondentes a uma categoria, como a demografia de pacientes. As linhas contêm exemplos isolados de dados (ou descrições de entrada única) para a categoria definida por cada coluna, tais como data de nascimento, estado civil e grau de instrução. Quando há necessidade de múltiplas entradas para uma categoria, como os diagnósticos de enfermagem do paciente, é criada uma subtabela ou tabela de filhos. Nesse exemplo, a tabela do paciente é uma tabela de pais e a tabela de diagnósticos de enfermagem é uma tabela de filhos. A tabela de diagnósticos de enfermagem, por sua vez, será uma tabela de pais para as tabelas de filhos de características definidoras e fatores correlatos.

Os dados armazenados no depósito de dados serão oriundos de vários conjuntos de dados diferentes no lado operacional do SIC na organização. Um banco de dados de assistência de enfermagem, por exemplo, incluirá uma tabela de pacientes com colunas para nome, código de identificação (ID), idade, sexo, raça/etnia, estado civil e ocupação. Outra tabela será referente às admissões e possuirá colunas para código de ID de admissão, data de admissão, hora da admissão, motivo da admissão e unidade de admissão. Outras tabelas descreveriam a assistência de enfermagem planejada e a assistência prestada. A fonte de pacientes e a data da admissão seriam provenientes de módulos genéricos na organização do SIC. Tabelas isoladas em um depósito de dados de enfermagem contêm diagnósticos de enfermagem, intervenções de enfermagem e resultados sensíveis à enfermagem. Tabelas separadas também são construídas para cada elemento estrutural dos diagnósticos, resultados e intervenções de enfermagem, com as características definidoras da NANDA-I e fatores correlatos, indicadores e escalas de medida da NOC, e atividades da NIC. As colunas para diagnósticos de enfermagem devem ser destinadas ao código de ID de admissão, código de diagnóstico, data do diagnóstico e hora do diagnóstico do paciente. As colunas destinadas aos resultados enfermagem-sensíveis devem incluir código de resultado, data da classificação do resultado e hora da classificação do resultado, com uma variável de ligação ao diagnóstico de enfermagem, intervenção de enfermagem, resultado, indicador(es) de resultado, escala(s) de medida e tabelas de classificação. As colunas destinadas às intervenções devem incluir o código ID de admissão, o código de intervenção, a data da intervenção realizada e a hora da realização da intervenção, com variável de ligação aos diagnósticos de enfermagem, atividades de intervenções de enfermagem e tabelas de resultados. Outras colunas podem ser adicionadas às tabelas para descrever características extras. É possível projetar tantas tabelas separadas quantas forem necessárias, desde que as variáveis de ligação apropriadas sejam incluídas em cada tabela. Essas variáveis de ligação devem ser planejadas de modo a permitir a recuperação de dados descritores de resultados a serem monitorados quanto a intervenções específicas para tratamento de diagnósticos de enfermagem precisos para cada paciente identificável em certa data e/ou hora específicas num plano. Do mesmo modo, essas variáveis devem ser planejadas para possibilitar a recuperação das datas e horas documentadas durante a determinação dos resultados ou aplicação das intervenções ao paciente.

Os dados contidos nas tabelas dos bancos de dados estão ligados através de variáveis específicas em cada tabela, e são aprisionados por outras. Essas ligações são necessárias para capturar todos os dados que descrevem um paciente específico ou uma unidade de dados, como os diagnósticos de enfermagem. Ligações de particular importância para a análise da efetividade das intervenções de enfermagem estão entre diagnósticos específicos, resultados monitorados para avaliar o efeito da intervenções específicas e intervenções de enfermagem selecionadas para tratamento do diagnóstico e obtenção dos resultados desejados. A Figura 3-1 mostra uma simples ilustração de como estão estruturadas as tabelas nos bancos de dados relacionais.

OBSTÁCULOS À RECUPERAÇÃO DOS DADOS DE ENFERMAGEM E DESENVOLVIMENTO DE DEPÓSITOS DE DADOS

Há uma variedade de restrições que dificultam a recuperação dos dados de enfermagem e o subsequente desenvolvimento de depósitos de dados. Os sistemas fornecedores representam restrições repetitivas. A maioria das prioridades dos fornecedores no desenvolvimento de um RES usualmente está voltada para outros propósitos, que não a documentação eletrônica de enfermagem. É mais provável que o RES seja desenvolvido de forma que as cobranças, deduções, entrada de pedidos no provedor, admissões, laboratório ou exames de raios X sejam consideradas as principais prioridades do produto, contudo acrescidas da necessidade de comercializar esse produto como um pacote "completo" de TIS. O desenvolvimento de parte correspondente à enfermagem desse pacote "completo" com frequência é uma cobertura menos robusta do que as outras aplicações junto ao RES. Além da baixa prioridade de comercialização, os fornecedores e desenvolvedores de sistemas tendem a estar inadequadamente informados acerca dos dados que, de maneira ideal, são necessários à enfermagem. Do mesmo modo, são muitos os enfermeiros que, mesmo estando ativamente envolvidos no desenvolvimento do sistema, não conhecem todas as condições necessárias e/ou não possuem conhecimento adequado sobre a estrutura, capacidades e desenvolvimento de um SIC. Os enfermeiros precisam saber no mínimo, quais são os requisitos necessários para que o SIC apresente eficiência ótima em dar suporte aos enfermeiros na documentação, empregando conceitos padronizados para continuidade da troca de assistência e utilização de recursos baseados em evidências de enfermagem junto ao SIC, com o objetivo de sustentar as decisões dos clínicos, administradores e criadores de políticas. Os enfermeiros precisam pressionar os fornecedores para que estes gerem um produto que atenda as suas necessidades. Para compreender mais a fundo as necessidades de enfermagem com relação ao SIC, é possível expandir a visão referente ao resultado almejado para incluir a recuperação dos dados que irão preencher os depósitos. Os enfermeiros precisam saber que é com base nesses depósitos que dados podem ser analisados e relatórios podem ser gerados para sustentar decisões e descrever totalmente a contribuição da enfermagem para a efetividade (ou falta de efetividade) da assistência de saúde.

O uso de termos não padronizados em um SIC de enfermagem é o segundo aspecto a atrapalhar a recuperação de dados e a construção dos depósitos, sobretudo os termos interoperáveis entre múltiplas organizações. Mesmo quando as linguagens de enfermagem padronizadas são adotadas junto a um sistema, as organizações com frequência também usam alguns termos não padronizados. Este é um aspecto que diz respeito à interoperabilidade dos dados de enfermagem, contudo também se refere ao refinamento das classificações de enfermagem. O principal motivo atribuído ao uso de alguns termos de enfermagem não padronizados é que as linguagens padronizadas não possuem certos

Tabela 1. Pacientes

ID do Paciente	Sobrenome	Nome	Data de Nascimento	Sexo	Estado Civil	Parente mais Próximo

Tabela 2. Admissão

ID de Admissão	ID do Paciente	Data	Hora do Dia	ID da Unidade de Admissão

Tabela 3. Diagnósticos de Enfermagem

ID do Diagnóstico de Enfermagem	ID de Admissão	ID do Enfermeiro	Data do Diagnóstico	Hora do Diagnóstico

Tabela 4. Características Definidoras

ID da Características Definidoras	ID do Diagnóstico de Enfermagem

Tabela 5. Fatores Relacionados

ID do Fator Relacionado	ID do Diagnóstico de Enfermagem

Figura 3-1. Ilustração das tabelas de bancos de dados relacionais.

termos adaptáveis às necessidades da organização. É provável que isso seja verdade, porque todas as terminologias de enfermagem padronizadas são continuamente refinadas. Termos são adicionados ou revisados para descrever condições de pacientes (diagnósticos e resultados) e intervenções de enfermagem, de acordo com a necessidade. Diante da adição de um novo termo, os enfermeiros da organização são úteis no processo de desenvolvimento e refinamento da classificação de enfermagem, quando submetem sugestões para termos novos ou revisados aos desenvolvedores responsáveis. Toda as sugestões serão consideradas para o refinamento ou ampliação da respectiva classificação. Também é importante que as organizações atualizem e acrescentem os novos termos aos seus SICs, sempre que novas edições são publicadas.

Quando são utilizados termos não padronizados que descrevem um mesmo fenômeno de enfermagem, já descrito por um termo de enfermagem padronizado preexistente, o termo não padronizado deverá ser mapeado com o intuito de encontrar um termo padronizado correspondente que permita recuperar e armazenar dados de forma coerente e não redundante. Embora modelos de referência sejam angariados para permitir o uso de terminologias de enfermagem uniformes, em vez de padronizadas, tais modelos não resolverão o problema do uso acurado de termos significativos que não foram mapeados antes de serem aplicados ao modelo de referência. Além disso, nenhum modelo de informação de referência (MIR) em enfermagem se mostrou operacional ainda. O mapeamento de termos é altamente demorado e talvez não seja uma alternativa possível para grandes conjuntos de dados. Esse aspecto salienta o uso insensato dos termos não padronizados — que compromete parcial ou totalmente a análise e relato da assistência de enfermagem, bem como sua efetividade. O uso de termos não padronizados limita a interoperabilidade dos dados através dos cenários, bem como o desenvolvimento de amplos conjuntos de dados multiorganizacionais.

Um terceiro aspecto é a frequente falta de uma integração total dos projetos de SICs de enfermagem com relação: (1) a cada uma das ligações de resultados sensíveis à enfermagem com intervenções de enfermagem utilizadas no tratamento de diagnósticos de enfermagem específicos; e (2) à ligação existente entre a assistência planejada documentada e a assistência prestada documentada. Quando as ligações entre diagnósticos, resultados e intervenções de enfermagem não são uma a uma explicitamente identificadas pelos enfermeiros nem inseridas no SIC operacional, torna-se impossível determinar os resultados específicos que são medidos para avaliar a resposta às intervenções específicas empregadas no tratamento de diagnósticos de enfermagem específicos. A menos que sejam documentadas as ligações existentes entre apenas um resultado, uma intervenção e um diagnóstico, os dados recuperados são grupos de diagnósticos, resultados e intervenções. Isso representa um sério entrave na habilidade de analisar os dados clínicos de enfermagem para avaliar a efetividade e conduzir pesquisas clínicas.

Os sistemas tendem a separar a documentação da assistência de enfermagem prestada da documentação do plano de assistência. Embora um número crescente de organizações esteja utilizando terminologias de enfermagem padronizadas em seus sistemas de planejamento de assistência, a maioria ainda não integra totalmente nem mantém o uso das linguagens na documentação da assistência realmente prestada. Como as terminologias de enfermagem padronizadas utilizadas nos módulos de planejamento de assistência do SIC operacional muitas vezes não são utilizadas nem aplicadas à documentação da assistência prestada no SIC operacional, com frequência também se torna impossível recuperar dados para construir um depósito que possibilite avaliar a assistência de enfermagem de fato recebida pelos pacientes. Essa falta de integração reflete ainda a carência de fornecedores e enfermeiros que tenham amplo conhecimento sobre a produção de enfermagem e o planejamento de um SIC necessários.

Quando um sistema é projetado com documentações para a assistência planejada e a assistência prestada em partes separadas e desconectadas do SIC, é necessário que os enfermeiros documentem em um local a assistência planejada e em outro, a assistência de fato prestada. Os enfermeiros com frequência declaram que gastam tempo demais na documentação. Assim, para reduzir esse tempo, muitas vezes é a documentação da assistência de enfermagem prestada que é considerada "necessária", em detrimento da atualização do plano de assistência. Em alguns cenários, são utilizadas as identificações de enfermagem padronizadas da NANDA-I, NOC e NIC na documentação da identificação de diagnóstico, intervenção e resultados no planejamento da assistência, contudo ainda há falhas em termos de ligar diretamente essas informações à documentação da assistência de fato prestada, empregando os mesmos termos padronizados. É necessário que os sistemas sejam capazes de criar ramificações, como pré-requisito para estabelecer ligações entre o planejamento da assistência e a assistência prestada. A assistência realmente prestada tende a ser documentada na forma de planilhas de fluxo, acompanhada de atividades de intervenção e indicadores de resultados que não estão inseridos para as respectivas intervenções da NIC e resultados da NOC, de onde foram extraídos. Esses termos mais discretos usualmente ocorrem ao nível dos indicadores da NOC e das atividades da NIC. Todavia, esses termos poderiam ser padronizados e devidamente conectados ao(s) resultado(s) da NOC e intervenção(ões) da NIC padronizada(s), acompanhados da data e da hora em que foram verificados ou fornecidos para um determinado paciente específico. Como alguns indicadores de resultado e atividades de intervenção estão associados a mais de uma identificação de resultado e intervenção, é necessário ligar cada um deles de maneira inequívoca e exata ao(s) resultado(s) e intervenção(ões) que está(ão) sendo monitorado(s), bem como ao diagnóstico de enfermagem específico que está sendo tratado.

A integração da documentação da assistência planejada e da assistência de fato prestada, incluindo a documentação em planilha de fluxo, deve preservar as associações do clínico-enfermeiro em meio às terminologias de enfermagem padronizadas, que representam com acurácia as decisões e ações da prática no decorrer dos episódios explícitos de prestação de assistência para cada paciente. Caso não tenham sido completamente ligadas no projeto do sistema, é possível encontrar soluções. Exemplificando, quando uma parte dos dados de um paciente consta na planilha de fluxo mas não está refletida no plano de assistência, é possível adicionar um disparador de decisões de suporte que alerta o enfermeiro para incluir no plano de assistência o diagnóstico de enfermagem, resultado de paciente sensível à enfermagem, e/ou intervenção de enfermagem apropriada. Por sua vez, se um novo diagnóstico de enfermagem, resultado de paciente sensível à enfermagem ou intervenção de enfermagem é adicionado ao plano de assistência, os disparadores podem ser utilizados para alertar o enfermeiro da necessidade de documentar a assistência de enfermagem prestada adequadamente. Se o SIC for projetado de forma correta, no entanto, esses disparadores serão desnecessários porque a documentação da assistência planejada e da assistência prestada estará integrada, de modo que os novos dados adicionados a uma serão automaticamente incluídos na outra. Caso o SIC não integre explicitamente as conexões entre diagnósticos de enfermagem específicos, resultados sensíveis à enfermagem e intervenções de enfermagem, a habilidade de recuperar e analisar o efeito de diagnósticos de enfermagem específicos sobre resultados de paciente específicos continuará sendo comprometida.

Ilustração de um estudo-piloto

Alguns desses aspectos são ilustrados por um estudo-piloto, conduzido como preparo para um estudo mais amplo sobre a efetividade da enfermagem, que foi realizado por uma equipe de pesquisadores associada à Universidade de Iowa (College of Nursing, Center For Nursing Classification and Clinical Effectiveness). O estudo-piloto, *An Example of Electronic Nursing Clinical Data Retrieval for Data Warehouse Development and Research* (Um Exemplo de Recuperação de Dados Clínicos de Enfermagem Eletrônicos Para Desenvolvimento e Pesquisa de Depósitos de Dados), foi conduzido para avaliar a viabilidade de um amplo estudo futuro, sobre a efetividade da enfermagem em múltiplos centros, envolvendo idosos hospitalizados que haviam recebido alta apresentando pneumonia ou insuficiência cardíaca (Head *et al.*, *no prelo*; Head *et al.*, 2010; Scherb *et al.*, *no prelo*).

Os objetivos desse estudo foram utilizar o SIC de dados clínicos de enfermagem do hospital na execução das seguintes tarefas:

1. Descrever as 10 ocorrências mais frequentes de diagnósticos da NANDA-I, intervenções da NIC e resultados da NOC documentadas por enfermeiros para pacientes com idade ≥ 60 anos, com alta hospitalar e diagnóstico primário de pneumonia (grupos relacionados a diagnóstico [GDRs] 89 e 90) ou insuficiência cardíaca (GDR 127).
2. Descrever o processo de recuperação de dados para todas as variáveis necessárias à análise da efetividade clínica e da relação custo-efetividade das intervenções de enfermagem.
3. Avaliar o desenvolvimento de um depósito de dados necessário ao estudo futuro da efetividade das intervenções de enfermagem para idosos hospitalizados.

A Tabela 3-1 lista as variáveis associadas aos níveis de paciente e unidade hospitalar, para as quais foi solicitada a coleta de cada sítio hospitalar.

Um estatístico converteu os dados para um formato uniforme, de modo a permitir a descrição da demografia de pacientes e unidades, bem como a frequência e posição classificatória dos diagnósticos de enfermagem, intervenções de enfermagem e resultados de paciente sensíveis à enfermagem documentados na amostra de registro de paciente. Os dados foram revisados

TABELA 3-1 Variáveis Coletadas do SIC do Hospital

Nível de Paciente	Nível de Unidade Hospitalar
Identificador do paciente	Identificador da unidade
Idade	Nome da unidade
Sexo	Tamanho da unidade
Estado civil	Tipo de unidade
Ocupação	Taxa de ocupação da unidade
Diagnósticos de enfermagem	Proporção equipe de enfermagem/paciente
Intervenções de enfermagem	Mistura de habilidades da equipe de enfermagem
Resultados de paciente sensíveis à enfermagem	Modelo de prestação de assistência de enfermagem
Acuidade da enfermagem	Horas de enfermeira por paciente por dia
Intensidade da enfermagem	
Diagnósticos médicos	
Severidade da doença	
Tratamentos médicos	
Outros tratamentos	
Medicações	
Disposição no momento da alta	
Número de readmissões	
Tempo de internação	
Idioma principal	

pelos membros da equipe de pesquisa, entre os quais membros provenientes de cada hospital, quanto à congruência e implicações para a prática.

Depois que os dados preliminares foram relatados e discutidos, novas análises foram concluídas. Os resultados da análise dos dados que descreviam a demografia de pacientes e unidades, e a frequência dos diagnósticos de enfermagem, intervenções de enfermagem e resultados de paciente sensíveis à enfermagem para pacientes liberados com insuficiência cardíaca e pneumonia, bem como a comparação desses dados através dos sítios foram publicados (Head et al.; 2010; Scherb et al., no prelo). A análise revelou que os diagnósticos de enfermagem, intervenções e resultados de pacientes apresentaram uma variação entre os centros, superior à esperada. Alguns dos motivos para a ocorrência dessa variação talvez sejam as diferenças existentes entre as populações de pacientes atribuíveis à prevalência de condições de comorbidade e demografia de pacientes; as variações geográficas da prática; o uso de modelos de plano de assistência desenvolvidos localmente; a falta de evidência científica disponível para o desenvolvimento de planos de assistência; as diferenças em termos de tempo durante o qual cada local utilizava o próprio SIC e as terminologias de NANDA-I, NIC e NOC; e a tendência de algumas organizações a enfocar os padrões de qualidade nacionais em seus planos de assistência, mesmo que houvesse pouca relevância para a população específica, em oposição aos planos de assistência específicos para a população (Head et al., 2010; Scherb et al., no prelo).

As descobertas levaram duas organizações a reavaliarem seus modelos de planos de assistência com enfoque específico para a população, bem como a instruir e discutir ainda mais com a equipe de enfermeiros o planejamento e a documentação da assistência utilizando terminologias de enfermagem padronizadas. Após 1 ano, dados correspondentes a um período de 3 meses foram novamente coletados e analisados, e indicaram melhora em termos de adequação do planejamento e documentação da assistência. A análise do SIC de dados clínicos de enfermagem e o retorno dos resultados para os enfermeiros administradores e equipe de enfermagem os ajudou a compreender a importância crítica da documentação e padronização dos dados de enfermagem de um SIC para a análise da efetividade da assistência de enfermagem e, enfim, para o aprimoramento da qualidade da assistência prestada ao paciente.

ASPECTOS REFERENTES À RECUPERAÇÃO DE DADOS E LIÇÕES APRENDIDAS

Conforme observado anteriormente, o estudo-piloto foi conduzido como forma de preparação para a realização de um estudo mais abrangente sobre a efetividade da enfermagem, e representou a primeira tentativa dos hospitais envolvidos no estudo de recuperar as variáveis listadas na Tabela 3-1 de seus próprios SICs. Diversos problemas foram encontrados, incluindo os seguintes:

1. Os dados referentes a algumas variáveis estavam indisponíveis no SIC de alguns hospitais, pois não haviam sido eletronicamente documentados.
2. Haviam dados eletronicamente disponíveis para certas variáveis, porém esses dados estavam em outros sistemas.
3. Haviam dados indisponíveis para algumas variáveis, porque não haviam sido documentados por via eletrônica nem por escrito.

Em decorrência desses problemas, não foi possível recuperar dados completos para condições de comorbidade, medicações, raça/etnia, acuidade de enfermagem, severidade da doença, ocupação, tratamento médico ou de outro tipo, e idioma principal do paciente (Head et al., no prelo). Três lições primárias foram aprendidas a partir desse estudo:

Lição 1: não se deve depender da recuperação eletrônica dos dados para todas as variáveis necessárias à avaliação da efetividade de enfermagem.

Lição 2: enfermeiros e fornecedores precisam corrigir as limitações dos dados clínicos de enfermagem em muitos SICs hospitalares, antes que seja possível avaliar a efetividade da enfermagem utilizando dados gerados por essas configurações.

Lição 3: os enfermeiros devem cobrar dos fornecedores projetos de sistemas que possibilitem a recuperação de dados com as ligações (Head et al., 2010).

O estudo-piloto demonstrou a necessidade de conhecer quais variáveis estão de fato incluídas no SIC, antes de projetar um depósito de dados destinado à pesquisa ou a consultas e relatórios junto ao hospital. Embora a equipe de pesquisa soubesse dessa necessidade e tivesse solicitado aos representantes do hospital para confirmar se os dados de todas as variáveis estavam disponíveis e se eram eletronicamente recuperáveis, surpreendeu o fato de os enfermeiros representantes, que trabalhavam com o SIC, em geral desconhecerem essa informação. Determinar se as variáveis estavam disponíveis no SIC e se os dados para cada variável eram recuperáveis foi uma tarefa que consumiu um tempo significativo, além de ter sido necessário consultar um especialista em recuperação de dados em cada hospital. Adicionalmente, como os dados não eram oriundos de um único sistema ou aplicação de SIC, também foi necessário contar com um especialista experiente em recuperação de dados junto à organização, que conhecesse as várias aplicações de SIC, para ajudar a baixar os dados. É fundamental ser específico em relação às definições variáveis, que confere importante vantagem ao uso das terminologias de enfermagem padronizadas, bem como em relação ao formato para transferência de dados. Adotar definições variáveis e formatos bastante claros e completos é uma medida importante para a recuperação de todos os dados. Isso foi especialmente importante, contudo, por causa das demandas concorrentes de recuperação de dados no que se refere à disponibilidade de tempo do especialista. O uso de um especialista em recuperação de dados destaca a importância do suporte organizacional hospitalar para a recuperação e análise dos dados clínicos de enfermagem. O auxílio de um especialista em recuperação de dados gerou gastos significativos para os hospitais e não teria sido conseguido sem que houvesse um substancial comprometimento organizacional. Os dados para algumas variáveis tiveram de ser extraídos de formulários de documentação em papel. A recuperação dessas variáveis também envolveu tempo e gastos consideráveis para o hospital e para a equipe de pesquisa. Quando um SIC é projetado, os enfermeiros devem considerar cuidadosamente os dados que serão necessários para responder às perguntas sobre efetividade da enfermagem, bem como a recuperabilidade desses dados.

A segunda lição aprendida foi que os dados de enfermagem passíveis de recuperação apresentam mais limitações do que o previsto. Não surpreendeu o fato de os dados clínicos documentados por enfermeiros da prática terem sido menos rigorosos do que os dados coletados especificamente para um estudo científico. O tempo gasto com a documentação, o conhecimento dos enfermeiros sobre as linguagens padronizadas, e a acurácia dos diagnósticos de enfermagem, intervenções e resultados de pacientes são todos fatores que afetam a qualidade dos dados clínicos (Head et al., 2010). Essas limitações podem ser parcialmente reduzidas, como de fato aconteceu nos três sítios clínicos, por meio da promoção de instrução adequada acerca do uso das terminologias de enfermagem padronizadas na tomada de decisão clínica e sua aplicação no sistema de documentação (Head et al., no prelo). Uma lição surpreendente, todavia, foi a diferença observada entre a assistência documentada realmente prestada e a assistência documentada planejada em alguns sistemas. Muitos sistemas adotam planilhas de fluxo para representar a assistência de fato prestada e possuem um módulo à parte para o plano de assistência. Era essa situação em dois dos três hospitais que participaram do estudo. Quando a NANDA-I, NIC e NOC existiam apenas no módulo do plano de assistência e não estavam ligadas à documentação da assistência prestada, os dados recuperados para avaliação da assistência poderiam não refletir verdadeiramente a assistência fornecida (Head et al., no prelo). A necessidade de enfermeiros e fornecedores que conheçam a importância da integração da documentação da assistência planejada à documentação da assistência prestada utilizando nomenclaturas de enfermagem padronizadas, bem como a importância de projetar mecanismos de suporte a decisões que permitam a atualização simultânea de ambos os tipos de documentação, constitui uma lição que não se pode ignorar quando os dados de enfermagem são utilizados para avaliar a efetividade da assistência de enfermagem.

As ligações entre os dados de diagnósticos, intervenções e resultados de enfermagem incluídos no SIC também não foram operacionalizadas em todos os hospitais participantes do estudo. No estudo-piloto, não foi necessário considerar as ligações, uma vez que seu propósito era descrever as 10 ocorrências mais frequentemente documentadas de diagnóstico, intervenções e resultados de enfermagem. Entretanto, ficou claro para os pesquisadores que as pesquisas futuras sobre efetividade da enfermagem serão consideravelmente limitadas na ausência das ligações eletrônicas de um diagnóstico de enfermagem a um ou mais resultados de paciente e intervenções de enfermagem específicas empregadas para tratamento do diagnóstico e obtenção do(s) resultado(s) desejado(s).

O estudo-piloto demonstrou a habilidade de obter a maioria das variáveis necessárias para a realização de estudos mais amplos sobre a efetividade da enfermagem. Certas variáveis, contudo, estavam indisponíveis ou eram de obtenção bastante difícil, de modo que os dados de enfermagem de SIC apresentaram limitações críticas. As lições aprendidas sobre a recuperação de dados e as ligações necessárias entre os dados de enfermagem de SIC ajudarão os pesquisadores a desenvolverem um depósito de dados e na preparação para estudos futuros. As lições ensinadas pelo estudo-piloto também deveriam convencer os enfermeiros em todos os cenários a atentar para as recomendações mencionadas na próxima seção, a fim de tornar mais vantajoso o uso dos dados clínicos de enfermagem eletrônicos tanto para os próprios enfermeiros como para os pacientes.

RECOMENDAÇÕES PARA A RESOLUÇÃO DE PROBLEMAS QUE PREJUDICAM A RECUPERAÇÃO E O ARMAZENAMENTO DOS DADOS DE ENFERMAGEM

A falta de conhecimento sobre o papel das classificações de enfermagem no desenvolvimento do conhecimento básico da disciplina, com relação ao SIC e no desenvolvimento de depósitos de dados constitui um aspecto significativo fundamental. Diferente das outras disciplinas, cujo conhecimento e prática são sustentados por uma ciência mais madura, o currículo de diversos programas de enfermagem não está ancorado num conjunto padronizado de conceitos que constituem a base de sua ciência. Por exemplo, cada estudante da graduação em química imediatamente se depara com a tabela periódica dos elementos, enquanto os estudantes do primeiro ano de medicina aprendem os termos padronizados constantes na Classificação Internacional das Doenças (CID) e no Diagnostic and Statistical Manual of Mental Disorders (DSM). Se, por um lado, as nomenclaturas de enfermagem padronizadas têm sido cada vez mais incluídas nos programas de graduação em enfermagem, por outro ainda falta esclarecer a lógica da importância das nomenclaturas de enfermagem e de suas classificações. Diversos programas de pós-graduação em enfermagem também não incluem esse conteúdo, tais como os programas de prática de enfermagem avançada e os programas de doutorado. Se os problemas que prejudicam a recuperação e armazenamento de dados de enfermagem precisam ser solucionados, então todos os programas de enfermagem deveriam fortalecer o conteúdo curricular no que se refere ao papel das terminologias de enfermagem padronizadas na construção da base do conhecimento da disciplina, bem como à importância de sua inclusão no SIC de enfermagem. Os programas de educação continuada em enfermagem também devem oferecer esse conteúdo para os numerosos enfermeiros que ora atuam na prática. Conforme mais enfermeiros passam a entender a importância dos termos de enfermagem padronizados, que descrevem os fenômenos da enfermagem correspondentes aos blocos de construção do conhecimento da enfermagem e da prática baseada em evidências, maior será a insistência em que os SICs de enfermagem são projetados para beneficiar tanto os próprios enfermeiros como a enfermagem. Aumentará o número de enfermeiros que perceberá a importância da recuperação de dados para armazenamento em repositórios e depósitos, para que os mesmos possam ser analisados e permitam determinar a efetividade e a contribuição da enfermagem para a assistência de saúde. Sem os dados sobre a efetividade da intervenção de enfermagem, que permitem melhorar a prestação de assistência ao paciente e descrever quando os resultados de paciente não atingem os níveis desejados, tanto os enfermeiros quanto a enfermagem continuarão a ignorar as alterações que precisam ser instituídas em prol da melhora da qualidade, bem como as intervenções de enfermagem mais bem-sucedidas na promoção do alcance dos resultados ideais. Armados com o conhecimento do papel das terminologias de enfermagem padronizadas na construção da base do conhecimento da disciplina, e sabendo da importância dos dados para a determinação da efetividade da assistência de enfermagem, os enfermeiros estarão mais bem equipados para transmitir a importância da enfermagem aos fornecedores, desenvolvedores de sistemas organizacionais e criadores de políticas organizacionais.

Embora os programas preparatórios de especialistas em informática de enfermagem também estejam se multiplicando, ainda há carência de mais programas. Com frequência, esses programas negligenciam a ênfase ao papel e importância das classificações de enfermagem. Uma parte significativa dos enfermeiros que auxiliam o desenvolvimento de sistemas eletrônicos de documentação em enfermagem são especialistas da prática clínica. Esses especialistas clínicos por vezes não possuem educação formal na área de informática e, assim, têm de enfrentar uma curva de aprendizado bastante íngreme para adquirir conhecimento suficiente que lhes permita entender o desenvolvimento de um SIC. O conhecimento trazido por esses clínicos ao desenvolvimento dos sistemas é irrelevante para a construção de um sistema voltado para o atendimento das necessidades da equipe de enfermagem que irá utilizá-lo. Lamentavelmente, o limitado conhecimento sobre as terminologias de enfermagem padronizadas, estrutura dos dados, bancos de dados relacionais, recuperação de dados e pesquisa sobre efetividade de enfermagem dilui a influência desses profissionais, bem como seu sucesso na obtenção de um sistema que seja mais vantajoso para fins de avaliação da prática de enfermagem. Especialistas em enfermagem clínica também são contratados com frequência por departamentos de tecnologia da informação e fornecedores de sistemas para produzirem entradas de documentação de enfermagem, e também para aprenderem a construir telas de computador. Esses indivíduos, no entanto, tendem a apresentar falta de conhecimento sobre assuntos específicos que lhes permitam fazer perguntas específicas ao fornecedor sobre o sistema e sua operação.

Esses especialistas muitas vezes apresentam grau limitado de compreensão no que se refere a dados, informações, conhecimentos e necessidades referentes à tomada de decisão por enfermeiros profissionais, bem como às habilidades de recuperação e análise de dados que fornecem informações necessárias ao aprimoramento da assistência prestada ao paciente e do desenvolvimento do conhecimento de enfermagem. Sem essa compreensão, os especialistas em informática de enfermagem estão precariamente equipados para influenciar o desenvolvimento e aquisição de *softwares*. Uma consequência frequente é a aquisição e criação de sistemas de documentação que não atendem às necessidades dos enfermeiros clínicos ou dos enfermeiros supervisores. Se uma organização não puder contratar um especialista em informática de enfermagem que saiba tudo sobre a importância das linguagens e classificações de enfermagem padronizadas, recomenda-se adotar um programa de aconselhamento que disponha de um especialista em informática de enfermagem qualificado e um desenvolvedor de classificações. Esse aconselhamento pode ser sustentado por meio do estabelecimento de redes de trabalho com outros especialistas em informática de enfermagem, desenvolvedores de classificação e enfermeiros pesquisadores; através do contato com enfermeiros de organizações que possuem sistemas eletrônicos de enfermagem efetivos; e participando de listas de informática e de organizações relacionadas à informática.

CONCLUSÃO

É responsabilidade e obrigação da profissão, assim como cabe aos enfermeiros, garantir que os SICs de enfermagem sejam projetados de modo a beneficiar a prática de enfermagem e a possibilitar o uso dos dados clínicos de enfermagem na avaliação da qualidade e efetividade da assistência de enfermagem prestada aos pacientes. Esses sistemas também devem fornecer informações para a tomada de decisão clínica, apoiar a prática baseada em evidências e promover o avanço científico da enfermagem. Para tanto, os dados clínicos de enfermagem precisam ser documentados num SIC operacional e adequadamente integrado, bem como recuperados e armazenados em repositórios e depósitos de dados para análise. Promover a evolução do conhecimento dos enfermeiros acerca da importância das terminologias de enfermagem padronizadas e do desenvolvimento dos SICs constitui a principal estratégia recomendada para abordagem dos problemas que prejudicam a recuperação dos dados de enfermagem e o desenvolvimento de depósitos de dados. Os enfermeiros munidos de mais conhecimentos insistirão para que os sistemas de RES sejam devidamente projetados de modo a beneficiar suas práticas e o uso de dados clínicos de enfermagem. Se esses aspectos referentes ao conhecimento não forem abordados, a enfermagem deixará de capturar e utilizar dados clínicos em benefício da profissão, e os dados de enfermagem continuarão sendo um recurso negligenciado para o fornecimento de uma assistência de saúde de qualidade aos pacientes atendidos pelos enfermeiros.

REFERÊNCIAS

Bakken, S. (2003). Building nursing knowledge through informatics: From concept representation to data mining. *Journal of Biomedical Informatics, 36*(4–5), 229-231.

Barton, A. J. (1994). Data needs for decision support of chief nurse executives. *Journal of Nursing Administration, 24*(4 Suppl.), 19-25.

Dimitropoulos, L.L. (2009). Health information security and privacy collaboration: Action and implementation manual. Retrieved September 24, 2010, from http://healthit.hhs.gov/html/hispc/AIMReport.pdf

Fetter, M. S. (2009). Using case studies to define nursing informatics interoperability. *Issues in Mental Health Nursing, 30*(8), 524-525.

Gilfillan, I. (June, 2002). Introduction to relational databases. *Database Journal*, 1.

Head, B.J., Scherb, C.A., Maas, M.L., Swanson, E.A., Moorhead, S., Reed, D., et al. (in press). Clinical documentation data retrieval for hospitalized older adults with heart failure: Part 2. *International Journal of Nursing Terminologies and Classifications.*

Head, B. J., Scherb, C. A., Reed, D., Conley, D. M., Weinberg, B., Kozel, M., et al. (2010). Nursing diagnoses, nursing interventions, and patient outcomes of hospitalized older adults with pneumonia. *Research in Gerontological Nursing,* Advance online publication. doi:10.3928/19404921-20100601-99.

Keenan, G. (1999). Use of standardized nursing language will make nursing visible. *Michigan Nurse, 72*(2), 12-13.

Konstantas, D., Bourrières, J., Léonard, M., & Boudjlida, N. (Eds.). (2006). *Interoperability of enterprise software and applications.* London: Springer-Verlag.

Nationwide Health Information Network Cooperative DURSA Workgroup. (2009). Data use and reciprocal support agreement (DURSA). Retrieved September 24, 2010, from healthit.hhs.gov/.../DURSA_2009_VersionforProductionPilots_20091123.pdf.

Polk, L. V., & Green, P. M. (2007). Contamination: Nursing diagnoses with outcome and intervention linkages. *International Journal of Nursing Terminologies and Classifications, 18*(2), 37-44.

Scherb, C.A., Head, B.J., Maas, M.L., Swanson, E.A., Moorhead, S., Reed, D., et al. (in press). Most frequent nursing diagnoses, nursing interventions, and nursing-sensitive patient outcomes of hospitalized older adults with heart failure: Part 1. *International Journal of Nursing Terminologies and Classifications*

U.S. Department of Health & Human Services. (2003). *Health information privacy: Research.* Retrieved March 22, 2010, from www.hhs.gov/ocr/privacy/hipaa/understanding/special/research/index.html

U.S. Department of Health & Human Services. (2008). *National privacy and security framework for electronic exchange of individually identifiable health information.* Retrieved September 23, 2010 from http://healthit.hhs.gov/portal/server.pt/gateway/PTARGS_0_10731_848088_0_0_18/NationwidePS_Framework-5.pdf

Werley, H. H., & Lang, N. M. (Eds.). (1988). *Identification of the nursing minimum data set.* New York: Springer.

SEÇÃO 2.1

Introdução às Ligações Relativas a Diagnósticos Reais e de Promoção da Saúde

Esta parte do livro traz as ligações entre a NANDA-I, a NOC e a NIC. Foram feitas muitas mudanças na construção e apresentação das ligações. **O acesso às ligações ainda se dá pelo diagnóstico da NANDA-I**. O usuário localiza o diagnóstico que lhe interessa, e os resultados NOC e as intervenções NIC aparecerão com o diagnóstico. Os diagnósticos estão em ordem alfabética do conceito principal, representado pela palavra em negrito. Por exemplo, ao buscar o diagnóstico da NANDA-I *Troca de Gases Prejudicada*, o usuário deve procurar por **Troca de Gases Prejudicada**. Termos como *prejudicado, ineficaz* ou *desequilibrado* aparecerão após o nome identificador. Quando o diagnóstico começar por *Disposição para Melhorado*, o conceito aparecerá primeiro, como *Sono, Disposição para Melhorado*. Os diagnósticos que descrevem risco de desenvolvimento de um problema não fazem parte da lista alfabética dos diagnósticos, em ordem alfabética, que representa um estado do paciente/cliente, com as características definidoras. *Diagnósticos de Risco* incluem somente os fatores relacionados e não as características definidoras; estes diagnósticos são apresentados como um grupo após os demais diagnósticos.

CONSTRUÇÃO DAS LIGAÇÕES

Os diagnósticos da NANDA-I, com as características definidoras, incluem diagnósticos reais e de promoção da saúde, em que as características definidoras são manifestações, sinais ou sintomas da condição do paciente/cliente. Características definidoras de diagnósticos de promoção da saúde apoiam disposição para melhorar o estado de saúde individual. Os diagnósticos reais também têm fatores relacionados, que descrevem condições que antecedem o diagnóstico (NANDA-Internacional, 2009) e contribuem para ele. As características definidoras do diagnóstico e os indicadores do resultado descrevem o estado do paciente que não está melhorando, ou que é mantido pelas intervenções de enfermagem.

Nas edições anteriores, as ligações incluíram alguns resultados, embora, em especial, intervenções, que abordaram os fatores relacionados e as características definidoras. As autoras admitem que os fatores relacionados podem não ter tanta importância na seleção das intervenções para um paciente/cliente, embora costumem apresentar um diagnóstico novo a ser tratado. Por exemplo, as características definidoras do diagnóstico *Perfusão Tissular Periférica Ineficaz* e os indicadores do resultado *Perfusão Tissular: periférica* são medidas para investigar a real perfusão tissular. Embora fatores relacionados, como conhecimento deficiente, diabetes melito, hipertensão e estilo de vida sedentário possam ser anteriores à perfusão tissular inadequada, ou estar associados a ele, costumam representar outro diagnóstico de enfermagem que deve ser levado em conta. Os diagnósticos da NANDA-I que podem ser considerados são *Conhecimento Deficiente* e *Estilo de Vida Sedentário*.

Fomos criteriosos ao selecionar resultados e intervenções que tratam das características definidoras do diagnóstico ou dos indicadores do resultado, pertinentes a um diagnóstico. Para facilitar as considerações das intervenções, essenciais para o tratamento dos fatores relacionados, incluímos as principais intervenções, nos diagnósticos, que podem ser usadas para abordar os fatores relacionados. Essas mudanças reduziram a quantidade de intervenções e, em alguns casos, a quantidade de resultados para cada diagnóstico. Ocorreu também a adição de resultados ou intervenções.

APRESENTAÇÃO DAS LIGAÇÕES

As mudanças feitas na elaboração das ligações possibilitaram mudanças na formatação das ligações. As intervenções da NIC, listadas para os fatores relacionados com diagnósticos reais, são apresentadas em ordem alfabética, antes da apresentação da tabela que traz os resultados e as intervenções associados às características definidoras. Embora as intervenções não tenham relação com fatores relacionados específicos, ficam claro quais os fatores relacionados levados em conta na seleção das intervenções. Por exemplo, as intervenções de enfermagem para tratar os fatores relacionados para *Perfusão Tissular Periférica Ineficaz*, como antes descrito, incluem intervenções de ensino, promoção do exercício e educação para a saúde. Fatores relacionados, como envelhecimento e procedimentos cirúrgicos, não podem ser solucionados por intervenções de enfermagem, mas precisam ser considerados no planejamento do atendimento. Nesses casos, as considerações importantes incluem os efeitos do envelhecimento ou da cirurgia no paciente/cliente, além dos diagnósticos, dos resultados e das intervenções que abordariam esses efeitos.

A tabela que liga diagnósticos, resultados e intervenções contém, atualmente, três colunas: "Resultados", "Intervenções Principais" e "Intervenções Sugeridas". Os resultados continuam listados em ordem alfabética, com oferecimento da definição do resultado. As intervenções também estão em ordem alfabética; possibilitando, assim, ao usuário a determinação das mais adequadas à situação do paciente. Muitas intervenções antes na coluna "Intervenções opcionais", tratavam dos fatores relacionados, sendo, assim, removidas para "NICs Associadas a Fatores Relacionados dos Diagnósticos", ou foram removidas. Há casos, ainda, em que as intervenções na coluna sugeridas tratam de fatores relacionados e de características definidoras, sendo parte das duas seções.

As mudanças exigem também que o enfermeiro faça julgamentos clínicos sobre os resultados e as intervenções para cada paciente e que possa auxiliar a identificar outros diagnósticos para análise. As mudanças também ajudam os que desenvolvem NOC e NIC na identificação de novos resultados e intervenções necessários, além dos que precisam de aperfeiçoamento. Essas mudanças espera-se, aumentarão a utilidade das ligações para clínicos, estudantes, enfermeiros que usam meios eletrônicos e especialistas em tecnologia de informações de saúde.

Os dois estudos de caso a seguir descrevem o uso das ligações da NOC e da NANDA-I com dois diagnósticos da NANDA-I. Um deles mostra uso de dois diagnósticos reais; o outro tem o diagnóstico de promoção de saúde *Disposição para Processo de Criação de Filhos Melhorado*. Outros estudos de caso que usam a NNN podem ser encontrados na segunda edição das *Ligações da NANDA, NOC e NIC: Diagnósticos, Resultados e Intervenções de Enfermagem* (Johnson et al., 2006), e no livro de pensamento crítico de Lunney (2009).

ESTUDO DE CASO 1

Diagnóstico real da NANDA-I

Karl L. tem 80 anos, é viúvo há 10 anos e mora em casa própria. Fez uma colecistectomia aos 65 anos de idade e uma ressecção transuretral da próstata devido à hipertrofia benigna da próstata, aos 70 anos. Vem sendo tratado para insuficiência cardíaca congestiva nos últimos 5 anos; nos últimos 3 meses vem tomando 80 mg de Lasix, todas as manhãs. Karl reduziu o nível de atividade devido à descompensação cardíaca, com perda da força e comprometimento da mobilidade para as atividades de autocuidado. Tem especial dificuldade com tarefas motoras menores, particularmente, troca das roupas. Não costuma tirar a roupa à noite e resiste à troca mais de uma ou duas vezes na semana. Com frequência, o enfermeiro de atendimento domiciliar ou a auxiliar encontra a roupa íntima do paciente e as calças molhadas de urina. A eliminação de urina costuma ultrapassar 1.000 mL. Karl bebe muito café e não usa descafeinado. A análise de urina revelou urina sem bactérias ou fungos. O paciente relata saber que deve urinar, mas não costuma alcançar o vaso sanitário. Diz que apresenta ingesta reduzida de líquidos, exceto café, tentando reduzir a necessidade de urinar. Após uma investigação completa, o enfermeiro documenta os sinais e os sintomas (características definidoras) para dois diagnósticos de enfermagem prioritários: *Incontinência Urinária de Urgência* e *Déficit no Autocuidado para Higiene Íntima*.

ESTUDO DE CASO 1 *(cont.)*

O enfermeiro usou várias características definidoras importantes para descarte do diagnóstico de enfermagem de incontinência urinária. Karl sabe que precisa urinar; assim, um diagnóstico de *Incontinência Urinária Reflexa* é eliminado. A observação de que Karl urina grandes quantidades, a intervalos bastante regulares de 2 a 3 horas, não é consistente com um diagnóstico de *Incontinência Urinária de Esforço*.

O plano de atendimento de Karl baseia-se nos diagnósticos de enfermagem e em resultados de enfermagem desejados e sensíveis ao paciente, incluindo as intervenções escolhidas para o alcance dos resultados. Karl e o enfermeiro concordaram que ele deve, de forma consistente, demonstrar continência urinária, manter uma ingesta hídrica adequada, ser totalmente independente no autocuidado para higiene íntima e conhecer seus remédios. O resultado NOC prioritário para ele é *Continência Urinária*. As intervenções de enfermagem para seu plano de atendimento são escolhidas para resolver ou reduzir as etiologias identificadas dos diagnósticos de incontinência urinária. O estabelecimento de um padrão urinário previsível é mais importante para que seja evitado acidente de incontinência, passível de ser atribuído à incapacidade de suprimir a urgência. Também importa monitorar o momento da resposta de Karl à urgência e a adequação do tempo necessário para chegar ao vaso sanitário, caso não seja alcançado um padrão previsível de micção. Investigar a ausência de umidade das roupas de baixo durante o dia e da roupa de cama à noite oferece dados necessários para determinar a ocorrência de episódios de incontinência. A capacidade de Karl para o manuseio das roupas, com independência, é avaliada, periodicamente, para determinar se isso ainda interfere no tempo necessário para responder à urgência de urinar. Seu autocuidado para higiene íntima é monitorado para avaliar suas capacidades de chegar ao vaso sanitário e de retirar as roupas, bem como para determinar a necessidade ou não de outras intervenções para prevenir perda dessas capacidades. A ingesta de líquidos é um indicador essencial de resultados para medir a diluição da urina e a redução da irritação da bexiga. A quantidade de ingesta oral e a esquiva de líquidos que contém cafeína são indicadores importantes para o resultado *Continência Urinária*. Conhecer seus medicamentos é outro resultado essencial devido ao efeito do Lasix na eliminação e na urgência urinárias. Como o Lasix tem papel importante no controle da insuficiência cardíaca congestiva de Karl, ele deverá ter um entendimento completo do medicamento e seus efeitos. Os demais resultados listados a seguir para esse plano de atendimento devem ser medidos semanalmente no primeiro mês; dependendo do progresso do paciente, eles podem, potencialmente, ser medidos mensalmente, ou a intervalos maiores.

O enfermeiro discutiu os diagnósticos de enfermagem de *Incontinência Urinária de Urgência* e de *Incontinência Urinária Funcional* com o paciente, explicando os fatores colaboradores para cada um, inclusive a ação de sua medicação. Karl concordou com o fato de desejar ficar continente e, assim, quis conhecer mais sobre os remédios e melhorar o autocuidado para higiene íntima. Ele e o enfermeiro estabeleceram o seguinte plano de atendimento para o alcance da meta principal de reduzir os incidentes de incontinência.

(Continua)

ESTUDO DE CASO 1 (cont.)

Diagnóstico NANDA-I
Incontinência Urinária de Urgência
Características Definidoras
Relatos de incapacidade de chegar ao vaso sanitário a tempo de evitar perda de urina
Relatos de urgência urinária

Resultados NOC	Intervenções NIC
Continência Urinária *Indicadores* Mantém um padrão de micção previsível Responde à urgência de forma oportuna Chega ao vaso sanitário entre a urgência e a passagem de urina Gerencia as roupas com independência Ingere quantidade adequada de líquido Identifica o medicamento que interfere no controle urinário	Treinamento do Hábito Urinário Cuidados na Retenção Urinária Exercícios para a Musculatura Pélvica
Conhecimento: Medicação Prescrita *Indicadores* Efeitos terapêuticos da medicação Efeitos secundários da medicação Efeitos adversos da medicação Uso correto da medicação prescrita	Ensino: medicamentos prescritos

Diagnóstico NANDA-I
Déficit no Autocuidado para Higiene Íntima
Características Definidoras
Incapacidade para chegar ao vaso sanitário
Incapacidade para realizar higiene íntima apropriada
Incapacidade para manipular as roupas para realizar a higiene íntima

Resultados NOC	Intervenções NIC
Autocuidado: higiene íntima *Indicadores* Responde à bexiga cheia no momento Chega ao vaso sanitário entre a urgência e a eliminação da urina Retira as roupas Ajusta as roupas após a higiene íntima	Assistência no Autocuidado: uso do vaso sanitário Monitoração de Líquidos Controle da Eliminação Urinária Cuidados na Incontinência Urinária

Depois que Karl entendeu o impacto da cafeína e reduziu a ingesta de líquidos, causadora de irritação vesical, concordou em limitar a ingestão de café para duas a três xícaras/dia e aumentar a ingestão total de líquidos para menos de 1.500 mL/dia. Optou por tentar café descafeinado e beber sucos sem acidez e uma cerveja na refeição da noite. Com sua aprovação, o enfermeiro mandou um par de calças do cliente para a lavanderia do bairro, para que fossem colocados fechos de Velcro na braguilha, no lugar de fechos comuns. O paciente também concordou em usar o vaso sanitário a cada 2 horas, tentando evitar urgência e precipitação urinárias. O enfermeiro treinou Karl para, com regularidade, fazer exercícios para o assoalho pélvico, sempre que usar o vaso sanitário. O enfermeiro revisou os resultados e os indicadores de Karl com ele e, juntos, classificaram o progresso, a cada visita semanal. Concordaram em monitorar esse progresso mensalmente dali em diante, até a resolução do diagnóstico.

ESTUDO DE CASO 2

Diagnóstico de promoção da saúde da NANDA-I

Kate B., mulher casada com 27 anos de idade, gestação na nona semana do primeiro filho. Mora com o marido, Ben, e os dois cachorros, numa casa com terraço de três quartos. Kate e o marido, entretanto, trabalham como advogados e querem muito ter filhos. Kate trabalha dois turnos, numa pequena firma especialista em legislação ambiental. Ben trabalha num escritório grande, participando de audiências, e gasta nesse trabalho cerca de 60 horas por semana. Kate quer tirar uma licença de seis meses, após o nascimento do bebê, retornando ao trabalho depois, em meio-período. Como o marido trabalha demais, a mãe de Kate irá ajudá-la, quando do retorno do hospital. Kate está fazendo a segunda visita ao obstetra e ao enfermeiro especialista para o pré-natal, numa clínica particular. A saúde geral dela é excelente; ela não fuma e está evitando álcool durante a gestação. Os sinais vitais estão dentro de limites normais, bem como os exames laboratoriais. Ela, porém, está tendo náusea pela manhã, ocasionalmente, em outros horários do dia, algo controlado com medicamento. Kate está preocupada com possível aumento rápido do peso e insegura quanto a continuar ou não o programa de exercícios e a corrida. Tem algumas dúvidas quanto a fitoterápicos e vitaminas que costuma tomar; está insegura sobre a segurança desses itens. Kate é filha única e diz estar um pouco preocupada em cuidar de um bebê devido a seu contato limitado com bebês e crianças pequenas. Indicou que ela e o marido planejam frequentar aulas de pré-natal antes do nascimento da criança. Após o exame, a enfermeira identificou o diagnóstico, os resultados e as intervenções que seguem. As características definidoras usadas para fazer o diagnóstico estão apresentadas com o resultado, os indicadores de resultado e as intervenções que serão o foco da enfermeira durante essa visita e as próximas, até Kate chegar ao terceiro trimestre.

Diagnóstico da NANDA-I

Disposição para Processo de Criação de Filhos Melhorado
Características Definidoras
Relatos de estilo de vida pré-natal apropriado (tem dúvidas sobre controle do aumento do peso, limites aos exercícios e segurança de vitaminas e fitoterápicos)
Relatos de controle de sintomas desagradáveis na gestação (náusea)
Busca de conhecimentos necessários (parto e pré-natal)
Relatos de disponibilidade de sistemas de apoio
Visitas regulares no pré-natal

Resultados NOC	Intervenções NIC
Conhecimento: Gravidez	Orientação Antecipada
Indicadores	Promoção da Mecânica Corporal
Importância da educação pré-natal	Preparo para o Nascimento
Sinais de alerta de complicações gestacionais	Controle da Energia
Marcos importantes do desenvolvimento fetal	Controle de Medicamentos
Padrão de movimentação fetal	Aconselhamento Nutricional
Mudanças anatômicas e fisiológicas associadas à gestação	Ensino: Individual
Mudanças fisiológicas associadas à gestação	Ensino: Grupo
Mudanças emocionais associadas à gestação	Controle do Peso
Mecânica corporal adequada	
Benefícios da atividade e do exercício	
Práticas alimentares saudáveis	
Padrão saudável de aumento do peso	
Uso correto de medicação não receitada	
Uso correto de dispositivos de segurança em veículos motores	

(Continua)

ESTUDO DE CASO 2 (cont.)

Comportamento de Saúde Pré-natal
Indicadores
Usa mecânica corporal adequada
Faz consulta quanto a pré-natal
Mantém padrão saudável de aumento do peso
Frequenta aulas de educação infantil
Participa de exercícios regularmente
Mantém ingesta adequada de nutrientes para a gestação
Usa medicamentos conforme a prescrição
Consulta profissionais de saúde sobre uso de medicamentos sem prescrição
Evita riscos ambientais

Promoção da Mecânica Corporal
Controle do Ambiente: segurança
Promoção do Exercício
Controle de Medicamentos
Aconselhamento Nutricional
Cuidado Pré-natal
Identificação de Risco
Promoção da Segurança em Veículos
Controle do Peso

REFERÊNCIAS

Johnson, M., Bulechek, G., Butcher, H., Dochterman, J. M., Maas, M., Moorhead, S., & Swanson, E. (2006). *NANDA, NOC, and NIC linkages: Nursing diagnoses, outcomes, & interventions* (2nd ed.). Philadelphia: Mosby Elsevier.

Lunney, M. (Ed.). (2009). *Critical thinking to achieve positive health outcomes: Nursing case studies and analyses* (2nd ed.). Ames, Iowa: Wiley-Blackwell.

NANDA-International (2009). *Nursing diagnoses: Definitions and classification 2009-2011*. West Sussex, United Kingdom: Wiley-Blackwell.

SEÇÃO 2.2

NOC e NIC Ligados aos Diagnósticos de Enfermagem

DIAGNÓSTICO DE ENFERMAGEM: Capacidade **Adaptativa** Intracraniana, Diminuída

Definição: Mecanismos da dinâmica dos fluidos intracranianos que, normalmente, compensam os aumentos nos volumes intracranianos, estão comprometidos, resultando em repetitivos aumentos desproporcionais na pressão intracraniana em resposta a uma variedade de estímulos nocivos e não nocivos

NICS ASSOCIADAS AOS FATORES RELACIONADOS DO DIAGNÓSTICO

Precauções contra Sangramento
Controle de Edema Cerebral

Promoção da Perfusão Cerebral
Monitoração da Pressão Intracraniana (PIC)

Precauções contra Hemorragia Subaracnoide
Monitoração de Sinais Vitais

LIGAÇÕES NOC-NIC PARA CAPACIDADE ADAPTATIVA INTRACRANIANA, DIMINUÍDA

Resultado	Intervenções Principais	Intervenções Sugeridas	
Estado Neurológico Definição: Capacidade dos sistemas nervosos periférico e central de receber, processar e reagir a estímulos internos e externos	Controle de Edema Cerebral Monitoração da Pressão Intracraniana (PIC) Monitoração Neurológica	Promoção da Perfusão Cerebral Gerenciamento do Protocolo de Emergência Controle Hídrico Monitoração Hídrica Punção Venosa Terapia Endovenosa (EV) Interpretação de Dados Laboratoriais Administração de Medicamentos	Controle de Medicamentos Posicionamento: Neurológico Monitoração Respiratória Controle de Convulsões Precauções contra Convulsões Supervisão: Segurança Monitoração de Sinais Vitais
Estado Neurológico: Consciência Definição: Despertar, orientação e atenção ao ambiente	Controle de Edema Cerebral Monitoração da Pressão Intracraniana (PIC) Monitoração Neurológica	Controle de Vias Aéreas Precauções contra Aspiração Promoção da Perfusão Cerebral Controle do Ambiente: Segurança Punção Venosa Terapia Endovenosa (EV) Interpretação de Dados Laboratoriais Administração de Medicamentos	Controle de Medicamentos Proteção dos Direitos do Paciente Orientação para a Realidade Monitoração Respiratória Controle de Convulsões Precauções contra Convulsões Monitoração de Sinais Vitais

(Continua)

LIGAÇÕES NOC-NIC PARA CAPACIDADE ADAPTATIVA INTRACRANIANA, DIMINUÍDA

Resultado	Intervenções Principais	Intervenções Sugeridas	
Controle de Convulsões Definição: Ações pessoais para reduzir ou minimizar a ocorrência de episódios convulsivos	Controle de Convulsões Precauções contra Convulsões	Controle de Vias Aéreas Precauções contra Aspiração Aconselhamento Controle do Ambiente: Segurança Educação em Saúde	Ensino: Processo da Doença Ensino: Indivíduo Ensino: Medicamentos Prescritos Ensino: Procedimento/ Tratamento
Perfusão Tissular: Cerebral Definição: Adequação do fluxo de sangue através da vasculatura cerebral para manter a função cerebral	Controle de Edema Cerebral Promoção da Perfusão Cerebral	Redução da Ansiedade Monitoração da Pressão Intracraniana (PIC) Monitoração Neurológica Controle da Dor Posicionamento: Neurológico	Orientação para a Realidade Monitoração Respiratória Controle da Terapia Tromboembolítica Monitoração de Sinais Vitais Controle do Vômito

DIAGNÓSTICO DE ENFERMAGEM: Resposta **Alérgica** ao Látex

Definição: Reação de hipersensibilidade a produtos de borracha de látex natural

NICS ASSOCIADAS AOS FATORES RELACIONADOS DO DIAGNÓSTICO

Controle do Ambiente: segurança	Precauções no Uso de Artigos de Látex

LIGAÇÕES NOC-NIC PARA RESPOSTA ALÉRGICA AO LÁTEX

Resultado	Intervenções Principais	Intervenções Sugeridas	
Resposta Alérgica: Localizada Definição: Gravidade da resposta imunológica localizada hipersensível a um determinado antígeno ambiental (exógeno)	Controle de Alergias Precauções no Uso de Artigos de Látex	Controle do Ambiente Administração de Medicamentos Administração de Medicamentos: Nasal Administração de Medicamentos: Tópica Controle de Prurido	Monitoração Respiratória Identificação de Risco Cuidados da Pele: Tratamentos Tópicos Supervisão da Pele Ensino: Indivíduo

NOC e NIC Ligados aos Diagnósticos de Enfermagem: Padrão de Alimentação do Bebê, Ineficaz **43**

LIGAÇÕES NOC-NIC PARA RESPOSTA ALÉRGICA AO LÁTEX

Resultado	Intervenções Principais		Intervenções Sugeridas
Resposta Alérgica: Sistêmica Definição: Gravidade da resposta imunológica sistêmica hipersensível a determinado antígeno ambiental (exógeno)	Controle da Anafilaxia Cuidados de Emergência Monitoração Respiratória	Inserção e Estabilização de Vias Aéreas Controle de Vias Aéreas Aspiração de Vias Aéreas Controle de Vias Aéreas Artificiais Gerenciamento do Protocolo de Emergência Controle Hídrico Punção Venosa Terapia Endovenosa (EV) Precauções no Uso de Artigos de Látex	Administração de Medicamentos Administração de Medicamentos: Endovenosa (EV) Controle de Medicamentos Oxigenoterapia Identificação de Risco Prevenção do Choque Monitoração de Sinais Vitais
Integridade Tissular: Pele e Mucosas Definição: Integridade estrutural e função fisiológica normal da pele e das mucosas	Precauções no Uso de Artigos de Látex Supervisão da Pele	Administração de Medicamentos Administração de Medicamentos: Tópica Controle de Medicamentos Controle de Prurido	Cuidados da Pele: Tratamentos Tópicos Ensino: Indivíduo Cuidados com Lesões

DIAGNÓSTICO DE ENFERMAGEM: Padrão de **Alimentação** do Bebê, Ineficaz

Definição: Capacidade prejudicada de um bebê de sugar ou de coordenar a resposta de sucção/deglutição, resultando em nutrição oral inadequada para as necessidades metabólicas

NICS ASSOCIADAS AOS FATORES RELACIONADOS DO DIAGNÓSTICO

Cuidados com o Desenvolvimento	Sucção Não Nutritiva	Terapia para Deglutição

LIGAÇÕES NOC-NIC PARA PADRÃO DE ALIMENTAÇÃO DO BEBÊ, INEFICAZ

Resultado	Intervenções Principais		Intervenções Sugeridas
Estabelecimento da Amamentação: Bebê Definição: Pegada do bebê no seio materno e sucção do seio materno para nutrição, durante as três primeiras semanas de aleitamento	Assistência na Amamentação	Sucção Não Nutritiva Monitoração Nutricional	Orientação aos Pais: Bebês

(Continua)

LIGAÇÕES NOC-NIC PARA PADRÃO DE ALIMENTAÇÃO DO BEBÊ, INEFICAZ

Resultado	Intervenções Principais	Intervenções Sugeridas	
Manutenção da Amamentação Definição: Continuação da amamentação, do estabelecimento ao desmame, para nutrição de um neonato/lactente	Assistência na Amamentação Aconselhamento para Lactação	Alimentação por Mamadeira Sucção Não Nutritiva Controle da Nutrição	Monitoração Nutricional Orientação aos Pais: Bebês Controle do Peso
Estado da Deglutição: Fase Oral Definição: Preparo, contenção e movimentos posteriores de líquidos e/ou sólidos na boca	Sucção Não Nutritiva	Precauções contra Aspiração Alimentação por Mamadeira	Assistência na Amamentação Técnica para Acalmar

DIAGNÓSTICO DE ENFERMAGEM: Amamentação, Eficaz

Definição: Binômio mãe-filho/família demonstra adequada proficiência e satisfação com o processo de amamentação

NICS ASSOCIADAS AOS FATORES RELACIONADOS DO DIAGNÓSTICO

Preparo para o Nascimento Cuidados com o Desenvolvimento	Promoção do Envolvimento Familiar	Aconselhamento para Lactação	Orientação aos Pais: Bebês

LIGAÇÕES NOC-NIC PARA AMAMENTAÇÃO, EFICAZ

Resultado	Intervenções Principais	Intervenções Sugeridas	
Estabelecimento da Amamentação: Bebê Definição: Pegada do bebê no seio materno e sucção do seio materno para nutrição, durante as três primeiras semanas de aleitamento	Assistência na Amamentação Aconselhamento para Lactação	Promoção de Vínculo Cuidados com Bebês	Cuidados com o Recém-Nascido Orientação aos Pais: Bebês
Estabelecimento da Amamentação: Mãe Definição: Estabelecimento materno da pegada do bebê à mama e da sucção da mama pelo bebê para alimentação durante as três primeiras semanas de aleitamento	Assistência na Amamentação Aconselhamento para Lactação	Orientação Antecipada Preparo para o Nascimento Controle Hídrico Monitoração Hídrica Proteção contra Infecção	Supervisão da Pele Grupo de Apoio Ensino: Indivíduo Ensino: Habilidade Psicomotora

NOC e NIC Ligados aos Diagnósticos de Enfermagem: Amamentação, Ineficaz

LIGAÇÕES NOC-NIC PARA AMAMENTAÇÃO, EFICAZ

Resultado	Intervenções Principais	Intervenções Sugeridas	
Manutenção da Amamentação Definição: Continuação da amamentação do estabelecimento ao desmame para nutrição de um neonato/lactente	Aconselhamento para Lactação	Promoção do Envolvimento Familiar Controle Hídrico Cuidados com Bebês Proteção contra Infecção Cuidados da Pele: Tratamentos Tópicos Supervisão da Pele	Grupo de Apoio Ensino: Nutrição Infantil 0-3 Meses Ensino: Nutrição do Bebê 4-6 Meses Ensino: Nutrição do Bebê 7-9 Meses Ensino: Nutrição do Bebê 10-12 Meses
Desmamando o Bebê Definição: Descontinuação progressiva da amamentação de um neonato/lactente	Supressão da Lactação	Orientação Antecipada Exame das Mamas Aplicação de Calor/Frio Proteção contra Infecção Controle da Dor Supervisão da Pele	Ensino: Nutrição do Bebê 0-3 Meses Ensino: Nutrição do Bebê 4-6 Meses Ensino: Nutrição do Bebê 7-9 Meses Ensino: Nutrição do Bebê 10-12 Meses

Nota de raciocínio clínico: Embora a nutrição materna não seja tratada no diagnóstico, Aconselhamento Nutricional deve ser considerado uma intervenção se a nutrição materna for inadequada. Esse diagnóstico é singular no sentido de abordar o binômio mão e bebê.

DIAGNÓSTICO DE ENFERMAGEM: Amamentação, Ineficaz

Definição: Insatisfação ou dificuldade que mãe, bebê ou criança experimenta com o processo de amamentação

NICS ASSOCIADAS COM OS FATORES RELACIONADOS DO DIAGNÓSTICO

Redução da Ansiedade	Cuidados com o Desenvolvimento	Promoção da Integridade Familiar: Família que Espera um Filho	Promoção do Envolvimento Familiar

LIGAÇÕES NOC-NIC PARA AMAMENTAÇÃO, INEFICAZ

Resultado	Intervenções Principais	Intervenções Sugeridas	
Estabelecimento da Amamentação: Bebê Definição: Pegada do bebê no seio materno e sucção do seio materno para nutrição, durante as três primeiras semanas de aleitamento	Assistência na Amamentação Aconselhamento para Lactação	Promoção de Vínculo Técnica para Acalmar Cuidados com Bebês Cuidado Neonatal, no Método Canguru	Monitoramento do Recém-Nascido Sucção Não Nutritiva Orientação aos Pais: Bebês Ensino: Segurança do Bebê 0-3 Meses
Estabelecimento da Amamentação: Mãe Definição:	Assistência na Amamentação	Orientação Antecipada Redução da Ansiedade Preparo para o Nascimento	Monitoração Hídrica Proteção contra Infecção Controle da Dor Terapia de Relaxamento

(Continua)

LIGAÇÕES NOC-NIC PARA AMAMENTAÇÃO, INEFICAZ

Resultado	Intervenções Principais	Intervenções Sugeridas	
Estabelecimento materno da pegada do bebê à mama e da sucção da mama pelo bebê para alimentação, durante as três primeiras semanas de aleitamento	Aconselhamento para Lactação	Melhora do Enfrentamento Plano de Alta Controle do Ambiente: Processo para o Estabelecimento de Vínculo Promoção do Envolvimento Familiar Apoio Familiar Controle Hídrico	Cuidados da Pele: Tratamentos Tópicos Supervisão da Pele Grupo de Apoio Ensino: Indivíduo Consulta por Telefone
Manutenção da Amamentação Definição: Continuação da amamentação, do estabelecimento ao desmame, para nutrição de um neonato/lactente	Aconselhamento para Lactação	Escutar Ativamente Promoção de Vínculo Assistência na Amamentação Melhora do Enfrentamento Promoção da Integridade Familiar Promoção do Envolvimento Familiar Controle Hídrico Cuidados com Bebês Proteção contra Infecção Sucção Não Nutritiva Orientação aos Pais: Bebês	Terapia de Relaxamento Cuidados da Pele: Tratamentos Tópicos Supervisão da Pele Grupo de Apoio Ensino: Indivíduo Ensino: Nutrição do Bebê 0-3 Meses Ensino: Nutrição do Bebê: 4-6 Meses Ensino: Nutrição do Bebê 7-9 Meses Ensino: Nutrição do Bebê 10-12 Meses
Desmamando o Bebê Definição: Descontinuação progressiva da amamentação de um neonato/lactente	Supressão da Lactação	Orientação Antecipada Aplicação de Calor/Frio Proteção contra Infecção Controle da Dor Supervisão da Pele	Ensino: Nutrição do Bebê 0-3 Meses Ensino: Nutrição do Bebê 4-6 Meses Ensino: Nutrição do Bebê 7-9 Meses Ensino: Nutrição do Bebê 10-12 Meses
Conhecimento: Amamentação Definição: Alcance da compreensão transmitida sobre a lactação e a nutrição do bebê, por meio da amamentação	Aconselhamento para Lactação	Orientação Antecipada Assistência na Amamentação Controle do Ambiente: Processo para o Estabelecimento de Vínculo Orientação quanto ao Sistema de Saúde Facilitação da Aprendizagem Melhora da Disposição para Aprender Sucção Não Nutritiva Orientação aos Pais: Bebês Ensino: Indivíduo Ensino: Nutrição do Bebê 0-3 Meses	Ensino: Nutrição do Bebê 4-6 Meses Ensino: Nutrição do Bebê 7-9 Meses Ensino: Nutrição do Bebê 10-12 Meses Ensino: Estimulação do Bebê 0-4 Meses Ensino: Estimulação do Bebê 5-8 Meses Ensino: Estimulação do Bebê 9-12 Meses

NOC e NIC Ligados aos Diagnósticos de Enfermagem: Amamentação, Interrompida

DIAGNÓSTICO DE ENFERMAGEM: Amamentação, Interrompida

Definição: Quebra na continuidade do processo de amamentação como resultado da incapacidade ou inconveniência de colocar a criança no peito para mamar

NICS ASSOCIADAS AOS FATORES RELACIONADOS DO DIAGNÓSTICO

Cuidados com o Desenvolvimento   Cuidados com Bebês

LIGAÇÕES NOC-NIC PARA AMAMENTAÇÃO, INTERROMPIDA

Resultado	Intervenções Principais	Intervenções Sugeridas	
Manutenção da Amamentação Definição: Continuação da amamentação do estabelecimento ao desmame para nutrição de um neonato/lactente	Alimentação por Mamadeira Aconselhamento para Lactação	Orientação Antecipada Redução da Ansiedade Melhora do Enfrentamento Cuidados com Bebês Proteção contra Infecção Sucção Não Nutritiva Controle da Dor	Cuidados da Pele: Tratamentos Tópicos Supervisão da Pele Grupo de Apoio Ensino: Indivíduo Ensino: Nutrição do Bebê 0-3 Meses Ensino: Nutrição do Bebê 4-6 Meses Ensino: Nutrição do Bebê 7-9 Meses Ensino: Nutrição do Bebê 10-12 Meses
Conhecimento: Amamentação Definição: Alcance da compreensão transmitida sobre a lactação e a nutrição do bebê, por meio da amamentação	Aconselhamento para Lactação	Orientação Antecipada Alimentação por Mamadeira Controle do Ambiente: Processo para o Estabelecimento de Vínculo Facilitação da Aprendizagem Melhora da Disposição para Aprender Sucção Não Nutritiva	Orientação aos Pais: Bebês Ensino: Indivíduo Ensino: Nutrição do Bebê 0-3 Meses Ensino: Nutrição do Bebê 4-6 Meses Ensino: Nutrição do Bebê 7-9 Meses Ensino: Nutrição do Bebê 10-12 Meses
Vínculo Pais-Bebê Definição: Comportamentos dos pais e do bebê que demonstram um elo afetivo duradouro	Promoção de Vínculo Controle do Ambiente: processo para o estabelecimento de vínculo	Orientação Antecipada Redução da Ansiedade Alimentação por Mamadeira Preparo para o Nascimento Melhora do Enfrentamento	Promoção da Integridade Familiar Cuidados com Bebês Cuidado Neonatal: no Método Canguru Orientação aos Pais: Bebês Melhora do Papel

DIAGNÓSTICO DE ENFERMAGEM: Ansiedade

Definição: Vago e incômodo sentimento de desconforto ou temor, acompanhado por resposta autonômica (a fonte é frequentemente não específica ou desconhecida para o indivíduo); sentimento de apreensão, causado pela antecipação de perigo. É um sinal de alerta que chama a atenção para um perigo iminente e permite ao indivíduo tomar medidas para lidar com a ameaça.

NICS ASSOCIADAS AOS FATORES RELACIONADOS AO DIAGNÓSTICO

Mediação de Conflitos Intervenção na Crise Controle do Ambiente: segurança	Proteção contra Riscos Ambientais Assistência Quanto a Recursos Financeiros Facilitação do Processo de Pesar	Melhora do Papel Melhora da Autopercepção	Tratamento para Uso de Drogas Esclarecimento de Valores

LIGAÇÕES NOC-NIC PARA ANSIEDADE

Resultado	Intervenções Principais	Intervenções Sugeridas	
Nível de Ansiedade Definição: Gravidade de apreensão, tensão ou desassossego manifestado, decorrente de uma fonte não identificável	Redução da Ansiedade Técnica para Acalmar	Escutar Ativamente Assistência no Controle da Raiva Aromaterapia Treinamento de Autossugestão Melhora do Enfrentamento Intervenção na Crise Apoio à Tomada de Decisão Controle da Demência Controle da Demência: banho	Distração Administração de Medicamentos Musicoterapia Terapia de Relaxamento Redução do Estresse por Mudança Aumento da Segurança Melhora do Sono Monitoração de Sinais Vitais
Autocontrole da Ansiedade Definição: Ações pessoais para eliminar ou reduzir sensações de apreensão, tensão ou desconforto, decorrentes de fontes não identificadas	Melhora do Enfrentamento Terapia de Relaxamento	Terapia com Animais Redução da Ansiedade Treinamento de Autossugestão Biofeedback Controle da Diarreia Distração Controle do Ambiente Promoção do Exercício Estimulação da Imaginação Administração de Medicamentos Facilitação do Processo de Meditação	Musicoterapia Controle da Náusea Controle da Síndrome Pré-Menstrual (TPM) Informações Sensoriais Preparatórias Relaxamento Muscular Progressivo Melhora do Sono Grupo de Apoio Ensino: Pré-operatório Brinquedo Terapêutico Terapia de Grupo
Concentração Definição: Capacidade de focalizar um estímulo específico	Redução da Ansiedade Técnica para Acalmar	Treinamento de Autossugestão Controle do Comportamento: Hiperatividade/ Desatenção Distração	Estimulação da Imaginação Melhora da Disposição para Aprender Terapia de Relaxamento Terapia de Recordações

NOC e NIC Ligados aos Diagnósticos de Enfermagem: Ansiedade... 49

LIGAÇÕES NOC-NIC PARA ANSIEDADE

Resultado	Intervenções Principais	Intervenções Sugeridas	
Enfrentamento Definição: Ações pessoais para o controle de estressores que acabam com os recursos individuais	Redução da Ansiedade Melhora do Enfrentamento	Orientação Antecipada Modificação do Comportamento Preparo para o Nascimento Aconselhamento Genético Facilitação do Processo de Pesar Facilitação do Processo de Pesar: Morte Perinatal Facilitação do Processo de Culpa Facilitação do Processo de Meditação Informação Sensorial Preparatória	Terapia Recreacional Terapia de Relaxamento Redução do Estresse por Mudança Terapia de Recordações Melhora da Autopercepção Apoio Espiritual Grupo de Apoio Brinquedo Terapêutico

DIAGNÓSTICO DE ENFERMAGEM: Ansiedade Relacionada à Morte

Definição: Sensação desagradável e vaga de desconforto ou receio, gerado por percepções de uma ameaça real ou imaginada à própria existência

NICS ASSOCIADAS AOS FATORES RELACIONADOS DO DIAGNÓSTICO

Construção de Relação Complexa	Controle do Ambiente: Conforto	Dizer a Verdade

LIGAÇÕES NOC-NIC PARA ANSIEDADE RELACIONADA À MORTE

Resultado	Intervenções Principais	Intervenções Sugeridas	
Aceitação: Estado de Saúde Definição: Aceitação de mudança significativa no estado de saúde	Redução da Ansiedade Melhora do Enfrentamento	Escutar Ativamente Orientação Antecipada Apoio na Tomada de Decisão Apoio Emocional Facilitação do Processo de Pesar Promoção de Esperança	Presença Encaminhamento Apoio Espiritual Melhora do Sistema de Apoio Dizer a Verdade Esclarecimento de Valores
Nível de Ansiedade Definição: Gravidade de apreensão, tensão ou desassossego manifestado, decorrente de uma fonte não identificada	Redução da Ansiedade	Escutar Ativamente Terapia com Animais Aromaterapia Técnica para Acalmar Melhora do Enfrentamento Massagem	Musicoterapia Presença Terapia de Relaxamento Melhora do Sono Apoio Espiritual Toque

(Continua)

LIGAÇÕES NOC-NIC PARA ANSIEDADE RELACIONADA À MORTE

Resultado	Intervenções Principais	Intervenções Sugeridas	
Morte Confortável Definição: Relaxamento físico, psicoespiritual, sociocultural e ambiental diante do fim iminente da vida	Redução da Ansiedade Assistência ao Morrer	Administração de Analgésicos Controle do Ambiente: Conforto Massagem Controle de Medicamentos Controle da Náusea Controle da Nutrição Monitoração Nutricional Manutenção da Saúde Oral Controle da Dor	Assistência à Analgesia Controlada pelo Paciente (PCA) Presença Terapia de Relaxamento Assistência no Autocuidado Melhora do Sono Toque Terapêutico Controle do Vômito
Nível de Depressão Definição: Gravidade do humor melancólico e perda de interesse pelos eventos da vida	Promoção de Esperança Controle do Humor	Terapia com Animais Redução da Ansiedade Assistência ao Morrer Apoio Emocional Facilitação do Processo de Pesar Controle de Medicamentos	Musicoterapia Terapia de Reminiscências Melhora do Sono Apoio Espiritual Melhora do Sistema de Apoio
Término de Vida com Dignidade Definição: Ações pessoais para manter o controle durante o fim da vida que se aproxima	Apoio na Tomada de Decisão	Redução da Ansiedade Familiar Biblioterapia Melhora do Enfrentamento Intermediação Cultural Assistência ao Morrer Apoio Emocional Promoção da Integridade Familiar Promoção do Envolvimento Familiar Facilitação do Processo do Perdão	Facilitação do Processo de Pesar Captação de Órgãos Proteção dos Direitos do Paciente Terapia de Reminiscências Facilitação do Crescimento Espiritual Apoio Espiritual Esclarecimento de Valores Facilitação da Visita
Nível de Medo Definição: Gravidade da apreensão, da tensão ou do desequilíbrio advindo de fonte identificável	Redução da Ansiedade Melhora do Enfrentamento	Escutar Ativamente Técnica para Acalmar Apoio na Tomada de Decisão Assistência ao Morrer Apoio Emocional Mobilização Familiar Estimulação da Imaginação	Musicoterapia Controle da Dor Presença Terapia de Relaxamento Melhora do Sono Apoio Espiritual Controle da Dor

NOC e NIC Ligados aos Diagnósticos de Enfermagem: Intolerância à Atividade 51

LIGAÇÕES NOC-NIC PARA ANSIEDADE RELACIONADA À MORTE

Resultado	Intervenções Principais	Intervenções Sugeridas	
Nível de Medo: Criança Definição: Gravidade de apreensão, tensão ou desequilíbrio explícitos advindos de fonte identificável, em uma criança de 1 a 17 anos de idade	Redução da Ansiedade Técnica para Acalmar	Escutar Ativamente Assistência no Controle da Raiva Terapia com Animais Melhora da Tosse Controle da Diarreia Distração Promoção do Envolvimento Familiar	Musicoterapia Controle da Náusea Controle da Dor Presença Melhora do Sono Monitoração de Sinais Vitais
Esperança Definição: Otimismo que, pessoalmente, satisfaz e oferece apoio à vida	Promoção de Esperança Apoio Espiritual	Redução da Ansiedade Melhora do Enfrentamento Apoio na Tomada de Decisão Assistência ao Morrer	Apoio Emocional Facilitação do Processo de Pesar Presença Toque
Saúde Espiritual Definição: Conexão consigo mesmo, com os outros, com um poder superior, com toda a vida, com a natureza com o universo, que transcende e fortalece seu eu	Estímulo a Rituais Religiosos Facilitação do Crescimento Espiritual	Redução da Ansiedade Assistência ao Morrer Facilitação do Processo do Perdão Facilitação do Processo de Pesar Facilitação do Processo de Culpa	Promoção de Esperança Facilitação do Processo de Meditação Melhora da Autopercepção Apoio Espiritual Esclarecimento de Valores

Nota de raciocínio crítico: As intervenções selecionadas para o resultado Nível de Medo: Criança dependerão da gravidade dos sintomas e da idade da criança.

DIAGNÓSTICO DE ENFERMAGEM: Intolerância à **Atividade**

Definição: Energia fisiológica ou psicológica insuficiente para suportar ou completar as atividades diárias requeridas ou desejadas

NICS ASSOCIADAS AOS FATORES RELACIONADOS DO DIAGNÓSTICO

Terapia Ocupacional Cuidados com o Repouso no Leito	Cuidados Cardíacos: Reabilitação Promoção do Exercício	Promoção do Exercício: Treino para Fortalecimento Terapia com Exercício: Deambulação	Oxigenoterapia Assistência Ventilatória

(Continua)

PARTE II - A

LIGAÇÕES NOC-NIC PARA INTOLERÂNCIA À ATIVIDADE

Resultado	Intervenções Principais	Intervenções Sugeridas	
Tolerância à Atividade Definição: Respostas fisiológicas a movimentos que consomem energia nas atividades da vida diária	Cuidados Cardíacos: Reabilitação Promoção do Exercício: Treino para Fortalecimento	Terapia Ocupacional Controle da Asma Treinamento de Autossugestão *Biofeedback* Promoção da Mecânica Corporal Controle de Arritmias Controle da Energia Controle do Ambiente Promoção do Exercício Promoção do Exercício: Alongamento Terapia com Exercício: Deambulação Terapia com Exercício: Equilíbrio	Terapia com Exercício: Mobilidade Articular Terapia com Exercício: Controle Muscular Controle de Medicamentos Controle da Nutrição Oxigenoterapia Controle da Dor Monitoração Respiratória Melhora do Sono Assistência para Parar de Fumar Ensino: Atividade/Exercícios Prescritos Monitoração de Sinais Vitais Controle do Peso
Resistência Definição: Capacidade de sustentar a atividade	Controle da Energia Promoção do Exercício: Treino para Fortalecimento	Terapia Ocupacional Cuidados Cardíacos: Reabilitação Controle de Distúrbios Alimentares Controle do Ambiente Controle do Ambiente: Conforto Promoção do Exercício Terapia com Exercício: Deambulação Terapia com Exercício: Equilíbrio	Terapia com Exercício: Mobilidade Articular Terapia com Exercício: Controle Muscular Controle da Nutrição Oxigenoterapia Controle da Dor Melhora do Sono Ensino: Atividade/Exercício Prescritos Controle do Peso
Conservação de Energia Definição: Ações pessoais para manejo da energia para começar e manter atividades	Controle da Energia Controle do Ambiente	Terapia Ocupacional Promoção da Mecânica Corporal Controle do Ambiente: Conforto Promoção do Exercício Terapia com Exercícios: Deambulação Terapia com Exercícios: Equilíbrio Terapia com Exercícios: Mobilidade Articular	Terapia com Exercícios: Controle Muscular Controle da Nutrição Assistência na Automodificação Melhora do Sono Ensino: Atividade/Exercícios Prescritos Controle do Peso
Nível de Fadiga Definição: Gravidade da fadiga generalizada e prolongada que foi observada ou relatada	Controle da Energia Melhora do Sono	Redução da Ansiedade Massagem Controle do Humor Controle da Nutrição Controle da Dor	Encaminhamento Assistência no Autocuidado Assistência no Autocuidado: Atividades Essenciais da Vida Diária Ensino: Atividade/Exercícios Prescritos

NOC e NIC Ligados aos Diagnósticos de Enfermagem: Intolerância à Atividade

LIGAÇÕES NOC-NIC PARA INTOLERÂNCIA À ATIVIDADE

Resultado	Intervenções Principais	Intervenções Sugeridas	
Energia Psicomotora Definição: Impulso e energia pessoais para manter as atividades da vida diária, a nutrição e a segurança pessoal	Controle da Energia Controle do Humor	Terapia com Animais Arteterapia Aconselhamento Apoio Emocional Promoção do Exercício Facilitação do Processo de Pesar Facilitação do Processo de Culpa	Promoção de Esperança Controle de Medicamentos Musicoterapia Terapia Recreacional Melhora da Autoestima Apoio Espiritual Terapia de Grupo
Repouso Definição: Quantidade e padrão de atividade diminuída para rejuvenescimento mental e físico	Controle da Energia	Aromaterapia Controle do Ambiente: Conforto Massagem Facilitação do Processo de Meditação	Terapia de Relaxamento Cuidados Durante o Repouso do Cuidador Melhora do Sono
Autocuidado: Atividades da Vida Diária (AVD) Definição: Capacidade de desempenhar as tarefas físicas mais básicas e as atividades de cuidado pessoal, de forma independente, com ou sem dispositivos auxiliares	Assistência no Autocuidado	Promoção da Mecânica Corporal Controle da Energia Promoção do Exercício Promoção do Exercício: Alongamento Terapia com Exercício: Deambulação Terapia com Exercício: Equilíbrio Terapia com Exercício: Mobilidade Articular	Terapia com Exercício: Controle Muscular Assistência no Autocuidado: Banho/Higiene Assistência no Autocuidado: Vestir-se/Arrumar-se Assistência no Autocuidado: Alimentação Assistência no Autocuidado: Uso de Vaso Sanitário Assistência no Autocuidado: Transferência Ensino: Atividade/Exercícios Prescritos
Autocuidado: Atividades Instrumentais da Vida Diária (AIVD) Definição: Capacidade de realizar as atividades necessárias para funcionar em casa ou na comunidade, de forma independente, com ou sem dispositivos auxiliares	Assistência para Manutenção do Lar Assistência no Autocuidado: Atividades Essenciais da Vida Diária	Promoção da Mecânica Corporal Controle da Energia Controle do Ambiente Controle do Ambiente: Preparo do Lar	Promoção do Exercício: Treino para Fortalecimento Gerenciamento de Recursos Financeiros Encaminhamento

Nota sobre raciocínio crítico: Uma quantidade de possíveis resultados é oferecida porque a resistência e o controle da energia e da fadiga são aspectos da tolerância à atividade, necessários à realização das atividades cotidianas. Os resultados de autocuidado estão incluídos, porque a definição identifica Tolerância à Atividade como a energia necessária à realização da vida diária desejada. Algumas condições crônicas aumentam o risco de identificação desse diagnóstico, como asma, condições cardíacas, doenças respiratórias, câncer e depressão, estando refletidas nas intervenções listadas.

DIAGNÓSTICO DE ENFERMAGEM: Planejamento de Atividade, Ineficaz

Definição: incapacidade de preparar-se para um conjunto de ações, com tempo estabelecido e sob certas condições

NICS ASSOCIADAS AOS FATORES RELACIONADOS DO DIAGNÓSTICO

Apoio à Tomada de Decisão	Controle da Demência	Mobilização Familiar	Facilitação da Autorresponsabilidade
Controle do Delírio	Promoção do Envolvimento Familiar	Melhora da Autocompetência	Melhora do Sistema de Apoio

LIGAÇÕES NOC-NIC PARA PLANEJAMENTO DE ATIVIDADE, INEFICAZ

Resultado	Intervenções Principais		Intervenções Sugeridas
Nível de Ansiedade Definição: Gravidade de apreensão, tensão ou desassossego manifestado, decorrente de fonte não identificada	Redução da Ansiedade	Escutar Ativamente Técnica para Acalmar Melhora do Enfrentamento Facilitação do Processo de Meditação	Terapia de Relaxamento Promoção da Capacidade de Resiliência Melhora do Sono Monitoração de Sinais Vitais
Tomada de Decisão Definição: Capacidade de fazer julgamentos e de escolher entre duas ou mais alternativas	Apoio à Tomada de Decisão Estabelecimento de Metas Mútuas	Melhora do Enfrentamento Controle da Demência	Treinamento da Memória
Nível de Medo Definição: Gravidade da apreensão, da tensão ou do desequilíbrio advindo de fonte identificável	Técnica para Acalmar	Escutar Ativamente Orientação Antecipada Redução da Ansiedade Melhora do Enfrentamento Aconselhamento	Apoio Emocional Terapia de Relaxamento Promoção da Capacidade de Resiliência Melhora do Sono Monitoração de Sinais Vitais
Crenças de Saúde: Percepção da Capacidade de Desempenho Definição: Convicção pessoal de que um indivíduo é capaz de realizar determinado comportamento de saúde	Melhora da Autocompetência Ensino: Indivíduo	Orientação Antecipada Intermediação Cultural Educação em Saúde Melhora da Educação em Saúde	Melhora da Disposição para Aprender Assistência na Automodificação Facilitação da Autorresponsabilidade
Motivação Definição: Urgência interna que leva ou incita o indivíduo a ação(ões) positiva(s)	Melhora da Autocompetência Facilitação da Autorresponsabilidade	Apoio à Tomada de Decisão Estabelecimento de Metas Mútuas Promoção da Capacidade de Resiliência	Assistência Quanto a Recursos Financeiros Assistência na Automodificação

NOC e NIC Ligados aos Diagnósticos de Enfermagem: Autoconceito...

DIAGNÓSTICO DE ENFERMAGEM: Autoconceito, Disposição para Melhorado

Definição: Um padrão de percepções ou ideias sobre si mesmo que é suficiente para o bem-estar e pode ser reforçado

LIGAÇÕES NOC-NIC PARA AUTOCONCEITO, DISPOSIÇÃO PARA MELHORADO

Resultado	Intervenções Principais	Intervenções Sugeridas	
Imagem Corporal Definição: Percepção da própria aparência e funções do corpo	Melhora da Imagem Corporal	Melhora do Enfrentamento Melhora do Desenvolvimento: Adolescente Melhora do Desenvolvimento: Infantil	Cuidado com Ostomias Melhora da Autopercepção Melhora da Autoestima Controle do Peso
Bem-Estar Pessoal Definição: Alcance da percepção positiva da própria condição de saúde	Melhora da Autopercepção Melhora da Autoestima	Melhora do Enfrentamento Apoio à Tomada de Decisão Promoção do Exercício Promoção de Esperança Facilitação da Aprendizagem Facilitação do Processo de Meditação Relaxamento Muscular Progressivo	Terapia Recreacional Melhora do Papel Assistência na Automodificação Facilitação da Autorresponsabilidade Melhora da Socialização Facilitação do Crescimento Espiritual
Autoestima Definição: Julgamento pessoal do autovalor	Melhora da Autopercepção Melhora da Autoestima	Treinamento da Assertividade Melhora da Imagem Corporal Promoção da Mecânica Corporal Melhora do Desenvolvimento: Adolescente	Melhora do Desenvolvimento: Infantil Melhora do Papel Controle do Peso

DIAGNÓSTICO DE ENFERMAGEM: Déficit no **Autocuidado: Banho**

Definição: Capacidade prejudicada de realizar ou completar as atividades de banho/higiene por si mesmo

NICS ASSOCIADAS AOS FATORES RELACIONADOS DO DIAGNÓSTICO

Redução da Ansiedade Estimulação Cognitiva	Controle da Demência Controle do Ambiente	Promoção do Exercício: Treino para Fortalecimento Controle da Dor	Facilitação da Autorresponsabilidade Controle da Negligência Unilateral

(Continua)

LIGAÇÕES NOC-NIC PARA DÉFICIT NO AUTOCUIDADO: BANHO

Resultado	Intervenções Principais		Intervenções Sugeridas
Autocuidado: Banho Definição: Capacidade de limpar o próprio corpo, de forma independente, com ou sem dispositivos auxiliares	Assistência no Autocuidado: Banho/higiene	Banho Controle da Demência: Banho Cuidados com os Ouvidos Controle de Energia Controle do Ambiente: Conforto Controle do Ambiente: Segurança Promoção do Exercício	Prevenção contra Quedas Cuidados com os Pés Cuidados com os Cabelos Cuidados com as Unhas Cuidados com o Períneo Ensino: Indivíduo
Autocuidado: Higiene Definição: Capacidade de manter o próprio asseio e a aparência organizada, de forma independente, com ou sem dispositivos auxiliares	Assistência no Autocuidado: Banho/higiene	Banho Cuidados com as Lentes de Contato Cuidados com os Ouvidos Controle de Energia Cuidados com os Pés Cuidados com os Cabelos	Cuidados com as Unhas Manutenção da Saúde Oral Promoção da Saúde Oral Restauração da Saúde Oral Cuidados com o Períneo Ensino: Indivíduo

Nota de raciocínio crítico: Autocuidado: Higiene tem sido incluído como um resultado, porque a definição da NANDA-I para o diagnóstico inclui atividades de banho/higiene, embora elas não sejam incluídas como características definidoras. Estado de Autocuidados pode ser um resultado apropriado a ser selecionado, quando o paciente apresenta múltiplos déficits no autocuidado. Qualquer uma das intervenções sugeridas para déficits específicos de autocuidado pode ser selecionada como apropriada para um determinado problema do paciente.

DIAGNÓSTICO DE ENFERMAGEM: Déficit no **Autocuidado:** vestir-se

Definição: Capacidade prejudicada de realizar ou completar atividades de vestir-se e arrumar-se por si mesmo

NICS ASSOCIADAS AOS FATORES RELACIONADOS DO DIAGNÓSTICO

Redução da Ansiedade Estimulação Cognitiva	Controle da Demência Controle do Ambiente	Promoção do Exercício: Treino para Fortalecimento Controle da Dor	Facilitação da Autorresponsabilidade Melhora do Sono

LIGAÇÕES NOC-NIC PARA DÉFICIT NO AUTOCUIDADO: VESTIR-SE

Resultado	Intervenções Principais		Intervenções Sugeridas
Autocuidado: Vestir-se Definição: Capacidade de vestir-se, com independência, com ou sem dispositivos auxiliares	Assistência no Autocuidado: Vestir-se/Arrumar-se	Melhora da Comunicação: Déficit Visual Controle de Energia Controle do Ambiente Controle do Ambiente: Conforto	Controle do Ambiente: Segurança Promoção do Exercício Prevenção contra Quedas Assistência no Autocuidado Ensino: Indivíduo

Nota de raciocínio crítico: Estado de Autocuidados pode ser um resultado apropriado a ser selecionado, quando o paciente apresenta múltiplos déficits de autocuidado. Qualquer uma das intervenções sugeridas para déficits específicos de autocuidado pode ser selecionada como apropriada para um determinado problema do paciente.

NOC e NIC Ligados aos Diagnósticos de Enfermagem: Déficit no Autocuidado...

DIAGNÓSTICO DE ENFERMAGEM: Déficit no **Autocuidado:** Alimentação

Definição: Capacidade prejudicada de desempenhar ou completar atividades de alimentação.

NICS ASSOCIADAS AOS FATORES RELACIONADOS DO DIAGNÓSTICO

Redução da Ansiedade	Controle do Ambiente	Controle da Dor	Melhora do Sono
Estimulação Cognitiva	Promoção do Exercício: Treino para Fortalecimento	Facilitação da Autorresponsabilidade	Terapia para Deglutição

LIGAÇÕES NOC-NIC PARA DÉFICIT NO AUTOCUIDADO: ALIMENTAÇÃO

Resultado	Intervenções Principais	Intervenções Sugeridas	
Estado Nutricional: Ingestão de Alimentos e Líquidos Definição: Quantidade de alimentos e líquidos levados para dentro do organismo em 24 horas	Monitoração Nutricional Assistência no Autocuidado: Alimentação	Alimentação por Sonda Enteral Controle do Ambiente Alimentação Controle Hídrico Monitoração Hídrica Terapia Endovenosa (EV)	Controle da Nutrição Manutenção da Saúde Oral Terapia de Deglutição Ensino: Indivíduo Ensino: Dieta Prescrita Administração de Nutrição Parenteral Total (NPT)
Autocuidado: Alimentação Definição: Capacidade de preparar e ingerir alimentos e líquidos, de forma independente, com ou sem dispositivos auxiliares	Assistência no Autocuidado: Alimentação	Precauções contra Aspiração Controle do Ambiente Promoção do Envolvimento Familiar Alimentação Controle da Nutrição	Monitoração Nutricional Manutenção da Saúde Oral Posicionamento Terapia para Deglutição
Estado da Deglutição Definição: Passagem segura de líquidos e/ou sólidos da boca ao estômago	Assistência no Autocuidado: Alimentação Terapia para Deglutição	Precauções contra Aspiração Alimentação Controle da Nutrição	Posicionamento Encaminhamento Ensino: Indivíduo

Nota de raciocínio crítico: Terapia para Deglutição é uma intervenção possível para os fatores relacionados, prejuízo neuromuscular e musculoesquelético e é uma intervenção para a característica definidora capacidade prejudicada para deglutir alimentos. Estado de Autocuidados pode ser um resultado apropriado a ser selecionado, quando o paciente apresenta múltiplos déficits de autocuidado. Qualquer uma das intervenções sugeridas para déficits específicos de autocuidado pode ser selecionada como apropriada para um determinado problema do paciente.

DIAGNÓSTICO DE ENFERMAGEM: Déficit no **Autocuidado:** Higiene Íntima

Definição: Capacidade prejudicada de realizar ou completar atividades de higiene íntima por si mesmo

NICS ASSOCIADAS AOS FATORES RELACIONADOS DO DIAGNÓSTICO

Redução da Ansiedade	Controle da Demência	Promoção do Exercício: Treino para Fortalecimento Controle da Dor	Assistência no Autocuidado: Transferências
Estimulação Cognitiva	Controle do Ambiente		Facilitação da Autorresponsabilidade

(Continua)

LIGAÇÕES NOC-NIC PARA DÉFICIT NO AUTOCUIDADO: HIGIENE ÍNTIMA

Resultado	Intervenções Principais		Intervenções Sugeridas
Autocuidado da Ostomia Definição: Ações pessoais para manter a ostomia para a eliminação	Cuidados com Ostomias	Lavagem Intestinal Controle Intestinal Controle da Diarreia Redução da Flatulência Cuidados com o Local de Incisão Aconselhamento Nutricional	Assistência no Autocuidado: Banho/Higiene Cuidados da Pele: Tratamentos Tópicos Supervisão da Pele Ensino: Indivíduo Ensino: Dieta Prescrita Cuidados com Lesões
Autocuidado: Uso do Banheiro Definição: Capacidade de usar o banheiro, de forma independente, com ou sem dispositivos auxiliares	Controle Intestinal Assistência no Autocuidado: Uso de Vaso Sanitário	Cuidados na Incontinência Intestinal: Encoprese Treinamento Intestinal Controle de Constipação/Impactação Promoção do Exercício Controle de Medicamentos	Cuidados com o Períneo Micção Induzida Supervisão da Pele Controle da Eliminação Urinária Cuidados na Incontinência Urinária

Nota de raciocínio crítico: Estado de Autocuidados pode ser um resultado apropriado a ser selecionado, quando o paciente apresenta múltiplos déficits no autocuidado. Qualquer uma das intervenções sugeridas para déficits específicos de autocuidado pode ser selecionada como apropriada para um determinado problema do paciente.

DIAGNÓSTICO DE ENFERMAGEM: Autocuidado, Disposição para Aumento

Definição: Um padrão de realização de atividades para si mesmo que ajuda a alcançar as metas relativas à saúde e pode ser aumentado

LIGAÇÕES NOC-NIC PARA AUTOCUIDADO, DISPOSIÇÃO PARA AUMENTO

Resultado	Intervenções Principais		Intervenções Sugeridas
Condição para a Alta: Vida Independente Definição: Condição de um paciente para mudar de uma instituição de cuidados de saúde para local de vida independente	Plano de Alta	Assistência quanto a Recursos Financeiros Educação em Saúde Assistência no Autocuidado Assistência no Autocuidado: Atividades essenciais da vida diária	Melhora do Sistema de Apoio Ensino: Processo da Doença Ensino: Medicamentos Prescritos Ensino: Procedimento/Tratamento
Estado de Autocuidados Definição: Capacidade de desempenhar atividades de cuidado pessoal básicas e atividades instrumentais da vida diária	Melhora da Autocompetência Ensino: Indivíduo	Assistência no Autocuidado Assistência no Autocuidado: Atividades Essenciais da Vida Diária Ensino: Atividade/Exercícios Prescritos	Ensino: Dieta Prescrita Ensino: Medicamentos Prescritos Ensino: Procedimento/Tratamento

NOC e NIC Ligados aos Diagnósticos de Enfermagem: Autocuidado, Disposição para Aumento

LIGAÇÕES NOC-NIC PARA AUTOCUIDADO, DISPOSIÇÃO PARA AUMENTO

Resultado	Intervenções Principais	Intervenções Sugeridas	
Autocuidado: Atividades da Vida Diária (AVD) Definição: capacidade de desempenhar as tarefas físicas mais básicas e as atividades de cuidado pessoal, de forma independente, com ou sem dispositivos auxiliares	Melhora da Autocompetência Ensino: Indivíduo	Assistência no Autocuidado	Ensino: Atividade/Exercícios Prescritos
Autocuidado: Atividades Instrumentais da Vida Diária (AIVD) Definição: Capacidade de realizar as atividades necessárias para funcionar em casa ou na comunidade, de forma independente, com ou sem dispositivos auxiliares	Controle do Ambiente: Preparo do Lar Melhora da Autocompetência	Promoção do Exercício Melhora da Disposição para Aprender Assistência para Manutenção do Lar Assistência no Autocuidado: Atividades Essenciais da Vida Diária	Ensino: Indivíduo Ensino: Dieta Prescrita Ensino: Medicamentos Prescritos Ensino: Habilidades Psicomotoras
Autocuidado: Medicação Não Parenteral Definição: Capacidade de administração de medicações orais e tópicas para alcançar objetivos terapêuticos, de forma independente, com ou sem dispositivos auxiliares	Melhora da Autocompetência Ensino: Medicação Prescrita	Medicamentos Prescritos Administração de Medicamentos: Otológica Administração de Medicamentos: Oftálmica Administração de Medicamentos: Nasal	Administração de Medicamentos: Oral Administração de Medicamentos: Tópica Administração de Medicamentos: Vaginal
Autocuidado: Medicação Parenteral Definição: Capacidade de administrar medicamentos parenterais para alcançar as metas terapêuticas, de forma independente, com ou sem dispositivos auxiliares	Melhora da Autocompetência Ensino: Medicamentos Prescritos	Administração de Medicamentos: Intradérmica Administração de Medicamentos: Intramuscular (IM) Administração de Medicamentos: Endovenosa (EV)	Administração de Medicamentos: Subcutânea

DIAGNÓSTICO DE ENFERMAGEM: Autoestima: Crônica Baixa

Definição: Autoavaliação/sentimentos negativos e prolongados sobre si mesmo ou suas próprias capacidades

NICS ASSOCIADAS AOS FATORES RELACIONADOS DO DIAGNÓSTICO

Apoio à Proteção contra Abuso	Orientação aos Pais: Adolescentes	Terapia Recreacional	Melhora da Socialização
Intermediação Cultural	Orientação aos Pais: Educando os Filhos	Prevenção de Dependência Religiosa	Melhora do Sistema de Apoio
Facilitação do Processo de Pesar	Promoção da Paternidade/ Maternidade	Melhora da Autopercepção	Terapia para Trauma: Infantil
Facilitação do Processo de Pesar: Morte Perinatal			

LIGAÇÕES NOC-NIC PARA AUTOESTIMA: CRÔNICA BAIXA

Resultado	Intervenções Principais		Intervenções Sugeridas
Nível de Depressão Definição: Gravidade do humor melancólico e perda de interesse pelos eventos da vida	Promoção de Esperança Controle do Humor	Controle do Comportamento: Autoagressão Aconselhamento Intervenção na Crise Apoio Emocional Facilitação do Processo de Pesar Facilitação do Processo de Culpa Terapia Ambiental Melhora da Autopercepção Melhora da Autoestima	Assistência na Automodificação Apoio Espiritual Prevenção do Uso de Drogas Prevenção do Suicídio Grupo de Apoio Melhora do Sistema de Apoio Brinquedo Terapêutico Terapia de Grupo
Autoestima Definição: Julgamento pessoal do auto valor	Melhora da Autoestima	Terapia Ocupacional Treinamento da Assertividade Melhora da Imagem Corporal Reestruturação Cognitiva Construção de Relação Complexa Melhora do Enfrentamento Aconselhamento Melhora do Desenvolvimento: Adolescente Melhora do Desenvolvimento: Infantil	Apoio Emocional Facilitação do Processo de Culpa Promoção da Capacidade de Resiliência Melhora do Papel Melhora da Autopercepção Melhora da Autocompetência Melhora da Socialização Apoio Espiritual Melhora do Sistema de Apoio

NOC e NIC Ligados aos Diagnósticos de Enfermagem: Autoestima: Situacional Baixa

DIAGNÓSTICO DE ENFERMAGEM: Autoestima: Situacional Baixa

Definição: Desenvolvimento de percepção negativa sobre o seu próprio valor em resposta a uma situação atual (especificar)

NICS ASSOCIADAS AOS FATORES RELACIONADOS DO DIAGNÓSTICO

- Melhora da Imagem Corporal
- Melhora do Desenvolvimento: Adolescente
- Melhora do Desenvolvimento: Infantil
- Facilitação do Processo de Pesar
- Facilitação do Processo de Pesar: Morte Perinatal
- Redução do Estresse por Mudança
- Melhora do Papel
- Esclarecimento de Valores

LIGAÇÕES NOC-NIC PARA AUTOESTIMA: SITUACIONAL BAIXA

Resultado	Intervenções Principais	Intervenções Sugeridas	
Adaptação à Deficiência Física Definição: Resposta adaptativa a um desafio funcional importante decorrente de deficiência física	Melhora da Imagem Corporal Melhora da Autoestima	Cuidados na Amputação Redução da Ansiedade Melhora do Enfrentamento Aconselhamento Apoio Emocional Facilitação do Processo de Pesar	Promoção da Capacidade de Resiliência Identificação de Risco Melhora do Papel Melhora da Autocompetência Melhora do Sistema de Apoio
Resolução do Pesar Definição: Ajustes a perda real ou iminente	Facilitação do Processo de Pesar Facilitação do Processo de Pesar: Morte Perinatal	Escutar Ativamente Melhora do Enfrentamento Aconselhamento Apoio Emocional	Promoção de Esperança Apoio Espiritual Grupo de Apoio
Resiliência Pessoal Definição: Adaptação e funcionamento positivos de um indivíduo após crise adversa significativa	Promoção da Capacidade de Resiliência Melhora da Autoestima	Apoio à Proteção Contra Abuso Modificação do Comportamento Melhora do Enfrentamento Intervenção na Crise Apoio à Tomada de Decisão	Controle do Humor Melhora da Autopercepção Melhora da Autocompetência Grupo de Apoio
Adaptação Psicossocial: Mudança de Vida Definição: Resposta psicossocial de adaptação de um indivíduo a uma mudança de vida significativa	Orientação Antecipada Melhora do Enfrentamento	Aconselhamento Apoio à Tomada de Decisão Apoio Emocional Estabelecimento de Metas Mútuas Terapia Recreacional	Promoção da Capacidade de Resiliência Melhora do Papel Melhora da Autoestima Melhora do Sistema de Apoio
Autoestima Definição: Julgamento pessoal do autovalor	Melhora do Enfrentamento Melhora da Autoestima	Escutar Ativamente Treinamento da Assertividade Reestruturação Cognitiva Aconselhamento Intervenção na Crise Apoio Emocional Facilitação do Processo de Pesar	Facilitação do Processo de Culpa Promoção da Capacidade de Resiliência Melhora da Autopercepção Melhora da Socialização Apoio Espiritual Grupo de Apoio

DIAGNÓSTICO DE ENFERMAGEM: Automutilação

Definição: Comportamento autolesivo deliberado, causando dano tissular, com a intenção de provocar lesão não fatal para obter alívio de tensão

NICS ASSOCIADAS AOS FATORES RELACIONADOS DO DIAGNÓSTICO

Apoio à Proteção contra Abuso: Infantil	Reestruturação Cognitiva	Controle de Distúrbios Alimentares	Melhora da Autoestima Tratamento do Uso de Drogas
Redução da Ansiedade	Melhora do Enfrentamento	Terapia Familiar	Terapia de Grupo
Modificação do Comportamento: Habilidades Sociais	Aconselhamento	Treinamento para Controle de Impulsos	
Melhora da Imagem Corporal			

LIGAÇÕES NOC-NIC PARA AUTOMUTILAÇÃO

Resultado	Intervenções Principais	Intervenções Sugeridas	
Identidade Definição: Distingue entre o eu e o não eu e caracteriza a própria essência	Reestruturação Cognitiva Melhora da Autopercepção	Melhora da Imagem Corporal Aconselhamento Controle de Ideias Delirantes Melhora do Desenvolvimento: Adolescente	Melhora do Desenvolvimento: Infantil Controle de Alucinações Melhora da Autoestima Melhora da Socialização Esclarecimento de Valores
Autocontrole do Comportamento Impulsivo Definição: Autocontrole quanto a comportamentos compulsivos ou impulsivos	Treinamento para Controle de Impulsos Estabelecimento de Limites Contrato com o Paciente	Assistência no Controle da Raiva Redução da Ansiedade Restrição de Área Controle do Comportamento Controle do Comportamento: Autoagressão Modificação do Comportamento Controle do Ambiente: Segurança	Controle do Ambiente: Prevenção de Violência Terapia ambiental Reclusão Assistência na Automodificação Facilitação da Autorresponsabilidade
Contenção da Automutilação Definição: Ações pessoais para evitar lesão (não letal) intencional autoinfligida	Controle do Comportamento: Autoagressão Cuidados com Lesões Treinamento para Controle de Impulsos	Terapia Ocupacional Assistência no Controle da Raiva Terapia com Animais Redução da Ansiedade Restrição de Área Controle do Comportamento Modificação do Comportamento Técnica para Acalmar Contenção Química Aconselhamento Controle do Ambiente: Segurança	Terapia Familiar Estabelecimento de Limites Administração de Medicamentos Estabelecimento de Metas Mútuas Contrato com o Paciente Contenção Física Identificação de Risco Facilitação da Autorresponsabilidade Supervisão: Segurança Prevenção do Suicídio Terapia de Grupo

NOC e NIC Ligados aos Diagnósticos de Enfermagem: Autonegligência

DIAGNÓSTICO DE ENFERMAGEM: Autonegligência

Definição: Conjunto de comportamentos culturalmente estruturados, que envolvem uma ou mais atividades de autocuidado, em que há falha em manter um padrão de saúde e bem-estar socialmente aceito

NICS ASSOCIADAS AOS FATORES RELACIONADOS DO DIAGNÓSTICO

Redução da Ansiedade	Modificação do Comportamento	Educação em Saúde	Controle do Humor
Controle do Comportamento	Controle da Demência	Facilitação da Aprendizagem	Tratamento do Uso de Drogas

LIGAÇÕES NOC-NIC PARA AUTONEGLIGÊNCIA

Resultado	Intervenções Principais		Intervenções Sugeridas
Autocuidado: Atividades da Vida Diária (AVD) Definição: Capacidade de desempenhar as tarefas físicas mais básicas e as atividades de cuidado pessoal, de forma independente, com ou sem dispositivos auxiliares	Assistência no Autocuidado	Controle de Ideias Delirantes Controle da Demência: Banho Terapia com Exercício: Deambulação Controle do Humor Manutenção da Saúde Oral Restauração da Saúde Oral Assistência no Autocuidado: Banho/Higiene	Assistência no Autocuidado: Vestir-se/Arrumar-se Assistência no Autocuidado: Uso de Vaso Sanitário Assistência no Autocuidado: Transferências Tratamento do Uso de Drogas
Autocuidado: Banho Definição: Capacidade de limpar o próprio corpo, de forma independente, com ou sem dispositivos auxiliares	Assistência no Autocuidado: Banho/Higiene	Banho Intermediação Cultural Controle da Demência: Banho Cuidados com os Ouvidos	Cuidados com as Unhas Manutenção da Saúde Oral Proteção dos Direitos do Paciente Cuidados com o Períneo
Autocuidado: Higiene Definição: Capacidade para manter o próprio asseio pessoal e a aparência organizada, de forma independente, com ou sem dispositivos auxiliares		Cuidados com os Olhos Cuidados com os Pés Cuidados com os Cabelos	Cuidados com Próteses Supervisão da Pele
Autocuidado: Vestir-se Definição: Capacidade de vestir-se, com independência, com ou sem dispositivos auxiliares	Assistência no Autocuidado: Vestir-se Arrumar-se	Intermediação Cultural Vestir Cuidados com os Cabelos	Proteção dos Direitos do Paciente Cuidados com Próteses

(Continua)

LIGAÇÕES NOC-NIC PARA AUTONEGLIGÊNCIA			
Resultado	**Intervenções Principais**		**Intervenções Sugeridas**
Autocuidado: Atividades Instrumentais da Vida Diária (AIVD) Definição: Capacidade de realizar as atividades necessárias para funcionar em casa ou na comunidade, de forma independente, com ou sem dispositivos auxiliares	Assistência no Autocuidado: Atividades Essênciais da Vida Diária	Controle de Ideias Delirantes Controle do Ambiente	Controle do Humor Tratamento do Uso de Drogas
Autocuidado: Higiene Oral Definição: Capacidade de cuidar da própria boca e dos dentes de forma independente, com ou sem dispositivos auxiliares	Manutenção da Saúde Oral	Promoção da Saúde Oral	Restauração da Saúde Oral
Autocuidado: Uso do Banheiro Definição: Capacidade de usar o banheiro de forma independente, com ou sem dispositivos auxiliares	Assistência no Autocuidado: Uso de Vaso Sanitário	Cuidados na Incontinência Intestinal Controle Intestinal Controle de Constipação/ Impactação Controle da Diarreia Redução da Flatulência Cuidados com Ostomias	Conduta no Prolapso Retal Micção Induzida Supervisão da Pele Treinamento do Hábito Urinário Cuidados na Incontinência Urinária

Nota de raciocínio crítico: Os resultados Autocuidado: Banho e Autocuidado:: Higiene estão combinados, porque muitas das intervenções podem ser incluídas para um e para outro. O usuário poderá determinar se um ou os dois resultados devem ser selecionados.

DIAGNÓSTICO DE ENFERMAGEM: Campo de Energia, Perturbado

Definição: Distúrbio do fluxo de energia que envolve uma pessoa, resultando em desarmonia do corpo, da mente e/ou do espírito

NICS ASSOCIADAS AOS FATORES RELACIONADOS DO DIAGNÓSTICO			
Redução da Ansiedade Cuidados com o Repouso no Leito Controle da Quimioterapia Melhora do Desenvolvimento: Adolescente	Melhora do Desenvolvimento: Infantil Facilitação do Processo de Pesar Facilitação do Processo de Pesar: Morte Perinatal	Cuidados na Gravidez de Alto Risco Cuidados Durante o Parto Controle da Dor	Cuidados no Pré-Natal Precauções Cirúrgicas

NOC e NIC Ligados aos Diagnósticos de Enfermagem: Competência Comportamental... 65

LIGAÇÕES NOC-NIC PARA CAMPO DE ENERGIA, PERTURBADO

Resultado	Intervenções Principais	Intervenções Sugeridas	
Bem-Estar Pessoal Definição: Alcance da percepção positiva da própria condição de saúde	Melhora da Autopercepção Toque Terapêutico	Acupressão Aromaterapia	Controle do Ambiente Regulação da Temperatura
Controle de Sintomas Definição: Ações pessoais para minimizar mudanças adversas percebidas na função física e emocional	Toque Terapêutico	Acupressão Aromaterapia Controle do Ambiente: Conforto	Massagem Supervisão

Nota de raciocínio crítico: Há uma quantidade de intervenções para tratar os fatores relacionados. Toque Terapêutico é a principal intervenção para tratar uma perturbação no campo de energia.

DIAGNÓSTICO DE ENFERMAGEM: Competência Comportamental do Bebê, Disposição para Aumento

Definição: Um padrão de modulação dos sistemas de funcionamento fisiológico e comportamental (isto é, sistema autonômico, motor, de organização do estado, autorregulador e atenção-interação), em um bebê, que é satisfatório, mas pode ser melhorado

LIGAÇÕES NOC-NIC PARA COMPETÊNCIA COMPORTAMENTAL DO BEBÊ, DISPOSIÇÃO PARA AUMENTO

Resultado	Intervenções Principais	Intervenções Sugeridas	
Desenvolvimento Infantil: 1 mês Definição: Marcos do progresso físico, cognitivo e psicossocial, por volta de um mês de idade	Cuidados com o Recém-Nascido Cuidados com Bebês	Promoção de Vínculo Alimentação por Mamadeira Assistência na Amamentação Cuidados com a Circuncisão Controle do Ambiente Controle do Ambiente: Processo para o Estabelecimento de Vínculo Cuidado Neonatal: no Método Canguru	Sucção Não Nutritiva Orientação aos Pais: Bebês Supervisão Ensino: Segurança do Bebê 0-3 Meses Ensino: estimulação do Bebê 0-4 Meses Orientação aos Pais: Bebês
Desenvolvimento Infantil: 2 meses Marcos do progresso físico, cognitivo e psicossocial, por volta de dois meses de idade			

(Continua)

LIGAÇÕES NOC-NIC PARA COMPETÊNCIA COMPORTAMENTAL DO BEBÊ, DISPOSIÇÃO PARA AUMENTO

Resultado	Intervenções Principais	Intervenções Sugeridas	
Desenvolvimento Infantil: 4 meses Definição: Marcos do progresso físico, cognitivo e psicossocial, por volta de quatro meses de idade	Cuidados com Bebês Orientação aos Pais: Bebês	Orientação Antecipada Alimentação por Mamadeira Controle do Ambiente Controle do Ambiente: Segurança Avaliação da Saúde Sucção Não Nutritiva	Promoção da Paternidade/Maternidade Melhora do Sono Supervisão Ensino: Nutrição do Bebê 4-6 Meses Ensino: Segurança do Bebê 4-6 Meses Ensino: Estimulação do Bebê 0-4 Meses Ensino: Estimulação do Bebê 5-8 Meses
Desenvolvimento Infantil: 6 meses Definição: marcos do progresso físico, cognitivo e psicossocial, por volta de seis meses de idade			
Desenvolvimento Infantil: 12 meses Definição: Marcos do progresso físico, cognitivo e psicossocial, por volta de 12 meses de idade	Cuidados com Bebês Orientação aos Pais: Bebês	Orientação Antecipada Alimentação por Mamadeira Controle do Ambiente Controle do Ambiente: Segurança Avaliação da Saúde Controle Nutricional Promoção da Paternidade/Maternidade Melhora da Segurança	Melhora do Sono Supervisão Ensino: Nutrição do Bebê 10-12 Meses Ensino: Segurança do Bebê 10-12 Meses Ensino: Estimulação do Bebê 9-12 Meses
Adaptação do Recém-Nascido Definição: Respostas de adaptação do recém-nascido fisiologicamente imaturo ao ambiente extrauterino durante os primeiros 28 dias de vida	Cuidados com o Recém-Nascido Monitoramento do Recém-Nascido	Promoção de Vínculo Alimentação por Mamadeira Assistência na Amamentação Controle do Ambiente: Processo para o Estabelecimento de Vínculo Cuidado Neonatal: no Método Canguru Interpretação de Dados Laboratoriais Aconselhamento para Lactação Sucção Não Nutritiva	Orientação aos Pais: Bebês Promoção da Paternidade/Maternidade Fototerapia: Recém-Nascido Monitoração Respiratória Melhora do Sono Ensino: Estimulação do Bebê 0-4 Meses Toque Monitoração de Sinais Vitais
Sono Definição: Suspensão periódica natural da consciência, durante a qual o corpo se recupera	Melhora do Sono	Técnica para Acalmar Controle do Ambiente Controle do Ambiente: Conforto	Cuidados com Bebês Orientação aos Pais: Bebês Toque

NOC e NIC Ligados aos Diagnósticos de Enfermagem: Comportamento de Saúde...

DIAGNÓSTICO DE ENFERMAGEM: Comportamento de Saúde, Propenso a Risco

Definição: Incapacidade de modificar o estilo de vida/comportamentos de forma compatível com mudanças no estado de saúde

NICS ASSOCIADAS AOS FATORES RELACIONADOS DO DIAGNÓSTICO

Redução da Ansiedade	Melhora da Autocompetência	Tratamento do Uso de Drogas	Melhora do Sistema de Apoio
Facilitação da Aprendizagem	Assistência para Parar de Fumar		

LIGAÇÕES NOC-NIC PARA COMPORTAMENTO DE SAÚDE, PROPENSO A RISCO

Resultado	Intervenções Principais	Intervenções Sugeridas	
Aceitação: Estado de Saúde Definição: Aceitação de mudança significativa no estado de saúde	Orientação Antecipada Melhora do Enfrentamento	Redução da Ansiedade Aconselhamento Apoio à Tomada de Decisão Apoio Emocional Facilitação do Processo de Pesar Promoção da Esperança Promoção da Capacidade de Resiliência	Melhora da Autoestima Assistência na Automodificação Apoio Espiritual Grupo de Apoio Melhora do Sistema de Apoio Dizer a Verdade Esclarecimento de Valores
Adaptação à Deficiência Física Definição: Resposta adaptativa a um desafio funcional importante decorrente de uma deficiência física	Orientação Antecipada Melhora do Enfrentamento	Aconselhamento Apoio Emocional Facilitação do Processo de Pesar Assistência para Manutenção do Lar Promoção da Esperança Facilitação da Aprendizagem Assistência no Autocuidado	Assistência no Autocuidado: Atividades Essenciais da Vida Diária Melhora da Autoestima Assistência na Automodificação Facilitação da Autorresponsabilidade Grupo de Apoio Melhora do Sistema de Apoio Esclarecimento de Valores
Comportamento de Adesão Definição: Ações autoiniciadas para promover bem-estar, recuperação e reabilitação excelentes	Estabelecimento de Metas Mútuas Contrato com o Paciente	Modificação do Comportamento Gerenciamento de Caso Melhora do Enfrentamento Aconselhamento Intermediação Cultural Apoio na Tomada de Decisão Orientação quanto ao Sistema de Saúde Melhora da Disposição para Aprender Assistência na Automodificação Facilitação da Autorresponsabilidade	Grupo de Apoio Ensino: Processo da Doença Ensino: Indivíduo Ensino: Atividade/ Exercícios Prescritos Ensino: Dieta Prescrita Ensino: Medicamentos Prescritos Ensino: Procedimento/ Tratamento Ensino: Habilidade Psicomotora Esclarecimento de Valores

(Continua)

LIGAÇÕES NOC-NIC PARA COMPORTAMENTO DE SAÚDE, PROPENSO A RISCO

Resultado	Intervenções Principais	Intervenções Sugeridas	
Enfrentamento Definição: Ações pessoais para o controle de estressores que acabam com os recursos individuais	Melhora do Enfrentamento Aconselhamento	Orientação Antecipada Redução da Ansiedade Modificação do Comportamento Apoio à Tomada de Decisão Apoio Emocional Facilitação do Processo de Pesar Orientação quanto ao Sistema de Saúde Promoção da Esperança	Controle do Humor Estabelecimento de Metas Mútuas Terapia de Relaxamento Grupo de Apoio Melhora do Sistema de Apoio Dizer a Verdade Esclarecimento de Valores
Comportamento de Busca da Saúde Definição: Ações pessoais para promover bem-estar, recuperação e reabilitação excelentes	Educação em Saúde Esclarecimento de Valores	Biblioterapia Intermediação Cultural Orientação quanto ao Sistema de Saúde Facilitação da Aprendizagem Melhora do Sistema de Aprendizagem Estabelecimento de Metas Mútuas Contrato com o Paciente Melhora da Autocompetência Assistência na Automodificação Facilitação da Autorresponsabilidade	Assistência para Parar de Fumar Prevenção do Uso de Drogas Grupo de Apoio Ensino: Processo da Doença Ensino: Atividade/Exercícios Prescritos Ensino: Dieta Prescrita Ensino: Medicamentos Prescritos Ensino: Procedimento/Tratamento Ensino: Sexo Seguro Controle do Peso
Motivação Definição: Urgência interna que leva ou incita o indivíduo a ação(ões) positiva(s)	Melhora da Autocompetência Facilitação da Autorresponsabilidade	Apoio à Tomada de Decisão Promoção do Envolvimento Familiar Assistência quanto a Recursos Financeiros Facilitação do Processo de Meditação Estabelecimento de Metas Mútuas Promoção da Capacidade de Resiliência Melhora da Autopercepção	Melhora da Autoestima Assistência na Automodificação Apoio Espiritual Grupo de Apoio Melhora do Sistema de Apoio Esclarecimento de Valores
Adaptação Psicossocial: Mudança de Vida Definição: Resposta psicossocial de adaptação de um indivíduo a uma mudança significativa de vida	Orientação Antecipada Melhora do Enfrentamento	Terapia Ocupacional Apoio à Tomada de Decisão Apoio Emocional Promoção da Esperança Humor Estabelecimento de Metas Mútuas Redução do Estresse por Mudança	Melhora do Papel Melhora da Autopercepção Melhora da Autoestima Melhora da Socialização Apoio Espiritual Melhora do Sistema de Apoio

NOC e NIC Ligados aos Diagnósticos de Enfermagem: Comportamento do Bebê... 69

LIGAÇÕES NOC-NIC PARA COMPORTAMENTO DE SAÚDE, PROPENSO A RISCO

Resultado	Intervenções Principais	Intervenções Sugeridas	
Controle de Riscos Definição: Ações pessoais para prevenir, eliminar ou reduzir ameaças à saúde, passíveis de modificação	Identificação de Risco	Modificação do Comportamento Exame das Mamas Controle do Ambiente: Segurança Educação em Saúde	Avaliação da Saúde Controle de Imunização/ Vacinação Controle de Infecção Melhora da Autocompetência

Nota de raciocínio crítico: Qualquer um dos resultados relacionados a riscos é apropriado se a meta for controlar um risco específico e prevenir a ocorrência de um problema de saúde. Resultados de risco que podem ser considerados incluem Controle de Risco para as seguintes condições: Uso de Álcool, Câncer, Saúde Cardiovascular, Uso de Drogas, Prejuízo Auditivo, Doenças Sexualmente Transmissíveis e Prejuízo Visual.

DIAGNÓSTICO DE ENFERMAGEM: Comportamento do Bebê, Desorganizado

Definição: Respostas fisiológicas e neurocomportamentais desorganizadas de um bebê aos estímulos ambientais e/ou humanos

NICS ASSOCIADAS AOS FATORES RELACIONADOS DO DIAGNÓSTICO

Controle do Ambiente Aconselhamento Genético	Controle da Dor Orientação aos Pais: Bebês	Cuidados no Pré-Natal Ensino: Nutrição do Bebê 0-3 Meses	Ensino: Estimulação do Bebê 0-4 Meses

LIGAÇÕES NOC-NIC PARA COMPORTAMENTO DO BEBÊ, DESORGANIZADO

Resultado	Intervenções Principais	Intervenções Sugeridas	
Desenvolvimento Infantil: 1 mês Definição: Marcos do progresso físico, cognitivo e psicossocial, por volta de um mês de idade	Cuidados com Bebês Monitoração Neurológica	Promoção de Vínculo Alimentação por Mamadeira Assistência na Amamentação Técnica para Acalmar Controle do Ambiente: Processo para o Estabelecimento de Vínculo Cuidado Neonatal: no Método Canguru Cuidados com o Recém-Nascido Sucção Não Nutritiva	Monitoração Nutricional Orientação aos Pais: Bebês Promoção da Paternidade/ Maternidade Monitoração Respiratória Melhora do Sono Ensino: Segurança do Bebê 0-3 Meses Ensino: Estimulação do Bebê 0-4 Meses Toque Monitoração de Sinais Vitais
Desenvolvimento Infantil: 2 meses Definição: Marcos do progresso físico, cognitivo e psicossocial, por volta de dois meses de idade			

(Continua)

NICS ASSOCIADAS AOS FATORES RELACIONADOS DO DIAGNÓSTICO

Resultado	Intervenções Principais	Intervenções Sugeridas	
Estado Neurológico Definição: Capacidade do sistema nervoso periférico e do sistema nervoso central para receber, processar e reagir a estímulos internos e externos	Cuidados com o Desenvolvimento Monitoração Neurológica	Interpretação de Dados Laboratoriais Monitoramento do Recém-Nascido Posicionamento Monitoração Respiratória	Melhora do Sono Supervisão Regulação da Temperatura Monitoração de Sinais Vitais
Organização do Bebê Pré-Termo Definição: Adaptação extrauterina da função fisiológica e comportamental do bebê nascido com 24 a 37 (termo) semanas gestacionais	Cuidados com o Desenvolvimento Monitoramento do Recém-Nascido	Promoção de Vínculo Alimentação por Mamadeira Assistência na Amamentação Estimulação Cutânea Controle do Ambiente Controle do Ambiente: Processo para o Estabelecimento de Vínculo Cuidado Neonatal: no Método Canguru Aconselhamento para Lactação Cuidados com o Recém-Nascido	Sucção Não Nutritiva Controle da Dor Orientação aos Pais: Bebês Posicionamento Monitoração Respiratória Supervisão Ensino: Estimulação do Bebê 0-4 Meses Regulação da Temperatura Cuidado com Cateter: Linha Umbilical Monitoração de Sinais Vitais
Sono Definição: Suspensão periódica natural da consciência, durante a qual o corpo se recupera	Cuidados com o Desenvolvimento	Técnica para Acalmar Controle do Ambiente Controle do Ambiente: Conforto	Sucção Não Nutritiva Controle da Dor Toque
Termorregulação: Recém-Nascido Definição: Equilíbrio entre a produção, o aumento e a perda de calor, durante os primeiros 28 dias de vida	Cuidados com o Recém-Nascido Regulação da Temperatura	Cuidados com o Desenvolvimento Controle do Ambiente Monitoramento do Recém-Nascido	Orientação aos Pais: Bebês Monitoração de Sinais Vitais

Nota de raciocínio crítico: Embora a desorganização do comportamento do bebê esteja, normalmente, associada a um bebê pré-termo, o diagnóstico não se limita a bebês pré-termo; assim, os resultados do desenvolvimento do bebê para os dois primeiros meses estão incluídos.

DIAGNÓSTICO DE ENFERMAGEM: Comunicação, Disposição para Aumentada

Definição: Um padrão de troca de informações e ideias com terceiros que é suficiente para atender às necessidades e objetivos de vida e aos que pode ser reforçado

LIGAÇÕES NOC-NIC PARA COMUNICAÇÃO, DISPOSIÇÃO PARA AUMENTADA

Resultado	Intervenções Principais		Intervenções Sugeridas
Comunicação Definição: Recepção, interpretação e expressão de mensagens faladas, escritas e não verbais	Construção de Relação Complexa Melhora da Socialização	Escutar Ativamente Redução da Ansiedade Treinamento da Assertividade Biblioterapia Melhora da Comunicação: Déficit Auditivo	Melhora da Comunicação: Déficit da Fala Intermediação Cultural Melhora do Desenvolvimento: Adolescente Melhora do Desenvolvimento: Infantil Humor
Comunicação: Expressão Definição: Expressão de mensagens verbais e não verbais	Treinamento da Assertividade Melhora da Comunicação: déficit da Fala	Redução da Ansiedade Construção de Relação Complexa Construção de Relação Complexa	Intermediação Cultural Melhora do Desenvolvimento: Adolescente Melhora do Desenvolvimento: Infantil Melhora da Socialização
Comunicação: Recepção Definição: Recepção e interpretação de mensagens verbais e/ou não verbais significativas	Redução da Ansiedade Melhora da Comunicação: Déficit Auditivo	Melhora da Comunicação: Déficit Visual	Intermediação Cultural Melhora do Desenvolvimento: Adolescente Melhora do Desenvolvimento: Infantil

Nota de raciocínio crítico: O diagnóstico tem dois focos de características definidoras: a capacidade de comunicar e a capacidade de usar a comunicação para partilhar pensamentos e ideias. São utilizadas, então, intervenções que promovem partilhamento e construção de relacionamentos.

DIAGNÓSTICO DE ENFERMAGEM: Comunicação, Verbal Prejudicada

Definição: Habilidade diminuída, retardada ou ausente para receber, processar, transmitir e usar um sistema de símbolos

NICS ASSOCIADAS AOS FATORES RELACIONADOS DO DIAGNÓSTICO

Inserção e Estabilização de Vias Aéreas Controle de Edema Cerebral Promoção da Perfusão Cerebral	Intermediação Cultural Controle de Ideias Delirantes Controle do Ambiente	Melhora da Educação em Saúde Controle do Humor Melhora da Autoestima	Melhora da Socialização Melhora do Sistema de Apoio Ensino: Indivíduo

(Continua)

LIGAÇÕES NOC-NIC PARA COMUNICAÇÃO, VERBAL PREJUDICADA

Resultado	Intervenções Principais		Intervenções Sugeridas
Cognição Definição: Capacidade de executar processos mentais complexos	Apoio à Tomada de Decisão Treinamento da Memória	Estimulação Cognitiva Melhora da Comunicação: Déficit da Fala Controle do Delírio	Controle da Demência Facilitação da Aprendizagem Orientação para a Realidade
Comunicação Definição: Recepção, interpretação e expressão de mensagens faladas, escritas e não verbais	Escutar Ativamente Melhora da Comunicação: Déficit Auditivo Melhora da Comunicação: Déficit da Fala	Redução da Ansiedade Arteterapia Biblioterapia	Melhora da Comunicação: Déficit Visual Intermediação Cultural
Comunicação: Expressão Definição: Expressão de mensagens verbais e/ou não verbais significativas	Melhora da Comunicação: Déficit da Fala	Escutar Ativamente Redução da Ansiedade Treinamento da Assertividade	Biblioterapia Melhora da Comunicação: Déficit Auditivo
Comunicação: Recepção Definição: Recepção e interpretação de mensagens verbais e/ou não verbais	Melhora da Comunicação: Déficit Auditivo Melhora da Comunicação: Déficit Visual	Escutar Ativamente Estimulação Cognitiva	Melhora da Comunicação: Déficit da Fala Intermediação Cultural
Processamento de Informações Definição: Capacidade de adquirir, organizar e usar informações	Apoio à Tomada de Decisão Treinamento da Memória	Redução da Ansiedade Controle do Delírio Controle da Demência Melhora na Educação em Saúde	Facilitação da Aprendizagem Melhora da Disposição para Aprender

DIAGNÓSTICO DE ENFERMAGEM: Conforto, Prejudicado

Definição: Falta percebida de sensação de conforto, alívio e transcendência nas dimensões física, psicoespiritual, ambiental e social

LIGAÇÕES NOC-NIC PARA CONFORTO, PREJUDICADO

Resultado	Intervenções Principais		Intervenções Sugeridas
Nível de Agitação Definição: Gravidade de manifestações fisiológicas e comportamentais de ruptura por estresse ou elementos bioquímicos	Técnica para Acalmar Controle da Demência Controle da Demência: Banho	Assistência no Controle da Raiva Redução da Ansiedade Controle do Comportamento: Hiperatividade/Desatenção Precauções contra Fuga Controle do Ambiente: Segurança Controle do Ambiente: Prevenção de Violência	Monitoração Hídrica Melhora do Sono Monitoração de Sinais Vitais Controle do Peso

NOC e NIC Ligados aos Diagnósticos de Enfermagem: Conforto, Prejudicado

LIGAÇÕES NOC-NIC PARA CONFORTO, PREJUDICADO

Resultado	Intervenções Principais	Intervenções Sugeridas	
Satisfação do Cliente: Ambiente Físico Definição: Alcance da percepção positiva do ambiente em que mora, em que é tratado, do equipamento e suprimentos, em locais de atendimento agudo ou por tempo prolongado	Controle do Ambiente: Conforto	Cuidados na Admissão Assistência em Exames	Assistência para Manutenção do Lar
Estado de Conforto Definição: Conforto geral, físico, psicoespiritual, sociocultural e ambiental e segurança de um indivíduo	Redução da Ansiedade Intermediação Cultural Controle do Ambiente: Conforto Controle do Ambiente: Segurança Posicionamento Terapia de Relaxamento Apoio Espiritual Melhora do Sistema de Apoio Intermediação Cultural	Ver nota de raciocínio crítico p. 74	
Estado de Conforto: Ambiente Definição: Relaxamento ambiental, conforto e segurança do ambiente	Controle do Ambiente: Conforto Controle do Ambiente: Segurança	Cuidados com o Repouso no Leito Controle do Ambiente Controle do Ambiente: Preparo do Lar	Assistência para Manutenção do Lar Proteção dos Direitos do Paciente
Estado de Conforto: Físico Definição: Relaxamento físico relacionado com sensações corporais e mecanismos homeostáticos	Controle do Ambiente: Conforto Posicionamento Terapia de Relaxamento	Acupressão Controle de Vias Aéreas Aromaterapia Cuidados com o Repouso no Leito Biofeedback Cuidados na Incontinência Intestinal Controle da Constipação/Impactação Estimulação Cutânea Controle da Diarreia Assistência ao Morrer	Controle da Energia Promoção do Exercício: Alongamento Tratamento da Febre Redução da Flatulência Controle Hídrico Aplicação de Calor/Frio Hipnose Massagem Controle da Náusea Controle do Vômito

(Continua)

LIGAÇÕES NOC-NIC PARA CONFORTO, PREJUDICADO

Resultado	Intervenções Principais		Intervenções Sugeridas
Estado de Conforto: Psicoespiritual Definição: Relaxamento psicoespiritual relacionado a autoconceito, bem-estar emocional, fonte de inspiração e sentido e finalidade na própria vida	Redução da Ansiedade Apoio Espiritual	Aromaterapia Treinamento de Autossugestão Técnica para Acalmar Apoio Emocional Facilitação do Processo de Perdão Facilitação do Processo de Pesar Facilitação do Processo de Pesar: Morte Perinatal Estimulação da Imaginação Facilitação do Processo de Culpa Promoção da Esperança	Humor Facilitação do Processo de Meditação Controle do Humor Terapia de Relaxamento Estímulo a Rituais Religiosos Aumento da Autopercepção Melhora da Autoestima Facilitação do Crescimento Espiritual Prevenção do Suicídio Esclarecimento de Valores
Estado de Conforto: Sociocultural Definição: Relaxamento social associado a relações interpessoais, familiares e sociais, dentro de um contexto cultural	Intermediação Cultural Melhora do Sistema de Apoio	Escutar Ativamente Mediação de Conflitos Promoção do Envolvimento Familiar Mediação de Conflitos	Proteção dos Direitos do Paciente Melhora da Socialização Grupo de Apoio Dizer a Verdade Facilitação da Visita
Controle de Sintomas Definição: Ações pessoais para minimizar mudanças adversas percebidas nas funções física e emocional	Melhora da Autoeficiência Assistência na Automodificação	Escutar Ativamente Melhora do Enfrentamento Facilitação da Autorresponsabilidade Ensino: Atividade/Exercício Prescritos	Ensino: Dieta Prescrita Ensino: Medicamentos Prescritos Ensino: Procedimento/Tratamento
Gravidade dos Sintomas Definição: Gravidade de mudanças adversas percebidas nas funções física, emocional e social	Administração de Medicamentos Controle da Dor Posicionamento	Redução da Ansiedade Técnica para Acalmar Melhora do Enfrentamento Controle de Energia Estimulação da Imaginação Massagem	Controle de Medicamentos Melhora do Sono Controle do Humor Controle da Dor Posicionamento Relaxamento Muscular Progressivo Posicionamento Terapia de Relaxamento

Nota de raciocínio crítico: As intervenções sugeridas para o resultado amplo Estado de Conforto podem incluir qualquer uma das intervenções sugeridas para os conceitos de conforto mais específicos. O diagnóstico não identifica fatores relacionados, assim, possibilitando a identificação de fatores antecedentes ou contribuintes para cada paciente. As características definidoras incluem sofrimento, causado por sintomas, e sintomas relacionados à doença; se esses forem os sintomas do paciente, Controle de Sintomas pode ser considerado um resultado possível. Gravidade de Sintomas: perimenopausa e Gravidade de Sintomas: síndrome pré-menstrual (SPM/OMS) devem ser considerados, quando o desconforto tem relação com esses

NOC e NIC Ligados aos Diagnósticos de Enfermagem: Confusão, Aguda

DIAGNÓSTICO DE ENFERMAGEM: Conforto, Disposição para Aumento do

Definição: Padrão de sensação de conforto, alívio e transcendência nas dimensões física, psicoespiritual, ambiental e/ou social que pode ser aumentado

LIGAÇÕES NOC-NIC PARA CONFORTO, DISPOSIÇÃO PARA AUMENTO DO

Resultado	Intervenções Principais	Intervenções Sugeridas	
Estado de Conforto Definição: Conforto geral físico, psicoespiritual, sociocultural e ambiental, e segurança de um indivíduo	Educação em Saúde Melhora da Autopercepção Melhora da Autocompetência Assistência na Automodificação	Aromaterapia Treinamento de Autossugestão Biblioterapia Melhora da Imagem Corporal Intermediação Cultural Controle da Energia Controle do Ambiente: Conforto Promoção do Exercício Facilitação do Processo de Perdão Facilitação do Processo de Pesar Estimulação da Imaginação Facilitação do Processo de Culpa	Registro de Ações Facilitação do Processo de Meditação Aconselhamento Nutricional Controle da Síndrome Pré-Menstrual (TPM) Relaxamento Muscular Progressivo Estímulo a Rituais Religiosos Melhora do Papel Melhora da Autoestima Facilitação da Auto-Hipnose Melhora do Sono Facilitação do Crescimento Espiritual Melhora da Socialização
Autonomia Pessoal Definição: Ações pessoais de indivíduo competente para o exercício do governo nas decisões de vida	Treinamento da Assertividade Apoio à Tomada de Decisão	Aconselhamento Genético Orientação quanto ao Sistema de Saúde Promoção da Capacidade de Resiliência	Melhora da Autocompetência Assistência na Automodificação Facilitação da Autorresponsabilidade

Nota de raciocínio crítico: Uma quantidade das intervenções e o resultado, Autonomia Pessoal, concentram-se na capacitação do indivíduo para melhorar seu conforto. Qualquer uma das intervenções usadas com Conforto Prejudicado pode ser considerada em relação a problemas específicos que reduzem o conforto.

DIAGNÓSTICO DE ENFERMAGEM: Confusão, Aguda

Definição: Início abrupto de distúrbios reversíveis de consciência, atenção, cognição e percepção que ocorrem durante um breve período

NICS ASSOCIADAS AOS FATORES RELACIONADOS DO DIAGNÓSTICO

Controle do Delírio Controle da Demência	Melhora do Sono Tratamento de Uso de Drogas	Tratamento de Uso de Drogas: Abstinência do Álcool

(Continua)

LIGAÇÕES NOC-NIC PARA CONFUSÃO, AGUDA

Resultado	Intervenções Principais	Intervenções Sugeridas	
Nível de Confusão Aguda Definição: Gravidade do transtorno na consciência e na cognição, que se desenvolve por período curto	Controle do Delírio Orientação para a Realidade	Técnica para Acalmar Controle de Ideias Delirantes Controle do Ambiente: Segurança Prevenção contra Quedas Controle de Alucinações Controle de Medicamentos Controle do Humor	Precauções contra Convulsões Melhora do Sono Tratamento de Uso de Drogas: Abstinência de Álcool Tratamento de Uso de Drogas: Abstinência Tratamento de Uso de Drogas: *Overdose*
Orientação Cognitiva Definição: Capacidade de identificar pessoa, lugar e tempo, com exatidão	Orientação para a Realidade	Redução da Ansiedade Técnica para Acalmar Controle do Delírio Controle de Ideias Delirantes	Controle de Alucinações Administração de Medicamentos Controle de Medicamentos
Autocontrole do Pensamento Distorcido Definição: Autocontenção de rupturas na percepção, nos processos de pensamento e no conteúdo das ideias	Controle de Ideias Delirantes Controle de Alucinações	Redução da Ansiedade Técnica para Acalmar Reestruturação Cognitiva	Controle do Delírio Controle de Medicamentos Orientação para a Realidade
Processamento de Informações Definição: Capacidade de adquirir, organizar e usar informações	Estimulação Cognitiva Treinamento da Memória	Redução da Ansiedade Controle do Delírio Controle de Ideias Delirantes	Controle do Ambiente Controle Hidroeletrolítico
Gravidade da Retirada da Substância Definição: Gravidade de sinais ou sintomas físicos e psicológicos, causados pela retirada de drogas aditivas, substâncias tóxicas, tabaco ou álcool	Tratamento do Uso de Drogas: Abstinência do Álcool Tratamento do Uso de Drogas: Abstinência	Redução da Ansiedade Técnica para Acalmar Controle do Delírio Controle da Diarreia Controle do Ambiente: Conforto Cuidados com os Olhos Controle de Alucinações Administração de Medicamentos Controle do Humor	Controle da Náusea Controle da Dor Precauções contra Convulsões Melhora do Sono Tratamento do Uso de Drogas Supervisão Regulação da Temperatura Monitoração de Sinais Vitais

Nota de raciocínio crítico: As intervenções capazes de tratar confusão aguda, passível de atribuição a fatores fisiológicos e psicológicos, foram identificadas.

DIAGNÓSTICO DE ENFERMAGEM: Confusão, Crônica

Definição: Uma deterioração irreversível, prolongada e/ou progressiva do intelecto e da personalidade, caracterizada pela capacidade diminuída para a interpretação dos estímulos ambientais e para processos de pensamento intelectual e manifestada por distúrbios da memória, de orientação e do comportamento

NICS ASSOCIADAS AOS FATORES RELACIONADOS DO DIAGNÓSTICO

Controle de Edema Cerebral	Controle da Demência	Controle da Terapia Tromboembolítica
Promoção da Perfusão Cerebral	Tratamento do Uso Abusivo de Drogas	

LIGAÇÕES NOC-NIC PARA CONFUSÃO, CRÔNICA

Resultado	Intervenções Principais	Intervenções Sugeridas	
Cognição Definição: Capacidade de executar processos mentais complexos	Controle da Demência Terapia de Reminiscências	Terapia Ocupacional Redução da Ansiedade Controle do Comportamento Técnica para Acalmar Estimulação Cognitiva	Apoio à Tomada de Decisão Controle do Ambiente Prevenção contra Quedas Promoção do Envolvimento Familiar
Orientação Cognitiva Definição: Capacidade de identificar pessoa, lugar e tempo, com exatidão	Controle da Demência Orientação para a Realidade	Técnica para Acalmar Contenção Química Estimulação Cognitiva Humor Controle de Medicamentos	Treinamento da Memória Proteção dos Direitos do Paciente Redução do Estresse por Mudança Supervisão: Segurança Facilitação da Visita
Tomada de Decisão Definição: Capacidade de fazer julgamentos e escolher entre duas ou mais alternativas	Apoio à Tomada de Decisão Promoção do Envolvimento Familiar	Controle da Demência Apoio Familiar Orientação quanto ao Sistema de Saúde	Treinamento da Memória Proteção dos Direitos do Paciente Redução do Estresse por Mudança
Autocontrole do Pensamento Distorcido Definição: Autocontenção de rupturas na percepção, nos processos de pensamento e no conteúdo das ideias	Controle de Ideias Delirantes Controle de Alucinações	Terapia Ocupacional Redução da Ansiedade Arteterapia Controle do Comportamento Reestruturação Cognitiva Estimulação Cognitiva	Controle da Demência Controle do Ambiente Controle de Medicamentos Terapia Ambiental Orientação para a Realidade Terapia de Validação
Identidade Definição: Distingue entre o eu e o não eu e caracteriza a própria essência	Controle da Demência Orientação para a Realidade	Apoio à Proteção contra Abuso: Idoso Estimulação Cognitiva Controle da Demência Controle do Ambiente Controle do Ambiente: Prevenção de Violência	Controle de Alucinações Administração de Medicamentos Melhora da Socialização

(Continua)

LIGAÇÕES NOC-NIC PARA CONFUSÃO, CRÔNICA

Resultado	Intervenções Principais	Intervenções Sugeridas	
Memória Definição: Capacidade de recuperar e relatar cognitivamente, informações anteriormente armazenadas	Treinamento da Memória	Escutar Ativamente Estimulação Cognitiva Melhora do Enfrentamento	Facilitação da Aprendizagem Orientação para a Realidade Terapia de Recordações

Nota de raciocínio crítico: Uma quantidade de resultados é oferecida para investigar as várias dimensões da confusão crônica; um resultado para medir confusão crônica está, no momento, sendo desenvolvido; será disponibilizado na quinta edição da NOC.

DIAGNÓSTICO DE ENFERMAGEM: Conhecimento, Deficiente

Definição:: Ausência ou deficiência de informação cognitiva relacionada a um tópico específico

NICS ASSOCIADAS AOS FATORES RELACIONADOS DO DIAGNÓSTICO

Estimulação Cognitiva	Melhora da Educação em Saúde	Melhora da Disposição para Aprender	Ensino: Indivíduo
Controle da Demência	Facilitação da Aprendizagem	Treinamento da Memória	Ensino: Grupo

LIGAÇÕES NOC-NIC PARA CONHECIMENTO, DEFICIENTE

Resultado	Intervenções Principais	Intervenções Sugeridas	
Satisfação do Cliente: Ensino Definição: Alcance da percepção positiva de instruções dadas pela equipe de Enfermagem para melhorar o conhecimento, a compreensão e a participação nos cuidados	Ensino: Processo da Doença Ensino: Medicamentos Prescritos Ensino: Procedimento/ Tratamento	Educação em Saúde Melhora da Disposição para Aprender Informações Sensoriais Preparatórias Ensino: Cuidados com os Pés	Ensino: Indivíduo Ensino: Atividade/ Exercícios Prescritos Ensino: Dieta Prescrita Ensino: Habilidades Psicomotoras
Conhecimento: Controle da Artrite Definição: Alcance da compreensão transmitida sobre artrite, seu tratamento e a prevenção de complicações	Ensino: Processo da Doença Ensino: Atividade/ Exercício Prescrito	Controle da Energia Controle do Ambiente: Segurança Promoção do Exercício Terapia com Exercício: Mobilidade Articular Orientação quanto ao Sistema de Saúde Controle da Dor	Grupo de Apoio Ensino: Indivíduo Ensino: Dieta Prescrita Ensino: Medicamentos Prescritos Controle do Peso Assistência para Reduzir o Peso

NOC e NIC Ligados aos Diagnósticos de Enfermagem: Conhecimento, Deficiente

LIGAÇÕES NOC-NIC PARA CONHECIMENTO, DEFICIENTE

Resultado	Intervenções Principais	Intervenções Sugeridas	
Conhecimento: Controle da Asma Definição: Alcance da compreensão transmitida sobre a asma, seu tratamento e a prevenção de complicações	Controle da Asma Ensino: Processo da Doença Ensino: Medicamentos Prescritos	Orientação Antecipada Controle da Energia Controle do Ambiente: Segurança Orientação quanto ao Sistema de Saúde Controle de Imunização/Vacinação Administração de Medicamentos: Inalatória	Identificação de Riscos Grupo de Apoio Ensino: Indivíduo Ensino: Atividade/Exercícios Prescritos Ensino: Procedimento/Tratamento
Conhecimento: Mecânica Corporal Definição: Alcance da compreensão transmitida sobre alinhamento corporal correto, equilíbrio e movimentos coordenados	Promoção da Mecânica Corporal	Promoção do Exercício: Treino para Fortalecimento Promoção do Exercício: Alongamento Terapia com Exercício: Deambulação Terapia com Exercício: Equilíbrio	Terapia com Exercício: Mobilidade Articular Terapia com Exercício: Controle Muscular Identificação de Risco Ensino: Atividade/Exercícios Prescritos
Conhecimento: Amamentação Definição: Alcance da compreensão transmitida sobre lactação e nutrição de um bebê por meio da amamentação	Assistência na Amamentação Aconselhamento para Lactação	Orientação quanto ao Sistema de Saúde Sucção Não Nutritiva	Supervisão da Pele Grupo de Apoio
Conhecimento: Controle do Câncer Definição: Alcance da compreensão transmitida sobre causa, tipo, evolução, sintomas e tratamento do câncer	Ensino: Processo da Doença Ensino: Procedimento/Tratamento	Orientação Antecipada Controle da Quimioterapia Melhora do Enfrentamento Controle da Energia Assistência quanto a Recursos Financeiros Orientação quanto ao Sistema de Saúde Controle de Medicamentos	Controle da Náusea Controle da Dor Controle da Radioterapia Identificação de Risco Grupo de Apoio Ensino: Indivíduo Controle do Vômito
Conhecimento: Redução da Ameaça de Câncer Definição: Alcance da compreensão transmitida sobre causas, prevenção e detecção precoce do câncer	Avaliação da Saúde Identificação de Risco	Exame das Mamas Aconselhamento Genético Aconselhamento Nutricional Manutenção da Saúde Oral	Supervisão da Pele Assistência para Parar de Fumar Ensino: Processo da Doença Ensino: Sexo Seguro

(Continua)

LIGAÇÕES NOC-NIC PARA CONHECIMENTO, DEFICIENTE

Resultado	Intervenções Principais		Intervenções Sugeridas
Conhecimento: Controle da Insuficiência Cardíaca Congestiva Definição: Alcance da compreensão transmitida sobre insuficiência cardíaca, seu tratamento e a prevenção de exacerbações	Precauções Cardíacas Ensino: Processo da Doença	Redução da Ansiedade Controle da Energia Cuidados Cardíacos: Reabilitação Intermediação Cultural Promoção do Envolvimento Familiar Orientação quanto ao Sistema de Saúde Aconselhamento Nutricional Terapia de Relaxamento Promoção da Capacidade de Resiliência Identificação de Risco	Aconselhamento Sexual Assistência para Parar de Fumar Grupo de Apoio Ensino: Atividade/Exercícios Prescritos Ensino: Dieta Prescrita Ensino: Medicamentos Prescritos Ensino: Procedimento/Tratamento Controle do Peso Assistência para Reduzir o Peso
Conhecimento: Segurança Física da Criança Definição: Alcance da compreensão transmitida sobre os cuidados seguros de uma criança de um a 17 anos de idade	Ensino: Segurança Infantil 13-18 Meses Ensino: Segurança Infantil 19-24 Meses Ensino: Segurança Infantil 25-36 Meses	Apoio à Proteção contra Abuso: Infantil Orientação aos Pais: Adolescentes Orientação aos Pais: Educando os Filhos Identificação de Risco Identificação de Risco: Família que Espera um Filho	Prevenção do Uso de Drogas Supervisão: Segurança Ensino: Grupo Promoção da Segurança em Veículos
Conhecimento: Prevenção da Concepção Definição: Alcance da compreensão transmitida sobre a prevenção de gravidez não planejada	Planejamento Familiar: Contracepção	Orientação aos Pais: Adolescentes	Ensino: Sexo Seguro
Conhecimento: Controle da Insuficiência Cardíaca Congestiva Definição: Alcance da compreensão transmitida sobre insuficiência cardíaca, seu tratamento e a prevenção de exacerbações	Cuidados Circulatórios: Insuficiência Venosa Controle da Hipervolemia Ensino: Processo da Doença	Cuidados Circulatórios: Insuficiência Arterial Controle da Energia Controle Hídrico Monitoração Hídrica Orientação quanto ao Sistema de Saúde Controle de Medicamentos Monitoração Respiratória	Grupo de Apoio Ensino: Atividade/Exercícios Prescritos Ensino: Dieta Prescrita Ensino: Medicamentos Prescritos Ensino: Procedimento/Tratamento Controle do Peso

NOC e NIC Ligados aos Diagnósticos de Enfermagem: Conhecimento, Deficiente

LIGAÇÕES NOC-NIC PARA CONHECIMENTO, DEFICIENTE

Resultado	Intervenções Principais	Intervenções Sugeridas	
Conhecimento: Controle da Depressão Definição: Alcance da compreensão transmitida sobre depressão e as inter-relações entre causas, efeitos e tratamentos	Ensino: Medicamentos Prescritos Ensino: Procedimento/ Tratamento	Orientação quanto ao Sistema de Saúde Registro de Ações Controle de Medicamentos Reconciliação de Medicamentos Controle do Humor	Melhora da Autopercepção Melhora da Autoestima Prevenção do Uso de Drogas Grupo de Apoio Ensino: Processo da Doença
Conhecimento: Controle do Diabetes Definição: Alcance da compreensão transmitida sobre diabetes, seu tratamento e a prevenção de complicações	Ensino: Processo da Doença Ensino: Dieta Prescrita Ensino: Medicamentos Prescritos	Controle da Hiperglicemia Controle da Hipoglicemia Administração de Medicamentos: Subcutânea Controle de Medicamentos	Controle da Nutrição Ensino: Cuidados com os Pés Ensino: Atividade/ Exercícios Prescritos Ensino: Habilidades Psicomotoras
Conhecimento: Dieta Definição: Alcance da compreensão transmitida sobre a dieta recomendada	Aconselhamento Nutricional Ensino: Dieta Prescrita	Controle da Quimioterapia Controle de Distúrbios Alimentares Assistência na Automodificação	Ensino: Grupo Controle do Peso
Conhecimento: Processo da Doença Definição: Alcance da compreensão transmitida sobre processo específico de doença e prevenção de complicações	Ensino: Processo da Doença	Controle de Alergias Controle da Asma Controle da Quimioterapia Plano de Alta Orientação quanto ao Sistema de Saúde	Identificação de Risco Ensino: Grupo Ensino: Indivíduo Ensino: Procedimento/ Tratamento
Conhecimento: Conservação de Energia Definição: Alcance da compreensão transmitida sobre técnicas de conservação de energia	Controle da Energia Ensino: Atividade/ Exercícios Prescritos	Promoção da Mecânica Corporal Cuidados Cardíacos: Reabilitação	Educação em Saúde Ensino: Grupo
Conhecimento: Prevenção de Quedas Definição: Alcance da compreensão transmitida sobre prevenção de quedas	Controle do Ambiente: Segurança Prevenção contra Quedas	Ensino: Indivíduo Ensino: Segurança Infantil 13-18 Meses Ensino: Segurança Infantil 19-24 Meses	Ensino: Segurança Infantil 25-36 Meses

(Continua)

LIGAÇÕES NOC-NIC PARA CONHECIMENTO, DEFICIENTE

Resultado	Intervenções Principais		Intervenções Sugeridas
Conhecimento: Promoção da Fertilidade Definição: Alcance da compreensão transmitida sobre teste de fertilidade e as condições que afetam a concepção	Planejamento Familiar: Infertilidade Preservação da Fertilidade	Aconselhamento na Pré-Concepção Controle da Tecnologia Reprodutiva Controle de Amostras para Exames	Ensino: Procedimento/ Tratamento Ensino: Sexo Seguro
Conhecimento: Comportamento de Saúde Definição: Alcance da compreensão transmitida sobre a promoção e a proteção da saúde	Educação em Saúde Avaliação da Saúde	Exame das Mamas Controle do Ambiente: Segurança Controle do Ambiente: Segurança do Trabalhador Promoção do Exercício Aconselhamento Genético Orientação quanto ao Sistema de Saúde Aconselhamento Nutricional Promoção da Saúde Oral Orientação aos Pais: Adolescentes	Orientação aos Pais: Educando os Filhos Orientação aos Pais: Bebês Aconselhamento na Pré-Concepção Terapia de Relaxamento Identificação de Risco Prevenção do Uso de Drogas Ensino: Grupo Ensino: Sexo Seguro Promoção da Segurança em Veículos
Conhecimento: Promoção da Saúde Definição: Alcance da compreensão transmitida sobre as informações necessárias à obtenção e manutenção de uma saúde excelente	Educação em Saúde Orientação quanto ao Sistema de Saúde	Controle de Alergias Exame das Mamas Promoção do Exercício Avaliação da Saúde Controle da Imunização/ Vacinação Proteção contra Infecção Controle de Medicamentos	Aconselhamento Nutricional Terapia de Relaxamento Prevenção do Uso de Drogas Ensino: Cuidados com os Pés Ensino: Medicamentos Prescritos Ensino: Sexo Seguro Controle do Peso
Conhecimento: Recursos de Saúde Definição: Alcance da compreensão transmitida sobre recursos relevantes de cuidados de saúde	Educação em Saúde Orientação quanto ao Sistema de Saúde	Gerenciamento de Caso Plano de Alta	Assistência quanto a Recursos Financeiros Consulta por Telefone

NOC e NIC Ligados aos Diagnósticos de Enfermagem: Conhecimento, Deficiente

LIGAÇÕES NOC-NIC PARA CONHECIMENTO, DEFICIENTE

Resultado	Intervenções Principais	Intervenções Sugeridas	
Conhecimento: Controle da Hipertensão Definição: Alcance da compreensão transmitida sobre pressão sanguínea elevada, seu tratamento e a prevenção de complicações	Ensino: Processo da Doença Ensino: Medicamentos Prescritos	Promoção do Exercício Orientação quanto ao Sistema de Saúde Controle de Medicamentos Aconselhamento Nutricional	Assistência para Parar de Fumar Ensino: Dieta Prescrita Ensino: Procedimento/ Tratamento Monitoração de Sinais Vitais
Conhecimento: Cuidados na Doença Definição: Alcance da compreensão transmitida sobre informações relacionadas com a doença, necessárias para alcançar e manter uma saúde excelente	Ensino: Processo da Doença Ensino: Procedimento/ Tratamento	Orientação Antecipada Controle da Energia Orientação quanto ao Sistema de Saúde	Ensino: Atividade/ Exercícios Prescritos Ensino: Dieta Prescrita Ensino: Medicamentos Prescritos
Conhecimento: Cuidados com o Bebê Definição: Alcance da compreensão transmitida sobre cuidados de um bebê, do nascimento ao primeiro aniversário	Orientação aos Pais: Bebês	Cuidados com a Circuncisão Cuidados com Bebês Aconselhamento para Lactação Promoção da Paternidade/ Maternidade Ensino: Nutrição do Bebê 0-3 Meses Ensino: Nutrição do Bebê: 4-6 Meses Ensino: Nutrição do Bebê 7-9 Meses Ensino: Nutrição do Bebê 10-12 Meses Ensino: Segurança do Bebê 0-3 Meses	Ensino: Segurança do Bebê 4-6 Meses Ensino: Segurança do Bebê 7-9 Meses Ensino: Segurança do Bebê 10-12 Meses Ensino: Estimulação do Bebê 0-4 Meses Ensino: Estimulação do Bebê 5-8 Meses Ensino: Estimulação do Bebê 9-12 Meses
Conhecimento: Controle de Infecção Definição: Alcance da compreensão transmitida sobre infecção, seu tratamento e a prevenção de complicações	Controle de Infecção Identificação de Risco	Orientação quanto ao Sistema de Saúde Cuidados com o Local de Incisão Controle de Medicamentos Ensino: Processo da Doença	Ensino: Medicamentos Prescritos Ensino: Procedimento/ Tratamento Cuidados com Lesões

(Continua)

LIGAÇÕES NOC-NIC PARA CONHECIMENTO, DEFICIENTE

Resultado	Intervenções Principais		Intervenções Sugeridas
Conhecimento: Trabalho de Parto e Expulsão Definição: Alcance da compreensão transmitida sobre trabalho de parto e expulsão vaginal	Preparo para o Nascimento	Orientação Antecipada Supressão do Trabalho de Parto	Ensino: Grupo
Conhecimento: Medicação Definição: Alcance da compreensão transmitida sobre o uso seguro de medicações	Ensino: Medicamentos Prescritos	Controle de Alergias Administração de Analgésicos Controle da Asma Controle da Hiperglicemia	Controle da Hipoglicemia Controle de Imunização/Vacinação Assistência à Analgesia Controlada pelo Paciente (PCA)
Conhecimento: Controle da Esclerose Múltipla Definição: Alcance da compreensão transmitida sobre esclerose múltipla, seu tratamento e a prevenção de recaídas ou exacerbações	Controle da Energia Ensino: Processo da Doença	Gerenciamento de Caso Orientação quanto ao Sistema de Saúde Grupo de Apoio Ensino: Atividade/Exercícios Prescritos	Ensino: Dieta Prescrita Ensino: Medicamentos Prescritos Ensino: Procedimento/Tratamento Ensino: Habilidades Psicomotoras
Conhecimento: Cuidados da Ostomia Definição: Alcance da compreensão transmitida sobre a manutenção de uma ostomia para eliminação	Cuidados com Ostomias	Administração de Medicamentos: Tópica Cuidados da Pele: Tratamentos Tópicos Supervisão da Pele	Ensino: Dieta Prescrita Ensino: Procedimento/Tratamento Ensino: Habilidades Psicomotoras
Conhecimento: Controle da Dor Definição: Alcance da compreensão transmitida sobre causas, sintomas e tratamento da dor	Controle da Dor Ensino: Medicamentos Prescritos	Administração de Analgésicos Aromaterapia Orientação quanto ao Sistema de Saúde Aplicação de Calor/Frio Reconciliação de Medicamentos Assistência à Analgesia Controlada pelo Paciente (PCA)	Relaxamento Muscular Progressivo Terapia de Relaxamento Facilitação da Auto-Hipnose Grupo de Apoio Ensino: Atividade/Exercícios Prescritos Estimulação Elétrica Nervosa Transcutânea (TENS)

NOC e NIC Ligados aos Diagnósticos de Enfermagem: Conhecimento, Deficiente

LIGAÇÕES NOC-NIC PARA CONHECIMENTO, DEFICIENTE

Resultado	Intervenções Principais	Intervenções Sugeridas	
Conhecimento: Criação de Filhos Definição: Alcance da compreensão transmitida sobre provisão de um ambiente de cuidados que seja construtivo para uma criança de um a 17 anos de idade	Orientação aos Pais: Adolescentes Orientação aos Pais: Educando os Filhos	Melhora do Desenvolvimento: Adolescente Melhora do Desenvolvimento: Infantil Ensino: Nutrição Infantil 13-18 Meses Ensino: Nutrição Infantil 19-24 Meses Ensino: Nutrição Infantil 25-36 Meses	Ensino: Segurança Infantil 13-18 Meses Ensino: Segurança Infantil 19-24 Meses Ensino: Segurança Infantil 25-36 Meses Ensino: Treinamento dos Esfíncteres
Conhecimento: Segurança Pessoal Definição: Alcance da compreensão transmitida sobre prevenção de lesões não intencionais	Controle do Ambiente: Segurança Identificação de Risco	Controle do Ambiente: Comunidade Controle do Ambiente: Segurança do Trabalhador Prevenção contra Quedas Prevenção do Uso de Drogas Ensino: Segurança do Bebê 0-3 Meses Ensino: Segurança do Bebê 4-6 Meses Ensino: segurança do Bebê 7-9 Meses	Ensino: Segurança do Bebê 10-12 Meses Ensino: Segurança Infantil 13-18 Meses Ensino: Segurança Infantil 19-24 Meses Ensino: Segurança Infantil 25-36 Meses Promoção da Segurança em Veículos
Conhecimento: Saúde Materna no Pós-parto Definição: Alcance da compreensão transmitida sobre saúde materna no período após o nascimento de um bebê	Aconselhamento para Lactação Cuidados Pós-Parto	Controle da Energia Promoção do Exercício Orientação quanto ao Sistema de Saúde Controle do Humor	Aconselhamento Nutricional Ensino: Atividade/Exercícios Prescritos Assistência para Reduzir o Peso
Conhecimento: Saúde Materna Pré-concepção Definição: Alcance da compreensão transmitida sobre saúde materna, antes da concepção, para assegurar uma gestação saudável	Aconselhamento na Pré-Concepção	Controle do Ambiente: Segurança Aconselhamento Genético	Prevenção do Uso de Drogas

(Continua)

LIGAÇÕES NOC-NIC PARA CONHECIMENTO, DEFICIENTE

Resultado	Intervenções Principais	Intervenções Sugeridas	
Conhecimento: Gravidez Definição: Alcance da compreensão transmitida sobre a promoção de uma gravidez saudável e a prevenção de complicações	Preparo para o Nascimento Cuidados no Pré-Natal	Promoção da Mecânica Corporal Controle do Ambiente: Segurança Orientação quanto ao Sistema de Saúde Cuidados na Gravidez de Alto Risco Aconselhamento Nutricional	Prevenção do Uso de Drogas Ensino: Atividade/ Exercícios Prescritos Ensino: Dieta Prescrita Ensino: Medicamentos Prescritos
Conhecimento: Funcionamento Sexual na Gravidez e no Pós-parto Definição: Alcance da compreensão transmitida sobre a função sexual durante a gravidez e após o parto	Aconselhamento Sexual	Planejamento Familiar: Contracepção Cuidados Pós-Parto	Cuidados no Pré-Natal
Conhecimento: Atividade Prescrita Definição: Alcance da compreensão transmitida sobre atividade e exercício prescritos	Ensino: Atividade/ Exercícios Prescritos	Controle da Energia Promoção do Exercício Terapia com Exercício: Deambulação	Terapia com Exercício: Controle Muscular Ensino: Grupo
Conhecimento: Cuidados com Bebê Pré-Termo Definição: Alcance da compreensão transmitida sobre os cuidados de um bebê pré-termo, nascido com 24 a 37 (a termo) semanas gestacionais	Cuidados com o Desenvolvimento	Promoção de Vínculo Assistência quanto a Recursos Financeiros Orientação quanto ao Sistema de Saúde	Orientação aos Pais: Bebês Ensino: Estimulação do Bebê 0-4 Meses
Conhecimento: Funcionamento Sexual Definição: Alcance da compreensão transmitida sobre desenvolvimento sexual e práticas sexuais responsáveis	Ensino: Sexo Seguro Ensino: Sexualidade	Planejamento Familiar: Contracepção Orientação aos Pais: Adolescentes	Orientação aos Pais: Educando os Filhos Aconselhamento Sexual
Conhecimento: Controle do Uso de Substância Definição: Alcance da compreensão transmitida sobre controle do uso de drogas aditivas, substâncias químicas tóxicas tabaco ou álcool	Prevenção do Uso de Drogas Tratamento do Uso de Drogas	Educação em Saúde Orientação quanto ao Sistema de Saúde Aconselhamento na Pré-Concepção	Assistência para Parar de Fumar Ensino: Grupo

NOC e NIC Ligados aos Diagnósticos de Enfermagem: Conhecimento, Deficiente

LIGAÇÕES NOC-NIC PARA CONHECIMENTO, DEFICIENTE

Resultado	Intervenções Principais	Intervenções Sugeridas	
Conhecimento: Procedimentos de Tratamento Definição: Alcance da compreensão transmitida sobre um procedimento necessário, como parte de um regime de tratamento	Ensino: Procedimento/ Tratamento Ensino: Habilidades Psicomotoras	Controle da Asma Intermediação Cultural Apoio à Tomada de Decisão	Informações Sensoriais Preparatórias Cuidados com Próteses Ensino: Processo da Doença
Conhecimento: Regime de Tratamento Definição: Alcance da compreensão transmitida sobre um regime de tratamento determinado	Ensino: Processo da Doença Ensino: Procedimento/ Tratamento	Controle de Alergias Controle da Asma Controle da Quimioterapia Orientação quanto ao Sistema de Saúde Controle de Medicamentos Aconselhamento Nutricional	Controle da Radioterapia Ensino: Grupo Ensino: Atividade/ Exercícios Prescritos Ensino: Dieta Prescrita Ensino: Medicamentos Prescritos
Conhecimento: Controle do Peso Definição: Alcance da compreensão transmitida sobre a promoção e a manutenção de um peso corporal excelente e de um percentual de gordura coerente com a altura, a compleição física, o gênero e a idade	Aconselhamento Nutricional Controle do Peso	Modificação do Comportamento Controle de Distúrbios Alimentares Promoção do Exercício Orientação quanto ao Sistema de Saúde	Controle de Medicamentos Ensino: Grupo Assistência para Aumentar o Peso Assistência para Reduzir o Peso

Nota de raciocínio crítico: Se a condição do problema sobre o qual o paciente é orientado não estiver listada, os resultados genéricos referentes à saúde ou ao processo da doença podem ser selecionados e qualquer uma das intervenções de ensino ou de educação em geral que se adapte ao problema pode ser selecionada.

DIAGNÓSTICO DE ENFERMAGEM: Conhecimento, Disposição para Aumentado

Definição: A presença ou a aquisição de informações cognitivas sobre um tópico específico é suficiente para alcançar objetivos relacionadas à saúde e pode ser reforçada

LIGAÇÕES NOC-NIC PARA CONHECIMENTO, DISPOSIÇÃO PARA AUMENTADO

Resultado	Intervenções Principais	Intervenções Sugeridas	
Conhecimento: Comportamento de Saúde Definição: Alcance da compreensão transmitida sobre a promoção e a proteção da saúde	Educação em Saúde Facilitação da Aprendizagem Melhora da Disposição para Aprender	Orientação quanto ao Sistema de Saúde Controle de Imunização/ Vacinação Assistência na Automodificação Facilitação da Autorresponsabilidade Assistência para Parar de Fumar	Prevenção de Lesões Desportivas: Jovens Prevenção do Uso de Drogas Ensino: Sexo Seguro Promoção da Segurança em Veículos
Conhecimento: Promoção da Saúde Definição: Alcance da compreensão transmitida sobre as informações necessárias à obtenção e manutenção de uma saúde excelente	Educação em Saúde Facilitação da Aprendizagem Melhora da Disposição para Aprender	Exame das Mamas Assistência para Parar de Fumar Prevenção do Uso de Drogas Ensino: Indivíduo Ensino: Atividade/ Exercícios Prescritos	Ensino: Dieta prescrita Ensino: Medicamentos Prescritos Ensino: Procedimento/ Tratamento Ensino: Sexo Seguro
Conhecimento: Recursos de Saúde Definição: Alcance da compreensão transmitida sobre recursos relevantes de cuidados de saúde	Orientação quanto ao Sistema de Saúde Facilitação da Aprendizagem Melhora da Disposição para Aprender	Intermediação Cultural Plano de Alta Assistência quanto a Recursos Financeiros	Educação em Saúde Ensino: Indivíduo

Nota de raciocínio crítico: Se forem necessários resultados e intervenções para um problema específico, ver as áreas específicas no diagnóstico Conhecimento, Deficiente.

DIAGNÓSTICO DE ENFERMAGEM: Constipação

Definição: Diminuição na frequência normal de evacuação, acompanhada por passagem de fezes difícil ou incompleta, e/ou eliminação de fezes excessivamente duras e secas

NICS ASSOCIADAS AOS FATORES RELACIONADOS DO DIAGNÓSTICO

Redução da Ansiedade Treinamento Intestinal Controle da Demência Controle de Eletrólitos	Promoção do Exercício Terapia com Exercício: Controle Muscular Controle Hidroeletrolítico Reposição Rápida de Líquidos	Controle de Medicamentos Controle do Humor Terapia Nutricional Restauração da Saúde Oral	Cuidados Pós-Parto Cuidados no Pré-Natal Conduta no Prolapso Retal Ensino: Atividade/ Exercícios Prescritos Ensino: Dieta Prescrita Assistência para Reduzir o Peso

NOC e NIC Ligados aos Diagnósticos de Enfermagem: Constipação, Percebida

LIGAÇÕES NOC-NIC PARA CONSTIPAÇÃO

Resultados	Intervenções Principais	Intervenções Sugeridas	
Eliminação Intestinal Definição: Formação e evacuação de fezes	Controle Intestinal Treinamento Intestinal Controle de Constipação/Impactação	Redução da Ansiedade Lavagem Intestinal Terapia com Exercício: Deambulação Redução da Flatulência Controle Hídrico Administração de Medicamentos Administração de Medicamentos: Oral Administração de Medicamentos: Retal	Controle de Medicamentos Controle da Náusea Controle da Nutrição Aconselhamento Nutricional Controle da Dor Conduta no Prolapso Retal Assistência no Autocuidado: Uso de Vaso Sanitário Controle do Vômito
Autocuidado da Ostomia Definição: Ações pessoais para manter a ostomia para a eliminação	Controle Intestinal Cuidados com Ostomias	Controle Hídrico Reposição Rápida de Líquidos Controle da Nutrição Cuidados da Pele: Tratamentos Tópicos	Supervisão da Pele Ensino: Indivíduo Ensino: Habilidades Psicomotoras Cuidados com Lesões

DIAGNÓSTICO DE ENFERMAGEM: Constipação, Percebida

Definição: Autodiagnóstico de constipação e uso abusivo de laxantes, enemas e supositórios para garantir um movimento intestinal diário

NICS ASSOCIADAS AOS FATORES RELACIONADOS DO DIAGNÓSTICO

Intermediação Cultural Controle da Demência	Apoio Familiar	Proteção dos Direitos do Paciente	Orientação para a Realidade

LIGAÇÕES NOC-NIC PARA CONSTIPAÇÃO PERCEBIDA

Resultado	Intervenções Principais	Intervenções Sugeridas	
Eliminação Intestinal Definição: Formação e evacuação de fezes	Controle Intestinal	Modificação do Comportamento Aconselhamento Controle de Medicamentos	Aconselhamento Nutricional Ensino: Indivíduo Ensino: Medicamentos Prescritos
Crenças de Saúde Definição: Condições pessoais que influenciam comportamentos de saúde	Escutar Ativamente Educação em Saúde	Modificação do Comportamento Aconselhamento Intermediação Cultural	Facilitação da Aprendizagem Melhora da Disposição para Aprender Assistência na Automodificação

(Continua)

LIGAÇÕES NOC-NIC PARA CONSTIPAÇÃO PERCEBIDA

Resultado	Intervenções Principais		Intervenções Sugeridas
Conhecimento: Comportamento de Saúde Definição: Alcance da compreensão transmitida sobre a promoção e a proteção da saúde	Educação em Saúde Ensino: Indivíduo	Escutar Ativamente Redução da Ansiedade Facilitação da Aprendizagem Melhora da Disposição para Aprender	Ensino: Atividade/ Exercícios Prescritos Ensino: Dieta Prescrita Ensino: Medicamentos Prescritos

DIAGNÓSTICO DE ENFERMAGEM: Contaminação

Definição: Exposição a contaminantes ambientais, em doses suficientes para causar efeitos adversos à saúde

NICS ASSOCIADAS AOS FATORES RELACIONADOS DO DIAGNÓSTICO

Preparo contra o Bioterrorismo Controle do Ambiente: Segurança	Proteção contra Riscos Ambientais Educação em Saúde	Assistência para Manutenção do Lar Controle da Nutrição	Cuidados no Pré-Natal Assistência para Parar de Fumar

LIGAÇÕES NOC-NIC PARA CONTAMINAÇÃO

Resultado	Intervenções Principais		Intervenções Sugeridas
Preparo da Comunidade para Catástrofes Definição: Preparo da comunidade para reagir a calamidade natural ou causada pelo ser humano	Preparo da Comunidade para Catástrofes	Proteção contra Riscos Ambientais Gerenciamento de Recursos Financeiros Monitoração de Políticas de Saúde Controle de Imunização/ Vacinação	Avaliação de Produto Desenvolvimento de Programa de Saúde Identificação de Risco
Resposta Comunitária a Catástrofes Definição: Resposta da comunidade, após evento calamitoso natural ou causado pelo ser humano	Proteção contra Riscos Ambientais Triagem: Catástrofe	Controle do Ambiente: Segurança Controle de Imunização/ vacinação Controle de Infecção	Proteção contra Infecção Identificação de Risco
Função Gastrointestinal Definição: Quanto os alimentos (ingeridos ou passados por sonda) movimentam-se da ingestão à excreção	Terapia Nutricional Supervisão	Controle Intestinal Controle da Diarreia Planejamento da Dieta Alimentação por Sonda Enteral Redução da Flatulência Sondagem Gastrointestinal Administração de Medicamentos: Enteral	Administração de Medicamentos: Oral Administração de Medicamentos: Retal Controle Nutricional Monitoração Nutricional Administração de Nutrição Parenteral Total (NPT) Controle do Peso

NOC e NIC Ligados aos Diagnósticos de Enfermagem: Contaminação

LIGAÇÕES NOC-NIC PARA CONTAMINAÇÃO

Resultado	Intervenções Principais	Intervenções Sugeridas	
Resposta de Hipersensibilidade Imune Definição: Gravidade das respostas imunes inadequadas	Cuidados da Pele: Tratamentos Tópicos Supervisão da Pele	Controle de Alergias Precauções Circulatórias Terapia com Exercício: Mobilidade Articular Administração de Medicamentos: Tópica Administração de Medicamentos: Vaginal	Monitoração Neurológica Manutenção da Saúde Oral Controle de Prurido Monitoração Respiratória Cuidados com Lesões
Estado de Saúde Pessoal Definição: Funcionamento geral físico, psicológico, social e espiritual de um adulto com 18 anos de idade ou mais	Supervisão Monitoração de Sinais Vitais	Precauções Circulatórias Controle de Energia Promoção do Exercício Proteção contra Infecção Controle de Medicamentos Monitoração Neurológica Controle da Nutrição	Monitoração Nutricional Controle da Dor Controle da Sensibilidade Periférica Monitoração Respiratória Assistência no Autocuidado Assistência no Autocuidado: Atividades Essenciais da Vida Diária Controle do Peso
Estado Imunológico Definição: Resistência natural e adquirida, adequadamente voltada a antígenos internos e externos	Controle da Energia Proteção contra Infecção	Tratamento da Febre Controle da Imunização/ Vacinação Monitoração Respiratória Supervisão da Pele	Controle de Amostras para Exames Supervisão Regulação da Temperatura Assistência para Aumentar o Peso
Estado Neurológico Definição: Capacidade do sistema nervoso periférico e central de receber, processar e reagir a estímulos internos e externos	Monitoração Neurológica	Terapia com Exercício: Controle Muscular Controle da Dor Controle da Sensibilidade Periférica Orientação para a Realidade	Controle de Convulsões Precauções contra Convulsões Regulação da Temperatura Monitoração de Sinais Vitais
Estado Respiratório Definição: Movimento de ar que entra nos pulmões e sai deles e troca de dióxido de carbono e oxigênio no nível dos alvéolos	Monitoração Respiratória Assistência Ventilatória	Inserção e Estabilização de Vias Aéreas Controle de Vias Aéreas Aspiração de Vias Aéreas Controle de Vias Aéreas Artificiais	Precauções contra Aspiração Fisioterapia respiratória Estimulação da Tosse Oxigenoterapia

(Continua)

LIGAÇÕES NOC-NIC PARA CONTAMINAÇÃO

Resultado	Intervenções Principais	Intervenções Sugeridas	
Função Renal Definição: Filtragem de sangue e eliminação de produtos metabólicos residuais, pela formação de urina	Controle Hídrico Controle de Amostras para Exames	Monitoração de Eletrólitos Controle de Energia Controle Hidroeletrolítico Monitoração Hídrica	Controle da Náusea Supervisão Monitoração de Sinais Vitais
Integridade Tissular: Pele e Mucosas Definição: Integridade estrutural da função fisiológica normal da pele e das mucosas	Supervisão da Pele	Administração de Medicamentos: Tópica Controle de Prurido	Cuidados da Pele: Tratamentos Tópicos Cuidados com Lesões

Nota de raciocínio crítico: Os resultados listados anteriormente tratam dos vários efeitos de contaminantes ambientais, listados nas características definidoras e em alguns dos fatores relacionados. O usuário precisará selecionar aqueles resultados apropriados para um contaminante específico.

DIAGNÓSTICO DE ENFERMAGEM: Controle do Regime Terapêutico Familiar, Ineficaz

Definição: Padrão de regulação e integração aos processos familiares de um programa de tratamento de doenças e suas sequelas que é insatisfatório para alcançar objetivos específicos de saúde

NICS ASSOCIADAS AOS FATORES RELACIONADOS DO DIAGNÓSTICO

Apoio ao Cuidador Gerenciamento de Caso Mediação de Conflitos	Apoio à Tomada de Decisão Assistência quanto a Recursos Financeiros	Orientação quanto ao Sistema de Saúde Proteção dos Direitos do Paciente	Encaminhamento Consulta por Telefone

LIGAÇÕES NOC-NIC PARA CONTROLE DO REGIME TERAPÊUTICO FAMILIAR, INEFICAZ

Resultado	Intervenções Principais	Intervenções Sugeridas	
Disposição do Cuidador para Cuidado Domiciliar Definição: Preparo de um cuidador para assumir a responsabilidade pelos cuidados de saúde de membro da família em casa	Apoio ao Cuidador Melhora da Autocompetência	Promoção do Envolvimento Familiar Cuidados Durante o Repouso do Cuidador Melhora do Papel Ensino: Atividade/Exercícios Prescritos	Ensino: Dieta Prescrita Ensino: Medicamentos Prescritos Ensino: Procedimento/Tratamento Ensino: Habilidades Psicomotoras

NOC e NIC Ligados aos Diagnósticos de Enfermagem: Controle do Regime Terapêutico...

LIGAÇÕES NOC-NIC PARA CONTROLE DO REGIME TERAPÊUTICO FAMILIAR, INEFICAZ

Resultado	Intervenções Principais	Intervenções Sugeridas
Normalização da Família Definição: Capacidade do sistema familiar para desenvolver estratégias de funcionamento excelente, quando um dos membros tem uma doença crônica ou deficiência	Mobilização Familiar Promoção da Normalidade	Promoção do Envolvimento Familiar Manutenção do Processo Familiar Melhora do Papel Apoio a Irmãos Grupo de Apoio Melhora do Sistema de Apoio
Participação Familiar no Cuidado Profissional Definição: Envolvimento da família na tomada de decisão, no oferecimento e na avaliação do cuidado oferecido por profissional de atendimento de saúde	Promoção do Envolvimento Familiar	Treinamento da Assertividade Melhora do Enfrentamento Intermediação Cultural Apoio à Tomada de Decisão Plano de Alta Facilitação da Presença da Família
Resiliência Familiar Definição: Adaptação e funcionamento positivos do sistema familiar, após adversidade ou crises importantes	Melhora do Enfrentamento Promoção da Capacidade de Resiliência	Mediação de Conflitos Aconselhamento Intervenção na Crise Apoio à Tomada de Decisão Controle do Ambiente: Preparo do Lar Promoção da Integridade Familiar Promoção do Envolvimento Familiar Manutenção do Processo Familiar Apoio Familiar Assistência quanto a Recursos Financeiros Promoção da Esperança Humor Cuidados Durante o Repouso do Cuidador Apoio a Irmãos Grupo de Apoio Melhora do Sistema de Apoio

Nota de raciocínio crítico: As intervenções para o resultado Disposição do Cuidador para o Cuidado Domiciliar serão direcionadas ao(s) cuidador(es) primário(s) e não ao paciente.

DIAGNÓSTICO DE ENFERMAGEM: Controle do Regime Terapêutico, Disposição para Aumentado

Definição: Padrão de regulação e integração à vida diária de um programa de tratamento de doenças e suas sequelas que é insuficiente para alcançar os objetivos relacionadas à saúde e que pode ser reforçado

LIGAÇÕES NOC-NIC PARA CONTROLE DO REGIME TERAPÊUTICO, DISPOSIÇÃO PARA AUMENTADO

Resultado	Intervenções Principais	Intervenções Sugeridas	
Comportamento de Adesão Definição: Ações autoiniciadas para promover bem-estar, recuperação e reabilitação excelentes	Educação em Saúde Orientação quanto ao Sistema de Saúde	Apoio à Tomada de Decisão Facilitação da Aprendizagem Melhora da Disposição para Aprender	Melhora da Autocompetência Assistência na Automodificação Assistência para Parar de Fumar
Comportamento de Aceitação Definição: Ações pessoais de promoção do bem-estar, de recuperação e da reabilitação, recomendadas por um profissional de saúde	Estabelecimento de Metas Mútuas Assistência na Automodificação	Intermediação Cultural Orientação quanto ao Sistema de Saúde Facilitação da Aprendizagem Melhora da Disposição para Aprender Aconselhamento Nutricional Proteção dos Direitos do Paciente	Melhora da Autocompetência Ensino: Indivíduo Ensino: Atividade/Exercício Prescritos Ensino: Dieta Prescrita Ensino: Medicamentos Prescritos Consulta por Telefone
Orientação para a Saúde Definição: Compromisso pessoal com comportamentos de saúde, como prioridades no estilo de vida	Educação em Saúde	Intermediação Cultural Estabelecimento de Metas Mútuas Identificação de Risco	Melhora do Papel Facilitação da Autorresponsabilidade Esclarecimento de Valores
Conhecimento: regime de tratamento Definição: Alcance da compreensão transmitida sobre um determinado regime de tratamento	Ensino: Indivíduo Ensino: Procedimento/Tratamento	Facilitação da Aprendizagem Melhora da Disposição para Aprender Aconselhamento Nutricional Ensino: Processo da Doença Ensino: Grupo	Ensino: Atividade/Exercício Prescritos Ensino: Dieta Prescrita Ensino: Medicamentos Prescritos Ensino: Habilidades Psicomotoras

LIGAÇÕES NOC-NIC PARA CONTROLE DO REGIME TERAPÊUTICO, DISPOSIÇÃO PARA AUMENTADO			
Resultado	Intervenções Principais	Intervenções Sugeridas	
Participação nas Decisões sobre Cuidados de Saúde Definição: Envolvimento pessoal na escolha e na avaliação das opções de cuidados de saúde para alcançar o resultado desejado	Apoio à Tomada de Decisão Orientação quanto ao Sistema de Saúde	Treinamento da Assertividade Intermediação Cultural Promoção do Envolvimento Familiar	Estabelecimento de Metas Mútuas Facilitação da Autorresponsabilidade
Controle de Riscos Definição: Ações pessoais para prevenir, eliminar ou reduzir ameaças à saúde passíveis de modificação	Educação em Saúde Identificação de Risco	Avaliação da Saúde Controle de Imunização/Vacinação Controle de Infecção	Supervisão Supervisão: Gravidez Tardia Supervisão: Segurança
Comportamento de Tratamento: Doença ou Lesão Definição: Ações pessoais para reduzir ou eliminar uma patologia	Orientação Antecipada Assistência na Automodificação	Apoio à Tomada de Decisão Proteção contra Infecção Melhora da Disposição para Aprender Aconselhamento Nutricional Melhora da Autocompetência Facilitação da Autorresponsabilidade	Ensino: Processo da Doença Ensino: Atividade/Exercício Prescritos Ensino: Dieta Prescrita Ensino: Medicamentos Prescritos Ensino: Procedimento/Tratamento Ensino: Habilidades Psicomotoras

DIAGNÓSTICO DE ENFERMAGEM: Crescimento e Desenvolvimento, Atraso no

Definição: Desvios em relação aos padrões do grupo etário

NICS ASSOCIADAS AOS FATORES RELACIONADOS DO DIAGNÓSTICO		
Apoio à Proteção contra Abuso Apoio à Proteção contra Abuso: Infantil Apoio à Proteção contra Abuso: Parceiro no Lar	Apoio à Proteção contra Abuso: Idoso Orientação Antecipada Promoção da Integridade Familiar: família que espera um filho	Manutenção do Processo Familiar Orientação aos Pais: Bebês Promoção da Paternidade/Maternidade

(Continua)

LIGAÇÕES NOC-NIC PARA CRESCIMENTO E DESENVOLVIMENTO ATRASO NO

Resultado	Intervenções Principais	Intervenções Sugeridas	
Desenvolvimento Infantil: 1 mês Definição: Marcos do progresso físico, cognitivo e psicossocial por volta de um mês de idade	Promoção de Vínculo Orientação dos Pais: Bebês Ensino: Estimulação do Bebê 0-4 Meses	Orientação Antecipada Controle do Ambiente: Processo para o estabelecimento de Vínculo Promoção da Integridade Familiar: Família que Espera um Filho Manutenção do Processo Familiar	Cuidados com Bebês Cuidados com o Recém-Nascido Sucção Não Nutritiva Promoção da Paternidade/ Maternidade Ensino: Segurança do Bebê 0-3 Meses Toque
Desenvolvimento Infantil: 2 meses Definição: Marcos do progresso físico, cognitivo e psicossocial, por volta de dois meses de idade			
Desenvolvimento Infantil: 4 meses Definição: Marcos do progresso físico, cognitivo e psicossocial, por volta dos 4 meses de idade	Orientação aos Pais: Bebês Ensino: Estimulação do Bebê 0-4 Meses Ensino: Estimulação do Bebê 5-8 Meses	Orientação Antecipada Promoção do Vínculo Promoção da Integridade Familiar: Família que Espera um Filho Manutenção do Processo Familiar	Cuidados com Bebês Sucção Não Nutritiva Promoção da Paternidade/ Maternidade Ensino: Segurança do Bebê 4-6 Meses Toque
Desenvolvimento Infantil: 6 meses Definição: marcos do progresso físico, cognitivo e psicossocial, por volta dos 6 meses de idade			
Desenvolvimento Infantil: 12 meses Definição: Marcos do progresso físico, cognitivo e psicossocial, por volta dos 12 meses de idade	Orientação aos Pais: Educando os Filhos Ensino: Estimulação do Bebê: 9-12 Meses	Orientação Antecipada Promoção da Integridade Familiar: Família que Espera um Filho Manutenção do Processo Familiar	Promoção da Paternidade/ Maternidade Melhora da Segurança Ensino: Segurança do Bebê 10-12 Meses Ensino: Segurança Infantil 13-18 Meses Brinquedo Terapêutico
Desenvolvimento Infantil: 2 anos Definição: Marcos do progresso físico, cognitivo e psicossocial por volta dos dois anos de idade	Melhora do Desenvolvimento: Infantil Orientação aos Pais: Educando os Filhos	Orientação Antecipada Treinamento Intestinal Promoção da Integridade Familiar Manutenção do Processo Familiar Promoção da Paternidade/ Maternidade Melhora da Segurança Ensino: Segurança Infantil 19-24 Meses	Ensino: Segurança Infantil 26-36 Meses Ensino: Treinamento dos Esfíncteres Brinquedo Terapêutico Treinamento do Hábito Urinário

LIGAÇÕES NOC-NIC PARA CRESCIMENTO E DESENVOLVIMENTO ATRASO NO

Resultado	Intervenções Principais	Intervenções Sugeridas	
Desenvolvimento Infantil: 3 anos Definição: Marcos do progresso físico, cognitivo e psicossocial, por volta dos 3 anos de idade	Melhora do Desenvolvimento: Infantil Orientação aos Pais: Educando os Filhos	Orientação Antecipada Treinamento Intestinal Promoção da Integridade Familiar Manutenção dos Processos Familiares Promoção da Paternidade/ Maternidade Melhora da Segurança	Ensino: Segurança Infantil 26-36 Meses Ensino: Treinamento dos Esfíncteres Brinquedo Terapêutico Treinamento do Hábito Urinário
Desenvolvimento Infantil: 4 anos Definição: Marcos do progresso físico, cognitivo e psicossocial, por volta dos 4 anos de idade	Melhora do Desenvolvimento: Infantil Orientação aos Pais: Educando os Filhos	Orientação Antecipada Cuidados na Incontinência Intestinal: Encoprese Promoção da Integridade Familiar Manutenção do Processo Familiar	Promoção da Paternidade/ Maternidade Melhora da Segurança Brinquedo Terapêutico Treinamento do Hábito Urinário
Desenvolvimento Infantil: 5 anos Definição: Marcos do progresso físico, cognitivo e psicossocial, por volta dos 5 anos de idade	Melhora do Desenvolvimento: Infantil	Orientação Antecipada Cuidados na Incontinência Intestinal: Encoprese Promoção da Integridade Familiar Orientação aos Pais: Educando os Filhos	Promoção da Paternidade/ Maternidade Melhora da Segurança Brinquedo Terapêutico Cuidados na Incontinência Urinária: enurese
Desenvolvimento Infantil: Segunda Infância Definição: Marcos do progresso físico, cognitivo e psicossocial, dos seis anos aos 11 anos de idade	Melhora do Desenvolvimento: Infantil	Orientação Antecipada Controle do Comportamento: Hiperatividade/ Desatenção Modificação do Comportamento: Habilidades Sociais Orientação aos Pais: Educando os filhos Promoção da Paternidade/ Maternidade	Melhora da Segurança Melhora da Autopercepção Melhora da Autoestima Facilitação da Autorresponsabilidade Prevenção de Lesões Desportivas: Jovens Cuidados na Incontinência Urinária: Enurese

(Continua)

LIGAÇÕES NOC-NIC PARA ATRASO NO CRESCIMENTO E DESENVOLVIMENTO

Resultado	Intervenções Principais	Intervenções Sugeridas	
Desenvolvimento Infantil: Adolescência Definição: Marcos do progresso físico, cognitivo e psicossocial dos 12 anos aos 17 anos de idade	Melhora do Desenvolvimento: Adolescente Orientação aos Pais: Adolescentes	Assistência no Controle da Raiva Orientação Antecipada Modificação do Comportamento: Habilidades Sociais Melhora do Enfrentamento Promoção da Integridade Familiar Treinamento para Controle de Impulsos	Promoção da Paternidade/Maternidade Prevenção do Uso de Drogas Ensino: Sexo Seguro Ensino: Sexualidade Esclarecimento de Valores
Desenvolvimento: Adulto na Terceira Idade Definição: Progressão cognitiva, psicossocial e moral a partir dos 65 anos de idade	Orientação Antecipada Melhora do Enfrentamento	Escutar Ativamente Terapia Ocupacional Assistência no Controle da Raiva Terapia com Animais Controle do Comportamento Melhora da Comunicação: déficit auditivo Mediação de Conflitos Apoio à Tomada de Decisão Apoio Emocional Controle de Energia Promoção da Integridade Familiar Manutenção do Processo Familiar Apoio Familiar Facilitação do Processo de Pesar	Promoção da Esperança Facilitação da Aprendizagem Melhora da Disposição para Aprender Treinamento da Memória Controle do Humor Terapia Recreacional Estímulo a Rituais Religiosos Terapia de Reminiscências Melhora do Papel Assistência no Autocuidado Aconselhamento Sexual Melhora da Socialização Facilitação do Crescimento Espiritual Prevenção do Uso de Drogas Esclarecimento de Valores
Desenvolvimento: Adulto de Meia-idade Definição: Progressão cognitiva, psicossocial e moral, dos 40 aos 64 anos de idade	Promoção da Capacidade de Resiliência Melhora do Papel	Assistência no Controle da Raiva Melhora do Enfrentamento Apoio à Tomada de Decisão Promoção da Integridade Familiar Apoio Familiar Promoção da Esperança Humor Treinamento para Controle de Impulsos Facilitação da Aprendizagem	Melhora da Disposição para Aprender Controle do Humor Melhora da Autopercepção Melhora da Autocompetência Assistência na Automodificação Melhora da Socialização Ensino: Sexo Seguro Esclarecimento de Valores

NOC e NIC Ligados aos Diagnósticos de Enfermagem: Crescimento e Desenvolvimento...

LIGAÇÕES NOC-NIC PARA CRESCIMENTO E DESENVOLVIMENTO, ATRASO NO

Resultado	Intervenções Principais		Intervenções Sugeridas
Desenvolvimento: Adulto Jovem Definição: Progressão cognitiva, psicossocial e moral, dos 18 aos 39 anos de idade	Promoção da Capacidade de Resiliência Facilitação da Autorresponsabilidade	Assistência no Controle da Raiva Melhora do Enfrentamento Apoio à Tomada de Decisão Promoção da Integridade Familiar Promoção da Integridade Familiar: Família que Espera um Filho Apoio Familiar Treinamento para Controle de Impulsos Facilitação da Aprendizagem	Melhora da Disposição para Aprender Controle do Humor Orientação aos Pais: Educando os Filhos Melhora do Papel Melhora da Autoestima Melhora da Socialização Prevenção do Uso de Drogas Ensino: Sexo Seguro Esclarecimento de Valores
Crescimento Definição: Aumento normal do tamanho dos ossos e do peso corporal durante os anos de crescimento	Avaliação da Saúde Controle da Nutrição	Alimentação por Mamadeira Assistência na Amamentação Controle de Distúrbios Alimentares Aconselhamento para Lactação Monitoramento do Recém-Nascido Monitoramento Nutricional Apoio ao Sustento Ensino: Nutrição do Bebê 0-3 Meses Ensino: Nutrição do Bebê 4-6 Meses Ensino: Nutrição do Bebê 7-9 Meses Ensino: Nutrição do Bebê 10-12 Meses Ensino: Segurança do Bebê 0-3 Meses	Ensino: Segurança do Bebê 4-6 Meses Ensino: Segurança do Bebê 7-9 Meses Ensino: Segurança do Bebê 10-12 Meses Ensino: Nutrição Infantil 13-18 Meses Ensino: Nutrição Infantil 19-24 Meses Ensino: Nutrição Infantil 25-36 Meses Assistência para Aumentar o Peso Controle do Peso Assistência para Reduzir o Peso
Envelhecimento Físico Definição: Mudanças físicas normais que ocorrem com o processo natural de envelhecimento	Promoção da Mecânica Corporal Promoção do Exercício	Orientação Antecipada Biofeedback Precauções Cardíacas Estimulação Cognitiva Promoção do Exercício: Treino para Fortalecimento Promoção do Exercício: Alongamento Terapia com Exercício: Equilíbrio Terapia com Exercício: Mobilidade Articular	Terapia de Reposição Hormonal Proteção contra Infecção Interpretação de Dados Laboratoriais Treinamento da Memória Manutenção da Saúde Oral Aconselhamento Sexual Monitoração de Sinais Vitais Controle do Peso

(Continua)

LIGAÇÕES NOC-NIC PARA CRESCIMENTO E DESENVOLVIMENTO, ATRASO NO

Resultado	Intervenções Principais	Intervenções Sugeridas	
Maturidade Física: Mulher Definição: Mudanças físicas normais na mulher, que ocorrem com a transição da infância à vida adulta	Melhora do Desenvolvimento: Adolescente	Orientação Antecipada Melhora da Imagem Corporal Avaliação da Saúde	Orientação aos Pais: Adolescentes Ensino: Sexualidade
Maturidade Física: Homem Definição: Mudanças físicas normais no homem, que ocorrem com a transição da infância à vida adulta	Melhora do Desenvolvimento: Adolescente	Orientação Antecipada Melhora da Imagem Corporal Avaliação da Saúde	Orientação aos Pais: Adolescentes Ensino: Sexualidade
Organização do Bebê Pré-Termo Definição: Adaptação extrauterina das funções fisiológica e comportamental pelo bebê, nascido com 24 a 37 (termo) semanas gestacionais	Cuidados com o Desenvolvimento	Controle do Ambiente Controle do Ambiente: Processo para o Estabelecimento de Vínculo Cuidado Neonatal: no Método Canguru Monitoramento do Recém-Nascido	Sucção Não Nutritiva Fototerapia: Recém-Nascido Toque

Nota de raciocínio crítico: Os resultados de Desenvolvimento do Bebê para o primeiro e o segundo meses foram agrupados, porque muitas intervenções são apropriadas para essas faixas etárias combinadas. O diagnóstico da NANDA-I inclui crescimento e desenvolvimento, enquanto os resultados NOC concentram-se no desenvolvimento e no crescimento, separadamente. Durante os anos iniciais de vida, as intervenções focalizam a assistência aos pais/cuidador para o atendimento das necessidades do bebê/criança; assim, a maioria das intervenções está voltada mais aos pais que à criança. Você perceberá que, com a idade, as intervenções começam a concentrar-se na criança/adulto mais velho.

DIAGNÓSTICO DE ENFERMAGEM: Processo de **Criação de Filhos**, Disposição para Melhorado

Definição: Padrão de preparo, manutenção e melhoria da gestação e do processo de nascimento saudáveis e dos cuidados do recém-nascido

LIGAÇÕES NOC-NIC PARA PROCESSO DE CRIAÇÃO DE FILHOS, DISPOSIÇÃO PARA MELHORADO

Resultado	Intervenções Principais	Intervenções Sugeridas	
Conhecimento: Cuidados com o Bebê Definição: Alcance da compreensão transmitida sobre cuidados de um bebê, do nascimento até o primeiro aniversário	Promoção do Vínculo Orientação aos Pais: Bebês	Orientação Antecipada Controle do Ambiente: Processo para o Estabelecimento de Vínculo Alimentação por Mamadeira Cuidados com a Circuncisão Cuidados com Bebês Aconselhamento para Lactação	Sucção Não Nutritiva Ensino: Nutrição do Bebê 0-3 Meses Ensino: Segurança do Bebê 0-3 Meses Ensino: Estimulação do Bebê 0-4 Meses

NOC e NIC Ligados aos Diagnósticos de Enfermagem: Processo de Criação de Filhos...

LIGAÇÕES NOC-NIC PARA PROCESSO DE CRIAÇÃO DE FILHOS, DISPOSIÇÃO PARA MELHORADO

Resultado	Intervenções Principais	Intervenções Sugeridas	
Conhecimento: Trabalho de Parto e Expulsão Definição: Alcance da compreensão transmitida sobre o trabalho de parto e a expulsão vaginal	Preparo para o Nascimento	Orientação Antecipada	Ensino: Indivíduo
Conhecimento: Saúde Materna no Pós-Parto Definição: Alcance da compreensão transmitida sobre saúde materna no período após o nascimento do bebê	Cuidados Pós-Parto	Orientação Antecipada Promoção da Mecânica Corporal Controle da Energia Promoção do Exercício Planejamento Familiar: Contracepção Controle Hídrico	Orientação quanto ao Sistema de Saúde Aconselhamento para Lactação Controle do Humor Aconselhamento Nutricional Ensino: Atividade/Exercícios Prescritos
Conhecimento: Saúde Materna Pré-Concepção Definição: Alcance da compreensão transmitida sobre a saúde materna antes da concepção para assegurar uma gravidez saudável	Aconselhamento na Pré-Concepção	Controle de Energia Controle do Ambiente: Segurança Planejamento Familiar: Infertilidade Preservação da Fertilidade Aconselhamento Genético	Aconselhamento Nutricional Identificação de Risco Prevenção de Uso de Drogas Promoção da Segurança em Veículos
Conhecimento: Gravidez Definição: Alcance da compreensão transmitida sobre a promoção de uma gravidez saudável e a prevenção de complicações	Preparo para o Nascimento	Orientação Antecipada Promoção da Mecânica Corporal Controle de Energia Controle de Medicamentos Controle do Humor Aconselhamento Nutricional	Cuidados no Pré-Natal Terapia de Relaxamento Aconselhamento Sexual Prevenção do Uso de Drogas Controle do Peso
Conhecimento: Funcionamento Sexual na Gravidez e no Pós-Parto Definição: Alcance da compreensão transmitida sobre a função sexual durante a gravidez e após o parto	Cuidados no Pré-Natal Cuidados Pós-Parto	Intermediação Cultural Planejamento Familiar: Contracepção Controle do Humor	Aconselhamento Sexual Ensino: Indivíduo Ensino: Sexo Seguro

(Continua)

LIGAÇÕES NOC-NIC PARA PROCESSO DE CRIAÇÃO DE FILHOS, DISPOSIÇÃO PARA MELHORADO

Resultado	Intervenções Principais	Intervenções Sugeridas	
Estado Materno: Pré-Parto Definição: O quanto o bem-estar materno encontra-se dentro de limites normais, da concepção ao início do trabalho de parto	Cuidados no Pré-Natal	Apoio à Proteção Contra Abuso: Parceiro no Lar Promoção de Vínculo Redução de Sangramento: Útero Pré-Parto Preparo para o Nascimento Melhora do Enfrentamento Controle de Energia Cuidados na Gravidez de Alto Risco Supressão do Trabalho de Parto Controle do Humor	Controle da Náusea Aconselhamento Nutricional Controle da Dor Melhora do Sono Supervisão: Gravidez Tardia Ultrassonografia: Obstétrica Monitoração de Sinais Vitais Controle do Vômito Controle do Peso
Estado Materno: Intraparto Definição: O quanto o bem-estar materno encontra-se dentro de limites normais, do início do trabalho de parto até a expulsão	Nascimento Cuidados Durante o Parto	Amnioinfusão Técnica para Acalmar Cuidados Intraparto: Gravidez de Alto Risco Indução do Trabalho de Parto Massagem	Monitoração Neurológica Controle da Dor Terapia de Relaxamento Supervisão Monitoração de Sinais Vitais
Estado Materno: Pós-parto Definição: O quanto o bem-estar materno encontra-se dentro de limites normais, da expulsão da placenta ao término da involução	Cuidados Pós-Parto	Redução do Sangramento: Útero Pós-Parto Assistência na Amamentação Cuidados no Parto Cesáreo Aconselhamento para Lactação	Controle do Humor Controle da Dor Supervisão Monitoração de Sinais Vitais
Vínculo Pais-Bebê Definição: Comportamentos dos pais e do bebê que demonstram um elo afetivo duradouro	Promoção do Vínculo Controle do Ambiente: Processo para o Estabelecimento de Vínculo	Promoção da Integridade Familiar: Família que Espera um Filho	Orientação aos Pais: Bebês Ensino: Estimulação do Bebê 0-4 Meses

LIGAÇÕES NOC-NIC PARA PROCESSO DE CRIAÇÃO DE FILHOS, DISPOSIÇÃO PARA MELHORADO

Resultado	Intervenções Principais		Intervenções Sugeridas
Comportamento de Saúde Materna Pós-Parto Definição: Ações pessoais para promover a saúde de uma mãe no período após o nascimento do bebê	Cuidados Pós-Parto	Promoção do Vínculo Redução da Ansiedade Promoção da Mecânica Corporal Assistência na Amamentação Controle de Energia Promoção do Exercício Planejamento Familiar: Contracepção Monitoração Hídrica Orientação quanto ao Sistema de Saúde Proteção contra Infecção	Controle do Humor Aconselhamento Nutricional Controle da Dor Exercícios para a Musculatura Pélvica Melhora do Sono Grupo de Apoio Melhora do Sistema de Apoio Ensino: Atividade/ Exercícios Prescritos
Comportamento de Saúde Pré-Natal Definição: Ações pessoais para promover uma gravidez saudável e um recém-nascido saudável	Cuidados no Pré-Natal	Apoio à Proteção contra Abuso: Parceiro no Lar Promoção da Mecânica Corporal Controle do Ambiente: Segurança Promoção do Exercício Controle de Medicamentos Aconselhamento Nutricional Manutenção da Saúde Oral	Identificação de Risco Aconselhamento Sexual Prevenção do Uso de Drogas Ensino: Sexo Seguro Promoção da Segurança em Veículos Controle do Peso

DIAGNÓSTICO DE ENFERMAGEM: Deambulação, Prejudicada

Definição: Limitação à movimentação independente, a pé, pelo ambiente

NICS ASSOCIADAS AOS FATORES RELACIONADOS DO DIAGNÓSTICO

Melhora da Comunicação: Déficit Visual Controle da Demência Controle da Energia	Controle do Ambiente Promoção do Exercício Promoção do Exercício: Treino para Fortalecimento	Terapia com Exercício: Equilíbrio Prevenção contra Quedas Controle do Humor	Controle da Dor Ensino: Atividade/ Exercício Prescritos Assistência para Reduzir o Peso

(Continua)

LIGAÇÕES NOC-NIC PARA DEAMBULAÇÃO, PREJUDICADA

Resultado	Intervenções Principais		Intervenções Sugeridas
Locomoção: Caminhar Definição: Capacidade de caminhar de um lugar a outro, de modo independente, com ou sem dispositivo auxiliar	Terapia com Exercício: Deambulação	Promoção da Mecânica Corporal Controle da Energia Controle do Ambiente Controle do Ambiente: Segurança Promoção do Exercício Promoção do Exercício: Treino para Fortalecimento Promoção do Exercício: Alongamento Terapia com Exercício: Equilíbrio	Terapia com Exercício: Mobilidade Articular Terapia com Exercício: Controle Muscular Prevenção contra Quedas Monitoração das Extremidades Inferiores Controle de Medicamentos Posicionamento Ensino: Atividade/ Exercício Prescritos
Equilíbrio Definição: Capacidade de manter o equilíbrio do corpo	Terapia com Exercício: Deambulação Terapia com Exercício: Equilíbrio	Controle da Energia Controle do Ambiente: Segurança Promoção do Exercício: Treino para Fortalecimento Terapia com Exercício: Mobilidade Articular	Terapia com Exercício: Controle Muscular Prevenção contra Quedas Ensino: Atividade/ Exercício Prescritos
Movimento Coordenado Definição: Capacidade dos músculos para trabalhar em conjunto e de forma voluntária para o movimento pretendido	Terapia com Exercício: Deambulação Terapia com Exercício: Controle Muscular	Promoção da Mecânica Corporal Promoção do Exercício Promoção do Exercício: Treino para Fortalecimento	Promoção do Exercício: Alongamento Terapia com Exercício: Equilíbrio
Resistência Definição: Capacidade de sustentar a atividade	Controle da Energia	Controle do Ambiente Promoção do Exercício Terapia com Exercício: Deambulação Terapia com Exercício: Equilíbrio Terapia com Exercício: Mobilidade Articular	Terapia com Exercício: Controle Muscular Estabelecimento de Metas Mútuas Controle Nutricional Melhora do Sono Ensino: Atividade/ Exercício Prescritos
Mobilidade Articular: Tornozelos, Quadril, Joelhos Definição: Amplitude ativa de movimentos do ____ (especificar), com movimentos autoiniciados	Terapia com Exercício: Mobilidade Articular	Controle da Energia Promoção do Exercício Promoção do Exercício: Treino para Fotalecimento	Promoção do Exercício: Alongamento Terapia com Exercício: Deambulação Prevenção contra Quedas

NOC e NIC Ligados aos Diagnósticos de Enfermagem: Débito Cardíaco, Diminuído

LIGAÇÕES NOC-NIC PARA DEAMBULAÇÃO, PREJUDICADA

Resultado	Intervenções Principais	Intervenções Sugeridas	
Mobilidade Definição: Capacidade de movimentar-se, propositalmente pelo próprio ambiente, de forma independente, com ou sem dispositivo auxiliar	Terapia com Exercício: Deambulação	Administração de Analgésicos Promoção da Mecânica Corporal Controle da Energia Controle do Ambiente: Segurança Promoção do Exercício Promoção do Exercício: Alongamento	Promoção do Exercício: Treino para Fortalecimento Terapia com Exercício: Equilíbrio Terapia com Exercício: Mobilidade Articular Terapia com Exercício: Controle Muscular Posicionamento Ensino: Atividade/ Exercício Prescritos

DIAGNÓSTICO DE ENFERMAGEM: Débito Cardíaco, Diminuído

Definição: Quantidade insuficiente de sangue bombeado pelo coração para atender as demandas metabólicas corporais

NICS ASSOCIADAS AOS FATORES RELACIONADOS DO DIAGNÓSTICO

Monitoração de Sinais Vitais
Regulação Hemodinâmica

LIGAÇÕES NOC-NIC PARA DÉBITO CARDÍACO, DIMINUÍDO

Resultado	Intervenções Principais	Intervenções Sugeridas	
Gravidade da Perda de Sangue Definição: Gravidade de sangramento/ hemorragia interna ou externa	Redução de Sangramento Controle de Hemorragia Controle do Choque: Hipovolêmico	Redução do Sangramento: Útero Pré-Parto Redução do Sangramento: Gastrointestinal Redução do Sangramento: Nasal Redução do Sangramento: Útero Pós-Parto Redução do Sangramento: Ferimento Controle de Arritmias Controle Hídrico Monitoração Hídrica Reposição Rápida de Líquidos	Regulação Hemodinâmica Terapia Endovenosa (EV) Monitoração Hemodinâmica Invasiva Precauções no Uso do Torniquete Pneumático Reanimação Cardiopulmonar Controle do Choque Controle do Choque: Cardiogênico Prevenção do Choque Supervisão Monitoração de Sinais Vitais

(Continua)

LIGAÇÕES NOC-NIC PARA DÉBITO CARDÍACO, DIMINUÍDO

Resultado	Intervenções Principais		Intervenções Sugeridas
Eficácia da Bomba Cardíaca Definição: Adequação do volume de sangue ejetado do ventrículo esquerdo para manter a pressão de perfusão sistêmica	Cuidados Cardíacos Cuidados Cardíacos: Fase Aguda Controle do Choque: Cardiogênico	Controle Ácido-Básico Monitoração Ácido-Básica Controle de Vias Aéreas Redução do Sangramento Administração de Derivados do Sangue Cuidados Cardíacos: Reabilitação Precauções Cardíacas Gerenciamento do Protocolo de Emergência Controle de Arritmias Controle de Eletrólitos Monitoração de Eletrólitos Monitoração Eletrônica do Feto: Pré-Parto Monitoração Eletrônica do Feto: Durante o Parto Controle da Energia Controle Hidroeletrolítico Controle Hídrico Monitoração Hídrica Regulação Hemodinâmica	Punção Venosa Terapia Endovenosa (EV) Monitoração Hemodinâmica Invasiva Administração de Medicamentos Controle de Medicamentos Controle do Marca-passo: Definitivo Controle do Marca-passo: Temporário Punção de Vaso: Amostra de Sangue Arterial Punção de Vaso Cateterizado: Amostra de Sangue Punção de Vaso: Amostra de Sangue Venoso Reanimação Cardiopulmonar Reanimação Cardiopulmonar: Feto Reanimação Cardiopulmonar: Neonato Monitoração de Sinais Vitais
Estado Circulatório Definição: Fluxo sanguíneo sem obstrução e unidirecional a uma pressão apropriada através de grandes vasos dos circuitos sistêmico e pulmonar	Cuidados Circulatórios: Insuficiência Arterial Cuidados Circulatórios: Equipamento de Suporte Circulatório Mecânico Cuidados Circulatórios: Insuficiência Venosa	Autotransfusão Testes Laboratoriais à Beira do Leito Precauções contra Sangramento Administração de Derivados do Sangue Precauções Circulatórias Monitoração Hídrica Reposição Rápida de Líquidos Regulação Hemodinâmica Controle da Hipervolemia Controle da Hipovolemia Punção Venosa	Terapia Endovenosa (EV) Monitoração Hemodinâmica Invasiva Interpretação de Dados Laboratoriais Monitoração das Extremidades Inferiores Controle da Ventilação Mecânica: Não Invasiva Controle de Medicamentos Cuidados com o Cateter Central de Inserção Periférica (PICC) Precauções no Uso do Torniquete Pneumático Controle do Choque: Vasogênico Prevenção do Choque Supervisão Monitoração dos Sinais Vitais

NOC e NIC Ligados aos Diagnósticos de Enfermagem: Débito Cardíaco, Diminuído

LIGAÇÕES NOC-NIC PARA DÉBITO CARDÍACO, DIMINUÍDO

Resultado	Intervenções Principais	Intervenções Sugeridas	
Perfusão Tissular: Órgãos abdominais Definição: Adequação do fluxo sanguíneo através dos pequenos vasos das vísceras abdominais para manter a função dos órgãos	Cuidados Circulatórios: Insuficiência Arterial Cuidados Circulatórios: Insuficiência Venosa	Controle Ácido-Básico Controle Ácido-Básico: Acidose Metabólica Controle Ácido-Básico: Alcalose Metabólica Monitoração Ácido-Básica Testes Laboratoriais à Beira do Leito Precauções contra Sangramento Redução do Sangramento: Útero Pré-Parto Redução do Sangramento: Gastrointestinal Redução do Sangramento: Útero Pós-Parto Redução do Sangramento: Ferimento Administração de Derivados do Sangue Controle de Eletrólitos Monitoração de Eletrólitos Cuidados de Emergência	Controle Hídrico Monitoração Hídrica Reposição Rápida de Líquidos Terapia por Hemodiálise Controle da Hipovolemia Punção Venosa Terapia Endovenosa (EV) Interpretação de Dados Laboratoriais Controle da Náusea Controle da Dor Prevenção do Choque Supervisão Controle da Eliminação Urinária Monitoração de Sinais Vitais Controle do Vômito
Perfusão Tissular: Cardíaca Definição: Adequação do fluxo de sangue através da vasculatura coronariana para manter a função cardíaca	Cuidados Circulatórios: Insuficiência Arterial Controle do Choque: Cardiogênico	Redução da Ansiedade Precauções contra Sangramento Cuidados Cardíacos: Fase Aguda Cuidados Circulatórios: Insuficiência Venosa Gerenciamento do Protocolo de Emergência Controle de Arritmias Controle de Eletrólitos Controle Hídrico Monitoração Hídrica Controle da Hipoglicemia Monitoração Hemodinâmica Invasiva	Controle de Medicamentos Controle da Náusea Oxigenoterapia Controle do Marca-passo: Temporário Controle da Dor Controle do Choque: Vasogênico Controle do Choque: Hipovolêmico Melhora do Sono Supervisão Monitoração de Sinais Vitais Controle do Vômito

(Continua)

LIGAÇÕES NOC-NIC PARA DÉBITO CARDÍACO, DIMINUÍDO

Resultado	Intervenções Principais	Intervenções Sugeridas	
Perfusão Tissular: Celular Definição: Adequação do fluxo de sangue através da vasculatura para manter a função no nível das células	Monitoração das Extremidades Inferiores Monitoração de Sinais Vitais	Controle Ácido-Básico Redução da Ansiedade Controle Hidroeletrolítico Controle Hídrico Monitoração Hídrica	Reposição Rápida de Líquidos Controle da Náusea Monitoração Neurológica Controle da Dor Supervisão da Pele Controle do Vômito
Perfusão Tissular: Cerebral Definição: Adequação do fluxo de sangue através da vasculatura cerebral para manter função cerebral	Promoção da Perfusão Cerebral Monitoração Neurológica	Redução da Ansiedade Controle de Edema Cerebral Gerenciamento do Protocolo de Emergência Controle Hídrico Monitoração Hídrica Reposição Rápida de Líquidos Controle da Hipoglicemia Controle da Hipovolemia	Monitoração da Pressão Intracraniana (PIC) Posicionamento: Neurológico Controle de Convulsões Precauções contra Convulsões Prevenção do Choque Supervisão Monitoração de Sinais Vitais Controle do Vômito
Perfusão Tissular: Periférica Definição: Adequação do fluxo de sangue através dos pequenos vasos das extremidades para manter a função dos tecidos	Cuidados Circulatórios: Insuficiência Arterial Cuidados Circulatórios: Insuficiência Venosa Monitoração das Extremidades Inferiores	Precauções contra Sangramento Redução de Sangramento Administração de Derivados do Sangue Cuidados Cardíacos: Fase Aguda Cuidados Circulatórios: Equipamento de Suporte Circulatório Mecânico Cuidados Cardíacos: Fase Aguda Precauções Circulatórias Cuidados na Embolia: periférica Controle Hídrico Monitoração Hídrica Reposição Rápida de Líquidos Regulação Hemodinâmica	Controle da Hipovolemia Punção Venosa Terapia Endovenosa (EV) Controle da Dor Precauções no Uso do Torniquete Pneumático Reanimação Cardiopulmonar Reanimação Cardiopulmonar: Feto Reanimação Cardiopulmonar: Neonato Prevenção do Choque Cuidados da Pele: Tratamentos Tópicos Supervisão da Pele Monitoração de Sinais Vitais

NOC e NIC Ligados aos Diagnósticos de Enfermagem: Conflito de Decisão

LIGAÇÕES NOC-NIC PARA DÉBITO CARDÍACO, DIMINUÍDO

Resultado	Intervenções Principais	Intervenções Sugeridas	
Perfusão Tissular: Pulmonar Definição: Adequação do fluxo de sangue através da vasculatura pulmonar para perfundir alvéolos/unidades capilares	Cuidados Circulatórios: Insuficiência Arterial Cuidados na Embolia: Pulmonar	Controle Ácido-Básico: Acidose Respiratória Controle Ácido-Básico: Alcalose Respiratória Controle de Vias Aéreas Redução da Ansiedade Gerenciamento do Protocolo de Emergência Controle Hídrico	Monitoração Hídrica Oxigenoterapia Controle da Dor Monitoração Respiratória Reanimação Cardiopulmonar Controle do Choque Monitoração de Sinais Vitais
Sinais Vitais Definição: O quanto a temperatura, o pulso, a respiração e a pressão sanguínea estão dentro de uma variação normal	Regulação Hemodinâmica Monitoração de Sinais Vitais	Controle Ácido-Básico Redução da Ansiedade Administração de Derivados do Sangue Cuidados Cardíacos Controle de Arritmias Controle de Eletrólitos Cuidados de Emergência Controle Hídrico Monitoração Hídrica Reposição Rápida de Líquidos Controle de Hemorragia Controle da Hipovolemia	Terapia Endovenosa (EV) Precauções contra Hipertermia Maligna Administração de Medicamentos Controle de Medicamentos Prescrição de Medicamentos Cuidados Pós-Anestesia Cuidados Pós-Parto Reanimação Cardiopulmonar Controle do Choque Prevenção do Choque Supervisão

Nota de raciocínio crítico: Os resultados da perfusão com as intervenções relacionadas são oferecidos como medidas da adequação do sangue que é bombeado para atender às demandas metabólicas. Os fatores diagnósticos relacionados (frequência/ritmo cardíaco alterado, pré-carga alterada, pós-carga alterada, contratibilidade alterada) e os aspectos comportamentais/emocionais compõem a estrutura para as características definidoras; assim, as intervenções ocorrem com os resultados e não são repetidas para os fatores relacionados.

DIAGNÓSTICO DE ENFERMAGEM: Conflito de Decisão

Definição: Incerteza sobre o curso de ação a ser tomado, quando a escolha entre ações conflitantes envolve risco, perda ou desafio a valores e crenças de vida pessoais

NICS ASSOCIADAS AOS FATORES RELACIONADOS DO DIAGNÓSTICO

Apoio à Tomada de Decisão	Proteção dos Direitos do Paciente	Melhora do Sistema de Apoio
Educação em Saúde	Grupo de Apoio	Esclarecimento de Valores

LIGAÇÕES NOC-NIC PARA CONFLITO DE DECISÃO

Resultado	Intervenções Principais	Intervenções Sugeridas	
Tomada de Decisão Definição: Capacidade de fazer julgamentos e de escolher entre duas alternativas ou mais	Apoio à Tomada de Decisão Esclarecimento de Valores	Redução da Ansiedade Intervenção na Crise Intermediação Cultural Aconselhamento Genético Educação em Saúde	Orientação quanto ao Sistema de Saúde Aconselhamento na Pré-Concepção Melhora da Autopercepção Apoio Espiritual

(Continua)

LIGAÇÕES NOC-NIC PARA CONFLITO DE DECISÃO

Resultado	Intervenções Principais		Intervenções Sugeridas
Processamento de Informações Definição: Capacidade de adquirir, organizar e usar informações	Apoio à Tomada de Decisão Melhora da Educação em Saúde	Escutar Ativamente Redução da Ansiedade Intermediação Cultural Melhora do Desenvolvimento: Adolescente	Educação em Saúde Facilitação da Aprendizagem Melhora do Sono Ensino: Indivíduo Esclarecimento de Valores
Participação nas Decisões sobre Cuidados de Saúde Definição: Envolvimento pessoal na escolha e na avaliação das opções de cuidados de saúde para alcançar resultado desejado	Apoio à Tomada de Decisão Esclarecimento de Valores	Escutar Ativamente Orientação Antecipada Treinamento da Assertividade Redução da Ansiedade Melhora do Enfrentamento Aconselhamento	Intermediação Cultural Plano de Alta Promoção do Envolvimento Familiar Orientação quanto ao Sistema de Saúde Facilitação da Autorresponsabilidade
Autonomia Pessoal Definição: Ações pessoais de um indivíduo competente para o exercício do governo nas decisões de vida	Apoio à Tomada de Decisão Orientação quanto ao Sistema de Saúde	Orientação Antecipada Treinamento da Assertividade Apoio Emocional Educação em Saúde Facilitação da Aprendizagem	Proteção dos Direitos do Paciente Promoção da Capacidade de Resiliência Melhora da Autopercepção Ensino: Indivíduo

---

DIAGNÓSTICO DE ENFERMAGEM: Deglutição, Prejudicada

Definição: Funcionamento anormal do mecanismo de deglutição associado a déficit na estrutura ou na função oral, faríngea ou esofágica

NICS ASSOCIADAS AOS FATORES RELACIONADOS DO DIAGNÓSTICO

Controle de Vias Aéreas
Controle do Comportamento: Autoagressão
Cuidados com o Desenvolvimento
Alimentação por Sonda Enteral
Monitoração Respiratória
Estimulação Elétrica Nervosa Transcutânea (TENS)

LIGAÇÕES NOC-NIC PARA DEGLUTIÇÃO PREJUDICADA

Resultado	Intervenções Principais	Intervenções Sugeridas	
Prevenção da Aspiração Definição: Atos pessoais para prevenir a passagem de líquido e partículas sólidas para os pulmões	Precauções contra Aspiração	Posicionamento Identificação de Risco Supervisão	Terapia para Deglutição Ensino: Indivíduo

LIGAÇÕES NOC-NIC PARA DEGLUTIÇÃO, PREJUDICADA

Resultado	Intervenções Principais		Intervenções Sugeridas
Estado da Deglutição Definição: Passagem segura de líquidos e/ou sólidos, da boca até o estômago	Terapia para Deglutição	Precauções contra Aspiração Posicionamento	Encaminhamento Supervisão
Estado da Deglutição: Fase Esofágica Definição: Passagem segura de líquidos e/ou sólidos da faringe até o estômago	Posicionamento Terapia para Deglutição	Precauções contra Aspiração Manutenção da Saúde Oral Controle da Dor	Supervisão Controle do Vômito
Estado da Deglutição: Fase Oral Definição: Preparo, contenção e movimento posterior de líquidos e/ou sólidos na boca	Terapia para Deglutição	Precauções contra Aspiração Alimentação por Mamadeira Assistência na Amamentação Alimentação Manutenção da Saúde Oral	Restauração da Saúde Oral Posicionamento Assistência no Autocuidado: Alimentação Supervisão
Estado da Deglutição: Fase Faríngea Definição: Passagem segura de líquidos e/ou sólidos da boca até o esôfago	Precauções contra Aspiração Terapia para Deglutição	Aspiração de Vias Aéreas Posicionamento	Supervisão

---

DIAGNÓSTICO DE ENFERMAGEM: Dentição, Prejudicada

Definição: Distúrbios nos padrões de desenvolvimento/erupção dentária, ou na integridade estrutural dos dentes de um indivíduo

NICS ASSOCIADAS AOS FATORES RELACIONADOS DO DIAGNÓSTICO

Assistência quanto a Recursos Financeiros
Educação em Saúde
Orientação quanto ao Sistema de Saúde
Autorização do Seguro

Controle de Medicamentos
Controle da Nutrição
Aconselhamento Nutricional

Manutenção da Saúde Oral
Encaminhamento
Assistência no Autocuidado: Banho/Higiene

Assistência para Parar de Fumar
Tratamento do Uso de Drogas
Ensino: Indivíduo

LIGAÇÕES NOC-NIC PARA DENTIÇÃO, PREJUDICADA

Resultado	Intervenções Principais		Intervenções Sugeridas
Higiene Oral Definição: Condição da boca, dos dentes, das gengivas e da língua	Manutenção da Saúde Oral Restauração da Saúde Oral	Administração de Medicamentos: Oral Promoção da Saúde Oral Controle da Dor	Encaminhamento Ensino: Indivíduo

(Continua)

LIGAÇÕES NOC-NIC PARA DENTIÇÃO PREJUDICADA

Resultado	Intervenções Principais		Intervenções Sugeridas
Autocuidado: Higiene Oral Definição: Capacidade de cuidar da própria boca e dos dentes de forma independente, com ou sem dispositivo auxiliar	Manutenção da Saúde Oral Restauração da Saúde Oral	Promoção da Saúde Oral Assistência no Autocuidado: Banho/Higiene Assistência no Autocuidado: Alimentação	Ensino: Indivíduo Ensino: Habilidades Psicomotoras

DIAGNÓSTICO DE ENFERMAGEM: Desesperança

Definição: Estado subjetivo em que um indivíduo não enxerga alternativas ou escolhas pessoais disponíveis e é incapaz de mobilizar energia a seu favor

NICS ASSOCIADAS AOS FATORES RELACIONADOS DO DIAGNÓSTICO

Apoio à Proteção contra Abuso Terapia Ocupacional	Redução da Ansiedade Apoio Espiritual	Melhora do Sistema de Apoio Esclarecimento de Valores

LIGAÇÕES NOC-NIC PARA DESESPERANÇA

Resultado	Intervenções Principais		Intervenções Sugeridas
Nível de Depressão Definição: Gravidade do humor melancólico e perda de interesse nos eventos da vida	Promoção da Esperança Controle do Humor	Terapia Ocupacional Controle do Comportamento: Autoagressão Reestruturação Cognitiva Melhora do Enfrentamento Aconselhamento Intervenção na Crise Controle de Eletroconvulsoterapia (ECT) Apoio Emocional	Facilitação do Processo de Pesar Facilitação do Processo de Pesar: Morte Perinatal Fototerapia: Regulação do Humor/Sono Melhora da Autoestima Apoio Espiritual Prevenção do Suicídio Grupo de Apoio Terapia de Grupo
Autocontrole da Depressão Definição: Ações pessoais para minimizar a melancolia e manter interesse pelos eventos da vida	Controle do Humor Promoção da Capacidade de Resiliência Assistência na Automodificação	Terapia com Animais Arteterapia Modificação do Comportamento Melhora do Enfrentamento Apoio Emocional Controle de Energia Promoção do Exercício Facilitação do Processo de Pesar Facilitação do Processo de Pesar: Morte Perinatal Facilitação do Processo de Culpa	Promoção da Esperança Musicoterapia Estabelecimento de Metas Mútuas Contrato com o Paciente Presença Terapia Recreacional Melhora da Autopercepção Melhora da Socialização Brinquedo Terapêutico Terapia de Grupo

LIGAÇÕES NOC-NIC PARA DESESPERANÇA

Resultado	Intervenções Principais	Intervenções Principais (cont.)	Intervenções Sugeridas
Esperança Definição: Otimismo que pessoalmente satisfaz e oferece apoio à vida	Promoção da Esperança	Escutar Ativamente Construção de Relação Complexa Melhora do Enfrentamento Aconselhamento Apoio Emocional Facilitação do Processo de Pesar Monitoração Nutricional Presença	Terapia de Reminiscências Promoção da Capacidade de Resiliência Melhora da Socialização Apoio Espiritual Grupo de Apoio Melhora do Sistema de Apoio Esclarecimento de Valores
Equilíbrio do Humor Definição: Adaptação adequada do tom emocional prevalente em resposta a circunstâncias	Promoção da Esperança Controle do Humor	Terapia com Animais Redução da Ansiedade Aconselhamento Apoio Emocional Controle da Energia Presença	Melhora do Sono Apoio Espiritual Prevenção do Suicídio Brinquedo Terapêutico Terapia de Grupo
Energia Psicomotora Definição: Impulso e energia pessoais para manter as atividades da vida diária, a nutrição e a segurança pessoal	Controle do Humor	Terapia Ocupacional Reestruturação Cognitiva Melhora do Enfrentamento Aconselhamento Apoio à Tomada de Decisão Apoio Emocional Promoção da Esperança	Monitoração Nutricional Melhora da Autopercepção Melhora da Autoestima Melhora da Socialização Grupo de Apoio Terapia de Grupo
Qualidade de Vida Definição: Alcance da percepção positiva das atuais circunstâncias de vida	Promoção da Esperança Esclarecimento de Valores	Melhora do Enfrentamento Apoio Emocional Apoio Familiar Controle do Humor Terapia de Reminiscências Promoção da Capacidade de Resiliência Melhora do Papel	Melhora da Autopercepção Melhora da Socialização Apoio Espiritual Grupo de Apoio Melhora do Sistema de Apoio Apoio ao Sustento
Vontade de Viver Definição: Desejo, determinação e esforço para sobreviver	Melhora do Enfrentamento Promoção da Esperança	Escutar Ativamente Biblioterapia Reestruturação Cognitiva Aconselhamento Apoio Emocional Registro de Ações Melhora da Autopercepção	Melhora da Autoestima Assistência na Automodificação Melhora da Socialização Apoio Espiritual Prevenção do Suicídio Grupo de Apoio Esclarecimento de Valores

DIAGNÓSTICO DE ENFERMAGEM: Desobstrução de Vias Aéreas, Ineficaz

Definição: Incapacidade de eliminar secreções ou obstruções do trato respiratório para manter uma via aérea desobstruída

NICS ASSOCIADAS A FATORES RELACIONADOS AO DIAGNÓSTICO

Controle de Vias Aéreas Artificiais	Fisioterapia Respiratória	Controle de Infecção
Controle da Asma	Estimulação à Tosse	Assistência para Parar de Fumar

LIGAÇÕES NOC-NIC PARA DESOBSTRUÇÃO DE VIAS AÉREAS, INEFICAZ

Resultado	Intervenções Principais	Intervenções Sugeridas	
Prevenção da Aspiração Definição: Atos pessoais para prevenir a passagem de líquidos e partículas sólidas para os pulmões	Aspiração de Vias Aéreas Precauções Contra Aspiração Posicionamento	Controle de Vias Aéreas Fisioterapia Respiratória Estimulação à Tosse Cuidados de Emergência Extubação Endotraqueal	Monitoração Respiratória Reanimação Cardiopulmonar: Neonato Supervisão Terapia para Deglutição
Estado Respiratório: Permeabilidade das Vias Aéreas Definição: Vias traqueobrônquicas abertas e desobstruídas para troca de ar	Controle de Vias Aéreas Aspiração de Vias Aéreas	Inserção e Estabilização de Vias Aéreas Controle de Alergias Controle da Anafilaxia Redução da Ansiedade Controle de Vias Aéreas Artificiais Precauções Contra Aspiração	Controle da Asma Fisioterapia Respiratória Estimulação à Tosse Cuidados de Emergência Posicionamento Monitoração Respiratória Reanimação Cardiopulmonar Supervisão Monitoração de Sinais Vitais
Estado Respiratório: Ventilação Definição: Movimento de ar que entra nos pulmões e sai deles	Controle de Vias Aéreas Monitoração Respiratória Assistência Ventilatória	Monitoração Ácido-Básica Inserção e Estabilização de Vias Aéreas Aspiração de Vias Aéreas Controle de Alergia Redução da Ansiedade Controle de Vias Aéreas Artificiais Precauções contra Aspiração Controle da Asma Fisioterapia Respiratória Estimulação à Tosse Controle da Energia	Monitoração Hídrica Controle de Infecção Controle da Ventilação Mecânica: Invasiva Desmame da Ventilação Mecânica Administração de Medicamentos: Inalatória Oxigenoterapia Posicionamento Assistência para Parar de Fumar Cuidados com Drenos: Torácico

Nota de raciocínio crítico: Uma quantidade de intervenções para os fatores relacionados são também intervenções para resultados específicos. Isso se dá porque uma via aérea obstruída (fator relacionado) é a causa de muitos dos sintomas identificados nas características definidoras.

NOC e NIC Ligados aos Diagnósticos de Enfermagem: Disreflexia Autonômica

DIAGNÓSTICO DE ENFERMAGEM: Diarreia

Definição: Eliminações de fezes soltas e não formadas

NICS ASSOCIADAS AOS FATORES RELACIONADOS DO DIAGNÓSTICO

Redução da Ansiedade Controle de Doenças Transmissíveis Alimentação por Sonda Enteral	Controle de Infecção Controle de Medicamentos	Controle da Radioterapia Tratamento de Uso de Drogas	Tratamento de Uso de Drogas: Abstinência de Álcool

LIGAÇÕES NOC-NIC PARA DIARREIA

Resultado	Intervenções Principais	Intervenções Sugeridas	
Continência Intestinal Definição: Controle da passagem de fezes do intestino	Controle Intestinal Controle da Diarreia	Cuidados na Incontinência Intestinal Cuidados na Incontinência Intestinal: Encoprese Controle Hídrico	Controle de Medicamentos Prescrição de Medicamentos Controle da Nutrição Assistência no Autocuidado: Uso do Vaso Sanitário
Eliminação Intestinal Definição: Formação e evacuação de fezes	Controle Intestinal	Controle da Diarreia Controle de Medicamentos	Controle da Dor Controle de Amostras para Exames
Gravidade dos Sintomas Definição: Gravidade de mudanças adversas percebidas nas funções física, emocional e social	Controle da Diarreia	Controle Intestinal Administração de Medicamentos	Controle de Medicamentos Controle da Dor

Nota de raciocínio crítico: O diagnóstico Diarreia concentra-se na passagem de fezes não formadas, embora diarreia intensa e/ou prolongada possa resultar em desequilíbrio hídrico e eletrolítico. Para tais problemas, levar em conta os seguintes resultados: Equilíbrio Eletrolítico e Ácido-Básico, Equilíbrio Hídrico e Hidratação. As intervenções principais a seguir tratam referem-se a esses resultados: Controle Ácido-Básico, Monitoração Ácido-Básico, Controle de Eletrólitos, Controle de Eletrólitos: hipocalemia, Controle de Eletrólitos: hiponatremia, Monitoração de Eletrólitos, Controle Hidroeletrolítico, Reposição Rápida de Líquidos e Punção Venosa.

DIAGNÓSTICO DE ENFERMAGEM: Disreflexia Autonômica

Definição: Reação não inibida do sistema nervoso simpático a um estímulo nocivo, após lesão na medula espinhal, em T7 ou acima, que representa uma ameaça à vida

NICS ASSOCIADAS AOS FATORES RELACIONADOS DO DIAGNÓSTICO

Controle Intestinal Administração de Medicamentos: Tópica Cuidados da Pele: Tratamentos Tópicos	Ensino: Processo da Doença Ensino: Medicamentos Prescritos Ensino: Procedimento/Tratamento	Regulação da Temperatura Sondagem Vesical	Sondagem Vesical: Intermitente Controle da Eliminação Urinária

(Continua)

LIGAÇÕES NOC-NIC PARA DISREFLEXIA AUTONÔMICA

Resultado	Intervenções Principais	Intervenções Sugeridas	
Estado Neurológico Definição: Capacidade do sistema nervoso periférico e central de receber, processar e reagir a estímulos internos e externos	Controle da Disreflexia Monitoração de Sinais Vitais	Gerenciamento do Protocolo de Emergência Cuidados de Emergência Administração de Medicamentos Monitoração Neurológica Monitoração Respiratória Precauções contra Convulsões	Supervisão Ensino: Processo da Doença Ensino: Medicamentos Prescritos Ensino: Procedimento/Tratamento Regulação da Temperatura
Estado Neurológico: Autônomo Definição: Capacidade do sistema nervoso autônomo de coordenar a função visceral e homeostática	Controle da Disreflexia Monitoração de Sinais Vitais	Redução da Ansiedade Gerenciamento do Protocolo de Emergência Cuidados de Emergência Proteção contra Infecção Punção Venosa Terapia Endovenosa (EV) Administração de Medicamentos	Controle da Dor Monitoração Neurológica Monitoração Respiratória Supervisão Controle da Tecnologia Regulação da Temperatura
Sinais Vitais Definição: O quanto a temperatura, o pulso, a respiração e a pressão sanguínea estão dentro de uma variação normal	Controle da Disreflexia Monitoração de Sinais Vitais	Controle de Vias Aéreas Redução da Ansiedade Estimulação à Tosse Cuidados de Emergência	Administração de Medicamentos Controle da Dor Prevenção do Choque

DIAGNÓSTICO DE ENFERMAGEM: Dor, Aguda

Definição: Experiência sensorial e emocional desagradável, que surge de lesão tissular real ou potencial, ou é descrita em termos de tal lesão (International Association for the Study of Pain); início súbito ou lento, de intensidade de leve a intensa, com término antecipado ou previsível e duração de menos de 6 meses

NICS ASSOCIADAS AOS FATORES RELACIONADOS DO DIAGNÓSTICO

Facilitação do Processo de Pesar Cuidados com o Local de Incisão	Controle da Síndrome Pré-Menstrual (SPM/TPM)	Tratamento do Trauma de Estupro Terapia para Trauma: Infantil	Cuidados com Lesões: Queimaduras

LIGAÇÕES NOC-NIC PARA DOR, AGUDA

Resultado	Intervenções Principais	Intervenções Sugeridas	
Satisfação do Cliente: Controle da Dor Definição: Alcance da percepção positiva dos cuidados de enfermagem para aliviar a dor	Controle da Dor	Administração de Analgésicos Aromaterapia Estimulação Cutânea Distração Aplicação de Calor/Frio Massagem Administração de Medicamentos: Intraespinhal Administração de Medicamentos: Endovenosa (EV)	Assistência à Analgesia Controlada pelo Paciente Posicionamento Imobilização Ensino: Medicamentos Prescritos Estimulação Elétrica Nervosa Transcutânea (TENS)
Nível de Desconforto Definição: Gravidade do desconforto físico ou mental, observado ou relatado	Controle de Medicamentos Controle da Dor	Acupressão Administração de Analgésicos Redução da Ansiedade Banho Biofeedback Controle Intestinal Técnica para Acalmar Melhora do Enfrentamento Estimulação Cutânea Distração Assistência ao Morrer Apoio Emocional Controle da Energia Controle do Ambiente: Conforto Redução da Flatulência Estimulação da Imaginação Aplicação de Calor/Frio Humor Hipnose Massagem Administração de Medicamentos	Administração de Medicamentos: Intramuscular Administração de Medicamentos: Endovenosa (EV) Administração de Medicamentos: Oral Prescrição de Medicamentos Facilitação do Processo de Meditação Musicoterapia Controle da Náusea Oxigenoterapia Posicionamento Presença Terapia de Relaxamento Controle da Sedação Melhora do Sono Imobilização Toque Terapêutico Estimulação Elétrica Nervosa Transcutânea (TENS) Controle do Vômito
Controle da Dor Definição: Ações pessoais para controlar a dor	Administração de Medicamentos Controle da Dor Assistência à Analgesia Controlada pelo Paciente	Acupressão Estimulação Cutânea Distração Estimulação da Imaginação Aplicação de Calor/Frio Administração de Medicamentos: Intramuscular Administração de Medicamentos: Intraespinhal Administração de Medicamentos: Endovenosa (EV) Administração de Medicamentos: Oral Prescrição de Medicamentos Musicoterapia Posicionamento	Informações Sensoriais Preparatórias Terapia de Relaxamento Facilitação da Auto-Hipnose Melhora do Sono Imobilização Ensino: Indivíduo Ensino: Medicamentos Prescritos Ensino: Procedimento/Tratamento Toque Terapêutico

(Continua)

LIGAÇÕES NOC-NIC PARA DOR, AGUDA

Resultado	Intervenções Principais	Intervenções Sugeridas	
Nível de Dor Definição: Gravidade da dor observada ou relatada	Controle da Dor Supervisão	Escutar Ativamente Administração de Analgésicos Redução da Ansiedade Apoio Emocional	Posicionamento Imobilização Toque Terapêutico Monitoração de Sinais Vitais

Nota de raciocínio crítico: Os fatores relacionados incluem todos os agentes que podem causar dor, inclusive agentes psicológicos. Dependendo do agente causador, uma quantidade de outras intervenções da NIC pode ser selecionada.

DIAGNÓSTICO DE ENFERMAGEM: Dor, Crônica

Definição: Experiência sensorial e emocional desagradável, que surge de lesão tissular real ou potencial, ou é descrita em termos de tal lesão (International Association for the Study of Pain); início súbito ou lento, de intensidade leve a intensa, constante ou recorrente, sem um término antecipado ou previsível, com uma duração de mais de 6 meses

NICS ASSOCIADAS AOS FATORES RELACIONADOS DO DIAGNÓSTICO

Ensino: Processo da Doença   Ensino: Medicamentos Prescritos   Ensino: Procedimento/Tratamento

LIGAÇÕES NOC-NIC PARA DOR, CRÔNICA

Resultado	Intervenções Principais	Intervenções Sugeridas	
Satisfação do Cliente: Controle da Dor Definição: Alcance da percepção positiva dos cuidados de enfermagem para aliviar a dor	Controle da Dor	Acupressão Administração de Analgésicos Aromaterapia Estimulação Cutânea Distração Controle do Ambiente: Conforto Aplicação de Calor/Frio Massagem Administração de Medicamentos: Endovenosa (EV) Reunião para Avaliação dos Cuidados Multidisciplinares Musicoterapia	Assistência à Analgesia Controlada pelo Paciente (PCA) Posicionamento Relaxamento Muscular Progressivo Encaminhamento Imobilização Grupo de Apoio Ensino: Indivíduo Ensino: Medicamentos Prescritos Estimulação Elétrica Nervosa Transcutânea (TENS)
Dor: Resposta Psicológica Adversa Definição: Gravidade das respostas adversas cognitivas e emocionais observadas ou relatadas à dor física	Controle do Humor Controle da Dor	Escutar Ativamente Terapia Ocupacional Assistência no Controle da Raiva Terapia com Animais Redução da Ansiedade Melhora do Enfrentamento Apoio Emocional Estimulação da Imaginação Promoção da Esperança Humor Registro de Ações	Controle de Medicamentos Musicoterapia Presença Melhora da Autoestima Melhora do Sono Apoio Espiritual Prevenção do Uso de Drogas Prevenção do Suicídio Grupo de Apoio Melhora do Sistema de Apoio Toque

NOC e NIC Ligados aos Diagnósticos de Enfermagem: Dor, Crônica

LIGAÇÕES NOC-NIC PARA DOR, CRÔNICA

Resultado	Intervenções Principais	Intervenções Sugeridas	
Controle da Dor Definição: Ações pessoais para controlar a dor	Controle de Medicamentos Controle da Dor	Acupressão Administração de Analgésicos Biofeedback Estimulação Cutânea Distração Controle do Ambiente: Conforto Promoção do Envolvimento Familiar Estimulação da Imaginação Aplicação de Calor/Frio Massagem Administração de Medicamentos Administração de Medicamentos: Intramuscular Administração de Medicamentos: Endovenosa (EV) Administração de Medicamentos: Oral Prescrição de Medicamentos Assistência à Analgesia Controlada pelo Paciente	Posicionamento Relaxamento Muscular Progressivo Terapia de Relaxamento Facilitação da Auto-Hipnose Assistência na Automodificação Facilitação da Autorresponsabilidade Melhora do Sono Imobilização Grupo de Apoio Melhora do Sistema de Apoio Supervisão Ensino: Indivíduo Ensino: Medicamentos Prescritos Ensino: Procedimento/Tratamento Consulta por Telefone Toque Terapêutico Estimulação Elétrica Nervosa Transcutânea (TENS)
Dor: Efeitos Nocivos Definição: Gravidade de efeitos nocivos observados ou relatados decorrentes da dor crônica no funcionamento diário	Melhora do Enfrentamento Controle da Dor	Terapia Ocupacional Redução da Ansiedade Modificação do Comportamento Promoção da Mecânica Corporal Controle Intestinal Consulta Apoio à Tomada de Decisão Controle da Energia Controle do Ambiente: Conforto Promoção do Exercício Promoção do Exercício: Alongamento Terapia com Exercício: Deambulação	Terapia com Exercício: Mobilidade Articular Manutenção do Processo Familiar Promoção da Esperança Massagem Controle de Medicamentos Aconselhamento Nutricional Monitoração Nutricional Relaxamento Muscular Progressivo Melhora do Papel Assistência no Autocuidado Melhora do Sono Melhora da Socialização
Nível da Dor Definição: Gravidade da dor observada ou relatada	Controle da Dor	Escutar Ativamente Redução da Ansiedade Apoio Emocional Posicionamento	Imobilização Supervisão Toque Terapêutico Monitoração de Sinais Vitais

Nota de raciocínio crítico: Três intervenções de ensino que podem tratar a incapacidade crônica física ou psicossocial estão identificadas para os fatores relacionados. Dependendo do tipo de incapacidade, o provedor de cuidados pode considerar os resultados e as intervenções específicos para essa incapacidade.

DIAGNÓSTICO DE ENFERMAGEM: Eliminação Urinária, Prejudicada

Definição: Disfunção na eliminação de urina

NICS ASSOCIADAS AOS FATORES RELACIONADOS DO DIAGNÓSTICO

Irrigação Vesical
Controle de Infecção

LIGAÇÕES NOC-NIC PARA ELIMINAÇÃO URINÁRIA, PREJUDICADA

Resultado	Intervenções Principais	Intervenções Sugeridas	
Eliminação Urinária Definição: Armazenamento e eliminação de urina	Controle da Eliminação Urinária	Controle Hídrico Monitoração Hídrica Proteção contra Infecção Administração de Medicamentos Controle de Medicamentos Controle da Dor Exercício para a Musculatura Pélvica Controle do Pessário Micção Induzida	Assistência no Autocuidado Uso de Vaso Sanitário Controle de Amostras para Exames Cuidados com Sondas: Urinário Treinamento do Hábito Urinário Sondagem Vesical Sondagem Vesical: Intermitente Cuidados na Incontinência Urinária Cuidados na Retenção Urinária

Nota de raciocínio crítico: As intervenções incluídas para o resultado geral Eliminação Urinária Prejudicada abarcam aquelas identificadas para problemas urinários específicos.

DIAGNÓSTICO DE ENFERMAGEM: Eliminação Urinária, Disposição para Melhorada

Definição: Um padrão de funções urinárias que é suficiente para satisfazer às necessidades de eliminação e que pode ser reforçado

LIGAÇÕES NOC-NIC PARA ELIMINAÇÃO URINÁRIA, DISPOSIÇÃO PARA MELHORADA

Resultado	Intervenções Principais	Intervenções Sugeridas	
Eliminação Urinária Definição: Armazenamento e eliminação de urina	Controle da Eliminação Urinária	Controle Hídrico Monitoração Hídrica Proteção contra Infecção Controle de Medicamentos	Exercícios para a Musculatura Pélvica Controle do Pessário Assistência no Autocuidado: Uso de Vaso Sanitário Controle do Peso

NOC e NIC Ligados aos Diagnósticos de Enfermagem: Enfrentamento Comunitário, Ineficaz

DIAGNÓSTICO DE ENFERMAGEM: Enfrentamento Comunitário, Ineficaz

Definição: Padrão de atividades comunitárias para a adaptação e a resolução de problemas que é insatisfatório para atender às demandas ou necessidades da comunidade

NICS ASSOCIADAS AOS FATORES RELACIONADOS DO DIAGNÓSTICO

Preparo da Comunidade para Catástrofes	Desenvolvimento da Saúde Comunitária	Gerenciamento de Recursos Financeiros	Desenvolvimento de Programa de Saúde

LIGAÇÕES NOC-NIC PARA ENFRENTAMENTO COMUNITÁRIO, INEFICAZ

Resultado	Intervenções Principais	Intervenções Sugeridas	
Competência da Comunidade Definição: Capacidade de uma comunidade para, de forma coletiva, solucionar um problema para alcançar as próprias metas	Desenvolvimento da Saúde Comunitária Controle do Ambiente: Comunidade	Mediação de Conflitos Proteção contra Riscos Ambientais Gerenciamento de Recursos Financeiros Educação em Saúde Monitoração de Políticas de Saúde	Desenvolvimento do Programa de Saúde Promoção da Capacidade de Resiliência Identificação de Risco Supervisão: Comunidade Promoção da Segurança em Veículos
Preparo da Comunidade para Catástrofes Definição: Preparo para reagir a calamidade natural ou causada pelo ser humano	Preparo contra o Bioterrorismo Preparo da Comunidade para Catástrofes	Proteção contra Riscos Ambientais Monitoração de Políticas de Saúde Controle de Imunização/Vacinação Desenvolvimento do Programa de Saúde	Identificação de Risco Supervisão: Comunidade Triagem: Catástrofe
Estado de Saúde da Comunidade Definição: Estado geral de bem-estar de uma comunidade ou população	Controle de Doenças Transmissíveis Desenvolvimento da Saúde Comunitária	Documentação Proteção contra Riscos Ambientais Educação em Saúde Monitoração de Políticas de Saúde Avaliação da Saúde Controle de Imunização/Vacinação	Controle de Infecção Identificação de Risco Marketing Social Supervisão: Comunidade Promoção da Segurança em Veículos
Estado de Saúde da Comunidade: Imunidade Definição: Resistência de membros de uma comunidade à invasão e à disseminação de um agente infeccioso que pode ameaçar a saúde pública	Controle de Doenças Transmissíveis Controle de Imunização/Vacinação	Desenvolvimento da Saúde Comunitária Documentação Proteção contra Riscos Ambientais Educação em Saúde	Monitoração de Políticas de Saúde Desenvolvimento do Programa de Saúde Identificação de Risco Supervisão: Comunidade

(Continua)

LIGAÇÕES NOC-NIC PARA ENFRENTAMENTO COMUNITÁRIO, INEFICAZ

Resultado	Intervenções Principais	Intervenções Sugeridas	
Controle de Risco Comunitário: Doença Crônica Definição: Ações da comunidade para reduzir o risco de doenças crônicas e complicações associadas	Gerenciamento de Caso Educação em Saúde Desenvolvimento de Programa de Saúde	Documentação Controle do Ambiente: Comunidade Proteção contra Riscos Ambientais Monitoração de Políticas de Saúde	Avaliação da Saúde Identificação de Risco Supervisão: Comunidade
Controle de Riscos Comunitário: Doenças Contagiosas Definição: Ações da comunidade para eliminar ou reduzir a disseminação de agentes infecciosos que ameaçam a saúde pública	Controle de Doenças Transmissíveis	Documentação Educação em Saúde Monitoração de Políticas de Saúde Avaliação da Saúde Controle de Imunização/ Vacinação	Controle de Infecção Proteção contra Infecção Desenvolvimento de Programa de Saúde Identificação de Riscos Supervisão: Comunidade
Controle de Riscos Comunitário: Exposição ao Chumbo Definição: Ações da comunidade para reduzir exposição e envenenamento associado ao chumbo	Controle do Ambiente: Comunidade Proteção contra Riscos Ambientais	Gerenciamento de Caso Desenvolvimento da Saúde Comunitária Documentação Controle do Ambiente: Segurança do Trabalhador Educação em Saúde	Avaliação da Saúde Desenvolvimento de Programa de Saúde Identificação de Risco Supervisão: Comunidade
Controle de Riscos Comunitário: Violência Definição: Ações da comunidade para eliminar ou reduzir atos violentos intencionais que resultam em dano físico ou psicológico grave	Controle do Ambiente: Comunidade Controle do Ambiente: Prevenção de Violência	Apoio à Proteção contra Abuso Desenvolvimento de Programa de Saúde Identificação de Risco	Supervisão: Comunidade Promoção da Segurança em Veículos
Nível de Violência da Comunidade Definição: Incidência de atos violentos comparada a valores locais, estaduais ou nacionais	Controle do Ambiente: Prevenção de Violência Supervisão: Comunidade	Apoio à Proteção contra Abuso Controle do Ambiente: Comunidade Proteção contra Riscos Ambientais	Monitoração de Políticas de Saúde Desenvolvimento de Programa de Saúde Promoção da Segurança em Veículos

NOC e NIC Ligados aos Diagnósticos de Enfermagem: Enfrentamento Comunitário...

DIAGNÓSTICO DE ENFERMAGEM: Enfrentamento Comunitário, Disposição para Aumentado

Definição: Padrão de atividades comunitárias para adaptação e resolução de problemas que é satisfatório para atender as demandas ou as necessidades da comunidade, mas que pode ser melhorado para o controle de problemas/estressores atuais ou futuros

LIGAÇÕES NOC-NIC PARA ENFRENTAMENTO COMUNITÁRIO, DISPOSIÇÃO PARA AUMENTADO

Resultado	Intervenções Principais		Intervenções Sugeridas
Competência da Comunidade Definição: Capacidade de uma comunidade para, de forma coletiva, solucionar problemas para alcançar as próprias metas	Monitoração de Políticas de Saúde Desenvolvimento de Programa de Saúde	Desenvolvimento da Saúde Comunitária Proteção contra Riscos Ambientais Gerenciamento de Recursos Financeiros Educação em Saúde Avaliação da Saúde	Promoção da Capacidade de Resiliência Identificação de Risco Prevenção de Lesões Desportivas: Jovens Promoção da Segurança em Veículos
Preparo da Comunidade para Catástrofes Definição: Preparo da comunidade para reagir a uma calamidade natural ou causado pelo ser humano	Preparo contra o Bioterrorismo Preparo da Comunidade para Catástrofes	Gerenciamento de Recursos Financeiros Monitoração de Políticas de Saúde Controle de Imunização/ Vacinação	Desenvolvimento de Programa de Saúde Identificação de Risco
Estado de Saúde da Comunidade: Imunidade Definição: Resistência de membros de uma comunidade à invasão e disseminação de agente infeccioso que pode ameaçar a saúde pública	Controle de Doenças Transmissíveis Controle de Imunização/ Vacinação	Desenvolvimento da Saúde Comunitária Documentação Proteção contra Riscos Ambientais Educação em Saúde Monitoração de Políticas de Saúde	Avaliação da Saúde Desenvolvimento de Programa de Saúde Identificação de Risco Supervisão: Comunidade
Controle de Riscos Comunitário: Doenças Contagiosas Definição: Ações da comunidade para eliminar ou reduzir a disseminação de agentes infecciosos que ameaçam a saúde pública	Controle de Doenças Transmissíveis Desenvolvimento de Programa de Saúde	Documentação Educação em Saúde Monitoração de Políticas de Saúde Avaliação da Saúde	Controle de Imunização/ Vacinação Identificação de Risco Supervisão: Comunidade
Controle de Riscos Comunitário: Exposição ao Chumbo Definição: Ações da comunidade para reduzir exposição e envenenamento associado ao chumbo	Controle do Ambiente: Comunidade Proteção contra Riscos Ambientais	Desenvolvimento da Saúde Comunitária Documentação Controle do Ambiente: Segurança do Trabalhador Educação em Saúde	Avaliação da Saúde Desenvolvimento de Programa de Saúde Encaminhamento Identificação de Risco Supervisão: Comunidade

(Continua)

LIGAÇÕES NOC-NIC PARA ENFRENTAMENTO COMUNITÁRIO, DISPOSIÇÃO PARA AUMENTADO

Resultado	Intervenções Principais	Intervenções Sugeridas	
Nível de Violência da Comunidade Definição: Incidência de atos violentos comparada com a valores locais, estaduais ou nacionais	Controle do Ambiente: Prevenção de Violência Supervisão: Comunidade	Documentação Controle do Ambiente: Comunidade Monitoração de Políticas de Saúde	Desenvolvimento de Programa de Saúde Identificação de Risco Promoção da Segurança em Veículos

DIAGNÓSTICO DE ENFERMAGEM: Enfrentamento, Defensivo

Definição: Projeção repetida de autoavaliação falsamente positiva, baseada em um padrão autoprotetor que o defende contra ameaças subjacentes percebidas à autoestima positiva

NICS ASSOCIADAS AOS FATORES RELACIONADOS DO DIAGNÓSTICO

Promoção da Capacidade de Resiliência Melhora da Autocompetência	Melhora da Autoestima	Melhora do Sistema de Apoio	Esclarecimento de Valores

LIGAÇÕES NOC-NIC PARA ENFRENTAMENTO, DEFENSIVO

Resultado	Intervenções Principais	Intervenções Sugeridas	
Aceitação: Estado de Saúde Definição: Aceitação de mudança significativa no estado de saúde	Melhora do Enfrentamento Melhora da Autoestima	Escutar Ativamente Orientação Antecipada Aconselhamento Apoio Emocional Facilitação do Processo de Pesar Promoção da Esperança Presença	Melhora da Autopercepção Apoio Espiritual Grupo de Apoio Melhora do Sistema de Apoio Dizer a Verdade Esclarecimento de Valores
Adaptação à Deficiência Física Definição: Resposta adaptativa a um desafio funcional importante decorrente de deficiência física	Modificação do Comportamento Melhora do Enfrentamento	Escutar Ativamente Terapia Ocupacional Orientação Antecipada Modificação do Comportamento: Habilidades Sociais Melhor da Imagem Corporal Reestruturação Cognitiva Aconselhamento Apoio Emocional	Facilitação do Processo de Pesar Promoção da Esperança Estabelecimento de Metas Mútuas Melhora da Autoestima Facilitação da Autorresponsabilidade Aconselhamento Sexual Grupo de Apoio Terapia de Grupo

LIGAÇÕES NOC-NIC PARA ENFRENTAMENTO, DEFENSIVO

Resultado	Intervenções Principais	Intervenções Sugeridas	
Enfrentamento Definição: Ações pessoais para controle de estressores que acabam com os recursos individuais	Melhora do Enfrentamento Aconselhamento	Redução da Ansiedade Modificação do Comportamento Controle de Ideias Delirantes Apoio Emocional Controle de Medicamentos Controle do Humor Promoção da Normalidade Redução do Estresse por Mudança Terapia de Reminiscências	Melhora da Autopercepção Melhora da Autoestima Facilitação da Autorresponsabilidade Melhora da Socialização Apoio Espiritual Grupo de Apoio Terapia de Grupo Dizer a Verdade
Participação nas Decisões sobre Cuidados de Saúde Definição: Envolvimento pessoal na escolha e na avaliação das opções de cuidados de saúde para alcançar o resultado desejado	Melhora do Enfrentamento Facilitação da Autorresponsabilidade	Treinamento da Assertividade Modificação do Comportamento Apoio à Tomada de Decisão Melhora da Educação em Saúde	Orientação quanto ao Sistema de Saúde Estabelecimento de Metas Mútuas Melhora da Autocompetência
Autoestima Definição: Julgamento pessoal do autovalor	Melhora da Autoestima	Modificação do Comportamento Modificação do Comportamento: Habilidades Sociais Reestruturação Cognitiva Construção de Relação Complexa Melhora do Enfrentamento Aconselhamento Melhora do Desenvolvimento: Adolescente Melhora do Desenvolvimento: Infantil	Controle de Distúrbios Alimentares Apoio Emocional Melhora da Autopercepção Melhora da Socialização Apoio Espiritual Terapia de Grupo
Habilidades de Interação Social Definição: Comportamentos pessoais que promovem relações eficientes	Modificação do Comportamento: Habilidades Sociais	Assistência no Controle da Raiva Redução da Ansiedade Modificação do Comportamento Melhora do Enfrentamento Aconselhamento Intermediação Cultural Melhora do Desenvolvimento: Adolescente	Melhora do Desenvolvimento: Infantil Humor Terapia Recreacional Melhora da Autopercepção Melhora da Autoestima Assistência na Automodificação Facilitação da Autorresponsabilidade Melhora da Socialização

DIAGNÓSTICO DE ENFERMAGEM: Enfrentamento, Ineficaz

Definição: Incapacidade de desenvolver uma avaliação válida dos estressores, escolha inadequadas das respostas praticadas e/ou incapacidade de utilizar os recursos disponíveis

NICS ASSOCIADAS AOS FATORES RELACIONADOS DO DIAGNÓSTICO

Redução da Ansiedade	Apoio na Tomada de Decisão	Aumento da Segurança	Melhora da Autoestima
Intervenção na Crise	Assistência quanto a Recursos Financeiros	Melhora da Autocompetência	Melhora do Sistema de Apoio

LIGAÇÕES NOC-NIC PARA ENFRENTAMENTO, INEFICAZ

Resultado	Intervenções Principais	Intervenções Sugeridas	
Adaptação à Deficiência Física Definição: Resposta adaptativa a um desafio funcional importante decorrente de uma deficiência física	Modificação do Comportamento Melhora do Enfrentamento	Assistência no Controle da Raiva Orientação Antecipada Redução da Ansiedade Controle do Comportamento: Autoagressão Melhora da Imagem Corporal Aconselhamento Apoio na Tomada de Decisão Apoio Emocional	Melhora da Segurança Assistência no Autocuidado Melhora do Sono Prevenção do Uso de Drogas Grupo de Apoio
Adaptação do Cuidador à Institucionalização do Paciente Definição: Resposta adaptativa de cuidador familiar, quando o receptor dos cuidados é levado para uma instituição	Melhora do Enfrentamento Apoio Emocional	Assistência no Controle da Raiva Mediação de Conflitos Apoio na Tomada de Decisão Promoção da Integridade Familiar Apoio Familiar	Facilitação do Processo de Culpa Terapia de Reminiscências Apoio Emocional Grupo de Apoio Dizer a Verdade Facilitação da Visita
Adaptação da Criança à Hospitalização Definição: Resposta de adaptação de uma criança de 3 a 17 anos à hospitalização	Redução da Ansiedade Melhora do Enfrentamento	Escutar Ativamente Assistência no Controle da Raiva Orientação Antecipada Técnica para Acalmar Distração Apoio Emocional Controle do Ambiente Promoção do Envolvimento Familiar	Facilitação da Presença da Família Estabelecimento de Metas Mútuas Informações Sensoriais Preparatórias Melhora da Segurança Melhora do Sono Ensino: Processo da Doença Ensino: Procedimento/Tratamento

NOC e NIC Ligados aos Diagnósticos de Enfermagem: Enfrentamento, Ineficaz

LIGAÇÕES NOC-NIC PARA ENFRENTAMENTO, INEFICAZ

Resultado	Intervenções Principais	Intervenções Sugeridas	
Enfrentamento Definição: Ações pessoais para controle de estressores que acabam com os recursos individuais	Melhora do Enfrentamento Apoio na Tomada de Decisão	Orientação Antecipada Apoio na Tomada de Decisão Assistência no Controle da Raiva Redução da Ansiedade Controle do Comportamento: Autoagressão Modificação do Comportamento Técnica para Acalmar Reestruturação Cognitiva Aconselhamento Intervenção na Crise Controle do Ambiente: Prevenção de Violência Treinamento para Controle de Impulsos	Controle do Humor Estabelecimento de Metas Mútuas Terapia de Relaxamento Promoção da Capacidade de Resiliência Melhora do Sono Apoio Espiritual Prevenção do Uso de Drogas Grupo de Apoio Melhora do Sistema de Apoio Terapia de Grupo
Tomada de Decisão Definição: Capacidade de fazer julgamentos e escolher entre duas ou mais alternativas	Melhora do Enfrentamento Apoio na Tomada de Decisão	Intermediação Cultural Aconselhamento Genético Melhora da Educação em Saúde Orientação quanto ao Sistema de Saúde Facilitação da Aprendizagem Orientação aos Pais: Adolescentes Orientação aos Pais: Educando os Filhos Orientação aos Pais: Bebês	Proteção dos Direitos do Paciente Facilitação da Autorresponsabilidade Aconselhamento Sexual Melhora do Sistema de Apoio Ensino: Indivíduo Ensino: Medicamentos Prescritos Ensino: Sexo Seguro Esclarecimento de Valores
Autocontrole de Comportamento Impulsivo Definição: Autocontrole de comportamentos compulsivos ou impulsivos	Melhora do Enfrentamento Treinamento para Controle de Impulsos	Assistência no Controle da Raiva Redução da Ansiedade Controle do Comportamento: Autoagresssão Controle do Ambiente: Prevenção de Violência Administração de Medicamentos Controle do Humor Estabelecimento de Metas Mútuas Contrato com o Paciente	Identificação de Risco Assistência na Automodificação Facilitação da Autorresponsabilidade Prevenção do Uso de Drogas Tratamento do Uso de Drogas Grupo de Apoio Melhora do Sistema de Grupo Terapia de Grupo

(Continua)

LIGAÇÕES NOC-NIC PARA ENFRENTAMENTO, INEFICAZ

Resultado	Intervenções Principais	Intervenções Sugeridas	
Conhecimento: Recursos de Saúde Definição: Alcance da compreensão transmitida sobre recursos relevantes de cuidados de saúde	Orientação Antecipada Orientação quanto ao Sistema de Saúde	Gerenciamento de Caso Plano de Alta Apoio na Tomada de Decisão Melhora do Enfrentamento	Assistência quanto a Recursos Financeiros Facilitação da Aprendizagem Proteção dos Diretos do Paciente Ensino: Indivíduo
Adaptação Psicossocial: Mudança de Vida Definição: Respostas psicossociais de adaptação de um indivíduo a mudança de vida significativa	Orientação Antecipada Melhora do Enfrentamento	Apoio na Tomada de Decisão Apoio Emocional Estabelecimento de Metas Mútuas Redução do Estresse por Mudança Terapia de Reminiscências Melhora do Papel Melhora da Segurança	Melhora da Autoestima Melhora do Sono Melhora da Socialização Prevenção do Uso de Drogas Grupo de Apoio Melhora do Sistema de Apoio
Controle de Riscos: Uso de Álcool Definição: Ações pessoais para prevenir, eliminar ou reduzir uso de álcool que constitua uma ameaça à saúde	Melhora do Enfrentamento Prevenção do Uso de Drogas	Controle do Comportamento: Autoagressão Modificação do Comportamento Orientação quanto ao Sistema de Saúde Treinamento para Controle de Impulsos Identificação de Risco Melhora da Autoestima	Assistência na Automodificação Facilitação da Autorresponsabilidade Apoio Espiritual Tratamento do Uso de Drogas Grupo de Apoio Melhora do Sistema de Apoio
Controle de Riscos: Uso de Drogas Definição: Ações pessoais para prevenir, eliminar ou reduzir o uso de drogas que constitua uma ameaça à saúde	Melhora do Enfrentamento Prevenção do Uso de Drogas	Controle do Comportamento: Autoagressão Modificação do Comportamento Avaliação da Saúde Orientação quanto ao Sistema de Saúde Treinamento para Controle de Impulsos Identificação de Risco Melhora da Autoestima	Assistência na Automodificação Facilitação da Autorresponsabilidade Apoio Espiritual Tratamento do Uso de Drogas Grupo de Apoio Melhora do Sistema de Apoio

NOC e NIC Ligados aos Diagnósticos de Enfermagem: Enfrentamento, Disposição para...

LIGAÇÕES NOC-NIC PARA ENFRENTAMENTO, INEFICAZ

Resultado	Intervenções Principais	Intervenções Sugeridas	
Desempenho do Papel Definição: coerência do comportamento do papel de um indivíduo com as expectativas do papel	Melhora do Enfrentamento Melhora do Papel	Modificação do Comportamento Preparo para o Nascimento Apoio na Tomada de Decisão Apoio Emocional Educação em Saúde Orientação aos Pais: Adolescentes Educação aos Pais: Educando os Filhos Educação aos Pais: Bebês	Promoção da Paternidade/Maternidade Promoção da Capacidade de Resiliência Melhora da Autopercepção Melhora da Autoestima Prevenção do Uso de Drogas Tratamento do Uso de Drogas Grupo de Apoio

DIAGNÓSTICO DE ENFERMAGEM: Enfrentamento, Disposição para Aumentado

Definição: Um padrão de esforços comportamentais e cognitivos para lidar com as demandas, que é suficiente para o bem-estar e pode ser reforçado

LIGAÇÕES NOC-NIC PARA ENFRENTAMENTO, DISPOSIÇÃO PARA AUMENTADO

Resultado	Intervenções Principais	Intervenções Sugeridas	
Aceitação: Estado de Saúde Definição: Aceitação de mudanças significativas no estado de saúde	Melhora do Enfrentamento	Apoio na Tomada de Decisão Assistência quanto a Recursos Financeiros Aconselhamento Genético Melhora do Papel Melhora da Autopercepção	Melhora da Autocompetência Facilitação da Autorresponsabilidade Melhora da Socialização Facilitação do Crescimento Espiritual Melhora do Sistema de Apoio
Adaptação a Deficiência Física Definição: Resposta adaptativa a um desafio funcional importante decorrente de uma deficiência física	Orientação Antecipada Melhora do Enfrentamento	Melhora da Imagem Corporal Apoio na Tomada de Decisão Melhora do Papel Assistência no Autocuidado	Assistência na Automodificação Facilitação da Autorresponsabilidade Ensino: Indivíduo
Enfrentamento Definição: Ações pessoais para controle de estressores que acabam com os recursos individuais	Melhora do Enfrentamento Promoção da Capacidade de Resiliência	Apoio na Tomada de Decisão Educação em Saúde Facilitação do Processo de Meditação Terapia de Relaxamento Estímulo a Rituais Religiosos Redução do Estresse por Mudança Melhora do Papel	Melhora da Autopercepção Assistência na Automodificação Facilitação da Autorresponsabilidade Facilitação do Crescimento Espiritual Melhora do Sistema de Apoio Esclarecimento de Valores

(Continua)

LIGAÇÕES NOC-NIC PARA ENFRENTAMENTO, DISPOSIÇÃO PARA AUMENTADO

Resultado	Intervenções Principais	Intervenções Sugeridas	
Bem-Estar Pessoal Definição: Alcance da percepção positiva da própria condição de saúde	Melhora do Enfrentamento Melhora da Autopercepção	Aromaterapia Apoio na Tomada de Decisão Promoção da Integridade Familiar Educação em Saúde Orientação quanto ao Sistema de Saúde Facilitação do Processo de Meditação	Terapia de Relaxamento Identificação de Risco Melhora do Papel Melhora da Autoestima Assistência na Automodificação Melhora da Socialização
Desempenho do Papel Definição: Coerência no comportamento do papel de um indivíduo com as expectativas do papel	Melhora do Enfrentamento Melhora do Papel	Orientação Antecipada Preparo para o Nascimento Apoio na Tomada de Decisão Promoção da Integridade Familiar Educação em Saúde Orientação aos Pais: Adolescentes	Orientação aos Pais: Educando os Filhos Orientação aos Pais: Bebês Melhora da Autopercepção Assistência na Automodificação Melhora do Sistema de Apoio Esclarecimento de Valores
Nível de Estresse Definição: Gravidade da tensão física ou mental manifesta, resultante de fatores que alteram um equilíbrio existente	Redução da Ansiedade Melhora do Enfrentamento	Aromaterapia Apoio na Tomada de Decisão Distração Humor Facilitação do Processo de Meditação Terapia de Relaxamento	Redução do Estresse por Mudança Aumento da Segurança Facilitação da Auto-Hipnose Assistência na Automodificação Apoio Espiritual Grupo de Apoio

DIAGNÓSTICO DE ENFERMAGEM: Enfrentamento Familiar, Comprometido

Definição: Uma pessoa fundamental, usualmente apoiadora (membro da família ou amigo íntimo) oferece apoio, conforto, assistência ou encorajamento insuficientes, ineficazes ou comprometidos, que podem ser necessários ao cliente para administrar ou controlar as tarefas adaptativas relacionadas ao seu desafio de saúde.

NICS ASSOCIADAS AOS FATORES RELACIONADOS DO DIAGNÓSTICO

Intervenção na Crise Cuidados Durante o Repouso do Cuidador	Grupo de Apoio	Melhora do Sistema de Apoio	Ensino: Indivíduo

NOC e NIC Ligados aos Diagnósticos de Enfermagem: Enfrentamento Familiar...

LIGAÇÕES NOC-NIC PARA ENFRENTAMENTO FAMILIAR, COMPROMETIDO

Resultado	Intervenções Principais	Intervenções Sugeridas	
Saúde Emocional do Cuidador Definição: Bem-estar emocional do provedor de cuidados da família enquanto cuida do familiar	Apoio ao Cuidador Cuidados Durante o Repouso do Cuidador	Assistência no Controle da Raiva Melhora do Enfrentamento Apoio Emocional Facilitação do Processo de Perdão Facilitação do Processo de Pesar Facilitação do Processo de Culpa Orientação quanto ao Sistema de Saúde	Encaminhamento Terapia de Relaxamento Promoção da Capacidade de Resiliência Melhora do Papel Apoio Espiritual Grupo de Apoio Melhora do Sistema de Apoio
Relacionamento Cuidador-Paciente Definição: Interações e conexões positivas entre o cuidador e o receptor de cuidados	Apoio ao Cuidador	Mediação de Conflitos Apoio Emocional Controle do Ambiente: Prevenção da Violência Assistência para Manutenção do Lar	Estabelecimento de Metas Mútuas Cuidados Durante o Repouso do Cuidador Grupo de Apoio Melhora do Sistema de Apoio
Desempenho do Cuidador: Cuidados Diretos Definição: Oferecimento de cuidado pessoal e de saúde adequado ao membro da família por um provedor de cuidados	Apoio ao Cuidador Facilitação da Aprendizagem	Controle do Ambiente: Conforto Orientação quanto ao Sistema de Saúde Melhora da Disposição para Aprender Promoção da Normalidade Cuidados Durante o Repouso do Cuidador Ensino: Processo da Doença	Ensino: Indivíduo Ensino: Atividade/ Exercícios Prescritos Ensino: Dieta Prescrita Ensino: Medicamentos Prescritos Ensino: Procedimento/ Tratamento Ensino: Habilidade Psicomotora
Desempenho do Cuidador: Cuidados Indiretos Definição: Organização e supervisão por provedor de cuidados da família de cuidados adequados a membro da família	Orientação quanto ao Sistema de Saúde	Apoio à Tomada de Decisão Plano de Alta Promoção da Integridade Familiar Promoção do Envolvimento Familiar Mobilização Familiar	Assistência quanto a Recursos Financeiros Autorização do Seguro Proteção dos Direitos do Paciente Encaminhamento Grupo de Apoio

(Continua)

LIGAÇÕES NOC-NIC PARA ENFRENTAMENTO FAMILIAR, COMPROMETIDO

Resultado	Intervenções Principais	Intervenções Sugeridas	
Resistência no Papel de Cuidador Definição: Fatores que promovem a capacidade do provedor de cuidados da família de manter esta função por período prolongado	Apoio ao Cuidador Cuidados Durante o Repouso do Cuidador	Melhora do Enfrentamento Apoio à Tomada de Decisão Apoio Emocional Controle de Energia Controle do Ambiente: Preparo do Lar Promoção do Exercício Promoção do Envolvimento Familiar	Mobilização Familiar Assistência quanto a Recursos Financeiros Orientação quanto ao Sistema de Saúde Terapia Recreacional Apoio Espiritual Grupo de Apoio Melhora do Sistema de Apoio
Enfrentamento Familiar Definição: Ações da família para manejo de estressores que exaurem os recursos familiares	Melhora do Enfrentamento Promoção do Envolvimento Familiar	Apoio ao Cuidador Gerenciamento de Caso Mediação de Conflitos Apoio à Tomada de Decisão Promoção da Integridade Familiar Mobilização Familiar Assistência quanto a Recursos Financeiros Facilitação do Processo de Pesar	Facilitação do Processo de Culpa Estabelecimento de Metas Mútuas Promoção da Normalidade Promoção da Capacidade de Resiliência Cuidados Durante o Repouso do Cuidador Apoio a Irmãos Apoio Espiritual Terapia para Trauma: Infantil
Normalização da Família Definição: Capacidade do sistema familiar para desenvolver estratégias de funcionamento excelente, quando um dos membros tem uma doença crônica ou deficiência	Manutenção do Processo Familiar Promoção da Normalidade	Melhora do Enfrentamento Aconselhamento Apoio à Tomada de Decisão Promoção da Integridade Familiar Promoção do Envolvimento Familiar Mobilização Familiar Apoio Familiar	Estabelecimento de Metas Mútuas Terapia de Reminiscências Cuidados Durante o Repouso do Cuidador Melhora do Papel Apoio a Irmãos Apoio Espiritual Apoio ao Sustento

DIAGNÓSTICO DE ENFERMAGEM: Enfrentamento Familiar, Incapacitado

Definição: Comportamento de pessoa significativa (membro da família ou outra pessoa fundamental) que inabilita suas próprias capacidades e as capacidades do cliente para realizar as tarefas essenciais à adaptação de qualquer uma dessas pessoas ao desafio de saúde

NICS ASSOCIADAS AOS FATORES RELACIONADOS DO DIAGNÓSTICO

Assistência no Controle da Raiva
Redução da Ansiedade

Promoção da Integridade Familiar

Facilitação do Processo de Pesar

Controle do Humor

LIGAÇÕES NOC-NIC PARA ENFRENTAMENTO FAMILIAR, INCAPACITADO

Resultado	Intervenções Principais	Intervenções Principais	Intervenções Sugeridas
Relacionamento Cuidador-Paciente Definição: Interações e conexões positivas entre o cuidador e o receptor dos cuidados	Apoio ao Cuidador	Assistência no Controle da Raiva Aconselhamento Controle do Ambiente: Prevenção de Violência Promoção do Envolvimento Familiar Mobilização Familiar	Assistência na Manutenção do Lar Estabelecimento de Metas Mútuas Cuidados no Repouso do Cuidador Assistência na Automodificação Grupo de Apoio Melhora do Sistema de Apoio
Desempenho do Cuidador: Cuidados Diretos Definição: Oferecimento de cuidado pessoal e de saúde adequado ao membro da família por um provedor de cuidados	Apoio ao Cuidador	Gerenciamento de Caso Promoção do Envolvimento Familiar Orientação quanto ao Sistema de Saúde Facilitação da Aprendizagem Melhora da Disposição para Aprender Promoção da Normalidade Cuidados Durante o Repouso do Cuidador	Ensino: Processo da Doença Ensino: Indivíduo Ensino: Atividade/ Exercícios Prescritos Ensino: Dieta Prescrita Ensino: Medicamentos Prescritos Ensino: Procedimento/ Tratamento Ensino: Habilidade Psicomotora
Desempenho do Cuidador: Cuidados Indiretos Definição: Organização e supervisão por provedor de cuidados na família de cuidados adequados a membro da família	Controle do Ambiente: Preparo do Lar Orientação quanto ao Sistema de Saúde	Apoio à Tomada de Decisão Plano de Alta Promoção da Integridade Familiar Promoção do Envolvimento Familiar Mobilização Familiar	Assistência quanto a Recursos Financeiros Autorização do Seguro Proteção dos Direitos do Paciente Encaminhamento Grupo de Apoio
Resistência no Papel de Cuidador Definição: Fatores que promovem a capacidade do provedor de cuidados da família de manter essa função por período de tempo prolongado	Apoio ao Cuidador Melhora do Enfrentamento	Apoio à Tomada de Decisão Apoio Emocional Promoção do Envolvimento Familiar Mobilização Familiar Assistência quanto a Recursos Financeiros Orientação quanto ao Sistema de Saúde	Terapia Recreacional Terapia de Relaxamento Cuidados Durante o Repouso do Cuidador Grupo de Apoio Melhora do Sistema de Apoio

(Continua)

LIGAÇÕES NOC-NIC PARA ENFRENTAMENTO FAMILIAR, INCAPACITADO

Resultado	Intervenções Principais		Intervenções Sugeridas
Bem-Estar do Cuidador Definição: Alcance da percepção positiva do estado de saúde do provedor de cuidados primários	Apoio ao Cuidador Cuidados Durante o Repouso do Cuidador	Assistência no Controle da Raiva Melhora do Enfrentamento Apoio Emocional Promoção do Envolvimento Familiar Mobilização Familiar Manutenção do Processo Familiar Facilitação do Processo de Culpa	Controle do Humor Encaminhamento Melhora do Papel Melhora da Socialização Apoio Espiritual Grupo de Apoio Melhora do Sistema de Apoio
Enfrentamento Familiar Definição: Ações da família para manejo de estressores que exaurem os recursos da família	Melhora do Enfrentamento Promoção do Envolvimento Familiar	Apoio à Proteção contra Abuso Apoio à Proteção contra Abuso: Infantil Apoio à Proteção contra Abuso: Parceiro no Lar Apoio à Proteção contra Abuso: Idoso Assistência no Controle da Raiva Gerenciamento de Caso Mediação de Conflitos Aconselhamento Controle do Ambiente: Prevenção de Violência	Promoção da Integridade Familiar Mobilização Familiar Manutenção do Processo Familiar Apoio Familiar Terapia Familiar Assistência quanto a Recursos Financeiros Promoção da Normalidade Promoção da Capacidade de Resiliência Apoio ao Sustento
Normalização da Família Definição: Capacidade do sistema familiar para desenvolver estratégias para um funcionamento excelente, quando um dos membros tem doença crônica ou deficiência	Apoio Familiar Promoção da Normalidade	Apoio à Proteção contra Abuso Melhora do Enfrentamento Aconselhamento Controle do Ambiente: Preparo do Lar	Promoção da Integridade Familiar Promoção do Envolvimento Familiar Mobilização Familiar Manutenção do Processo Familiar Melhora do Papel
Cessação da Negligência Definição: Evidências de que a vítima não está mais recebendo cuidados abaixo dos padrões	Apoio à Proteção contra Abuso Promoção do Envolvimento Familiar	Assistência no Controle da Raiva Modificação do Comportamento Apoio ao Cuidador Melhora do Enfrentamento Aconselhamento Intervenção na Crise Mobilização Familiar	Terapia Familiar Assistência quanto a Recursos Financeiros Assistência para Manutenção do Lar Apoio Espiritual Melhora do Sistema de Apoio Apoio no Sustento

NOC e NIC Ligados aos Diagnósticos de Enfermagem: Enfrentamento Familiar, Disposição...

DIAGNÓSTICO DE ENFERMAGEM: Enfrentamento Familiar, Disposição para Aumentado

Definição: Controle eficaz de tarefas adaptativas por membro da família envolvido com desafios de saúde do cliente, que agora está demonstrando desejo e disposição para saúde melhorada e crescimento em relação a si próprio e ao cliente

LIGAÇÕES NOC-NIC PARA ENFRENTAMENTO FAMILIAR, DISPOSIÇÃO PARA AUMENTADO

Resultado	Intervenções Principais	Intervenções Sugeridas	
Bem-Estar do Cuidador Definição: Alcance da percepção positiva do estado de saúde do provedor de cuidados primários	Apoio ao Cuidador Cuidados Durante o Repouso do Cuidador	Melhora do Enfrentamento Promoção da Integridade Familiar Promoção do Envolvimento Familiar Mobilização Familiar Apoio Familiar	Assistência para Manutenção do Lar Promoção da Normalidade Melhora do Papel Grupo de Apoio Melhora do Sistema de Apoio
Enfrentamento Familiar Definição: Ações da família para manejo de estressores que exaurem os recursos da família	Promoção do Envolvimento Familiar Apoio Familiar	Melhora do Enfrentamento Promoção da Integridade Familiar Mobilização Familiar Assistência quanto a Recursos Financeiros Facilitação do Processo de Pesar	Promoção da Normalidade Aconselhamento na Pré-Concepção Promoção da Capacidade de Resiliência Melhora do Papel
Funcionamento Familiar Definição: Capacidade da família em atender às necessidades de seus membros, durante as transições desenvolvimentais	Apoio Familiar Promoção da Normalidade	Orientação Antecipada Melhora do Desenvolvimento: Adolescente Melhora do Desenvolvimento: Infantil Promoção da Integridade Familiar Promoção do Envolvimento Familiar Planejamento Familiar: Infertilidade	Planejamento Familiar: Gravidez não Planejada Orientação aos Pais: Adolescentes Orientação aos Pais: Educando os Filhos Orientação aos Pais: Bebês Aconselhamento na Pré-Concepção Melhora do Papel Apoio a Irmãos
Normalização da Família Definição: Capacidade do sistema familiar para desenvolver estratégias para um funcionamento excelente, quando um dos membros tem uma doença crônica ou deficiência	Promoção do Envolvimento Familiar Promoção da Normalidade	Orientação Antecipada Melhora do Desenvolvimento: Adolescente Melhora do Desenvolvimento: Infantil Promoção da Integridade Familiar	Mobilização Familiar Apoio Familiar Cuidados Durante o Repouso do Cuidador Melhora do Papel Apoio a Irmãos

(Continua)

LIGAÇÕES NOC-NIC PARA ENFRENTAMENTO FAMILIAR, DISPOSIÇÃO PARA AUMENTADO

Resultado	Intervenções Principais	Intervenções Sugeridas	
Resiliência Familiar Definição: Adaptação e funcionamento positivo do sistema familiar após adversidade ou crise importante	Melhora do Enfrentamento Promoção da Capacidade de Resiliência	Apoio ao Cuidador Mediação de Conflitos Apoio Emocional Promoção da Integridade Familiar Promoção da Integridade Familiar: Família que Espera um Filho Promoção do Envolvimento Familiar Mobilização Familiar	Manutenção do Processo Familiar Apoio Familiar Orientação quanto ao Sistema de Saúde Humor Cuidados Durante o Repouso do Cuidador Melhora da Autocompetência Grupo de Apoio Melhora do Sistema de Apoio
Comportamento de Promoção da Saúde Definição: Ações pessoais para manter ou aumentar o bem-estar	Educação em Saúde Assistência na Automodificação	Melhora do Enfrentamento Promoção do Exercício Avaliação da Saúde Aconselhamento Nutricional Cuidados no Pré-Natal Identificação de Risco Melhora da Autopercepção	Melhora de Autocompetência Assistência para Parar de Fumar Prevenção do Uso de Drogas Grupo de Apoio Melhora do Sistema de Apoio Ensino: Sexo Seguro Controle do Peso
Comportamento de Busca da Saúde Definição: Ações pessoais para promover bem-estar, recuperação e reabilitação excelentes	Educação em Saúde Ensino: Indivíduo	Orientação Antecipada Promoção do Exercício Avaliação da Saúde Orientação quanto ao Sistema de Saúde Aconselhamento Nutricional Promoção da Paternidade/Maternidade Melhora da Autocompetência	Assistência para Parar de Fumar Prevenção do Uso de Drogas Grupo de Apoio Ensino: Atividade/Exercícios Prescritos Ensino: Dieta Prescrita Ensino: Medicamentos Prescritos Ensino: Procedimento/Tratamento Promoção da Segurança em Veículos Controle do Peso

NOC e NIC Ligados aos Diagnósticos de Enfermagem: Esperança Disposição para Aumentado

DIAGNÓSTICO DE ENFERMAGEM: Equilíbrio de Líquidos, Disposição para Aumentado

Definição: Um padrão de equilíbrio entre volume de líquidos e composição química dos líquidos corporais, que é suficiente para satisfazer as necessidades físicas e pode ser reforçado

LIGAÇÕES NOC-NIC PARA EQUILÍBRIO DE LÍQUIDOS, DISPOSIÇÃO PARA AUMENTADO

Resultado	Intervenções Principais	Intervenções Sugeridas	
Equilíbrio Hídrico Definição: Equilíbrio hídrico nos compartimentos intracelulares e extracelulares do organismo	Controle Hídrico	Controle Hidroeletrolítico Monitoração Hídrica	Monitoração de Sinais Vitais Controle do Peso
Hidratação Definição: Água adequada nos compartimentos intracelulares e extracelulares do organismo	Controle Hídrico Monitoração Hídrica	Controle de Eletrólitos Controle Hidroeletrolítico Controle de Medicamentos	Aconselhamento Nutricional Controle da Eliminação Urinária Controle do Peso
Função Renal Definição: Filtragem do sangue e eliminação de produtos metabólicos residuais pela formação de urina	Controle Hídrico Monitoração Hídrica	Controle Hidroeletrolítico Educação em Saúde	Ensino: Indivíduo

DIAGNÓSTICO DE ENFERMAGEM: Esperança, Disposição para Aumento da

Definição: Padrão de expectativas e desejos que é suficiente para mobilizar energia em benefício próprio e que pode ser fortalecido

LIGAÇÕES NOC-NIC PARA ESPERANÇA, DISPOSIÇÃO PARA AUMENTO DA

Resultado	Intervenções Principais	Intervenções Sugeridas	
Tomada de Decisão Definição: Capacidade de fazer julgamentos e escolher entre duas ou mais alternativas	Apoio à Tomada de Decisão	Promoção da Esperança Estabelecimento de Metas Mútuas Melhora da Autopercepção	Melhora da Autocompetência Assistência na Automodificação Facilitação da Autorresponsabilidade
Crenças de Saúde: Percepção da Capacidade de Desempenho Definição: Convicção pessoal de que um indivíduo é capaz de realizar determinado comportamento de saúde	Assistência na Automodificação	Educação em Saúde Promoção da Esperança Facilitação da Aprendizagem Estabelecimento de Metas Mútuas	Melhora da Autocompetência Facilitação da Autorresponsabilidade Ensino: Indivíduo

(Continua)

LIGAÇÕES NOC-NIC PARA ESPERANÇA, DISPOSIÇÃO PARA AUMENTO DA

Resultado	Intervenções Principais	Intervenções Sugeridas	
Esperança Definição: Otimismo que pessoalmente satisfaz e oferece apoio à vida	Promoção da Esperança	Humor Estabelecimento de Metas Mútuas Melhora da Autopercepção Melhora da Autocompetência	Melhora da Socialização Facilitação do Crescimento Espiritual Esclarecimento de Valores
Saúde Espiritual Definição: Conexão consigo mesmo, com os outros, com um poder superior, com toda a vida, com a natureza e com o universo, que transcende e fortalece o seu eu	Promoção da Esperança Facilitação do Crescimento Espiritual	Modificação do Comportamento: Habilidades Sociais Facilitação do Processo de Perdão Facilitação do Processo de Meditação Estímulo a Rituais Religiosos	Melhora da Autopercepção Melhora da Socialização Apoio Espiritual Esclarecimento de Valores

DIAGNÓSTICO DE ENFERMAGEM: Sofrimento Espiritual

Definição: Capacidade prejudicada de experienciar e integrar significado e objetivo à vida por meio de uma conexão consigo mesmo, com os outros, arte, música, literatura, natureza e/ou um ser maior

NICS ASSOCIADAS AOS FATORES RELACIONADOS DO DIAGNÓSTICO

Redução da Ansiedade Assistência ao Morrer	Controle da Dor Redução do Estresse por Mudança	Promoção da Capacidade de Resiliência Melhora da Socialização

LIGAÇÕES NOC-NIC PARA SOFRIMENTO ESPIRITUAL

Resultado	Intervenções Principais	Intervenções Sugeridas	
Término de Vida com Dignidade Definição: Ações pessoais para manter o controle durante o fim da vida que se aproxima	Melhora do Enfrentamento Apoio à Tomada de Decisão	Escutar Ativamente Assistência no Controle da Raiva Redução da Ansiedade Assistência ao Morrer Apoio Emocional Promoção do Envolvimento Familiar Facilitação do Processo de Perdão Facilitação do Processo de Pesar Facilitação do Processo de Culpa	Promoção de Esperança Musicoterapia Terapia de Recordações Facilitação do Crescimento Espiritual Apoio Espiritual Melhora do Sistema de Apoio Toque Dizer a Verdade

NOC e NIC Ligados aos Diagnósticos de Enfermagem: Bem-Estar Espiritual... 139

LIGAÇÕES NOC-NIC PARA SOFRIMENTO ESPIRITUAL

Resultado	Intervenções Principais		Intervenções Sugeridas
Esperança Definição: Otimismo que, pessoalmente, satisfaz e oferece apoio à vida	Promoção de Esperança Apoio Espiritual	Melhora do Enfrentamento Apoio Emocional Facilitação do Processo de Culpa Facilitação do Crescimento Espiritual	Grupo de Apoio Melhora do Sistema de Apoio Esclarecimento de Valores
Qualidade de Vida Definição: Alcance da percepção positiva das atuais circunstâncias de vida	Esclarecimento de Valores	Melhora do Enfrentamento Promoção de Esperança Controle do Humor Melhora da Autopercepção	Melhora da Autoestima Facilitação da Autorresponsabilidade Melhora da Socialização Apoio Espiritual
Envolvimento Social Definição: Interações sociais com pessoas, grupos ou organizações	Melhora da Socialização	Modificação do Comportamento: Habilidades Sociais Promoção do Envolvimento Familiar Terapia Recreacional Estímulo a Rituais Religiosos	Apoio Espiritual Grupo de Apoio Melhora do Sistema de Apoio
Saúde Espiritual Definição: Conexão consigo mesmo, com os outros, com um poder mais alto, com toda a vida, com a natureza e com o universo que transcende e fortalece seu eu	Facilitação do Crescimento Espiritual Apoio Espiritual	Escutar Ativamente Assistência no Controle da Raiva Facilitação do Processo de Perdão Facilitação do Processo de Pesar Facilitação do Processo de Culpa Promoção de Esperança	Facilitação do Processo de Meditação Estímulo a Rituais Religiosos Melhora da Autopercepção Melhora da Autoestima Melhora da Socialização Esclarecimento de Valores

DIAGNÓSTICO DE ENFERMAGEM: Bem-Estar **Espiritual**, Disposição para Aumentado

Definição: Capacidade de experienciar e integrar significado e objetivo à vida por meio de uma conexão consigo mesmo, com outros, arte, música, literatura, natureza, e/ou com um ser maior que pode ser aumentada

LIGAÇÕES NOC-NIC PARA BEM-ESTAR ESPIRITUAL, DISPOSIÇÃO PARA AUMENTADO

Resultado	Intervenções Principais		Intervenções Sugeridas
Esperança Definição: Otimismo que, pessoalmente, satisfaz e oferece apoio à vida	Promoção de Esperança Facilitação do Crescimento Espiritual	Biblioterapia Melhora do Enfrentamento Melhora da Autopercepção	Melhora da Autoestima Apoio Espiritual Esclarecimento de Valores

(Continua)

LIGAÇÕES NOC-NIC PARA BEM-ESTAR ESPIRITUAL, DISPOSIÇÃO PARA AUMENTADO

Resultado	Intervenções Principais		Intervenções Sugeridas
Bem-Estar Pessoal Definição: Alcance da percepção positiva da própria condição de saúde	Facilitação do Crescimento Espiritual Esclarecimento de Valores	Biblioterapia Melhora do Enfrentamento Facilitação do Processo de Perdão Promoção de Esperança Facilitação do Processo de Meditação Musicoterapia Estímulo a Rituais Religiosos	Promoção da Capacidade de Resiliência Melhora do Papel Melhora da Autopercepção Melhora da Autoestima Assistência na Automodificação Facilitação da Autorresponsabilidade Apoio Espiritual
Saúde Espiritual Definição: Conexão consigo mesmo, com os outros, com um poder mais alto, com toda a vida, com a natureza e com o universo que transcende e fortalece seu eu	Facilitação do Crescimento Espiritual Apoio Espiritual	Biblioterapia Facilitação da Capacidade de Perdão Promoção de Esperança Facilitação do Processo de Meditação Musicoterapia Prevenção de Dependência Religiosa	Estímulo a Rituais Religiosos Melhora da Autopercepção Melhora da Autoestima Assistência na Automodificação Esclarecimento de Valores

DIAGNÓSTICO DE ENFERMAGEM: Estilo de Vida, Sedentário

Definição: Refere-se a um hábito de vida que se caracteriza por um baixo nível de atividade física

NICS ASSOCIADAS AOS FATORES RELACIONADOS DO DIAGNÓSTICO

Educação em Saúde	Ensino: Atividade/Exercícios Prescritos

LIGAÇÕES NOC-NIC PARA ESTILO DE VIDA, SEDENTÁRIO

Resultado	Intervenções Principais		Intervenções Sugeridas
Motivação Definição: Urgência interna que leva ou incita o indivíduo a ação(ões) positiva(s)	Assistência na Automodificação Facilitação da Autorresponsabilidade	Apoio à Tomada de Decisão Melhora da Autopercepção	Melhora da Autocompetência Melhora da Autoestima
Aptidão Física Definição: Desempenho de atividades físicas com vigor	Promoção do Exercício	Terapia Ocupacional Promoção do Exercício: Treino para Fortalecimento Promoção do Exercício: Alongamento Terapia com Exercício: Mobilidade Articular	Ensino: Atividade/Exercícios Prescritos Monitoração de Sinais Vitais Controle do Peso

Nota de raciocínio crítico: A motivação é apresentada como um resultado potencial, porque costuma ser um resultado intermediário que deve ser tratado em algumas situações para mudar comportamentos necessários para aumento da atividade física.

NOC e NIC Ligados aos Diagnósticos de Enfermagem: Sobrecarga de Estresse

DIAGNÓSTICO DE ENFERMAGEM: Sobrecarga de **Estresse**

Definição: Quantidades e tipos de demandas excessivos que requerem ação

NICS ASSOCIADAS AOS FATORES RELACIONADOS DO DIAGNÓSTICO

- Melhora do Enfrentamento
- Controle do Ambiente: Prevenção de Violência
- Assistência quanto a Recursos Financeiros
- Educação em Saúde
- Promoção da Capacidade de Resiliência
- Melhora do Sistema de Apoio
- Ensino: Indivíduo

LIGAÇÕES NOC-NIC PARA SOBRECARGA DE ESTRESSE

Resultado	Intervenções Principais	Intervenções Sugeridas	
Nível de Agitação Definição: Gravidade de manifestações fisiológicas e comportamentais de ruptura por estresse ou elementos bioquímicos	Assistência no Controle da Raiva Redução da Ansiedade	Controle do Comportamento Técnica para Acalmar Melhora do Enfrentamento Controle do Ambiente: Prevenção de Violência Estabelecimento de Limites	Administração de Medicamentos Controle do Humor Melhora do Sono Monitoração de Sinais Vitais Controle do Peso
Nível de Ansiedade Definição: Gravidade de apreensão, tensão ou desassossego manifestado decorrente de uma fonte não identificável	Redução da Ansiedade	Assistência no Controle da Raiva Controle do Comportamento Técnica para Acalmar Melhora do Enfrentamento Apoio à Tomada de Decisão Controle do Humor Controle da Náusea	Presença Terapia de Relaxamento Aumento da Segurança Melhora do Sono Apoio Espiritual Melhora do Sistema de Apoio
Enfrentamento Definição: Ações pessoais para o controle de estressores que acabam com os recursos individuais	Redução da Ansiedade Melhora do Enfrentamento	Assistência no Controle da Raiva Técnica para Acalmar Apoio à Tomada de Decisão Apoio Emocional Promoção de Esperança	Controle do Humor Terapia de Relaxamento Promoção da Capacidade de Resiliência Melhora do Sono Melhora do Sistema de Apoio
Nível de Estresse Definição: Gravidade da tensão física ou mental manifestada, resultante de fatores que alteram um equilíbrio existente	Assistência no Controle da Raiva Redução da Ansiedade	Técnica para Acalmar Melhora do Enfrentamento Apoio à Tomada de Decisão Apoio Emocional Massagem Controle do Humor	Controle da Náusea Terapia de Relaxamento Aumento da Segurança Melhora do Sono Melhora do Sistema de Apoio

DIAGNÓSTICO DE ENFERMAGEM: Síndrome do Estresse por Mudança

Definição: Distúrbio fisiológico e/ou psicossocial decorrente de mudança de um ambiente para outro

NICS ASSOCIADAS AOS FATORES RELACIONADOS DO DIAGNÓSTICO

Melhora do Enfrentamento Aconselhamento	Plano de Alta Facilitação do Processo de Pesar	Identificação de Risco Melhora da Autocompetência	Melhora da Socialização Melhora do Sistema de Apoio

LIGAÇÕES NOC-NIC PARA SÍNDROME DO ESTRESSE POR MUDANÇA

Resultado	Intervenções Principais	Intervenções Sugeridas	
Nível de Ansiedade Definição: Gravidade de apreensão, tensão ou desassossego manifestado, decorrente de uma fonte não identificável	Redução da Ansiedade Redução do Estresse por Mudança	Escutar Ativamente Assistência no Controle da Raiva Controle do Comportamento Técnica para Acalmar Melhora do Enfrentamento Apoio à Tomada de Decisão Massagem Controle do Humor	Terapia de Relaxamento Melhora da Segurança Melhora do Sono Apoio Espiritual Grupo de Apoio Melhora do Sistema de Apoio Facilitação da Visita Monitoração de Sinais Vitais
Adaptação da Criança à Hospitalização Definição: Resposta adaptativa de uma criança, de 3 a 17 anos de idade, à hospitalização	Melhora da Segurança Terapia para Trauma Infantil	Cuidados na Admissão Assistência no Controle da Raiva Orientação Antecipada Redução da Ansiedade Técnica para Acalmar Melhora do Enfrentamento Apoio Emocional Controle do Ambiente Promoção do Envolvimento Familiar Proteção dos Direitos do Paciente	Informações Sensoriais Preparatórias Presença Apoio a Irmãos Melhora do Sono Melhora do Sistema de Apoio Ensino: Indivíduo Brinquedo Terapêutico Dizer a Verdade Facilitação da Visita
Enfrentamento Definição: Ações pessoais para manejo de estressores que exaurem os recursos da família	Melhora do Enfrentamento Redução do Estresse por Mudança	Escutar Ativamente Assistência no Controle da Raiva Orientação Antecipada Redução da Ansiedade Técnica para Acalmar Apoio Emocional Promoção da Esperança Controle do Humor Musicoterapia	Terapia de Relaxamento Terapia de Reminiscências Promoção da Capacidade de Resiliência Melhora da Autoestima Melhora do Sono Grupo de Apoio Melhora do Sistema de Apoio Facilitação da Visita

NOC e NIC Ligados aos Diagnósticos de Enfermagem: Síndrome do Estresse por Mudança

LIGAÇÕES NOC-NIC PARA SÍNDROME DO ESTRESSE POR MUDANÇA

Resultado	Intervenções Principais	Intervenções Sugeridas	
Nível de Depressão Definição: Gravidade do humor melancólico e perda de interesse pelos eventos da vida	Promoção da Esperança Controle do Humor	Terapia Ocupacional Assistência no Controle da Raiva Terapia com Animais Aconselhamento Apoio Emocional Promoção do Exercício Facilitação do Processo de Culpa	Controle de Medicamentos Monitoração Nutricional Melhora da Autoestima Melhora do Sono Apoio Espiritual Melhora do Sistema de Apoio Controle do Peso
Gravidade da Solidão Definição: Gravidade da reação a isolamento emocional, social ou existencial	Promoção do Envolvimento Familiar Melhora da Socialização	Escutar Ativamente Terapia Ocupacional Terapia com Animais Treinamento da Assertividade Apoio Emocional Promoção da Esperança Controle do Humor	Presença Terapia Recreacional Melhora do Sono Apoio Espiritual Melhora do Sistema de Apoio Facilitação da Visita
Adaptação Psicossocial: Mudança de Vida Definição: Resposta psicossocial de adaptação de um indivíduo a uma mudança de vida significativa	Melhora do Enfrentamento Redução do Estresse por Mudança	Escutar Ativamente Terapia Ocupacional Assistência no Controle da Raiva Apoio à Tomada de Decisão Apoio Emocional Promoção da Esperança	Estabelecimento de Metas Mútuas Promoção da Capacidade de Resiliência Melhora do Papel Melhora da Autoestima Melhora da Socialização Apoio Espiritual
Qualidade de Vida Definição: Alcance da percepção positiva das atuais circunstâncias de vida	Redução do Estresse por Mudança Esclarecimento de Valores	Melhora do Enfrentamento Apoio à Tomada de Decisão Promoção do Envolvimento Familiar Apoio Familiar Promoção da Esperança Proteção dos Direitos do Paciente	Melhora do Papel Melhora da Segurança Melhora da Autoestima Melhora da Socialização Apoio Espiritual Melhora do Sistema de Apoio
Nível de Estresse Definição: Gravidade da tensão física ou mental manifestada, resultantes de fatores que alteram um equilíbrio existente	Melhora do Enfrentamento Redução do Estresse por Mudança	Assistência no Controle da Raiva Redução da Ansiedade Apoio à Tomada de Decisão Apoio Emocional Massagem Controle do Humor Controle da Náusea	Terapia de Relaxamento Melhora da Segurança Melhora do Sono Apoio Espiritual Prevenção do Uso de Drogas Melhora do Sistema de Apoio

DIAGNÓSTICO DE ENFERMAGEM: Fadiga

Definição: Uma sensação opressiva e sustentada de exaustão e de capacidade diminuída para realizar trabalho físico e mental no nível habitual

NICS ASSOCIADAS AOS FATORES RELACIONADOS DO DIAGNÓSTICO

Redução da Ansiedade	Controle do Ambiente	Controle de Medicamentos	Controle Nutricional
Controle da Quimioterapia	Promoção do Exercício	Controle do Humor	Cuidados no Pré-Natal
Melhora do Enfrentamento	Cuidados na Gravidez de Alto Risco		

LIGAÇÕES NOC-NIC PARA FADIGA

Resultado	Intervenções Principais	Intervenções Sugeridas	
Resistência Definição: Capacidade de sustentar atividade	Controle da Energia	Monitoração de Eletrólitos Promoção do Exercício Promoção do Exercício: Treino para Fortalecimento Facilitação do Processo de Pesar Controle de Medicamentos	Controle Nutricional Melhora do Sono Ensino: Atividade/ Exercícios Prescritos Ensino: Dieta Prescrita
Conservação de Energia Definição: Ações pessoais para o manejo da energia para começar e manter as atividades	Controle da Energia Controle do Ambiente	Promoção da Mecânica Corporal Promoção do Exercício Controle Nutricional	Melhora do Sono Ensino: Atividade/ Exercícios Prescritos
Nível de Fadiga Definição: Gravidade de fadiga generalizada e prolongada, o que foi observada ou relatada	Controle da Energia	Redução da Ansiedade Controle do Ambiente Facilitação do Processo de Culpa Interpretação de Dados Laboratoriais Controle de Medicamentos Controle do Humor	Monitoração Nutricional Controle da Dor Assistência no Autocuidado Assistência no Autocuidado: Atividades Essenciais da Vida Diária Melhora do Sono Supervisão
Estado Nutricional: Energia Definição: Alcance da disponibilidade de nutrientes e oxigênio para oferecimento de energia as células	Controle da Energia Controle Nutricional	Controle de Distúrbios Alimentares Alimentação por Sonda Enteral Alimentação Terapia Nutricional Aconselhamento Nutricional Monitoração Nutricional	Assistência no Autocuidado: Alimentação Apoio ao Sustento Ensino: Dieta Prescrita Administração de Nutrição Parenteral Total
Energia Psicomotora Definição: Impulso e energia pessoais para manter as atividades da vida diária, a nutrição e a segurança pessoal	Controle da Energia Controle do Humor	Promoção do Exercício Facilitação do Processo de Pesar Facilitação do Processo de Culpa Controle de Medicamentos	Musicoterapia Melhora da Autopercepção Melhora do Sono

NOC e NIC Ligados aos Diagnósticos de Enfermagem: Falta de Adesão

DIAGNÓSTICO DE ENFERMAGEM: Falta de Adesão

Definição: Comportamento da pessoa e/ou cuidador que deixa de coincidir com um plano de promoção da saúde ou terapêutico, acordado entre a pessoa (e/ou a família e/ou a comunidade) e o profissional de saúde. Na presença de um plano de promoção da saúde ou terapêutico acordado, o comportamento da pessoa ou do cuidador é, total ou parcialmente, não aderente e pode levar a resultados clinicamente não efetivos ou parcialmente efetivos

NICS ASSOCIADAS AOS FATORES RELACIONADOS DO DIAGNÓSTICO

Gerenciamento de Caso	Plano de Alta	Autorização do Seguro	Ensino: Procedimento/ Tratamento
Construção de Relação Complexa	Assistência quanto a Recursos Financeiros	Facilitação da Aprendizagem	Dizer a Verdade
Intermediação Cultural	Orientação quanto Sistema de Saúde	Ensino: Indivíduo	Esclarecimento de Valores

LIGAÇÕES NOC-NIC PARA FALTA DE ADESÃO

Resultado	Intervenções Principais	Intervenções Sugeridas	
Desempenho do Cuidador: Cuidados Diretos Definição: Oferecimento de cuidado pessoal e de saúde adequados a um membro da família por um provedor de cuidados	Apoio ao Cuidador Facilitação da Aprendizagem	Orientação Antecipada Melhora do Enfrentamento Plano de Alta Promoção do Envolvimento Familiar Assistência para Manutenção do Lar Encaminhamento Cuidados durante o Repouso do Cuidador	Melhora do Sistema de Apoio Ensino: Processo da Doença Ensino: Atividade/ Exercício Prescritos Ensino: Dieta Prescrita Ensino: Medicamentos Prescritos Ensino: Procedimento/ Tratamento Ensino: Habilidades Psicomotoras
Desempenho do Cuidador: Cuidados Indiretos Definição: Organização e supervisão por provedor de cuidados da família de cuidados adequados a membro da família	Apoio ao Cuidador Orientação quanto Sistema de Saúde	Gerenciamento de Caso Melhora do Enfrentamento Intermediação Cultural Apoio à Tomada de Decisão Promoção do Envolvimento Familiar Assistência quanto a Recursos Financeiros	Assistência para Manutenção do Lar Autorização do Seguro Proteção dos Direitos do Paciente Encaminhamento Melhora do Sistema de Apoio

(Continua)

LIGAÇÕES NOC-NIC PARA FALTA DE ADESÃO

Resultado	Intervenções Principais		Intervenções Sugeridas
Comportamento de Adesão Definição: Ações autoiniciadas para promover bem-estar, recuperação e reabilitação excelentes	Orientação quanto Sistema de Saúde Estabelecimento de Metas Mútuas	Modificação do Comportamento Gerenciamento de Caso Intermediação Cultural Apoio à Tomada de Decisão Plano de Alta Promoção do Envolvimento Familiar Assistência quanto a Recursos Financeiros Educação em Saúde Melhora da Educação em Saúde Facilitação da Aprendizagem Melhora da Disposição para Aprender Orientação aos Pais: Adolescentes Orientação aos Pais: Educando os Filhos Orientação aos Pais: Bebês Contrato com o Paciente	Assistência na Automodificação Facilitação da Autorresponsabilidade Assistência para Parar de Fumar Prevenção do Uso de Drogas Grupo de Apoio Melhora do Sistema de Apoio Supervisão Ensino: Atividade/Exercício Prescritos Ensino: Dieta Prescrita Ensino: Medicamentos Prescritos Ensino: Procedimento/Tratamento Ensino: Habilidades Psicomotoras Ensino: Sexo Seguro Consulta por Telefone
Comportamento de Aceitação: Dieta Prescrita Definição: Ações pessoais para atendimento da ingestão de alimentos e líquidos, recomendadas por profissional de saúde para uma condição de saúde específica	Aconselhamento Nutricional Ensino: Dieta Prescrita	Modificação do Comportamento Intermediação Cultural Planejamento da Dieta Plano de Alta Monitoração Hídrica Estabelecimento de Metas Mútuas Monitoração Nutricional Melhora da Autocompetência	Facilitação da Autorresponsabilidade Ensino: Nutrição Infantil 13-18 meses Ensino: Nutrição Infantil 19-24 meses Ensino: Nutrição Infantil 25-36 meses
Comportamento de Aceitação: Medicação Prescrita Definição: Ações pessoais para administração segura de medicamentos, de modo a atender as metas terapêuticas recomendadas por um profissional de saúde	Controle de Medicamentos Ensino: Medicamentos Prescritos	Modificação do Comportamento Controle da Quimioterapia Intermediação Cultural Plano de Alta Terapia de Reposição Hormonal Reconciliação de Medicamentos	Estabelecimento de Metas Mútuas Melhora da Autocompetência Facilitação da Autorresponsabilidade Cuidados da Pele: Tratamentos Tópicos Controle da Terapia Tromboembolítica

NOC e NIC Ligados aos Diagnósticos de Enfermagem: Processos Familiares, Disfuncionais

LIGAÇÕES NOC-NIC PARA FALTA DE ADESÃO

Resultado	Intervenções Principais		Intervenções Sugeridas
Motivação Definição: Urgência interna que leva ou incita um indivíduo à ação(ões) positiva(as)	Melhora da Autocompetência Facilitação da Autorresponsabilidade	Melhora do Enfrentamento Apoio à Tomada de Decisão Promoção do Envolvimento Familiar Assistência quanto a Recursos Financeiros Estabelecimento de Metas Mútuas Promoção da Capacidade de Resiliência	Melhora da Autoestima Assistência na Automodificação Grupo de Apoio Ensino: Indivíduo Esclarecimento de Valores
Comportamento de Tratamento: Doença ou Lesão Definição: Ações pessoais para reduzir ou eliminar uma patologia	Facilitação da Autorresponsabilidade Ensino: Procedimento/ Tratamento	Controle de Alergias Controle da Asma Modificação do Comportamento Controle da Quimioterapia Controle da Energia Promoção do Envolvimento Familiar Orientação quanto ao Sistema de Saúde Facilitação da Aprendizagem Melhora da Disposição para Aprender Estabelecimento de Metas Mútuas Contrato com o Paciente Controle da Radioterapia Assistência no Autocuidado Melhora da autocompetência Assistência na Automodificação	Assistência para Parar de Fumar Tratamento do Uso de Drogas Grupo de Apoio Melhora do Sistema de Apoio Supervisão Ensino: Processo da Doença Ensino: Indivíduo Ensino: Atividade/ Exercício Prescritos Ensino: Dieta Prescrita Ensino: Medicamentos Prescritos Ensino: Habilidades Psicomotoras Consulta por Telefone Assistência para Aumentar o Peso Assistência para Reduzir o Peso

DIAGNÓSTICO DE ENFERMAGEM: Processos **Familiares**, Disfuncionais

Definição: As funções psicossociais, espirituais e fisiológicas da unidade familiar estão, cronicamente, desorganizadas, levando o conflito, à negação de problemas, à resistência à mudança, à resolução ineficaz de problemas e uma série de crises autoperpetuadas

NICS ASSOCIADAS AOS FATORES RELACIONADOS DO DIAGNÓSTICO

Modificação do Comportamento Melhora do Enfrentamento	Apoio à Tomada de Decisão Identificação de Risco	Melhora da Autopercepção Prevenção do Uso de Drogas	Tratamento do Uso de Drogas

LIGAÇÕES NOC-NIC PARA PROCESSOS FAMILIARES, DISFUNCIONAIS

Resultado	Intervenções Principais	Intervenções Sugeridas	
Enfrentamento Familiar Definição: Ações da família para manejo de estressores que exaurem os recursos da família	Melhora do Enfrentamento Terapia Familiar	Apoio à Proteção contra Abuso Apoio à Proteção contra Abuso: Infantil Apoio à Proteção contra Abuso: Parceiro no Lar Apoio à Proteção contra Abuso: Idoso Assistência no Controle da Raiva Redução da Ansiedade Mediação de Conflitos Aconselhamento Intervenção na Crise	Apoio à Tomada de Decisão Promoção da Integridade Familiar Manutenção do Processo Familiar Apoio Familiar Assistência quanto a Recursos Financeiros Cuidados durante o Repouso do Cuidador Apoio Espiritual Grupo de Apoio Melhora do Sistema de Apoio
Funcionamento Familiar Definição: Capacidade da família em atender às necessidades de seus membros, durante transições de desenvolvimento	Promoção da Integridade Familiar: Família que Espera um Filho Terapia Familiar	Apoio ao Cuidador Mediação de Conflitos Melhora do Enfrentamento Apoio à Tomada de Decisão Melhora do Desenvolvimento: Adolescente Melhora do Desenvolvimento: Infantil Promoção da Integridade Familiar Mobilização Familiar Manutenção do Processo Familiar	Apoio Familiar Assistência quanto a Recursos Financeiros Melhora do Papel Facilitação da Autorresponsabilidade Apoio Espiritual Prevenção do Uso de Drogas Tratamento do Uso de Drogas Grupo de Apoio Melhora do Sistema de Apoio
Integridade Familiar Definição: Comportamentos dos membros da família que, de forma coletiva, demonstram coesão, força e vínculo emocional	Promoção da Integridade Familiar Promoção da Integridade Familiar: Família que Espera um Filho	Mediação de Conflitos Apoio à Tomada de Decisão Melhora do Desenvolvimento: Adolescente Melhora do Desenvolvimento: Infantil Apoio Familiar Terapia Familiar	Facilitação do processo de Perdão Melhora do Papel Melhora da Autopercepção Melhora da Autoestima Facilitação da Autorresponsabilidade Prevenção do Uso de Drogas Tratamento do Uso de Drogas

NOC e NIC Ligados aos Diagnósticos de Enfermagem: Processos Familiares, Disfuncionais

LIGAÇÕES NOC-NIC PARA PROCESSOS FAMILIARES, DISFUNCIONAIS

Resultado	Intervenções Principais	Intervenções Sugeridas	
Resiliência Familiar Definição: Adaptação e funcionamento positivo do sistema familiar, após adversidade ou crises significativas	Manutenção do Processo Familiar Promoção da Capacidade de Resiliência	Mediação de Conflitos Melhora do Enfrentamento Intervenção na Crise Apoio à Tomada de Decisão Apoio Emocional Promoção da Integridade Familiar Promoção da Integridade Familiar: Família que Espera um Filho Apoio Familiar	Terapia Familiar Facilitação do Processo de Pesar Facilitação do Processo de Pesar: Morte Perinatal Cuidados durante o Repouso do Cuidador Apoio a Irmãos Apoio Espiritual Melhora do Sistema de Apoio Esclarecimento de Valores
Bem-estar Familiar Definição: Ambiente de apoio conforme caracterizado pelas relações e metas dos membros da família	Promoção da Integridade Familiar Promoção da Integridade Familiar: Família que Espera um Filho	Apoio à Proteção contra Abuso Apoio à Proteção contra Abuso: Infantil Apoio à Proteção contra Abuso: Parceiro no Lar Apoio à Proteção Contra Abuso: Idoso Mediação de Conflitos Apoio à Tomada de Decisão	Apoio Familiar Terapia Familiar Prevenção do Uso de Drogas Tratamento do Uso de Drogas Grupo de Apoio Melhora do Sistema de Apoio
Consequências da Dependência de Substâncias Definição: Gravidade da mudança no estado de saúde e nas funções sociais por adição a substâncias	Tratamento do Uso de Drogas	Modificação do Comportamento Construção de Relação Complexa Melhora do Enfrentamento Aconselhamento Intervenção na Crise Apoio à Tomada de Decisão Controle da Energia Promoção do Exercício Promoção do Envolvimento Familiar Terapia Familiar Treinamento para Controle de Impulsos Proteção contra Infecção Contrato com o Paciente	Melhora do Papel Melhora da Autopercepção Melhora da Autoestima Assistência na Automodificação Facilitação da Autorresponsabilidade Melhora da Socialização Apoio Espiritual Prevenção do Uso de Drogas Grupo de Apoio Melhora do Sistema de Apoio Ensino: Processo da Doença Terapia de Grupo

DIAGNÓSTICO DE ENFERMAGEM: Processos **Familiares**, Interrompidos

Definição: Mudança nos relacionamentos e/ou funcionamento da família

NICS ASSOCIADAS AOS FATORES RELACIONADOS DO DIAGNÓSTICO

Intervenção na Crise
Melhora do Desenvolvimento: Adolescente

Melhora do Desenvolvimento: Infantil
Assistência quanto a Recursos Financeiros
Promoção da Capacidade de Resiliência

Melhora do Papel
Marketing Social

LIGAÇÕES NOC-NIC PARA PROCESSOS FAMILIARES, INTERROMPIDOS

Resultado	Intervenções Principais	Intervenções Principais (cont.)	Intervenções Sugeridas
Enfrentamento Familiar **Definição:** Ações da família para manejo de estressores que exaurem os recursos familiares	Melhora do Enfrentamento Manutenção do Processo Familiar	Apoio ao Cuidador Mediação de Conflitos Aconselhamento Apoio à Tomada de Decisão Promoção da Integridade Familiar Promoção da Integridade Familiar: Família que Espera um Filho Mobilização Familiar	Apoio Familiar Terapia Familiar Facilitação do Processo de Pesar Facilitação do Processo de Pesar: Morte Perinatal Cuidados durante o Repouso do Cuidador Grupo de Apoio Melhora do Sistema de Apoio Terapia para Trauma: Infantil
Funcionamento Familiar **Definição:** Capacidade da família em atender as necessidades de seus membros durante transições de desenvolvimento	Promoção da Integridade Familiar Promoção da Integridade Familiar: Família que Espera um Filho	Mediação de Conflitos Melhora do Enfrentamento Apoio à Tomada de Decisão Melhora do Desenvolvimento: Adolescente Melhora do Desenvolvimento: Infantil Planejamento Familiar: Contracepção Planejamento Familiar: Infertilidade Planejamento Familiar: Gravidez não Planejada	Manutenção do Processo Familiar Apoio Familiar Promoção da Normalidade Orientação aos Pais: Adolescentes Orientação aos Pais: Educando os Filhos Orientação aos Pais: Bebês Melhora do Papel Grupo de Apoio Melhora do Sistema de Apoio
Normalização da Família **Definição:** Capacidade do sistema familiar para desenvolver estratégias de um funcionamento excelente, quando um dos membros tem uma doença crônica ou deficiência	Manutenção do Processo Familiar Promoção da Normalidade	Apoio ao Cuidador Melhora do Enfrentamento Aconselhamento Controle da Demência Apoio Emocional Promoção do Envolvimento Familiar Mobilização Familiar Terapia Familiar	Facilitação do Processo de Pesar Facilitação do Processo de Culpa Assistência na Manutenção do Lar Cuidados durante o Repouso do Cuidador Melhora do Papel Melhora do Sistema de Apoio Terapia para Trauma: Infantil

LIGAÇÕES NOC-NIC PARA PROCESSOS FAMILIARES, INTERROMPIDOS

Resultado	Intervenções Principais	Intervenções Sugeridas	
Resiliência Familiar Definição: Adaptação e funcionamento positivos do sistema familiar após adversidade ou crise importante	Manutenção do Processo Familiar Promoção da Capacidade de Resiliência	Mediação de Conflitos Melhora do Enfrentamento Aconselhamento Apoio à Tomada de Decisão Apoio Emocional Planejamento Familiar: Gravidez não Planejada	Apoio Familiar Terapia Familiar Promoção da Normalidade Grupo de Apoio Melhora do Sistema de Apoio
Bem-estar Familiar Definição: Ambiente de apoio conforme caracterizado pelas relações e metas dos membros da família	Promoção da Integridade Familiar Promoção da Integridade Familiar: Família que Espera um Filho Apoio Familiar	Modificação do Comportamento Mediação de Conflitos Aconselhamento Apoio à Tomada de Decisão Melhora do Desenvolvimento: Adolescente	Melhora do Desenvolvimento: Infantil Manutenção do Processo Familiar Terapia Familiar Melhora do Papel Apoio Espiritual
Apoio da Família durante o Tratamento Definição: Presença e apoio emocional da família a indivíduo submetido a tratamento	Promoção do Envolvimento Familiar Facilitação da Presença da Família	Gerenciamento de Caso Intermediação Cultural Plano de Alta Mobilização Familiar Troca de Informações sobre Cuidados de Saúde Orientação aos Pais: Educando os Filhos Orientação quanto Sistema de Saúde	Facilitação da Licença Apoio Espiritual Grupo de Apoio Ensino: Processo da Doença Ensino: Procedimento/Tratamento Facilitação da Visita

Nota de raciocínio crítico: Algumas intervenções para tratar os fatores relacionados são também usadas para alcançar os resultados desejados. Isso se deve ao fato de que os fatores relacionados produzem sintomas/mudanças que aparecem nas características definidoras usadas para fazer o diagnóstico.

DIAGNÓSTICO DE ENFERMAGEM: Processos **Familiares**, Disposição para Melhorados

Definição: Um padrão de funcionamento familiar que é suficiente para possibilitar o bem-estar dos membros da família, o que pode ser reforçado

LIGAÇÕES NOC-NIC PARA PROCESSOS FAMILIARES, DISPOSIÇÃO PARA MELHORADOS

Resultado	Intervenções Principais	Intervenções Sugeridas	
Funcionamento Familiar Definição: Capacidade da família para atender às necessidades de seus membros durante transições de desenvolvimento	Promoção da Integridade Familiar Promoção da Integridade Familiar: Família que Espera um Filho	Melhora do Desenvolvimento: Adolescente Melhora do Desenvolvimento: Infantil Apoio Familiar Orientação aos Pais: Adolescentes Orientação aos Pais: Bebês	Promoção da Paternidade/Maternidade Promoção da Capacidade de Resiliência Melhora do Papel Apoio a Irmãos

(Continua)

LIGAÇÕES NOC-NIC PARA PROCESSOS FAMILIARES, DISPOSIÇÃO PARA MELHORADOS

Resultado	Intervenções Principais		Intervenções Sugeridas
Estado de Saúde da Família Definição: Saúde geral e competência social da unidade familiar	Educação em Saúde Avaliação da Saúde	Melhora do Desenvolvimento: Adolescente Melhora do Desenvolvimento: Infantil Promoção do Exercício Promoção da Integridade Familiar Promoção da Integridade Familiar: Família que Espera um Filho Apoio Familiar Aconselhamento Genético Orientação quanto Sistema de Saúde	Assistência para Manutenção do Lar Controle de Imunização/Vacinação Orientação aos Pais: Adolescentes Orientação aos Pais: Educando os Filhos Educação aos Pais: Bebês Identificação de Risco: Família que Espera um Filho Melhora do Papel Melhora do Sistema de Apoio
Integridade Familiar Definição: Comportamentos dos membros da família que, de forma coletiva, demonstram coesão, força e vínculo emocional	Promoção da Integridade Familiar Promoção da Integridade Familiar: Família que Espera um Filho	Promoção de Vínculo Preparo para o Nascimento Melhora do Desenvolvimento: Adolescente Melhora do Desenvolvimento: Infantil Controle do Ambiente: Processo para o Estabelecimento de Vínculo Manutenção do Processo Familiar Apoio Familiar	Facilitação do Processo de Perdão Orientação aos Pais: Adolescentes Orientação aos Pais: Educando os Filhos Orientação aos Pais: Bebês Promoção da Paternidade/Maternidade Promoção da Capacidade de Resiliência Melhora do Papel Apoio a Irmãos
Resiliência Familiar Definição: Adaptação e funcionamento positivos do sistema familiar após adversidade ou crise importante	Manutenção do Processo Familiar Promoção da Capacidade de Resiliência	Melhora do Enfrentamento Apoio à Tomada de Decisão Apoio Familiar	Facilitação do Processo de Pesar Promoção da Normalidade Melhora do Sistema de Apoio
Bem-estar Familiar Definição: Ambiente de apoio conforme caracterizado pelas relações e metas dos membros da família	Promoção da Integridade Familiar Promoção da Integridade Familiar: Família que Espera um Filho	Melhora do Desenvolvimento: Adolescente Melhora do Desenvolvimento: Infantil Apoio Familiar Promoção da Capacidade de Resiliência	Melhora do Papel Apoio a Irmãos Melhora da Socialização Esclarecimento de Valores

DIAGNÓSTICO DE ENFERMAGEM: Hipertermia

Definição: Temperatura corporal elevada acima dos parâmetros normais

NICS ASSOCIADAS AOS FATORES RELACIONADOS DO DIAGNÓSTICO

Controle do Ambiente	Controle de Medicamentos	Identificação de Risco	Ensino: Atividade/ Exercício Prescritos
Controle Hídrico	Cuidados Pós-Anestesia	Ensino: Processo da Doença	Ensino: Procedimento/ Tratamento
Precauções contra Hipertermia Maligna			

LIGAÇÕES NOC-NIC PARA HIPERTERMIA

Resultado	Intervenções Principais	Intervenções Sugeridas	
Termorregulação Definição: Equilíbrio entre a produção, o aumento e perda de calor	Tratamento da Febre Regulação da Temperatura	Controle do Ambiente Controle Hídrico Aplicação de Calor/Frio Tratamento de Exposição ao Calor Tratamento da Hipotermia Controle de Infecção Precauções contra Hipertermia Maligna Administração de Medicamentos Controle de Medicamentos	Prescrição de Medicamentos Controle da Dor Controle de Convulsões Precauções contra Convulsões Prevenção do Choque Supervisão da Pele Regulação da Temperatura: Transoperatória Monitoração de Sinais Vitais
Termorregulação: Recém-nascido Definição: Equilíbrio entre produção, aumento e perda de calor durante os primeiros 28 dias de vida	Monitoramento do Recém-Nascido Regulação da Temperatura	Controle do Ambiente Tratamento da Febre Controle Hídrico Tratamento de Exposição ao Calor Controle de Infecção Administração de Medicamentos	Cuidados com o Recém-Nascido Orientação aos Pais: Bebês Controle de Convulsões Precauções contra Convulsões Supervisão da Pele Monitoração de Sinais Vitais
Sinais Vitais Definição: O quanto a temperatura, o pulso, a respiração e a pressão sanguínea estão dentro de uma variação normal	Regulação da Temperatura Monitoração de Sinais Vitais	Tratamento da Febre Tratamento de Exposição ao Calor Aplicação de Calor/Frio Regulação Hemodinâmica Administração de Medicamentos	Controle de Medicamentos Controle do Choque Prevenção do Choque Regulação da Temperatura: Transoperatória

DIAGNÓSTICO DE ENFERMAGEM: Hipotermia

Definição: Temperatura corporal abaixo dos parâmetros normais

NICS ASSOCIADAS AOS FATORES RELACIONADOS DO DIAGNÓSTICO

Controle do Ambiente Promoção do Exercício	Controle de Medicamentos Terapia Nutricional	Ensino: Processo da Doença Ensino: Procedimento/Tratamento	

LIGAÇÕES NOC-NIC PARA HIPOTERMIA

Resultado	Intervenções Principais	Intervenções Sugeridas	
Termorregulação Definição: Equilíbrio entre a produção, o aumento e a perda de calor	Tratamento da Hipotermia Regulação da Temperatura	Cuidados Circulatórios: Insuficiência Arterial Cuidados Circulatórios: Insuficiência Venosa Precauções Circulatórias Controle do Ambiente Aplicação de Calor/Frio	Regulação Hemodinâmica Prevenção do Choque Regulação da Temperatura: Transoperatória Monitoração de Sinais Vitais
Termorregulação: Recém-nascido Definição: Equilíbrio entre a produção, o aumento e a perda de calor, durante os primeiros 28 dias de vida	Tratamento da Hipotermia Monitoramento do Recém-Nascido	Controle Ácido-Básico Precauções Circulatórias Controle do Ambiente Aplicação de Calor/Frio Cuidados com o Recém-Nascido Orientação aos Pais: Bebês	Monitoração Respiratória Prevenção do Choque Controle da Tecnologia Regulação da Temperatura Monitoração de Sinais Vitais
Sinais Vitais Definição: O quanto a temperatura, o pulso, a respiração e a pressão sanguínea estão dentro de uma variação normal	Tratamento da Hipotermia Monitoração de Sinais Vitais	Precauções Circulatórias Controle do Ambiente Aplicação de Calor/Frio Regulação Hemodinâmica Monitoramento do Recém-Nascido	Monitoração Respiratória Prevenção do Choque Supervisão da Pele Regulação da Temperatura

DIAGNÓSTICO DE ENFERMAGEM: Icterícia Neonatal

Definição: Cor amarelo-alaranjada da pele e das mucosas do neonato que ocorre após 24 horas de vida, em consequência de bilirrubina não conjugada na circulação

NICS ASSOCIADAS AOS FATORES RELACIONADOS DO DIAGNÓSTICO

Alimentação por Mamadeira Assistência na Amamentação	Cuidados com o Desenvolvimento	Cuidados com o Recém-Nascido	Monitoramento do Recém-Nascido

NOC e NIC Ligados aos Diagnósticos de Enfermagem: Identidade Pessoal, Distúrbios da

LIGAÇÕES NOC-NIC PARA ICTERÍCIA NEONATAL

Resultado	Intervenções Principais	Intervenções Sugeridas
Adaptação do Recém-Nascido Definição: Resposta de adaptação do recém-nascido fisiologicamente imaturo, ao ambiente extrauterino, durante os primeiros 28 dias	Fototerapia: Recém-nascido	Monitoramento do Recém-Nascido

DIAGNÓSTICO DE ENFERMAGEM: Identidade Pessoal, Distúrbios da

Definição: Incapacidade de manter percepção integrada e completa de si mesmo

NICS ASSOCIADAS AOS FATORES RELACIONADOS DO DIAGNÓSTICO

Intervenção na Crise Intermediação Cultural Controle da Demência Melhora do Desenvolvimento: Adolescente	Melhora do Desenvolvimento: Infantil Terapia Familiar Controle do Humor	Prevenção de Dependência Religiosa Redução do Estresse por Mudança Melhora do Papel	Melhora da Autoestima Prevenção do Uso de Drogas Tratamento do Uso de Drogas

LIGAÇÕES NOC-NIC PARA IDENTIDADE PESSOAL, DISTÚRBIOS DA

Resultado	Intervenções Principais	Intervenções Sugeridas	
Autocontrole do Pensamento Distorcido Definição: Autocontenção de rupturas na percepção, nos processos de pensamento e no conteúdo das ideias	Controle de Ideias Delirantes Controle de Alucinações	Redução da Ansiedade Reestruturação Cognitiva Controle do Delírio Controle da Demência	Controle do Ambiente Controle de Medicamentos Controle do Humor Orientação para a Realidade
Identidade Definição: Distingue entre o eu e o não eu e caracteriza a própria essência	Melhora da Autopercepção Melhora da Autoestima	Modificação do Comportamento: Habilidades Sociais Melhora da Imagem Corporal Reestruturação Cognitiva Construção de Relação Complexa Melhora do Enfrentamento Aconselhamento Melhora do Desenvolvimento: Adolescente	Melhora do Desenvolvimento: Infantil Orientação para a Realidade Aconselhamento Sexual Melhora da Socialização Grupo de Apoio Terapia de Grupo Esclarecimento de Valores

(Continua)

LIGAÇÕES NOC-NIC PARA IDENTIDADE PESSOAL, DISTÚRBIOS DA

Resultado	Intervenções Principais		Intervenções Sugeridas
Identidade Sexual Definição: Reconhecimento e aceitação da própria identidade sexual	Melhora da Autopercepção Ensino: Sexualidade	Reestruturação Cognitiva Construção de Relação Complexa Melhora do Enfrentamento Aconselhamento Melhora do Desenvolvimento: Adolescente	Melhora do Desenvolvimento: Infantil Facilitação do Processo de Culpa Aconselhamento Sexual Melhora da Socialização Melhora do Grupo de Apoio Esclarecimento de Valores

DIAGNÓSTICO DE ENFERMAGEM: Imagem Corporal, Distúrbio da

Definição: Confusão na imagem mental do eu físico de uma pessoa

NICS ASSOCIADAS AOS FATORES RELACIONADOS DO DIAGNÓSTICO

Reestruturação Cognitiva Intermediação Cultural Controle de Ideias Delirantes	Melhora do Desenvolvimento: Adolescente	Melhora da Socialização Apoio Espiritual

LIGAÇÕES NOC-NIC PARA IMAGEM CORPORAL, DISTÚRBIO NA

Resultado	Intervenções Principais		Intervenções Sugeridas
Adaptação à Deficiência Física Definição: Resposta adaptativa a um desafio funcional importante decorrente de deficiência física	Melhora da Imagem Corporal Melhora da Autoestima	Escutar Ativamente Orientação Antecipada Redução da Ansiedade Melhora do Enfrentamento Aconselhamento Apoio Emocional Facilitação do Processo de Pesar	Assistência para Manutenção do Lar Assistência no Autocuidado: Atividades Essenciais da Vida Diária Melhora da Socialização Grupo de Apoio Melhora do Sistema de Apoio Ensino: Processo da Doença Ensino: Procedimento/ Tratamento
Imagem Corporal Definição: Percepção da própria aparência e funções do corpo	Melhora da Imagem Corporal	Escutar Ativamente Cuidados na Amputação Orientação Antecipada Reestruturação Cognitiva Aconselhamento Apoio Emocional Controle de Distúrbios Alimentares Facilitação do Processo de Pesar Cuidados com Ostomias	Melhora da Autopercepção Melhora da Autoestima Grupo de Apoio Melhora do Sistema de Apoio Terapia de Grupo Dizer a Verdade Controle da Negligência Unilateral Esclarecimento de Valores Controle do Peso

NOC e NIC Ligados aos Diagnósticos de Enfermagem: Imagem Corporal, Distúrbio da

LIGAÇÕES NOC-NIC PARA IMAGEM CORPORAL, DISTÚRBIO DA

Resultado	Intervenções Principais	Intervenções Sugeridas	
Desenvolvimento Infantil: Segunda Infância Definição: Marcos do progresso físico, cognitivo e psicossocial dos 6 aos 11 anos de idade	Melhora do Desenvolvimento: Infantil Orientação aos Pais: Educando os Filhos	Apoio à Proteção contra Abuso: Infantil Controle do Comportamento: Hiperatividade/desatenção Melhora da Imagem Corporal Controle de Distúrbios Alimentares Promoção do Exercício	Melhora da Autopercepção Melhora da Autoestima Ensino: Sexualidade Brinquedo Terapêutico Cuidados na Incontinência Urinária: Enurese Controle do Peso
Desenvolvimento Infantil: Adolescência Definição: Marcos de progresso físico, cognitivo e psicossocial dos 12 aos 17 anos de idade	Melhora da Imagem Corporal Melhora do Desenvolvimento: Adolescente Melhora da Autoestima	Apoio à Proteção contra Abuso Aconselhamento Controle de Distúrbios Alimentares Promoção do Exercício Orientação aos Pais: Adolescentes	Melhora da Autopercepção Ensino: Sexo Seguro Ensino: Sexualidade Esclarecimento de Valores Controle do Peso
Cuidado com o Lado Afetado Definição: Ações pessoais para admitir, proteger e integrar, cognitivamente, parte(s) do corpo afetada(s) a si mesmo	Controle da Negligência Unilateral	Cuidados na Amputação Modificação do Comportamento	Reestruturação Cognitiva Assistência na Automodificação
Autoestima Definição: Julgamento pessoal do autovalor	Melhora da Imagem Corporal Melhora da Autoestima	Escutar Ativamente Biblioterapia Melhora do Enfrentamento Aconselhamento Melhora do Desenvolvimento: Adolescente Melhora do Desenvolvimento: Infantil Apoio Emocional	Registro de Ações Orientação aos Pais: Adolescentes Educação aos Pais: Educando os Filhos Aumento da Segurança Melhora da Autopercepção Apoio Espiritual Grupo de Apoio Controle do Peso

DIAGNÓSTICO DE ENFERMAGEM: Sentimento de Impotência

Definição: Percepção de que uma ação própria não afetará, significativamente, um resultado; falta de controle percebida sobre uma situação atual ou acontecimento imediato

NICS ASSOCIADAS AOS FATORES RELACIONADOS DO DIAGNÓSTICO

- Treinamento da Assertividade
- Modificação do Comportamento
- Modificação do Comportamento: Habilidades Sociais
- Gerenciamento de Caso
- Orientação quanto Sistema de Saúde
- Ensino: Procedimento/ Tratamento

LIGAÇÕES NOC-NIC PARA SENTIMENTO DE IMPOTÊNCIA

Resultado	Intervenções Principais	Intervenções Sugeridas	
Autocontrole da Depressão Definição: Ações pessoais para minimizar a melancolia e manter o interesse pelos eventos de vida	Controle do Humor Melhora da Autocompetência	Terapia Ocupacional Reestruturação Cognitiva Melhora do Enfrentamento Apoio Emocional Promoção do Exercício Facilitação do Processo de Pesar Facilitação do Processo de Culpa: Morte Perinatal Orientação quanto Sistema de Saúde Promoção de Esperança Registro de Ações Controle de Medicamentos	Presença Identificação de Risco Melhora da Autopercepção Melhora da Autoestima Melhora do Sono Prevenção do Uso de Drogas Grupo de Apoio Ensino: Procedimento/ Tratamento Terapia de Grupo Controle do Peso
Crenças de Saúde: Percepção da Capacidade de Desempenho Definição: Convicções pessoais de que um indivíduo é capaz de realizar determinado comportamento de saúde	Estabelecimento de Metas Mútuas Melhora da Autocompetência	Melhora do Enfrentamento Orientação quanto Sistema de Saúde Promoção de Esperança Contrato com o Paciente Melhora da Autopercepção	Melhora da Autoestima Assistência na Automodificação Ensino: Indivíduo Esclarecimento de Valores
Crenças de Saúde: Percepção de Controle Definição: Convicção pessoal de que a pessoa é capaz de influenciar resultados de saúde	Apoio à Tomada de Decisão Facilitação da Autorresponsabilidade	Treinamento da Assertividade Intermediação Cultural Proteção dos Direitos do Paciente Melhora da Autoestima	Assistência na Automodificação Ensino: Indivíduo Esclarecimento de Valores

NOC e NIC Ligados aos Diagnósticos de Enfermagem: Estado de Imunização, Disposição...

LIGAÇÕES NOC-NIC PARA SENTIMENTO DE IMPOTÊNCIA

Resultado	Intervenções Principais	Intervenções Sugeridas	
Crenças de Saúde: Percepção de Recursos Definição: Convicção pessoal de que o indivíduo possui meios adequados para realizar um comportamento de saúde	Assistência quanto a Recursos Financeiros Melhora do Sistema de Apoio	Intermediação Cultural Orientação quanto Sistema de Saúde Autorização do Seguro	Proteção dos Direitos do Paciente Encaminhamento Apoio ao Sustento
Participação nas Decisões sobre Cuidados de Saúde Definição: Envolvimento pessoal na escolha e na avaliação das opções de cuidados de saúde para alcançar o resultado desejado	Apoio à Tomada de Decisão Orientação quanto Sistema de Saúde Facilitação da Autorresponsabilidade	Escutar Ativamente Cuidados na Admissão Treinamento da Assertividade Intermediação Cultural	Plano de Alta Proteção dos Direitos do Paciente Esclarecimento de Valores
Autonomia Pessoal Definição: Ações pessoais de um indivíduo competente para o exercício do governo nas decisões de vida	Apoio à Tomada de Decisão Proteção dos Direitos do Paciente	Treinamento da Assertividade Intermediação Cultural Orientação quanto Sistema de Saúde Promoção de Esperança	Estabelecimento de Metas Mútuas Melhora da Autoestima Facilitação da Autorresponsabilidade

DIAGNÓSTICO DE ENFERMAGEM: Estado de **Imunização**, Disposição para Melhorado

Definição: Padrão de conformidade com protocolos de imunização locais, nacionais e/ou internacionais para prevenção de doença(s) infecciosa(s), que é suficiente para proteger uma pessoa, uma família ou uma comunidade, e que pode ser reforçado

LIGAÇÕES NOC-NIC PARA ESTADO DE IMUNIZAÇÃO, DISPOSIÇÃO PARA MELHORADO

Resultado	Intervenções Principais	Intervenções Sugeridas	
Comportamento de Imunização Definição: Ações pessoais para obter imunização de modo a prevenir uma doença transmissível	Controle da Imunização/ Vacinação	Educação em Saúde	Ensino: Indivíduo
Controle de Riscos Definição: Ações pessoais para prevenir, eliminar ou reduzir ameaças a saúde passíveis de modificação	Controle da Imunização/ Vacinação	Educação em Saúde Identificação de Risco	Ensino: Indivíduo

DIAGNÓSTICO DE ENFERMAGEM: Incontinência Intestinal

Definição: Mudança nos hábitos intestinais normais, caracterizada por eliminação involuntária de fezes

NICS ASSOCIADAS A FATORES RELACIONADOS DO DIAGNÓSTICO

Controle de Alergias	Controle do Ambiente	Aconselhamento Nutricional	Assistência no Autocuidado: uso do Vaso Sanitário
Redução da Ansiedade	Terapia com Exercício: Deambulação	Orientação para a Realidade	Ensino: Dieta Prescrita
Controle da Demência	Controle de Medicamentos		

LIGAÇÕES NOC-NIC PARA INCONTINÊNCIA INTESTINAL

Resultado	Intervenções Principais	Intervenções Sugeridas	
Continência Intestinal Definição: Controle da passagem de fezes do intestino	Cuidados na Incontinência Intestinal	Redução da Ansiedade Cuidados na Incontinência Intestinal: Encoprese Controle Intestinal Treinamento Intestinal Controle de Constipação/Impactação Controle da Diarreia Planejamento da Dieta Terapia com Exercício: Deambulação	Redução da Flatulência Controle Hídrico Controle de Medicamentos Controle da Nutrição Conduta no Prolapso Retal Assistência no Autocuidado: Uso de Vaso Sanitário Ensino: Dieta Prescrita
Integridade Tissular: Pele e Mucosas Definição: Integridade estrutural e função fisiológica normal da pele e das mucosas	Cuidados na Incontinência Intestinal Cuidados com o Períneo Supervisão da Pele	Banho Controle da Diarreia	Administração de Medicamentos: Tópica Controle de Medicamentos

Nota de raciocínio crítico: O resultado Integridade Tissular: Pele e mucosas está incluído, porque pele perianal avermelhada é uma das características definidoras e uma complicação potencial da incontinência intestinal que pode ser evitada com atendimento de enfermagem.

DIAGNÓSTICO DE ENFERMAGEM: Incontinência Urinária: Funcional

Definição: Incapacidade da pessoa que é usualmente continente de alcançar o banheiro a tempo de evitar perda de urina

NICS ASSOCIADAS AOS FATORES RELACIONADOS DO DIAGNÓSTICO

Controle de Ideias Delirantes	Melhora da Comunicação: Déficit Visual	Controle do Humor	Redução do Estresse por Mudança
Controle da Demência			

NOC e NIC Ligados aos Diagnósticos de Enfermagem: Incontinência Urinária: Reflexa

LIGAÇÕES NOC-NIC PARA INCONTINÊNCIA URINÁRIA: FUNCIONAL

Resultado	Intervenções Principais	Intervenções Sugeridas	
Autocuidado: Uso do Banheiro Definição: Capacidade de usar o banheiro, de forma independente, com ou sem dispositivos auxiliares	Controle do Ambiente Assistência no Autocuidado: Uso de Vaso Sanitário	Melhora da Comunicação: Déficit Visual Controle do Ambiente: Segurança Terapia com Exercício: Deambulação	Cuidados com o Períneo Micção Induzida Supervisão: Segurança Cuidados na Incontinência Urinária
Continência Urinária Definição: Controle da eliminação de urina da bexiga	Micção Induzida Treinamento do Hábito Urinário	Controle do Ambiente Controle Hídrico Exercícios para a Musculatura Pélvica Cuidados com o Períneo	Assistência no Autocuidado: Uso de Vaso Sanitário Cuidados na Incontinência Urinária

DIAGNÓSTICO DE ENFERMAGEM: Incontinência Urinária: por Transbordamento

Definição: Perda involuntária de urina associada à distensão excessiva da bexiga

NICS ASSOCIADAS AOS FATORES RELACIONADOS DO DIAGNÓSTICO

Controle de Medicamentos   Encaminhamento

LIGAÇÕES NOC-NIC PARA INCONTINÊNCIA URINÁRIA: TRANSBORDAMENTO

Resultado	Intervenções Principais	Intervenções Sugeridas	
Resposta à Medicação Definição: Efeitos terapêuticos e adversos da medicação prescrita	Ensino: Medicamentos Prescritos	Administração de Medicamentos Controle de Medicamentos	Reconciliação de Medicamentos Supervisão
Continência Urinária Definição: Controle da eliminação de urina da bexiga	Sondagem Vesical: Intermitente Cuidados na Retenção Urinária	Controle Hídrico Controle de Medicamentos	Controle do Pessário Controle da Eliminação Urinária Cuidados na Incontinência Urinária

DIAGNÓSTICO DE ENFERMAGEM: Incontinência Urinária: Reflexa

Definição: Perda involuntária de urina a intervalos de certa forma previsíveis, quando um determinado volume na bexiga é atingido

NICS ASSOCIADAS AOS FATORES RELACIONADOS DO DIAGNÓSTICO

| Controle de Infecção | Monitoração Neurológica | Controle da Radioterapia | Monitoração de Sinais Vitais |

LIGAÇÕES NOC-NIC PARA INCONTINÊNCIA URINÁRIA: REFLEXA

Resultado	Intervenções Principais		Intervenções Sugeridas
Integridade Tissular: Pele e Mucosas Definição: Integridade estrutural e função fisiológica normal da pele e das mucosas	Cuidados na Incontinência Urinária	Banho Cuidados com o Períneo	Assistência no Autocuidado: Banho/Higiene
Continência Urinária Definição: Controle da eliminação de urina da bexiga	Sondagem Vesical: Intermitente	Controle Hídrico Monitoração Hídrica Ensino: Procedimento/Tratamento Cuidados com Sondas: Urinário	Sondagem Vesical Cuidados na Incontinência Urinária Cuidados na Retenção Urinária

DIAGNÓSTICO DE ENFERMAGEM: Incontinência Urinária: de Esforço

Definição: Perda repentina de urina com atividades que aumentam a pressão intra-abdominal

NICS ASSOCIADAS AOS FATORES RELACIONADOS DO DIAGNÓSTICO

Exercícios para a Musculatura Pélvica   Cuidados com o Períneo

LIGAÇÕES NOC-NIC PARA INCONTINÊNCIA URINÁRIA: DE ESFORÇO

Resultado	Intervenções Principais		Intervenções Sugeridas
Continência Urinária Definição: Controle da eliminação de urina da bexiga	Exercícios para a Musculatura Pélvica	Controle do Ambiente: Segurança Monitoração Hídrica Controle de Medicamentos Cuidados com o Períneo Controle do Pessário Cuidados Pós-Parto	Assistência no Autocuidado: Uso de Vaso Sanitário Ensino: Indivíduo Ensino: Medicamentos Prescritos Cuidados na Incontinência Urinária Controle do Peso

DIAGNÓSTICO DE ENFERMAGEM: Incontinência Urinária: de Urgência

Definição: Perda involuntária de urina que ocorre imediatamente após uma forte sensação de urgência para urinar

NICS ASSOCIADAS AOS FATORES RELACIONADOS DO DIAGNÓSTICO

Controle de Infecção

LIGAÇÕES NOC-NIC PARA INCONTINÊNCIA URINÁRIA: DE URGÊNCIA

Resultado	Intervenções Principais		Intervenções Sugeridas
Autocuidado: Uso do Banheiro Definição: Capacidade de usar o banheiro de forma independente, com ou sem dispositivos auxiliares	Assistência no Autocuidado: Uso de Vaso Sanitário	Controle do Ambiente: Segurança Controle Hídrico Monitoração Hídrica	Cuidados com o Períneo Micção Induzida Cuidados na Incontinência Urinária
Continência Urinária Definição: Controle da eliminação de urina da bexiga	Controle de Medicamentos Reeducação Vesical	Controle do Ambiente Monitoração Hídrica Exercícios para a Musculatura Pélvica Cuidados com o Períneo	Assistência no Autocuidado: Uso de Vaso Sanitário Ensino: Medicamentos Prescritos Treinamento do Hábito Urinário Cuidados na Incontinência Urinária

DIAGNÓSTICO DE ENFERMAGEM: Insônia

Definição: Distúrbio na quantidade e na qualidade do sono, que prejudica o funcionamento normal de uma pessoa

NICS ASSOCIADAS AOS FATORES RELACIONADOS DO DIAGNÓSTICO

Redução da Ansiedade Controle do Ambiente Facilitação do Processo de Pesar	Controle de Medicamentos Controle do Humor Controle da Náusea	Controle da Dor Controle da Síndrome Pré-Menstrual (TPM)	Controle da Eliminação Urinária Cuidados na Incontinência Urinária

LIGAÇÕES NOC-NIC PARA INSÔNIA

Resultado	Intervenções Principais	Intervenções Sugeridas	
Nível de Fadiga Definição: Gravidade da fadiga generalizada, prolongada que foi observada ou relatada	Controle do Humor Melhora do Sono	Controle da Energia Massagem	Controle de Medicamentos Controle da Dor
Bem-Estar Pessoal Definição: Alcance da percepção positiva da própria condição de saúde	Controle da Energia Melhora do Sono	Melhora do Enfrentamento Controle de Medicamentos Controle do Humor	Fototerapia: Regulação do Humor/Sono Terapia de Relaxamento Melhora da Socialização
Sono Definição: Suspensão periódica natural da consciência, durante a qual o corpo se recupera	Melhora do Sono	Controle do Ambiente Controle de Medicamentos	Fototerapia: Regulação do Humor/Sono

DIAGNÓSTICO DE ENFERMAGEM: Insuficiência na Capacidade do Adulto para Melhorar

Definição: Deterioração funcional progressiva de natureza física e cognitiva. A capacidade do indivíduo de viver com doenças multissistêmicas, enfrentar os problemas decorrentes e controlar os seus cuidados está notavelmente diminuída

NICS ASSOCIADAS AOS FATORES RELACIONADOS DO DIAGNÓSTICO

Controle do Humor   Prevenção do Suicídio

LIGAÇÕES NOC-NIC PARA INSUFICIÊNCIA NA CAPACIDADE DO ADULTO PARA MELHORAR

Resultado	Intervenções Principais	Intervenções Sugeridas	
Apetite Definição: Desejo de comer, quando doente ou recebendo tratamento	Controle Nutricional Monitoração Nutricional	Planejamento da Dieta Monitoração Hídrica Controle de Medicamentos	Controle da Náusea Manutenção da Saúde Oral Controle do Vômito
Cognição Definição: Capacidade de executar processos mentais complexos	Apoio à Tomada de Decisão Controle da Demência	Escutar Ativamente Estimulação Cognitiva Proteção dos Direitos do Paciente	Presença Orientação para a Realidade Terapia de Reminiscências
Desenvolvimento: Adulto na Terceira Idade Definição: Progressão cognitiva, psicossocial e moral, a partir dos 65 anos de idade	Terapia Nutricional Promoção da Capacidade de Resiliência	Escutar Ativamente Terapia Ocupacional Assistência no Controle da Raiva Apoio à Tomada de Decisão Controle da Demência Planejamento da Dieta	Controle da Demência Assistência para Manutenção do Lar Promoção de Esperança Treinamento da Memória Assistência no Autocuidado
Estado Nutricional Definição: Alcance da disponibilidade de nutrientes para atendimento das necessidades metabólicas	Monitoração Hídrica Monitoração Nutricional	Controle de Distúrbios Alimentares Controle de Energia Alimentação por Sonda Enteral Alimentação Controle Hidroeletrolítico Controle Nutricional	Terapia Nutricional Assistência no Autocuidado: Alimentação Administração de Nutrição Parenteral Total Assistência para Aumentar o Peso Controle do Peso
Estado Nutricional: Ingestão de Alimentos e Líquidos Definição: Quantidade de alimentos e líquidos levados para dentro do organismo em 24 horas	Monitoração Hídrica Monitoração Nutricional	Alimentação por Sonda Enteral Alimentação Terapia Endovenosa (EV) Controle Nutricional	Terapia Nutricional Assistência no Autocuidado: Alimentação Administração de Nutrição Parenteral Total

NOC e NIC Ligados aos Diagnósticos de Enfermagem: Integridade da Pele, Prejudicada

LIGAÇÕES NOC-NIC PARA INSUFICIÊNCIA NA CAPACIDADE DO ADULTO PARA MELHORAR

Resultado	Intervenções Principais	Intervenções Sugeridas	
Autocuidado: Atividades da Vida Diária (AVD) Definição: Capacidade de desempenhar as tarefas físicas mais básicas e as atividades de cuidado pessoal, de forma independente, com ou sem dispositivo auxiliares	Assistência no Autocuidado	Controle da Energia Promoção do Exercício Prevenção contra Quedas Assistência no Autocuidado: Banho/higiene Assistência no Autocuidado: Vestir/arrumar-se	Assistência no Autocuidado: Alimentação Assistência no Autocuidado: Uso de Vaso Sanitário Assistência no Autocuidado: Transferência
Comportamento de Ganho de Peso Definição: Ações pessoais para ganhar peso, após a perda significativa de peso voluntária ou involuntária	Assistência para Aumentar o Peso	Controle de Distúrbios Alimentares Alimentação por Sonda Enteral Sondagem Gastrointestinal Administração de Medicamentos Terapia Nutricional Monitoração Nutricional Restauração da Saúde Oral	Assistência no Autocuidado: Alimentação Grupo de Apoio Terapia para Deglutição Administração de Nutrição Parenteral Total Cuidados com Sondas: Gastrointestinal
Vontade de Viver Definição: Desejo, determinação e esforço para sobreviver	Promoção de Esperança Apoio Espiritual	Terapia com Animais Apoio Emocional Mobilização Familiar Proteção dos Direitos do Paciente	Estímulo a Rituais Religiosos Redução do Estresse por Mudança Prevenção do Suicídio Melhora do Sistema de Apoio

Nota de raciocínio crítico: O diagnóstico é específico para insuficiência na capacidade do adulto para melhorar, atribuível a doenças multissistêmicas. Outros tipos de insuficiência do adulto para melhorar podem ocorrer (p. ex., com abuso). Embora apenas Desenvolvimento: adulto na terceira idade tenha sido escolhido como um resultado, insuficiência para melhorar pode ocorrer em idade mais jovem, caso em que Desenvolvimento: adulto jovem ou adulto de meia-idade seria utilizado.

DIAGNÓSTICO DE ENFERMAGEM: Integridade da Pele, Prejudicada

Definição: Epiderme e/ou derme alteradas

NICS ASSOCIADAS AOS FATORES RELACIONADOS DO DIAGNÓSTICO

Controle da Quimioterapia Precauções Circulatórias Controle do Ambiente: Segurança Controle Hídrico Monitoração Hídrica	Tratamento de Exposição ao Calor Tratamento da Hipotermia Precauções contra Hipertermia Maligna	Controle de Medicamentos Controle Nutricional Terapia Nutricional Monitoração Nutricional Controle da Sensibilidade Periférica	Controle da Pressão Prevenção de Úlceras de Pressão Controle da Radioterapia Identificação de Risco

LIGAÇÕES NOC-NIC PARA INTEGRIDADE DA PELE, PREJUDICADA

Resultado	Intervenções Principais	Intervenções Sugeridas	
Resposta Alérgica: Localizada Definição: Gravidade da resposta imunológica localizada hipersensível a um determinado antígeno ambiental (exógeno)	Controle de Prurido Cuidados da Pele: Tratamentos Tópicos	Controle de Alergias Proteção contra Infecção Administração de Medicamentos	Administração de Medicamentos: Tópica Supervisão da Pele
Cicatrização de Queimaduras Definição: Extensão da cicatrização de local queimado	Cuidados com Lesões: Queimaduras	Administração de Analgésicos Precauções Circulatórias Terapia com Exercício: Mobilidade Articular Proteção contra Infecção Administração de Medicamentos Administração de Medicamentos: Tópica	Controle da Dor Cuidados da Pele: Local de Doação Cuidados da Pele: Local do Enxerto Cuidados da Pele: Tratamentos Tópicos Supervisão da Pele
Integridade Tissular: Pele e Mucosas Definição: Integridade estrutural e função fisiológica normal da pele e das mucosas	Controle da Pressão Supervisão da Pele	Cuidados na Amputação Cuidados com Aparelho Gessado: Manutenção Cuidados Circulatórios: Insuficiência Arterial Cuidados Circulatórios: Equipamentos de Suporte Circulatório Mecânico Cuidados Circulatórios: Insuficiência Venosa Precauções Circulatórias Cuidados com os Pés	Proteção contra Infecção Administração de Medicamentos: Tópica Controle de Medicamentos Cuidados com Ostomias Posicionamento Cuidados com Úlceras de Pressão Controle da Radioterapia Cuidados da Pele: Tratamentos Tópicos Cuidados com a Tração/ Imobilização
Cicatrização de Feridas: Primeira Intenção Definição: Alcance da regeneração de células e tecidos, após fechamento intencional	Cuidados com o Local de Incisão Cuidados com Lesões	Cuidados na Amputação Redução do Sangramento: Ferimento Cuidados no Parto Cesáreo Precauções Circulatórias Controle de Infecção: Intraoperatório Proteção contra Infecção	Administração de Medicamentos Administração de Medicamentos: Tópica Cuidados da Pele: Local de Doação Cuidados da Pele: Local do Enxerto Sutura Cuidados com Lesões: Drenagem Fechada

NOC e NIC Ligados aos Diagnósticos de Enfermagem: Integridade Tissular, Prejudicada

LIGAÇÕES NOC-NIC PARA INTEGRIDADE DA PELE, PREJUDICADA

Resultado	Intervenções Principais	Intervenções Sugeridas	
Cicatrização de Feridas: Segunda Intenção Definição: Alcance da regeneração de células e tecidos em ferimento aberto	Cuidados com Úlceras de Pressão Cuidados com Lesões	Cuidados Circulatórios: Insuficiência Arterial Cuidados Circulatórios: Insuficiência Venosa Precauções Circulatórias Controle de Infecção Proteção contra Infecção	Administração de Medicamentos: Tópica Controle de Medicamentos Cuidados da Pele: Tratamentos Tópicos Supervisão da Pele Estimulação Elétrica Nervosa Transcutânea (TENS) Irrigação de Lesões

DIAGNÓSTICO DE ENFERMAGEM: Integridade Tissular, Prejudicada

Definição: Dano as membranas mucosas, córnea, pele ou tecidos subcutâneos

NICS ASSOCIADAS AOS FATORES RELACIONADOS DO DIAGNÓSTICO

Precauções Circulatórias Controle do Ambiente Controle do Ambiente: Segurança	Terapia com Exercício: Deambulação Controle Hídrico Monitoração Hídrica	Controle Nutricional Terapia Nutricional Monitoração Nutricional	Controle da Pressão Controle da Radioterapia Ensino: Indivíduo

LIGAÇÕES NOC-NIC PARA INTEGRIDADE TISSULAR, PREJUDICADA

Resultado	Intervenções Principais	Intervenções Sugeridas	
Resposta Alérgica: Localizada Definição: Gravidade da resposta imunológica localizada hipersensível a um determinado antígeno ambiental (exógeno)	Proteção contra Infecção Cuidados da Pele: Tratamentos Tópicos	Controle de Alergias Administração de Medicamentos Administração de Medicamentos: Otológica Administração de Medicamentos: Enteral Administração de Medicamentos: Oftálmica Administração de Medicamentos: Nasal	Administração de Medicamentos: Retal Administração de Medicamentos: Tópica Administração de Medicamentos: Vaginal Controle de Medicamentos Controle de Prurido Supervisão da Pele
Autocuidado da Ostomia Definição: Ações pessoais para manter a ostomia para a eliminação	Cuidados com Ostomias Supervisão da Pele	Controle de Infecção Proteção contra Infecção Controle da Pressão Cuidados da Pele: Tratamentos Tópicos	Ensino: Indivíduo Ensino: Procedimento/ Tratamento Ensino: Habilidades Psicomotoras

(Continua)

LIGAÇÕES NOC-NIC PARA INTEGRIDADE TISSULAR, PREJUDICADA

Resultado	Intervenções Principais	Intervenções Sugeridas	
Integridade Tissular: Pele e Mucosas Definição: Integridade estrutural e função fisiológica normal da pele e das mucosas	Controle da Pressão Cuidados com Lesões	Cuidados na Amputação Cuidados com Aparelho Gessado: Manutenção Precauções Circulatórias Cuidados com os Olhos Cuidados com os Pés Proteção contra Infecção Monitoração das Extremidades Inferiores Administração de Medicamentos: Otológica Administração de Medicamentos: Enteral Administração de Medicamentos: Oftálmica Administração de Medicamentos: Oral Administração de Medicamentos: Retal Administração de Medicamentos: Tópica Administração de Medicamentos: Vaginal	Controle de Medicamentos Manutenção da Saúde Oral Restauração da Saúde Oral Cuidados com Ostomias Cuidados com o Períneo Posicionamento Cuidados com Úlceras de Pressão Prevenção de Úlceras de Pressão Controle da Radioterapia Conduta no Prolapso Retal Supervisão da Pele Ensino: Cuidados com os Pés Cuidados com a Tração/Imobilização Cuidados na Incontinência Urinária
Cicatrização de Feridas: Primeira Intenção Definição: Alcance da regeneração de células e tecidos após fechamento intencional	Cuidados com o Local de Incisão Cuidados com Lesões	Cuidados na Amputação Cuidados no Parto Cesáreo Precauções Circulatórias Controle de Infecção: Intraoperatório Proteção contra Infecção	Administração de Medicamentos Cuidados da Pele: Local de Doação Cuidados da Pele: Local do Enxerto Sutura Cuidados com Lesões: Drenagem Fechada
Cicatrização de Feridas: Segunda Intenção Definição: Alcance da regeneração de células e tecidos em ferimento aberto	Cuidados com Úlceras de Pressão Cuidados com Lesões	Cuidados Circulatórios: Insuficiência Arterial Cuidados Circulatórios: Insuficiência Venosa Precauções Circulatórias Controle de Infecção Proteção contra Infecção Administração de Medicamentos: Oral Administração de Medicamentos: Tópica	Controle de Medicamentos Administração de Nutrição Parenteral Total Estimulação Elétrica Nervosa Transcutânea (TENS) Irrigação de Lesões

NOC e NIC Ligados aos Diagnósticos de Enfermagem: Interação Social, Prejudicada

DIAGNÓSTICO DE ENFERMAGEM: Interação Social, Prejudicada

Definição: Quantidade insuficiente ou excessiva, ou qualidade ineficaz, de troca social

NICS ASSOCIADAS AOS FATORES RELACIONADOS DO DIAGNÓSTICO

Controle de Ideias Delirantes	Controle da Demência	Melhora da Autopercepção	Facilitação da Visita

LIGAÇÕES NOC-NIC PARA INTERAÇÃO SOCIAL PREJUDICADA

Resultado	Intervenções Principais	Intervenções Sugeridas	
Desenvolvimento Infantil: Adolescência Definição: Marcos do progresso físico, cognitivo e psicossocial, dos 12 aos 17 anos de idade	Melhora do Desenvolvimento: Adolescente Melhora da Socialização	Controle do Comportamento: Sexual Modificação do Comportamento: Habilidades Sociais Promoção da Integridade Familiar Manutenção do Processo Familiar Apoio Familiar	Terapia Recreacional Melhora da Autopercepção Melhora da Autoestima Melhora do Sistema de Apoio Brinquedo Terapêutico
Desenvolvimento Infantil: Segunda Infância Definição: Marcos do progresso físico, cognitivo e psicossocial, dos 6 aos 11 anos de idade	Melhora do Desenvolvimento: Infantil	Controle do Comportamento: Hiperatividade/ Desatenção Modificação do Comportamento: Habilidades Sociais Promoção da Integridade Familiar Apoio Familiar	Melhora da Autopercepção Melhora da Autoestima Melhora da Socialização Brinquedo Terapêutico
Bem-Estar Familiar Definição: Ambiente de apoio, conforme caracterizado pelas relações e metas dos membros da família	Promoção da Integridade Familiar Manutenção do Processo Familiar	Apoio à Proteção contra Abuso: Infantil Apoio à Proteção contra Abuso: Infantil Apoio à Proteção contra Abuso: Idoso Controle do Comportamento: Hiperatividade/ Desatenção	Apoio Familiar Terapia Familiar Melhora da Socialização
Participação no Lazer Definição: Uso das atividades relaxantes, interessantes e agradáveis para promover bem-estar	Terapia Recreacional Melhora da Socialização	Terapia Ocupacional Terapia com Animais Redução da Ansiedade	Modificação do Comportamento: Habilidades Sociais Melhora da Autoestima

(Continua)

LIGAÇÕES NOC-NIC PARA INTERAÇÃO SOCIAL, PREJUDICADA

Resultado	Intervenções Principais		Intervenções Sugeridas
Participação em Brincadeiras Definição: Uso de atividades por uma criança de um a 11 anos de idade para promover satisfação, diversão e desenvolvimento	Melhora da Socialização Brinquedo Terapêutico	Terapia Ocupacional Terapia com Animais	Modificação do Comportamento: Habilidades Sociais Terapia Recreacional
Habilidades de Interação Social Definição: Comportamentos pessoais que promovem relações eficiente	Modificação do Comportamento: Habilidades Sociais	Escutar Ativamente Assistência no Controle da Raiva Redução da Ansiedade Treinamento da Assertividade Controle do Comportamento: Sexual Melhora da Comunicação: Déficit Auditivo Melhora da Comunicação: Déficit da Fala	Controle da Demência Melhora do Desenvolvimento: Adolescente Melhora do Desenvolvimento: Infantil Humor Terapia Recreacional Terapia de Recordações Facilitação da Visita
Envolvimento Social Definição: Interações sociais com pessoas, grupos ou organizações	Melhora da Socialização	Escutar Ativamente Terapia Ocupacional Terapia com Animais Treinamento da Assertividade Modificação do Comportamento: Habilidades Sociais Melhora da Comunicação: Déficit Auditivo Melhora da Comunicação: Déficit da Fala	Melhora do Desenvolvimento: Adolescente Melhora do Desenvolvimento: Infantil Terapia Recreacional Redução do Estresse por Mudança Terapia de Recordações Brinquedo Terapêutico Grupo de Apoio Melhora do Sistema de Apoio

DIAGNÓSTICO DE ENFERMAGEM: Síndrome da **Interpretação Ambiental,** Prejudicada

Definição: Consistente falta de orientação quanto a pessoa, lugar, tempo, ou circunstâncias por mais de 3-6 meses, necessitando de um ambiente protetor

NICS ASSOCIADAS AOS FATORES RELACIONADOS DO DIAGNÓSTICO

Controle da Demência   Controle do Humor

LIGAÇÕES NOC-NIC PARA SÍNDROME DA INTERPRETAÇÃO AMBIENTAL, PREJUDICADA

Resultado	Intervenções Principais	Intervenções Sugeridas	
Orientação Cognitiva Definição: Capacidade para identificar pessoa, lugar e tempo, com exatidão	Controle da Demência Orientação para a Realidade	Redução da Ansiedade Restrição de Área Estimulação Cognitiva Melhora do Enfrentamento	Apoio Emocional Controle do Ambiente: Segurança Proteção dos Direitos do Paciente
Concentração Definição: Capacidade de focalizar um estímulo específico	Redução da Ansiedade Estimulação Cognitiva	Escutar Ativamente Técnica para Acalmar Promoção da Perfusão Cerebral Melhora da Comunicação: Déficit Auditivo	Melhora da Comunicação: Déficit da Fala Melhora da Comunicação: Déficit Visual Controle da Demência
Risco de Propensão à Evasão Definição: A propensão de indivíduo com prejuízo cognitivo de escapar de área segura	Precauções contra Fuga Identificação de Risco	Redução da Ansiedade Restrição de Área Controle do Ambiente: Segurança Facilitação do Processo de Pesar	Proteção dos Direitos do Paciente Redução do Estresse por Mudança Supervisão: Segurança Facilitação da Visita
Memória Definição: Capacidade de, recuperar e relatar congnitivamente informações antes armazenadas	Controle de Demência Treinamento da Memória	Estimulação Cognitiva Melhora do Enfrentamento Controle de Energia Facilitação da Aprendizagem Controle de Medicamentos	Terapia Ambiental Proteção dos Direitos do Paciente Orientação para a Realidade Terapia de Reminiscências Melhora do Sono
Deslocamento Seguro Definição: Movimentação segura e socialmente aceitável pela vizinhança, sem finalidade aparente, de indivíduo com prejuízo cognitivo	Precauções contra Fuga	Restrição de Área Distração Controle do Ambiente: Segurança	Prevenção contra Quedas Supervisão: Segurança

Nota de raciocínio crítico: Perambulação Segura e Risco de Propensão à Evasão estão incluídos como possíveis resultados para o oferecimento de um ambiente protetor que possibilite ao paciente movimentar-se, quando há preocupação de prevenir evasão.

DIAGNÓSTICO DE ENFERMAGEM: Isolamento Social

Definição: Solidão experimentada pelo indivíduo e percebida como imposta por outros e como um estado negativo ou ameaçador

NICS ASSOCIADAS AOS FATORES RELACIONADOS DO DIAGNÓSTICO

Modificação do Comportamento: Habilidades Sociais Melhora da Imagem Corporal	Controle da Demência Melhora da Socialização	Melhora do Sistema de Apoio	Esclarecimento de Valores

(Continua)

LIGAÇÕES NOC-NIC PARA ISOLAMENTO SOCIAL

Resultado	Intervenções Principais		Intervenções Sugeridas
Bem-Estar Familiar Definição: Ambiente de apoio, conforme caracterizado pelas relações e metas dos membros da família	Promoção da Integridade Familiar	Promoção de Vínculo Modificação do Comportamento: Habilidades Sociais Aconselhamento Manutenção do Processo Familiar	Apoio Familiar Terapia Familiar Facilitação do Processo de Pesar: Morte Perinatal Melhora do Sistema de Apoio
Participação no Lazer Definição: Uso de atividades relaxantes, interessantes e agradáveis para promover bem-estar	Terapia Recreacional	Terapia Ocupacional Terapia com Animais	Promoção com Exercício Melhora da Socialização
Gravidade da Solidão Definição: Gravidade da reação a isolamento emocional, social ou existencial	Modificação do Comportamento: Habilidades Sociais Terapia Recreacional Melhora da Socialização	Escutar Ativamente Terapia Ocupacional Terapia com Animais Redução da Ansiedade Treinamento da Assertividade Melhora da Comunicação: Déficit Auditivo Melhora da Comunicação: Déficit da Fala Melhora do Desenvolvimento: Adolescente	Melhora do Desenvolvimento: Infantil Terapia Familiar Facilitação do Processo de Pesar Promoção de Esperança Controle do Humor Melhora da Autopercepção Melhora da Autoestima Grupo de Apoio Melhora do Sistema de Apoio
Equilíbrio de Humor Definição: Adaptação adequada do tom emocional prevalente em resposta às circunstâncias	Controle do Humor	Escutar Ativamente Assistência no Controle da Raiva Terapia com Animais Aconselhamento Controle da Energia Facilitação do Processo de Pesar Facilitação do Processo de Culpa Promoção de Esperança Treinamento para Controle de Impulsos	Controle de Medicamentos Musicoterapia Melhora da Autoestima Melhora da Socialização Apoio Espiritual Melhora do Sistema de Apoio Brinquedo Terapêutico Terapia de Grupo
Participação em Brincadeiras Definição: Uso de atividades por uma criança de um a 11 anos de idade para promover satisfação, diversão e desenvolvimento	Melhora do Desenvolvimento: Infantil Melhora da Socialização	Terapia Ocupacional Controle do Ambiente Orientação aos Pais: Educando os Filhos	Promoção da Paternidade/Maternidade Terapia Recreacional Brinquedo Terapêutico

NOC e NIC Ligados aos Diagnósticos de Enfermagem: Manutenção do Lar, Prejudicada

LIGAÇÕES NOC-NIC PARA ISOLAMENTO SOCIAL

Resultado	Intervenções Principais	Intervenções Sugeridas	
Habilidades de Interação Social Definição: Comportamentos pessoais que promovem relações eficientes	Modificação do Comportamento: Habilidades Sociais Melhora da Socialização	Assistência no Controle da Raiva Melhora do Desenvolvimento: Adolescente Melhora do Desenvolvimento: Infantil	Promoção da Integridade Familiar Melhora da Autopercepção Melhora da Autoestima
Envolvimento Social Definição: Interações sociais com pessoas, grupos ou organizações	Melhora da Socialização	Terapia Ocupacional Melhora da Comunicação: Déficit Auditivo Melhora da Comunicação: Déficit da Fala Aconselhamento	Terapia Ambiental Terapia Recreacional Grupo de Apoio Melhora do Sistema de Apoio Brinquedo Terapêutico Facilitação da Visita
Apoio Social Definição: Assistência confiável de outras pessoas	Promoção do Envolvimento Familiar Melhora do Sistema de Apoio	Apoio ao Cuidador Apoio Familiar Encaminhamento Cuidados durante o Repouso do Cuidador	Melhora da Socialização Apoio Espiritual Grupo de Apoio

---

DIAGNÓSTICO DE ENFERMAGEM: Manutenção do **Lar**, Prejudicada

Definição: Incapacidade de manter de forma independente um ambiente imediato seguro e que promova o crescimento

NICS ASSOCIADAS AOS FATORES RELACIONADOS DO DIAGNÓSTICO

Manutenção do Processo Familiar Terapia Familiar Assistência quanto a Recursos Financeiros Educação em Saúde Melhora do Papel	Assistência no Autocuidado: Atividades Essenciais da Vida Diária Melhora do Sistema de Apoio Ensino: Segurança do Bebê 0-3 Meses Ensino: Segurança do Bebê 4-6 Meses	Ensino: Segurança do Bebê 7-9 Meses Ensino: Segurança do Bebê 10-12 Meses Ensino: Segurança Infantil 13-18 Meses	Ensino: Segurança Infantil 19-24 Meses Ensino: Segurança Infantil 25-36 Meses

LIGAÇÕES NOC-NIC PARA MANUTENÇÃO DO LAR, PREJUDICADA

Resultado	Intervenções Principais	Intervenções Sugeridas	
Ambiente Domiciliar Seguro Definição: Providências físicas para minimizar fatores ambientais capazes de causar prejuízo ou lesão física em casa	Controle do Ambiente Assistência para Manutenção do Lar	Controle do Ambiente: Preparo do Lar Controle do Ambiente: Segurança Controle do Ambiente: Prevenção de Violência	Prevenção contra Quedas Identificação de Risco Supervisão: Segurança

(Continua)

LIGAÇÕES NOC-NIC PARA MANUTENÇÃO DO LAR, PREJUDICADA

Resultado	Intervenções Principais		Intervenções Sugeridas
Autocuidado: Atividades Instrumentais da Vida Diária (AIVD) Definição: Capacidade de realizar as atividades necessárias para funcionar em casa ou na comunidade, de forma independente, com ou sem dispositivo auxiliar	Assistência no Autocuidado: Atividades Essenciais da Vida Diária	Controle do Ambiente: Segurança Educação em Saúde Orientação quanto Sistema de Saúde	Assistência para Manutenção do Lar Ensino: Medicamentos Prescritos

DIAGNÓSTICO DE ENFERMAGEM: Medo

Definição: Reação a ameaça percebida, que é conscientemente reconhecida, como um perigo

NICS ASSOCIADAS AOS FATORES RELACIONADOS DO DIAGNÓSTICO

Melhora da Comunicação: Déficit Auditivo Melhora da Comunicação: Déficit da Fala	Melhora da Comunicação: Déficit Visual Controle do Ambiente: Conforto	Controle do Ambiente: Segurança Controle do Ambiente: Prevenção de Violência	Melhora do Sistema de Apoio

LIGAÇÕES NOC-NIC PARA MEDO

Resultado	Intervenções Principais	Intervenções Sugeridas	
Nível de Medo Definição: Gravidade da apreensão, da tensão ou do desequilíbrio advindo de fonte identificável	Redução da Ansiedade Técnica para Acalmar Presença	Apoio à Proteção contra Abuso: Parceiro no Lar Apoio à Proteção contra Abuso: Idoso Escutar Ativamente Orientação Antecipada Preparo para o Nascimento Melhora do Enfrentamento Intervenção na Crise Apoio à Tomada de Decisão Controle da Diarreia Controle do Ambiente: Segurança	Controle da Náusea Informações Sensoriais Preparatórias Redução do Estresse por Mudança Melhora da Segurança Grupo de Apoio Ensino: Processo da Doença Ensino: Pré-operatório Ensino: Procedimento/ Tratamento Terapia de Grupo Monitoração de Sinais Vitais
Nível de Medo: Criança Definição: Gravidade da apreensão, da tensão ou do desequilíbrio explícito advindo de fonte identificável numa criança de 1 a 17 anos de idade	Técnica para Acalmar Presença Melhora da Segurança	Apoio à Proteção Contra Abuso: Infantil Escutar Ativamente Terapia com Animais Arteterapia Distração Apoio Emocional Controle do Ambiente: Segurança Facilitação da Presença da Família	Controle da Dor Informações Sensoriais Preparatórias Prevenção do Uso de Drogas Ensino: Indivíduo Brinquedo Terapêutico Dizer a Verdade Monitoração de Sinais Vitais

NOC e NIC Ligados aos Diagnósticos de Enfermagem: Memória, Prejudicada

LIGAÇÕES NOC-NIC PARA MEDO

Resultado	Intervenções Principais	Intervenções Sugeridas	
Autocontrole do Medo Definição: Ações pessoais para eliminar ou reduzir sentimentos incapacitantes de apreensão, tensão ou desconforto, de uma fonte identificável	Redução da Ansiedade Melhora do Enfrentamento	Orientação Antecipada Treinamento de Autossugestão Biofeedback Preparo para o Nascimento Aconselhamento Apoio à Tomada de Decisão Assistência ao Morrer Estimulação da Imaginação Facilitação do Processo de Meditação	Controle da Dor Relaxamento Muscular Progressivo Tratamento do Trauma de Estupro Terapia de Relaxamento Melhora do Papel Melhora da Autoestima Facilitação da Auto-Hipnose Grupo de Apoio Melhora do Sistema de Apoio

DIAGNÓSTICO DE ENFERMAGEM: Memória, Prejudicada

Definição: Incapacidade de lembrar ou recordar partes de informação ou habilidades comportamentais

NICS ASSOCIADAS AOS FATORES RELACIONADOS DO DIAGNÓSTICO

Cuidados Cardíacos Cuidados Cardíacos: Fase Aguda Precauções Cardíacas	Controle de Edema Cerebral Promoção da Perfusão Cerebral	Controle do Ambiente Controle Hidroeletrolítico	Oxigenoterapia Assistência Ventilatória

LIGAÇÕES NOC-NIC PARA MEMÓRIA, PREJUDICADA

Resultado	Intervenções Principais	Intervenções Sugeridas	
Orientação Cognitiva Definição: Capacidade para identificar pessoa, lugar e tempo, com exatidão	Controle do Delírio Controle da Demência Orientação para a Realidade	Estimulação Cognitiva Treinamento da Memória Monitoração Neurológica	Proteção dos Direitos do Paciente Terapia de Reminiscências Tratamento do Uso de Drogas
Memória Definição: Capacidade de recuperar, e relatar congnitivamente informações antes armazenadas	Controle da Demência Treinamento da Memória	Escutar Ativamente Redução da Ansiedade Estimulação Cognitiva Apoio Emocional Apoio Familiar	Controle de Medicamentos Proteção dos Direitos do Paciente Orientação para a Realidade Terapia de Reminiscências
Estado Neurológico Definição: Capacidade do sistema nervoso periférico e do central de receber, processar e reagir a estímulos internos e externos	Promoção da Perfusão Cerebral Monitoração Neurológica	Controle de Eletrólitos Monitoração de Eletrólitos Controle Hidroeletrolítico Controle Hídrico Monitoração Hídrica Administração de Medicamentos	Controle de Medicamentos Oxigenoterapia Monitoração Respiratória Tratamento do Uso de Drogas Supervisão Monitoração de Sinais Vitais

DIAGNÓSTICO DE ENFERMAGEM: Mobilidade: Leito, Prejudicada

Definição: Limitação para movimentar-se de forma independente de uma posição para outra no leito

NICS ASSOCIADAS AOS FATORES RELACIONADOS DO DIAGNÓSTICO

Estimulação Cognitiva	Promoção do Exercício	Promoção do Exercício: Alongamento	Controle da Sedação
Controle do Ambiente	Promoção do Exercício: Treino para Fortalecimento	Controle da Dor	Assistência para Reduzir o Peso

LIGAÇÕES NOC-NIC PARA MOBILIDADE: LEITO, PREJUDICADA

Resultado	Intervenções Principais	Intervenções Sugeridas	
Posicionamento do Corpo: Autoiniciado Definição: Capacidade de mudar a posição do próprio corpo, de forma independente, com ou sem acessório auxiliar	Promoção do Exercício: Treino para Fortalecimento Terapia com Exercício: Controle Muscular	Promoção da Mecânica Corporal Controle da Energia Promoção do Exercício: Alongamento Terapia com Exercício: Mobilidade Articular Prevenção contra Quedas	Posicionamento Assistência no Autocuidado Assistência no Autocuidado: Transferências Ensino: Atividade/ Exercício Prescritos Cuidados com a Tração/ Imobilização
Movimento Coordenado Definição: Capacidade dos músculos para trabalharem em conjunto e de forma voluntária para o movimento pretendido	Promoção do Exercício: Treino para Fortalecimento Terapia com Exercício: Controle Muscular	Promoção da Mecânica Corporal Promoção do Exercício: Alongamento Terapia com Exercício: Equilíbrio Terapia com Exercício: Mobilidade Articular Massagem	Controle da Dor Relaxamento Muscular Progressivo Terapia de Relaxamento Ensino: Atividade/ Exercício Prescritos
Mobilidade Definição: Capacidade de movimentar-se, propositalmente pelo próprio ambiente, de forma independente, com ou sem dispositivo auxiliar	Promoção do Exercício: Treino para Fortalecimento	Cuidados com o Repouso no Leito Promoção do Exercício Promoção do Exercício: Alongamento Terapia com Exercício: Mobilidade Articular Terapia com Exercício: Controle Muscular Controle de Medicamentos Controle da Dor	Assistência no Autocuidado Assistência no Autocuidado: Banho/ Higiene Assistência no Autocuidado: Vestir/ arrumar-se Assistência no Autocuidado: Uso de Vaso Sanitário Assistência no Autocuidado: Transferências

NOC e NIC Ligados aos Diagnósticos de Enfermagem: Mobilidade: Física, Prejudicada

DIAGNÓSTICO DE ENFERMAGEM: Mobilidade: Física, Prejudicada

Definição: Limitação no movimento físico independente e voluntário do corpo ou de uma ou mais extremidades

NICS ASSOCIADAS AOS FATORES RELACIONADOS DO DIAGNÓSTICO

Redução da Ansiedade	Controle da Energia	Terapia com Exercício: Mobilidade Articular	Controle da Dor
Modificação do Comportamento	Controle do Ambiente	Controle de Medicamentos	Ensino: Atividade/ Exercício Prescritos
Estimulação Cognitiva	Promoção do Exercício	Controle do Humor	Controle do Peso
Intermediação Cultural	Promoção do Exercício: Treino para Fortalecimento	Terapia Nutricional	Assistência para Reduzir o Peso

LIGAÇÕES NOC-NIC PARA MOBILIDADE: FÍSICA, PREJUDICADA

Resultado	Intervenções Principais	Intervenções Sugeridas	
Locomoção: Caminhar Definição: Capacidade de caminhar de um local a outro, de modo independente, com ou sem dispositivo auxiliar	Promoção do Exercício: Treino para Fortalecimento Terapia com Exercício: Deambulação	Terapia Ocupacional Promoção da Mecânica Corporal Controle da Energia Controle do Ambiente: Segurança Promoção do Exercício Promoção do Exercício: Alongamento	Terapia com Exercício: Equilíbrio Terapia com Exercício: Mobilidade Articular Terapia com Exercício: Controle Muscular Prevenção contra Quedas Supervisão: Segurança Ensino: Atividade/ Exercício Prescritos
Equilíbrio Definição: Capacidade para manter o equilíbrio do corpo	Promoção do Exercício: Treino para Fortalecimento Terapia com Exercício: Equilíbrio	Terapia Ocupacional Promoção da Mecânica Corporal Controle da Energia Controle do Ambiente: Segurança	Promoção do Exercício Terapia com Exercício: Mobilidade Articular Terapia com Exercício: Controle Muscular Prevenção contra Quedas
Desempenho da Mecânica Corporal Definição: Ações pessoais para manter o alinhamento correto do corpo e prevenir tensão musculoesquelética	Promoção da Mecânica Corporal Terapia com Exercício: Deambulação	Promoção do Exercício: Treino para Fortalecimento Promoção do Exercício: Alongamento Terapia com Exercício: Equilíbrio Terapia com Exercício: Mobilidade Articular Terapia com Exercício: Controle Muscular	Assistência no Autocuidado Assistência no Autocuidado: Atividades Essenciais da Vida Diária Assistência no Autocuidado: Uso de Vaso Sanitário Assistência no Autocuidado: Transferências Ensino: Indivíduo
Satisfação do Cliente: Assistência Funcional Definição: Alcance da percepção positiva da assistência de enfermagem para obtenção de mobilidade e autocuidado	Promoção da Mecânica Corporal Promoção do Exercício	Controle do Ambiente Terapia com Exercício: Deambulação Prevenção contra Quedas Estabelecimento de Metas Mútuas	Assistência no Autocuidado Assistência no Autocuidado: Uso de Vaso Sanitário Ensino: Medicamentos Prescritos Transferência

(Continua)

LIGAÇÕES NOC-NIC PARA MOBILIDADE: FÍSICA, PREJUDICADA

Resultado	Intervenções Principais	Intervenções Sugeridas	
Movimento Coordenado Definição: Capacidade dos músculos para trabalharem em conjunto e de forma voluntária, para movimento pretendido	Promoção do Exercício: Treino para Fortalecimento Terapia com Exercício: Controle Muscular	Promoção da Mecânica Corporal Controle da Energia Promoção do Exercício: Alongamento Terapia com Exercício: Deambulação	Terapia com Exercício: Equilíbrio Terapia com Exercício: Mobilidade Articular Ensino: Atividade/Exercício Prescritos
Movimento Articular: (Especificar Articulação) Definição: Amplitude ativa de movimentos de _____ (especificar a articulação) com movimentos autoiniciados	Terapia com Exercício: Mobilidade Articular	Administração de Analgésicos Promoção da Mecânica Corporal Controle da Energia Promoção do Exercício Promoção do Exercício: Treino para Fortalecimento	Promoção do Exercício: Alongamento Terapia com Exercício: Deambulação Terapia com Exercício: Equilíbrio Terapia com Exercício: Controle Muscular Ensino: Atividade/Exercício Prescritos
Mobilidade Articular: Passivo Definição: Movimento das articulações com assistência	Terapia com Exercício: Mobilidade Articular	Controle da Energia Controle da Dor	Supervisão da Pele
Mobilidade Definição: Capacidade de movimentar-se propositalmente pelo próprio ambiente, com ou sem dispositivo auxiliar	Terapia com Exercício: Deambulação Terapia com Exercício: Equilíbrio Terapia com Exercício: Mobilidade Articular Terapia com Exercício: Controle Muscular	Terapia Ocupacional Promoção da Mecânica Corporal Cuidados com Aparelho Gessado: Manutenção Cuidados com Aparelho Gessado: Úmido Precauções Circulatórias Controle da Energia Controle do Ambiente: Segurança Promoção do Exercício Promoção do Exercício: Treino para Fortalecimento Promoção do Exercício: Alongamento Prevenção contra Quedas Monitoração Neurológica	Controle da Dor Controle da Sensibilidade Periférica Posicionamento Posicionamento: Intraoperatório Posicionamento: Neurológico Posicionamento: Cadeira de Rodas Controle da Pressão Supervisão da Pele Supervisão: Segurança Ensino: Atividade/Exercício Prescritos Cuidados com a Tração/Imobilização

NOC e NIC Ligados aos Diagnósticos de Enfermagem: Mobilidade: Física, Prejudicada

LIGAÇÕES NOC-NIC PARA MOBILIDADE: FÍSICA, PREJUDICADA

Resultado	Intervenções Principais		Intervenções Sugeridas
Estado Neurológico: Controle Motor Central Definição: Capacidade do sistema nervoso autônomo para coordenar a atividade musculoesquelética para os movimentos do corpo	Promoção da Mecânica Corporal	Terapia com Exercício: Deambulação Terapia com Exercício: Equilíbrio Terapia com Exercício: Mobilidade Articular	Terapia com Exercício: Controle Muscular Monitoração Neurológica Precauções contra Convulsões Controle de Convulsões
Função Esquelética Definição: Capacidade dos ossos de oferecer suporte ao corpo e facilitar os movimentos	Promoção da Mecânica Corporal Terapia com Exercício: Deambulação	Controle da Energia Promoção do Exercício Promoção do Exercício: Treino para Fortalecimento Promoção do Exercício: Alongamento Terapia com Exercício: Equilíbrio Terapia com Exercício: Mobilidade Articular Terapia com Exercício: Controle Muscular	Administração de Medicamentos: Intraóssea Posicionamento Assistência no Autocuidado: Transferências Cuidados com a Tração/ Imobilização Controle do Peso
Desempenho na Transferência Definição: Capacidade de trocar o corpo de lugar, de forma independente, com ou sem dispositivo auxiliar	Promoção do Exercício: Treino para Fortalecimento Terapia com Exercício: Controle Muscular Assistência no Autocuidado: Transferências	Redução da Ansiedade Promoção da Mecânica Corporal Controle da Energia Controle do Ambiente: Segurança Promoção do Exercício Promoção do Exercício: Alongamento Terapia com Exercício: Equilíbrio Terapia com Exercício: Mobilidade Articular	Prevenção contra Quedas Posicionamento Posicionamento: Cadeira de Rodas Assistência no Autocuidado Supervisão: Segurança Ensino: Atividade/ Exercício Prescritos Ensino: Habilidades Psicomotoras

DIAGNÓSTICO DE ENFERMAGEM: Mobilidade: Cadeira de Rodas, Prejudicada

Definição: Limitação da operação independente com cadeira de rodas pelo ambiente

NICS ASSOCIADAS AOS FATORES RELACIONADOS DO DIAGNÓSTICO

Estimulação Cognitiva	Promoção do Exercício	Controle do Humor	Ensino: Atividade/ Exercício Prescritos
Controle da Energia	Promoção do Exercício: Treino para Fortalecimento	Controle da Dor	Assistência para Reduzir o Peso
Controle do Ambiente			

LIGAÇÕES NOC-NIC PARA MOBILIDADE: CADEIRA DE RODAS, PREJUDICADA

Resultado	Intervenções Principais	Intervenções Sugeridas	
Locomoção: Cadeira de Rodas Definição: Capacidade de ir de um lugar a outro em cadeira de rodas	Promoção do Exercício: Treino para Fortalecimento Posicionamento: Cadeira de Rodas	Promoção da Mecânica Corporal Controle da Energia Controle do Ambiente: Segurança Promoção do Exercício Promoção do Exercício: Alongamento Terapia com Exercício: Equilíbrio	Terapia com Exercício: Controle Muscular Prevenção contra Quedas Controle de Medicamentos Posicionamento: Neurológico Assistência no Autocuidado: Transferências Ensino: Atividade/ Exercício Prescritos
Equilíbrio Definição: Capacidade para manter o equilíbrio do corpo	Promoção do Exercício: Treino para Fortalecimento Terapia com Exercício: Equilíbrio	Controle da Energia Controle do Ambiente: Segurança Promoção do Exercício Terapia com Exercício: Deambulação Terapia com Exercício: Mobilidade Articular	Terapia com Exercício: Controle Muscular Prevenção contra Quedas Posicionamento: Cadeira de Rodas Controle do Peso
Movimento Coordenado Definição: Capacidade dos músculos para trabalhar em conjunto e, de forma voluntária, para o movimento pretendido	Promoção do Exercício: Treino para Fortalecimento Terapia com Exercício: Controle Muscular	Promoção da Mecânica Corporal Controle da Energia Promoção do Exercício: Alongamento	Terapia com Exercício: Mobilidade Articular Posicionamento: Cadeira de Rodas Ensino: Atividade/ Exercício Prescritos
Mobilidade Definição: Capacidade de movimentar-se propositalmente pelo próprio ambiente, de forma independente, com ou sem dispositivo auxiliar	Promoção do Exercício: Treino para Fortalecimento Posicionamento: Cadeira de Rodas	Promoção da Mecânica Corporal Controle da Energia Controle do Ambiente: Segurança Promoção do Exercício Promoção do Exercício: Alongamento Terapia com Exercício: Equilíbrio	Terapia com Exercício: Controle Muscular Prevenção contra Quedas Estabelecimento de Metas Mútuas Controle da Dor Posicionamento Ensino: Atividade/ Exercício Prescritos

NOC e NIC Ligados aos Diagnósticos de Enfermagem: Sofrimento Moral

LIGAÇÕES NOC-NIC PARA MOBILIDADE: CADEIRA DE RODAS, PREJUDICADA

Resultado	Intervenções Principais	Intervenções Sugeridas	
Desempenho na Transferência Definição: Capacidade de tocar o corpo de lugar de forma independente, com ou sem dispositivo auxiliar	Assistência no Autocuidado: Transferências	Controle da Energia Promoção do Exercício: Treino para Fortalecimento Promoção do Exercício: Alongamento Terapia com Exercício: Equilíbrio Terapia com Exercício: Mobilidade Articular	Terapia com Exercício: Controle Muscular Controle Nutricional Posicionamento: Cadeira de rodas Ensino: Atividade/Exercício Prescritos

DIAGNÓSTICO DE ENFERMAGEM: Sofrimento Moral

Definição: Resposta à incapacidade de por em prática as decisões/ações éticas/morais escolhidas

NICS ASSOCIADAS AOS FATORES RELACIONADOS DO DIAGNÓSTICO

Mediação de Conflitos	Apoio à Tomada de Decisão	Dizer a Verdade
Intermediação Cultural	Proteção dos Direitos do Paciente	Esclarecimento de Valores

LIGAÇÕES NOC-NIC PARA SOFRIMENTO MORAL

Resultado	Intervenções Principais	Intervenções Sugeridas	
Nível de Ansiedade Definição: Gravidade de apreensão, da tensão ou do desassossego manifestado, decorrente de fonte não identificada	Redução da Ansiedade	Ouvir Ativamente Assistência no Controle da Raiva Técnica para Acalmar Aconselhamento Intervenção na Crise Apoio à Tomada de Decisão Apoio Emocional Facilitação do Processo de Pesar	Musicoterapia Proteção dos Direitos do Paciente Terapia de Relaxamento Melhora do Sono Apoio Espiritual Esclarecimento de Valores Monitoração de Sinais Vitais
Nível de Medo Definição: Gravidade da apreensão, da tensão ou do desequilíbrio advindo de fonte identificada			
Estado de Conforto: Psicoespiritual Definição: Relaxamento psicoespiritual relacionado com autoconceito, bem-estar emocional, fonte de inspiração e sentido e finalidade da própria vida	Redução da Ansiedade Apoio Espiritual	Técnica para Acalmar Apoio Emocional Facilitação do Processo de Culpa Controle do Humor Musicoterapia Melhora da Autopercepção	Melhora da Autoestima Facilitação do Crescimento Espiritual Prevenção do Suicídio Dizer a Verdade Esclarecimento de Valores

(Continua)

LIGAÇÕES NOC-NIC PARA SOFRIMENTO MORAL

Resultado	Intervenções Principais		Intervenções Sugeridas
Término de Vida com Dignidade Definição: Ações pessoais para manter o controle, durante o fim da vida que se aproxima	Apoio à Tomada de Decisão Proteção dos Direitos do Paciente	Redução da Ansiedade Assistência ao Morrer Facilitação do Processo de Pesar Facilitação do Processo de Culpa Promoção de Esperança Musicoterapia	Estabelecimento de Metas Mútuas Terapia de Reminiscências Facilitação do Crescimento Espiritual Apoio Espiritual Esclarecimento de Valores
Autonomia Pessoal Definição: Ações pessoais de indivíduo competente para o exercício do governo nas decisões de vida	Apoio à Tomada de Decisão Proteção dos Direitos do Paciente	Redução da Ansiedade Mediação de Conflitos Apoio Emocional Orientação quanto Sistema de Saúde	Estabelecimento de Metas Mútuas Melhora da Autopercepção Esclarecimento de Valores
Saúde Espiritual Definição: Conexão consigo mesmo, com os outros, com um poder mais alto, com toda a vida, a natureza e o universo, que transcende e fortalece seu eu	Facilitação do Crescimento Espiritual Apoio Espiritual	Ouvir Ativamente Arteterapia Facilitação do Processo de Perdão Facilitação do Processo de Culpa Promoção de Esperança	Facilitação do Processo de Meditação Musicoterapia Melhora da Autopercepção Esclarecimento de Valores

Nota de raciocínio crítico: Os resultados Nível de Ansiedade e Nível de Medo foram consolidados, porque as mesmas intervenções podem ser usadas para esse diagnóstico.

DIAGNÓSTICO DE ENFERMAGEM: Motilidade Gastrointestinal, Disfuncional

Definição: Atividade peristáltica aumentada, diminuída, ineficaz ou ausente no sistema gastrointestinal

NICS ASSOCIADAS AOS FATORES RELACIONADOS DO DIAGNÓSTICO

Controle de Alergias Redução da Ansiedade Cuidados com o Repouso no Leito	Controle de Doenças Transmissíveis Planejamento da Dieta Alimentação por Sonda Enteral	Promoção do Exercício Controle de Medicamentos Monitoramento de Recém-Nascido	Ensino: Dieta Prescrita Cuidados com Sondas: Gastrointestinal

NOC e NIC Ligados aos Diagnósticos de Enfermagem: Mucosa Oral, Prejudicada

LIGAÇÕES NOC-NIC PARA MOTILIDADE GASTROINTESTINAL, DISFUNCIONAL

Resultado	Intervenções Principais	Intervenções Sugeridas	
Eliminação Intestinal Definição: Formação e evacuação de fezes	Controle Intestinal	Controle da Diarreia Redução da Flatulência Controle Hídrico	Controle de Medicamentos Controle da Dor
Função Gastrointestinal Definição: O quanto os alimentos (ingeridos ou passados por sonda) movimentam-se da ingestão à excreção	Controle Intestinal Sondagem Gastrointestinal	Redução da Ansiedade Controle da Constipação/ Impactação Controle da Diarreia Redução da Flatulência Controle de Medicamentos Controle da Náusea	Controle Nutricional Controle da Dor Ensino: Dieta Prescrita Cuidados com Sondas: Gastrointestinal Controle do Vômito

DIAGNÓSTICO DE ENFERMAGEM: Mucosa Oral, Prejudicada

Definição: Lesões nos lábios e tecidos moles da cavidade oral

NICS ASSOCIADAS AOS FATORES RELACIONADOS DO DIAGNÓSTICO

Precauções contra Sangramento Controle da Quimioterapia Assistência quanto a Recursos Financeiros	Autorização do Seguro Manutenção da Saúde Oral	Encaminhamento Assistência no Autocuidado	Tratamento do Uso de Drogas Ensino: Indivíduo

LIGAÇÕES NOC-NIC PARA MUCOSA ORAL, PREJUDICADA

Resultado	Intervenções Principais	Intervenções Sugeridas	
Higiene Oral Definição: Condição da boca, dos dentes, da gengiva e da língua	Restauração da Saúde Oral	Precauções contra Sangramento Redução do Sangramento Controle da Quimioterapia Controle de Infecção Proteção contra Infecção	Controle de Medicamentos Controle Nutricional Manutenção da Saúde Oral Promoção da Saúde Oral Controle da Dor
Integridade Tissular: Pele e Mucosas Definição: Integridade estrutural e função fisiológica normal da pele e das mucosas	Restauração da Saúde Oral	Precauções contra Sangramento Controle da Quimioterapia Controle Hídrico Controle de Infecção Proteção contra Infecção Controle de Medicamentos	Controle Nutricional Manutenção da Saúde Oral Promoção da Saúde Oral Controle da Radioterapia Cuidados com Lesões

DIAGNÓSTICO DE ENFERMAGEM: Náusea

Definição: Uma sensação subjetiva desagradável, semelhante a uma onda, na parte posterior da garganta, no epigástrio ou no abdome, que pode levar ao impulso ou necessidade de vomitar

NICS ASSOCIADAS AOS FATORES RELACIONADOS DO DIAGNÓSTICO

Redução da Ansiedade	Controle do Ambiente	Controle de	Ensino: Processo da
Controle de Edema Cerebral	Sondagem Gastrointestinal	Medicamentos Controle da Dor	Doença
Controle da Quimioterapia	Monitoração da Pressão Intracraniana (PIC)	Cuidados no Pré-Natal	

LIGAÇÕES NOC-NIC PARA NÁUSEA

Resultado	Intervenções Principais	Intervenções Sugeridas	
Apetite Definição: Desejo de comer, quando doente ou recebendo tratamento	Controle da Náusea	Técnica para Acalmar Controle de Medicamentos Manutenção da Saúde Oral	Controle da Dor Controle do Vômito
Controle de Náusea e Vômitos Definição: Ações pessoais para controle da náusea, da ânsia de vômito e de sintomas de vômito	Controle de Náusea	Biofeedback Distração Estimulação da Imaginação Administração de Medicamentos Manutenção da Saúde Oral	Promoção da Saúde Oral Controle da Dor Terapia de Relaxamento Facilitação da Auto-Hipnose Controle do Vômito
Náusea e Vômitos: Efeitos Nocivos Definição: Gravidade de efeitos perturbadores, observados ou relatados da náusea, da ânsia de vômito e vômito, no funcionamento diário	Controle da Náusea	Redução da Ansiedade Controle da Quimioterapia Apoio Emocional Monitoração Hidroeletrolítica Monitoração Hídrica Controle do Humor	Monitoração Nutricional Terapia de Relaxamento Melhora do Papel Melhora do Sono Controle do Vômito
Gravidade de Náusea e Vômitos Definição: Gravidade de náusea, da ânsia de vômito e sintomas de vômitos	Controle da Náusea	Monitoração Ácido-Básica Precauções contra Aspiração Técnica para Acalmar Monitoração Eletrolítica Controle Hidroeletrolítico	Controle Hídrico Monitoração Hídrica Monitoração de Sinais Vitais Controle do Vômito

Nota de raciocínio crítico: Embora o diagnóstico não inclua vômito, os resultados incluem náusea e vômito. As intervenções ficaram limitadas ao controle da náusea, o máximo possível, com algumas delas voltadas ao vômito.

NOC e NIC Ligados aos Diagnósticos de Enfermagem: Negação, Ineficaz

DIAGNÓSTICO DE ENFERMAGEM: Negação, Ineficaz

Definição: Tentativa consciente ou inconsciente de negar o conhecimento ou o significado de um evento para reduzir ansiedade/medo, mas que leva ao comprometimento da saúde

NICS ASSOCIADAS AOS FATORES RELACIONADOS DO DIAGNÓSTICO

Redução da Ansiedade	Melhora do Enfrentamento	Melhora do Sistema de Apoio

LIGAÇÕES NOC-NIC PARA NEGAÇÃO, INEFICAZ

Resultado	Intervenções Principais	Intervenções Sugeridas	
Aceitação: Estado de Saúde Definição: Aceitação de mudança significativa no estado de saúde	Reestruturação Cognitiva Melhora do Enfrentamento	Aconselhamento Apoio à Tomada de Decisão Apoio Emocional Promoção de Esperança Estabelecimento de Metas Mútuas Terapia de Reminiscências Melhora da Autopercepção	Apoio Espiritual Grupo de Apoio Melhora do Sistema de Apoio Terapia de Grupo Dizer a Verdade Esclarecimento de Valores
Nível de Ansiedade Definição: Gravidade de apreensão, tensão ou desconforto desassossego manifestado decorrente de uma fonte não identificável	Redução da Ansiedade Melhora da Autopercepção	Escutar Ativamente Melhora do Enfrentamento Aconselhamento Apoio à Tomada de Decisão Administração de Medicamentos Terapia Ambiental Presença Terapia Recreacional	Terapia de Relaxamento Aumento da Segurança Apoio Espiritual Grupo de Apoio Melhora do Sistema de Apoio Brinquedo Terapêutico Terapia de Grupo Dizer a Verdade
Comportamento de Adesão Definição: Ações autoiniciadas para promover bem-estar, recuperação e reabilitação, excelentes	Melhora do Enfrentamento Assistência na Automodificação	Orientação Antecipada Apoio Emocional Orientação quanto Sistema de Saúde Melhora da Autopercepção	Facilitação da Autorresponsabilidade Ensino: Processo da Doença Ensino: Indivíduo Ensino: Procedimento/Tratamento
Crenças de Saúde: Percepção de Ameaça Definição: Convicção pessoal de que um problema que ameaça a saúde é grave com potencial para consequências negativas ao estilo de vida	Melhora do Enfrentamento Melhora da Autocompetência	Escutar Ativamente Redução da Ansiedade Aconselhamento Apoio Emocional Melhora da Autopercepção Assistência na Automodificação	Facilitação da Autorresponsabilidade Ensino: Processo da Doença Ensino: Indivíduo Dizer a Verdade Esclarecimento de Valores

(Continua)

LIGAÇÕES NOC-NIC PARA NEGAÇÃO, INEFICAZ

Resultado	Intervenções Principais		Intervenções Sugeridas
Controle de Sintomas Definição: Ações pessoais para minimizar mudanças adversas percebidas na função física físico e emocional	Assistência na Automodificação Facilitação da Autorresponsabilidade	Orientação Antecipada Modificação do Comportamento Melhora do Enfrentamento Aconselhamento Apoio Emocional Promoção do Envolvimento Familiar Educação em Saúde Orientação quanto Sistema de Saúde	Facilitação da Aprendizagem Melhora da Disposição para Aprender Estabelecimento de Metas Mútuas Contrato com o Paciente Melhora da Autopercepção Ensino: Processo da Doença Ensino: Indivíduo Ensino: Procedimento/Tratamento

---

DIAGNÓSTICO DE ENFERMAGEM: Negligência Unilateral

Definição: Prejuízo na resposta sensorial e motora, nas representações mentais e na atenção espacial do corpo e do ambiente correspondente, caracterizado por desatenção a um dos lados e atenção excessiva ao lado oposto. Negligência do lado esquerdo é mais grave e persistente que do lado direito.

NICS ASSOCIADAS AOS FATORES RELACIONADOS DO DIAGNÓSTICO

Controle de Edema Cerebral   Melhora da Comunicação: Déficit Visual   Monitoração Neurológica
Promoção da Perfusão Cerebral

LIGAÇÕES NOC-NIC PARA NEGLIGÊNCIA UNILATERAL

Resultado	Intervenções Principais		Intervenções Sugeridas
Posicionamento do Corpo: Autoiniciado Definição: Capacidade de mudar a posição do próprio corpo, de forma independente, com ou sem acessório auxiliar	Assistência no Autocuidado Controle da Negligência Unilateral	Promoção do Exercício: Alongamento Terapia com Exercício: Deambulação Terapia com Exercício: Equilíbrio Terapia com Exercício: Controle Muscular	Prevenção contra Quedas Controle da Sensibilidade Periférica Posicionamento Ensino: Indivíduo
Movimento Coordenado Definição: Capacidade dos músculos para trabalhar em conjunto e de forma voluntária para o movimento pretendido	Terapia com Exercício: Controle Muscular	Promoção do Exercício: Alongamento Terapia com Exercício: Deambulação Terapia com Exercício: Equilíbrio	Prevenção contra Quedas Controle da Negligência Unilateral
Cuidado com o Lado Afetado Definição: Ações pessoais para admitir, proteger e integrar, cognitivamente, parte(s) do corpo afetada(s) a si mesmo	Controle da Negligência Unilateral	Promoção da Mecânica Corporal Controle do Ambiente	Controle do Ambiente: Segurança Terapia com Exercício: Controle Muscular

NOC e NIC Ligados aos Diagnósticos de Enfermagem: Nutrição, Desequilibrada, Menos... **187**

LIGAÇÕES NOC-NIC PARA NEGLIGÊNCIA UNILATERAL

Resultado	Intervenções Principais	Intervenções Sugeridas	
Autocuidado: Atividades da Vida Diária (AVD) Definição: Capacidade de desempenhar as tarefas físicas mais básicas e as atividades de cuidado pessoal, de forma independente, com ou sem dispositivos auxiliares	Assistência no Autocuidado	Assistência no Autocuidado: Banho/Higiene Assistência no Autocuidado: Vestir/Arrumar-se	Assistência no Autocuidado: Alimentação Assistência no Autocuidado: Uso de Vaso Sanitário

DIAGNÓSTICO DE ENFERMAGEM: Nutrição, Desequilibrada, Menos do que as Necessidades Corporais

Definição: Ingestão insuficiente de nutrientes para satisfazer as necessidades metabólicas

NICS ASSOCIADAS AOS FATORES RELACIONADOS DO DIAGNÓSTICO

Controle da Quimioterapia Controle da Diarreia Controle de Distúrbios Alimentares	Assistência quanto a Recursos Financeiros Controle do Humor	Controle da Náusea Controle da Radioterapia	Apoio no Sustento Terapia para Deglutição

LIGAÇÕES NOC-NIC PARA NUTRIÇÃO DESEQUILIBRADA, MENOS DO QUE AS NECESSIDADES CORPORAIS

Resultado	Intervenções Principais	Intervenções Sugeridas	
Apetite Definição: Desejo de comer quando doente ou recebendo tratamento	Terapia Nutricional Monitoração Nutricional	Planejamento da Dieta Controle da Energia Controle do Ambiente Monitoração Hídrica	Controle Nutricional Manutenção da Saúde Oral Promoção da Saúde Oral
Comportamento de Aceitação: Dieta Prescrita Definição: Ações pessoais para atendimento da ingestão de alimentos e líquidos, recomendadas por profissional de saúde para condição específica de saúde	Aconselhamento Nutricional Ensino: Dieta Prescrita	Intermediação Cultural Controle de Distúrbios Alimentares Controle Hídrico Controle Nutricional	Monitoração Nutricional Melhora da Autocompetência Facilitação da Autorresponsabilidade

(Continua)

LIGAÇÕES NOC-NIC PARA NUTRIÇÃO DESEQUILIBRADA, MENOS DO QUE AS NECESSIDADES CORPORAIS

Resultado	Intervenções Principais	Intervenções Sugeridas	
Função Gastrointestinal Definição: O quanto os alimentos (ingeridos ou passados por sonda) movimentam-se da ingestão a excreção	Controle da Diarreia	Controle Intestinal Estimulação Cutânea Alimentação	Controle de Medicamentos Terapia Nutricional Controle da Dor
Estado Nutricional Definição: Alcance da disponibilidade de nutrientes para atendimento das necessidades metabólicas	Terapia Nutricional Monitoração Nutricional	Planejamento da Dieta Controle de Distúrbios Alimentares Controle da Energia Alimentação por Sonda Enteral Sondagem Gastrointestinal Alimentação por Sonda Enteral	Controle Nutricional Aconselhamento Nutricional Ensino: Dieta Prescrita Administração de Nutrição Parenteral Total Monitoração de Sinais Vitais Assistência para Aumentar o Peso
Estado Nutricional: Indicadores Bioquímicos Definição: Componentes dos líquidos corporais e índices químicos do estado nutricional	Interpretação de Dados Laboratoriais Terapia Nutricional	Controle de Distúrbios Alimentares Controle Nutricional Aconselhamento Nutricional Ensino: Dieta Prescrita	Administração de Nutrição Parenteral Total Assistência para Aumentar o Peso
Estado Nutricional: Ingestão Alimentar Definição: Ingestão de nutrientes para atendimento das necessidades metabólicas	Terapia Nutricional Monitoração Nutricional	Alimentação por Sonda Enteral Alimentação Interpretação de Dados Laboratoriais Controle Nutricional Aconselhamento Nutricional Assistência no Autocuidado: Alimentação	Apoio ao Sustento Ensino: Dieta Prescrita Administração de Nutrição Parenteral Total Assistência para Aumentar o Peso
Peso: Massa Corporal Definição: O quanto o peso do corpo, os músculos e a gordura são coerentes com a altura, a estrutura, o gênero e a idade	Assistência para Aumentar o Peso Controle do Peso	Modificação do Comportamento Controle de Distúrbios Alimentares	Promoção do Exercício Terapia Nutricional

NOC e NIC Ligados aos Diagnósticos de Enfermagem: Nutrição Desequilibrada, Mais...

LIGAÇÕES NOC-NIC PARA NUTRIÇÃO DESEQUILIBRADA, MENOS DO QUE AS NECESSIDADES CORPORAIS

Resultado	Intervenções Principais	Intervenções Sugeridas	
Comportamento de Ganho de Peso Definição: Ações pessoais para ganhar peso, após perda significativa de peso, voluntária ou involuntária	Aconselhamento Nutricional Assistência para Aumentar o Peso	Controle de Distúrbios Alimentares Alimentação por Sonda Enteral Controle Hiroeletrolítico Controle de Medicamentos Controle Nutricional Terapia Nutricional Monitoração Nutricional Manutenção da Saúde Oral Promoção da Saúde Oral	Grupo de Apoio Melhora do Sistema de Apoio Apoio ao Sustento Ensino: Atividade/ exercício Prescritos Ensino: Dieta Prescrita Ensino: Medicação Prescrita Administração de Nutrição Parenteral Total (NPT)

DIAGNÓSTICO DE ENFERMAGEM: Nutrição: Desequilibrada, Mais do que as Necessidades Corporais

Definição: Ingestão de nutrientes que excede as necessidades metabólicas

NICS ASSOCIADAS AOS FATORES RELACIONADOS DO DIAGNÓSTICO

Modificação do Comportamento Aconselhamento Nutricional	Monitoração Nutricional Facilitação da Autorresponsabilidade	Assistência na Automodificação Ensino: Dieta Prescrita

LIGAÇÕES NOC-NIC PARA NUTRIÇÃO DESEQUILIBRADA, MAIS DO QUE AS NECESSIDADES CORPORAIS

Resultado	Intervenções Principais	Intervenções Sugeridas	
Estado Nutricional: Ingestão de Alimentos e Líquidos Definição: Quantidade de alimentos e líquidos levados para dentro do organismo, em 24 horas	Modificação do Comportamento Aconselhamento Nutricional	Monitoração Hídrica Monitoração Nutricional Facilitação da Autorresponsabilidade	Ensino: Dieta Prescrita Assistência para Reduzir o Peso
Comportamento de Perda de Peso Definição: Ações pessoais para perder peso, por meio de dieta, exercício e modificação do comportamento	Controle Nutricional Monitoração Nutricional Assistência para Reduzir o Peso	Controle de Distúrbios Alimentares Promoção do Exercício Estabelecimento de Metas Mútuas Aconselhamento Nutricional	Melhora da Autopercepção Assistência na Automodificação Grupo de Apoio

Nota de raciocínio crítico: O resultado Comportamento de Perda do Peso está incluído, porque trata do ganho do peso e dos comportamentos do padrão alimentar, nas características definidoras.

DIAGNÓSTICO DE ENFERMAGEM: Nutrição, Disposição para Melhorada

Definição: Um padrão de ingestão de nutrientes que é suficiente para satisfazer as necessidades metabólicas, e que pode ser reforçado

LIGAÇÕES NOC-NIC PARA NUTRIÇÃO, DISPOSIÇÃO PARA MELHORADA

Resultado	Intervenções Principais	Intervenções Sugeridas	
Comportamento de Adesão: Dieta Saudável Definição: Ações pessoais para monitorar e otimizar um regime alimentar saudável e nutritivo	Educação em Saúde Monitoração Nutricional	Intermediação Cultural Estabelecimento de Metas Mútuas Aconselhamento Nutricional	Assistência na Automodificação Facilitação da Autorresponsabilidade Controle do Peso
Conhecimento: Dieta Definição: Alcance da compreensão transmitida sobre a dieta recomendada	Ensino: Indivíduo Ensino: Dieta Prescrita	Educação em Saúde Facilitação da Aprendizagem Melhora da Disposição para Aprender Aconselhamento Nutricional	Orientação aos Pais: Educando os Filhos Cuidados no Pré-Natal Ensino: Grupo
Estado Nutricional Definição: Alcance da disponibilidade de nutrientes para atendimento das necessidades metabólicas	Controle Nutricional Aconselhamento Nutricional	Monitoração Nutricional Cuidados no Pré-Natal Ensino: Dieta Prescrita	Assistência para Aumentar o Peso Controle do Peso Assistência para Reduzir o Peso
Estado Nutricional: Ingestão Alimentar Definição: Ingestão de nutrientes para atendimento das necessidades metabólicas	Monitoração Nutricional	Controle Nutricional Aconselhamento Nutricional	Controle do Peso
Comportamento de Manutenção do Peso Definição: Ações pessoais para manter um ótimo peso corporal	Monitoração Nutricional Controle do Peso	Controle Hídrico Controle Nutricional Aconselhamento Nutricional	Melhora da Autopercepção Melhora do Sono Ensino: Indivíduo

DIAGNÓSTICO DE ENFERMAGEM: Tensão do **Papel** de Cuidador

Definição: Dificuldade para desempenhar o papel de cuidador da família

NICS ASSOCIADAS AOS FATORES RELACIONADOS DO DIAGNÓSTICO

Apoio à Proteção contra Abuso Assistência no Controle da Raiva Mediação de Conflitos	Melhora do Enfrentamento Controle da Demência	Plano de Alta Controle do Humor	Identificação de Risco Prevenção do Uso de Drogas

NOC e NIC Ligados aos Diagnósticos de Enfermagem: Tensão do Papel de Cuidador

LIGAÇÕES NOC-NIC PARA TENSÃO DO PAPEL DE CUIDADOR

Resultado	Intervenções Principais	Intervenções Sugeridas	
Saúde Emocional do Cuidador Definição: Bem-estar emocional de provedor de cuidados da família enquanto cuida de familiar	Apoio ao Cuidador Melhora do Enfrentamento	Assistência no Controle da Raiva Redução da Ansiedade Apoio Emocional Facilitação do Processo de Pesar Facilitação do Processo de Culpa Humor	Facilitação da Mediação Controle do Humor Promoção da Capacidade de Resiliência Apoio Espiritual Prevenção do Uso de Drogas Melhora do Sistema de Apoio
Ruptura no Estilo de Vida do Cuidador Definição: Gravidade dos transtornos no estilo de vida de membro da família decorrentes do oferecimento dos cuidados	Apoio ao Cuidador Cuidados durante o Repouso do Cuidador	Gerenciamento de Caso Promoção da Integridade Familiar Promoção do Envolvimento Familiar Manutenção do Processo Familiar Orientação quanto Sistema de Saúde Assistência para Manutenção do Lar Autorização do Seguro	Encaminhamento Promoção da Capacidade de Resiliência Melhora do Papel Melhora do Sono Grupo de Apoio Melhora do Sistema de Apoio
Relacionamento Cuidador-Paciente Definição: Interações e conexões positivas entre o cuidador e o receptor dos cuidados	Melhora do Enfrentamento Melhora do Papel	Apoio à Proteção contra Abuso: Infantil Apoio à Proteção contra Abuso: Parceiro no Lar Apoio à Proteção contra Abuso: Idoso Escutar Ativamente Assistência no Controle da Raiva Apoio ao Cuidador Mediação de Conflitos	Facilitação do Processo de Perdão Facilitação do Processo de Pesar Facilitação do Processo de Culpa Humor Terapia de Reminiscências Cuidados durante o Repouso do Cuidador Melhora da Socialização
Desempenho do Cuidador: Cuidados Diretos Definição: Oferecimento de cuidado pessoal e de saúde adequados a um membro da família por um provedor de cuidados	Ensino: Processo da Doença Ensino: Dieta Prescrita Ensino: Medicamentos Prescritos	Orientação Antecipada Apoio ao Cuidador Controle do Ambiente: Conforto Controle do Ambiente: Preparo do Lar Controle do Ambiente: Segurança Cuidados de Bebês Facilitação da Aprendizagem Controle de Medicamentos	Controle da Nutrição Controle da Dor Orientação aos Pais: Bebês Promoção da Paternidade/Maternidade Melhora do Papel Ensino: Atividade/Exercício Prescritos Ensino: Procedimento/Tratamento Ensino: Habilidade Psicomotora

(Continua)

LIGAÇÕES NOC-NIC PARA TENSÃO DO PAPEL DE CUIDADOR

Resultado	Intervenções Principais		Intervenções Sugeridas
Desempenho do Cuidador: Cuidados Indiretos Definição: Organização e supervisão por provedor de cuidados da família de cuidados adequados a membro da família	Apoio à Tomada de Decisão Orientação quanto Sistema de Saúde	Treinamento da Assertividade Intermediação Cultural Plano de Alta Controle do Ambiente Promoção do Envolvimento Familiar Manutenção do Processo Familiar Assistência quanto a Recursos Financeiros	Autorização do Seguro Estabelecimento de Metas Mútuas Promoção da Paternidade/Maternidade Encaminhamento Ensino: Indivíduo Consulta por Telefone
Saúde Física do Cuidador Definição: Bem-estar físico de um provedor de cuidados da família enquanto cuida de membro da família	Controle de Energia Controle da Nutrição	Redução da Ansiedade Promoção da Mecânica Corporal Precauções Cardíacas Promoção do Exercício Controle Hídrico Avaliação da Saúde Proteção contra Infecção Controle de Medicamentos	Manutenção da Saúde Oral Controle da Dor Controle da Síndrome Pré-Menstrual Cuidados durante o Repouso do Cuidador Melhora do Sono Prevenção de Uso de Drogas Ensino: Indivíduo Controle do Peso
Resistência no Papel de Cuidador Definição: Fatores que promovem a capacidade do provedor de cuidados da família de manter essa função por período de tempo prolongado	Apoio ao Cuidador Cuidados durante o Repouso do Cuidar	Apoio à Tomada de Decisão Apoio Emocional Assistência quanto a Recursos Financeiros Educação em Saúde	Orientação quanto Sistema de Saúde Assistência para Manutenção do Lar Grupo de Apoio Melhora do Sistema de Apoio Consulta por Telefone
Bem-Estar do Cuidador Definição: Alcance da percepção positiva do estado de saúde do provedor de cuidados primários	Apoio ao Cuidador Cuidados durante o Repouso do Cuidador	Melhora do Enfrentamento Apoio Emocional Promoção do Envolvimento Familiar Mobilização Familiar Assistência quanto a Recursos Financeiros Assistência para Manutenção do Lar	Promoção da Normalidade Promoção da Capacidade de Resiliência Melhora do Papel Melhora da Socialização Grupo de Apoio Melhora do Sistema de Apoio

NOC e NIC Ligados aos Diagnósticos de Enfermagem: Tensão do Papel de Cuidador

LIGAÇÕES NOC-NIC PARA TENSÃO DO PAPEL DE CUIDADOR

Resultado	Intervenções Principais	Intervenções Sugeridas	
Criação de Filhos: Desempenho dos Pais Definição: Ações dos pais para proporcionar ao filho um ambiente de cuidados e de construção física emocional e social	Promoção de Vínculo Promoção da Paternidade/ Maternidade	Apoio à Proteção contra Abuso: Infantil Controle do Comportamento: Hiperatividade/ desatenção Cuidados na Incontinência Intestinal: Encoprese Cuidados com o Desenvolvimento Melhora do Desenvolvimento: Adolescente Melhora do Desenvolvimento: Infantil Promoção da Integridade Familiar: Família que Espera um Filho Cuidados com Bebês Cuidado Neonatal: no Método Canguru Aconselhamento para Lactação Promoção da Normalidade Orientação aos Pais: Adolescentes Orientação aos Pais: Educando os Filhos Educação aos Pais: Bebês Promoção da Capacidade de Resiliência Apoio a Irmãos Ensino: Nutrição do Bebê 0-3 meses	Ensino: Nutrição do Bebê 4-6 meses Ensino: Nutrição do Bebê 7-9 meses Ensino: Nutrição do Bebê 10-12 meses Ensino: Segurança do Bebê 0-3 meses Ensino: Segurança do Bebê 4-6 meses Ensino: Segurança do Bebê 7-9 meses Ensino: Segurança do Bebê 10-12 meses Ensino: Estimulação do Bebê 0-4 meses Ensino: Estimulação do Bebê 5-8 meses Ensino: Estimulação do Bebê 9-12 meses Ensino: Nutrição Infantil 13-18 meses Ensino: Nutrição Infantil 19-24 meses Ensino: Nutrição Infantil 25-36 meses Ensino: Segurança Infantil 13-18 meses Ensino: Segurança Infantil 19-24 meses Ensino: Segurança Infantil 25-36 meses Ensino: Treinamento dos Esfíncteres Cuidados na Incontinência Urinária: Enurese	
Desempenho do Papel Definição: Coerência do comportamento do papel de um indivíduo com as expectativas do papel	Apoio ao Cuidador Melhora do Papel	Escutar Ativamente Orientação Antecipada Melhora do Enfrentamento Aconselhamento Apoio à Tomada de Decisão Apoio Emocional Promoção do Envolvimento Familiar	Promoção da Integridade Familiar Promoção da Paternidade/ Maternidade Cuidados durante o Repouso do Cuidador Melhora do Sistema de Apoio Ensino: Processo da Doença Ensino: Indivíduo Esclarecimento de Valores

DIAGNÓSTICO DE ENFERMAGEM: Conflito no Desempenho do **Papel** de Pai/Mãe

Definição: Pai/mãe experimenta confusão no desempenho de seu papel e conflito em resposta a uma crise

NICS ASSOCIADAS AOS FATORES RELACIONADOS DO DIAGNÓSTICO			
Melhora do Enfrentamento Manutenção do Processo Familiar	Terapia Familiar	Cuidados durante o Repouso do Cuidador	Ensino: Procedimento/Tratamento

LIGAÇÕES NOC-NIC PARA CONFLITO NO DESEMPENHO DO PAPEL DE PAI/MÃE

Resultado	Intervenções Principais	Intervenções Sugeridas	
Disposição do Cuidador para o Cuidado Domiciliar Definição: Preparo de um cuidador para assumir responsabilidades pelos cuidados de saúde de membro da família em casa	Apoio à Tomada de Decisão Plano de Alta	Orientação Antecipada Redução da Ansiedade Apoio ao Cuidador Promoção do Envolvimento Familiar Assistência quanto a Recursos Financeiros Orientação quanto Sistema de Saúde Melhora do Sistema de Apoio	Ensino: Processo da Doença Ensino: Indivíduo Ensino: Atividade/Exercício Prescritos Ensino: Dieta Prescrita Ensino: Medicamentos Prescritos Ensino: Procedimento/Tratamento
Ruptura no Estilo de Vida do Cuidador Definição: Gravidade dos transtornos no estilo de vida de membro da família decorrentes do oferecimento de cuidados	Apoio ao Cuidador Melhora do Papel	Melhora do Enfrentamento Apoio Emocional Promoção da Integridade Familiar Promoção do Envolvimento Familiar Manutenção do Processo Familiar Assistência quanto a Recursos Financeiros Orientação quanto Sistema de Saúde	Autorização do Seguro Cuidados durante o Repouso do Cuidador Melhora do Sono Melhora da Socialização Grupo de Apoio Melhora do Sistema de Apoio
Conhecimento: Criação de Filhos Definição: Alcance da compreensão transmitida sobre provisão de um ambiente de cuidados que seja construtivo para uma criança de 1 a 17 anos de idade	Orientação aos Pais: Adolescentes Orientação aos Pais: Educando os Filhos	Promoção da Paternidade/Maternidade Identificação de Risco Ensino: Sexo Seguro Ensino: Sexualidade Ensino: Nutrição Infantil 13-18 meses Ensino: Nutrição Infantil 19-24 meses	Ensino: Nutrição Infantil 25-36 meses Ensino: Segurança Infantil 13-18 meses Ensino: Segurança Infantil 19-24 meses Ensino: Segurança Infantil 25-36 meses Ensino: Treinamento dos Esfíncteres Promoção da Segurança em Veículos

LIGAÇÕES NOC-NIC PARA CONFLITO NO DESEMPENHO DO PAPEL DE PAI/MÃE

Resultado	Intervenções Principais	Intervenções Sugeridas	
Criação de Filhos: Desempenho dos Pais Definição: Ações dos pais para proporcionar ao filho um ambiente de cuidados e de construção física, emocional e social	Melhora do Desenvolvimento: Adolescente Melhora do Desenvolvimento: Infantil Promoção da Paternidade/ Maternidade	Apoio à Proteção contra Abuso: Infantil Redução da Ansiedade Melhora do Enfrentamento Aconselhamento Intervenção na Crise Apoio à Tomada de Decisão Apoio Emocional Promoção da Integridade Familiar: Família que Espera um Filho Manutenção do Processo Familiar	Facilitação do Processo de Pesar Orientação quanto Sistema de Saúde Assistência para Manutenção do Lar Promoção da Normalidade Orientação aos Pais: Adolescentes Orientação aos Pais: Educando os Filhos Melhora do Papel Melhora da Autoestima Melhora da Socialização Melhora do Sistema de Apoio
Desempenho do Papel Definição: Coerência do comportamento do papel de um indivíduo com expectativas do papel	Promoção da Paternidade/ Maternidade Melhora do Papel	Promoção de Vínculo Modificação do Comportamento Apoio ao Cuidador Preparo para o Nascimento Aconselhamento Apoio à Tomada de Decisão Apoio Emocional	Promoção da Integridade Familiar Terapia Familiar Melhora da Autopercepção Melhora da Autoestima Grupo de Apoio Melhora do Sistema de Apoio Esclarecimento de Valores

DIAGNÓSTICO DE ENFERMAGEM: Desempenho do **Papel**, Ineficaz

Definição: Padrões de comportamento e autoexpressão que não combinam com o contexto, as normas e as expectativas do ambiente

NICS ASSOCIADAS AOS FATORES RELACIONADOS DO DIAGNÓSTICO

Apoio à Proteção contra Abuso	Mediação de Conflitos	Orientação quanto Sistema de Saúde	Melhora da Autoestima
Redução da Ansiedade	Controle de Ideias Delirantes	Controle do Humor	Melhora do Sistema de Apoio
Melhora da Imagem Corporal	Controle da Energia	Controle da Dor	Tratamento do Uso de Drogas
Estimulação Cognitiva			

LIGAÇÕES NOC-NIC PARA DESEMPENHO DO PAPEL, INEFICAZ

Resultado	Intervenções Principais	Intervenções Sugeridas	
Desempenho do Cuidador: Cuidados Diretos Definição: Oferecimento de cuidado pessoal e de saúde adequados a um membro da família por um provedor de cuidados	Melhora da Autocompetência	Apoio à Proteção contra Abuso Controle da Quimioterapia Controle do Ambiente: Segurança Supervisão Ensino: Processo da Doença	Ensino: Atividade/Exercício Prescritos Ensino: Dieta Prescrita Ensino: Medicamentos Prescritos Ensino: Procedimento/Tratamento Ensino: Habilidades Psicomotoras
Desempenho do Cuidador: Cuidados Indiretos Definição: Organização e supervisão por provedor de cuidados da família de cuidados adequados a um membro da família	Melhora da Autocompetência	Apoio à Tomada de Decisão Controle do Ambiente: Segurança Assistência quanto a Recursos Financeiros Educação em Saúde	Orientação quanto Sistema de Saúde Proteção dos Direitos do Paciente Controle de Suprimentos Consulta por Telefone
Enfrentamento Definição: Ações pessoais para o controle de estressores que acabam com os recursos individuais	Melhora do Enfrentamento Melhora do Papel	Orientação Antecipada Redução da Ansiedade Aconselhamento Apoio à Tomada de Decisão Controle do Humor	Apoio Espiritual Grupo de Apoio Melhora do Sistema de Apoio Esclarecimento de Valores
Nível de Depressão Definição: Gravidade do humor melancólico e perda de interesse pelos eventos de vida	Promoção de Esperança Controle do Humor	Terapia Ocupacional Terapia com Animais Reestruturação Cognitiva Aconselhamento Controle da Energia Facilitação do Processo de Culpa Controle de Medicamentos Monitoração Nutricional Melhora da Autopercepção Melhora da Autoestima	Melhora do Sono Apoio Espiritual Prevenção do Uso de Drogas Tratamento do Uso de Drogas Prevenção do Suicídio Grupo de Apoio Melhora do Sistema de Apoio Terapia de Grupo Controle do Peso

NOC e NIC Ligados aos Diagnósticos de Enfermagem: Paternidade ou Maternidade...

LIGAÇÕES NOC-NIC PARA DESEMPENHO DO PAPEL, INEFICAZ

Resultado	Intervenções Principais	Intervenções Sugeridas	
Criação de Filhos: Desempenho dos Pais Definição: Ações dos pais para proporcionar ao filho um ambiente de cuidados e de construção física, emocional e social	Promoção da Paternidade/ Maternidade Melhora do Papel	Apoio à Proteção contra Abuso: Parceiro no Lar Melhora do Enfrentamento Controle do Ambiente: Processo para o Estabelecimento de Vínculo Planejamento Familiar: Contracepção	Orientação quanto Sistema de Saúde Orientação aos Pais: Adolescentes Orientação aos Pais: Educando os Filhos Orientação aos Pais: Bebês Melhora do Sistema de Apoio
Adaptação Psicossocial: Mudança de Vida Definição: Resposta psicossocial a adaptação de um indivíduo a uma mudança de vida significativa	Orientação Antecipada Melhora do Enfrentamento	Apoio à Proteção contra Abuso Redução da Ansiedade Aconselhamento Apoio à Tomada de Decisão Apoio Emocional Controle do Humor	Estabelecimento de Metas Mútuas Melhora do Papel Melhora da Autoestima Facilitação da Autorresponsabilidade Melhora da Socialização Apoio Espiritual
Desempenho do Papel Definição: Coerência do comportamento do papel de um indivíduo com as expectativas do papel	Melhora do Papel	Apoio à Proteção contra Abuso Orientação Antecipada Redução da Ansiedade Aconselhamento Controle do Humor Promoção da Capacidade de Resiliência	Melhora da Autopercepção Melhora da Autoestima Grupo de Apoio Melhora do Sistema de Apoio Ensino: Sexualidade Esclarecimento de Valores

DIAGNÓSTICO DE ENFERMAGEM: Paternidade ou Maternidade, Prejudicada

Definição: Incapacidade do cuidador primário de criar, manter ou reaver um ambiente que promova um ótimo crescimento e um desenvolvimento da criança

NICS ASSOCIADAS AOS FATORES RELACIONADOS DO DIAGNÓSTICO

Redução da Ansiedade Controle do Comportamento: Hiperatividade/ Desatenção Controle do Comportamento: Sexual Modificação do Comportamento: Habilidades Sociais Mediação de Conflitos Melhora do Enfrentamento	Apoio à Tomada de Decisão Controle do Ambiente: Segurança Promoção do Envolvimento Familiar Planejamento Familiar: Gravidez não Planejada Apoio Familiar	Assistência quanto a Recursos Financeiros Controle do Humor Orientação aos Pais: Adolescentes Orientação aos Pais: Educando os Filhos Orientação aos Pais: Bebês Cuidados no Pré-Natal	Melhora da Autoestima Melhora do Sono Prevenção do Uso de Drogas Tratamento do Uso de Drogas Melhora do Sistema de Apoio Esclarecimento de Valores

(Continua)

LIGAÇÕES NOC-NIC PARA PATERNIDADE OU MATERNIDADE, PREJUDICADA

Resultado	Intervenções Principais		Intervenções Sugeridas
Desenvolvimento Infantil: 1 mês Definição: Marcos do progresso físico, cognitivo e psicossocial, por volta de um mês de idade	Promoção de Vínculo Orientação aos Pais: Bebês	Apoio à Proteção contra Abuso: Infantil Orientação Antecipada Alimentação por Mamadeira Assistência na Amamentação Controle do Ambiente: Processo para o Estabelecimento de Vínculo Promoção da Integridade Familiar: Família que Espera um Filho Promoção do Envolvimento Familiar	Apoio Familiar Assistência para Manutenção do Lar Cuidados com Bebês Aconselhamento para Lactação Cuidados com o Recém-Nascido Ensino: Nutrição do Bebê 0-3 meses Ensino: Ensino: Segurança do Bebê 0-3 meses Ensino: Estimulação do Bebê 0-4 meses
Desenvolvimento Infantil: 2 meses Definição: Marcos do progresso físico, cognitivo e psicossocial, por volta de dois meses de idade			
Desenvolvimento Infantil: 4 meses Definição: Marcos do progresso físico, cognitivo e psicossocial, por volta dos 4 meses de idade	Promoção da Integridade Familiar: Família que Espera um Filho Orientação aos Pais: Bebês Promoção da Paternidade/ Maternidade	Apoio à Proteção contra Abuso: Infantil Orientação Antecipada Alimentação por Mamadeira Controle do Ambiente: Segurança Promoção do Envolvimento Familiar Manutenção do Processo Familiar Orientação quanto Sistema de Saúde Cuidados com Bebês Aconselhamento para Lactação	Apoio a Irmãos Supervisão Apoio ao Sustento Ensino: Nutrição do Bebê 4-6 meses Ensino: Segurança do Bebê 4-6 meses Ensino: Estimulação do Bebê 0-4 meses Ensino: Estimulação do Bebê 5-8 meses
Desenvolvimento Infantil: 6 meses Definição: Marcos do progresso físico, cognitivo e psicossocial, por volta dos 6 meses			

LIGAÇÕES NOC-NIC PARA PATERNIDADE OU MATERNIDADE, PREJUDICADA

Resultado	Intervenções Principais	Intervenções Sugeridas	
Desenvolvimento Infantil: 12 meses Definição: Marcos do progresso físico, cognitivo e psicossocial, por volta de 12 meses de idade	Promoção da Integridade Familiar: Família que Espera um Filho Promoção da Paternidade/ Maternidade	Apoio à Proteção contra Abuso: Infantil Orientação Antecipada Melhora do Desenvolvimento: Infantil Aumento da Segurança Manutenção do Processo Familiar Controle Nutricional Orientação aos Pais: Educando os Filhos Melhora da Segurança Apoio a Irmãos	Supervisão Apoio ao Sustento Ensino: Nutrição do Bebê 10-12 meses Ensino: Segurança do Bebê 10-12 meses Ensino: Nutrição Infantil 13-18 meses Ensino: Segurança Infantil 13-18 meses Brinquedo Terapêutico
Desenvolvimento Infantil: 2 anos Definição: Marcos do progresso físico, cognitivo e psicossocial, por volta de 2 anos de idade	Melhora do Desenvolvimento: Infantil Promoção da Paternidade/ Maternidade	Apoio à Proteção contra Abuso: Infantil Treinamento Intestinal Controle do Ambiente: Segurança Promoção da Integridade Familiar: Família que Espera um Filho Manutenção do Processo Familiar Terapia Familiar Orientação aos Pais: Educando os Filhos Melhora da Segurança Apoio a Irmãos	Supervisão Apoio ao Sustento Ensino: Nutrição Infantil 19-24 meses Ensino: Nutrição Infantil 25-36 meses Ensino: Segurança Infantil 19-24 meses Ensino: Segurança Infantil 25-36 meses Ensino: Treinamento dos Esfíncteres
Desenvolvimento Infantil: 3 anos Definição: Marcos do progresso físico, cognitivo e psicossocial, por volta dos 3 anos de vida	Melhora do Desenvolvimento: Infantil Controle do Ambiente: Segurança Promoção da Paternidade/ Maternidade	Apoio à Proteção contra Abuso: Infantil Controle do Comportamento: Hiperatividade/desatenção Promoção da Integridade Familiar Manutenção do Processo Familiar Terapia Familiar Orientação aos Pais: Educando os Filhos Melhora da Segurança	Apoio a Irmãos Supervisão Apoio ao Sustento Ensino: Nutrição Infantil 25-36 meses Ensino: Segurança Infantil 25-36 meses Ensino: Treinamento dos Esfíncteres

(Continua)

LIGAÇÕES NOC-NIC PARA PATERNIDADE OU MATERNIDADE, PREJUDICADA

Resultado	Intervenções Principais		Intervenções Sugeridas
Desenvolvimento Infantil: 4 anos Definição: Marcos do progresso físico, cognitivo e psicossocial, por volta dos 4 anos de idade	Melhora do Desenvolvimento: Infantil Promoção da Paternidade/ maternidade	Apoio à Proteção contra Abuso: Infantil Controle do Comportamento: Hiperatividade/ desatenção Cuidados na Incontinência Intestinal: Encoprese Controle do Ambiente: Segurança Promoção da Integridade Familiar	Terapia Familiar Orientação aos Pais: Educando os Filhos Melhora da Segurança Apoio a Irmãos Apoio ao Sustento Brinquedo Terapêutico
Desenvolvimento Infantil: 5 anos Marcos do progresso físico, cognitivo e psicossocial, por volta dos 5 anos de idade	Melhora do Desenvolvimento: Infantil Orientação aos Pais: Educando os Filhos Promoção da Paternidade/ Maternidade	Apoio à Proteção contra Abuso: Infantil Controle do Comportamento: Hiperatividade/ desatenção Cuidados na Incontinência Intestinal: Encoprese Controle do Ambiente: Segurança Promoção da Integridade Familiar	Terapia Familiar Melhora da Segurança Apoio a Irmãos Apoio ao Sustento Brinquedo Terapêutico Cuidados na Incontinência Urinária: Enurese
Desenvolvimento Infantil: Segunda Infância Definição: Marcos do progresso físico, cognitivo e psicossocial, dos 6 aos 11 anos de idade	Melhora do Desenvolvimento: Infantil Orientação aos Pais: Educando os Filhos Promoção da Paternidade/ Maternidade	Apoio à Proteção contra Abuso: Infantil Promoção da Integridade Familiar Terapia Familiar Estabelecimento de Metas Mútuas Apoio a Irmãos Apoio Espiritual	Prevenção de Lesões Desportivas: Jovens Prevenção do Uso de Drogas Apoio ao Sustento Ensino: Indivíduo Esclarecimento de Valores
Desenvolvimento Infantil: Adolescência Definição: Marcos do progresso físico, cognitivo e psicossocial, dos 12 aos 17 anos de idade	Melhora do Desenvolvimento: Adolescente Orientação aos Pais: Adolescentes Promoção da Paternidade/ Maternidade	Apoio à Proteção contra Abuso Promoção da Integridade Familiar Promoção do Envolvimento Familiar Manutenção do Processo Familiar Apoio Familiar Terapia Familiar Orientação quanto Sistema de Saúde Estabelecimento de Metas Mútuas	Melhora do Papel Apoio Espiritual Prevenção de Lesões Desportivas: Jovens Prevenção do Uso de Drogas Melhora do Sistema de Apoio Ensino: Indivíduo Esclarecimento de Valores

NOC e NIC Ligados aos Diagnósticos de Enfermagem: Paternidade ou Maternidade...

LIGAÇÕES NOC-NIC PARA PATERNIDADE OU MATERNIDADE, PREJUDICADA

Resultado	Intervenções Principais	Intervenções Sugeridas	
Vínculo Pais-Bebê Definição: Comportamentos dos pais e do bebê, que demonstram um elo afetivo duradouro	Promoção de Vínculo Controle do Ambiente Cuidado Neonatal: no Método Canguru	Orientação Antecipada Assistência na Amamentação Apoio Emocional Promoção da Integridade Familiar	Cuidados com Bebês Cuidados durante o Parto Aconselhamento para Lactação Orientação aos Pais: Bebês
Criação de Filhos: Desempenho dos Pais Definição: Ações dos pais para proporcionar ao filho um ambiente de cuidados e de construção física, emocional e social	Promoção da Paternidade/ Maternidade Melhora do Papel	Apoio à Proteção contra Abuso: Infantil Orientação Antecipada Redução da Ansiedade Assistência na Amamentação Apoio ao Cuidador Melhora do Enfrentamento Aconselhamento Melhora do Desenvolvimento: Adolescente Melhora do Desenvolvimento: Infantil Promoção da Integridade Familiar Promoção da Integridade Familiar: Família que Espera um Filho Promoção do Envolvimento Familiar	Manutenção do Processo Familiar Apoio Familiar Terapia Familiar Orientação quanto Sistema de Saúde Assistência para Manutenção do Lar Orientação aos Pais: Adolescentes Orientação aos Pais: Educando os Filhos Orientação aos Pais: Bebês Cuidados no Pré-Natal Melhora da Autoestima Grupo de Apoio Melhora do Sistema de Apoio
Criação de Filhos: Segurança Psicossocial Definição: Ações dos pais para proteger um filho contra contatos sociais capazes de causar prejuízo ou lesão	Apoio à Proteção contra Abuso: Infantil Promoção da Paternidade/ Maternidade Identificação de Risco: Família que Espera um Filho	Aconselhamento Melhora do Desenvolvimento: Adolescente Melhora do Desenvolvimento: Infantil Terapia Familiar Orientação aos Pais: Adolescentes Orientação aos Pais: Educando os Filhos Orientação aos Pais: Bebês	Identificação de Risco Assistência na Automodificação Facilitação da Autorresponsabilidade Prevenção do Uso de Drogas Grupo de Apoio Supervisão: Segurança Terapia para Trauma: Infantil

(Continua)

LIGAÇÕES NOC-NIC PARA PATERNIDADE OU MATERNIDADE, PREJUDICADA

Resultado	Intervenções Principais		Intervenções Sugeridas
Desempenho do Papel Definição: Coerência do comportamento do papel de um indivíduo com as expectativas do papel	Orientação aos Pais: Adolescentes Orientação aos Pais: Educando os Filhos Orientação aos Pais: Bebês Melhora do Papel	Apoio ao Cuidador Preparo para o Nascimento Aconselhamento Apoio à Tomada de Decisão Apoio Emocional Promoção da Integridade Familiar Terapia Familiar	Educação em Saúde Melhora da Autopercepção Melhora da Autoestima Assistência na Automodificação Facilitação da Autorresponsabilidade Grupo de Apoio Melhora do Sistema de Apoio
Ambiente Domiciliar Seguro Definição: Providências físicas para minimizar fatores ambientais capazes de causar lesão ou prejuízo físico em casa	Controle do Ambiente: Segurança Supervisão: Segurança	Controle do Ambiente: Prevenção de Violência Assistência para Manutenção do Lar Ensino: Segurança do Bebê 0-3 meses Ensino: Segurança do Bebê 4-6 meses Ensino: Segurança do Bebê 7-9 meses Ensino: Segurança do Bebê 10-12 meses	Ensino: Segurança Infantil 13-18 meses Ensino: Segurança Infantil 19-24 meses Ensino: Segurança Infantil 25-36 meses
Apoio Social Definição: Assistência confiável de outras pessoas	Grupo de Apoio Melhora do Sistema de Apoio	Apoio ao Cuidador Apoio Emocional Promoção do Envolvimento Familiar Apoio Familiar	Assistência quanto a Recursos Financeiros Encaminhamento Apoio Espiritual Apoio ao Sustento

DIAGNÓSTICO DE ENFERMAGEM: Paternidade ou Maternidade, Disposição para Melhorada

Definição: Um padrão de provimento de ambiente para os filhos ou outro(s) dependente(s), que é suficiente para apoiar o crescimento e o desenvolvimento, e que pode ser reforçado

LIGAÇÕES NOC-NIC PARA PATERNIDADE OU MATERNIDADE, DISPOSIÇÃO PARA MELHORADA

Resultado	Intervenções Principais		Intervenções Sugeridas
Funcionamento Familiar Definição: Capacidade da família em atender às necessidades de seus membros durante transições de desenvolvimento	Promoção da Integridade Familiar Promoção da Integridade Familiar: Família que Espera um Filho	Melhora do Desenvolvimento: Adolescente Melhora do Desenvolvimento: Infantil Apoio Familiar Orientação aos Pais: Adolescentes	Orientação aos Pais: Educando os Filhos Promoção da Paternidade/Maternidade Promoção da Capacidade de Resiliência Melhora do Sistema de Apoio

NOC e NIC Ligados aos Diagnósticos de Enfermagem: Paternidade ou Maternidade... 203

LIGAÇÕES NOC-NIC PARA PATERNIDADE OU MATERNIDADE, DISPOSIÇÃO PARA MELHORADA

Resultado	Intervenções Principais	Intervenções Sugeridas	
Conhecimento: Segurança Física da Criança Definição: Alcance da compreensão transmitida sobre cuidados seguros de uma criança, de um ano aos 17 anos de idade	Ensino: Segurança Infantil 13-18 meses Ensino: Segurança Infantil 18-24 meses Ensino: Segurança Infantil 25-36 meses	Controle do Ambiente: Segurança Melhora da Disposição para Aprender Orientação aos Pais: Educando os Filhos	Prevenção de Lesões Desportivas: Jovens Promoção da Segurança em Veículos
Conhecimento: Cuidados com o Bebê Definição: Alcance da compreensão transmitida sobre cuidados de um bebê, do nascimento ao primeiro aniversário	Orientação aos Pais: Bebês	Orientação Antecipada Preparo para o Nascimento Cuidados com Circuncisão Aconselhamento para Lactação Controle do Ambiente: Processo para o Estabelecimento de Vínculo Ensino: Nutrição do Bebê -3 meses Ensino: Nutrição do Bebê 4-6 meses Ensino: Nutrição do Bebê 7-9 meses Ensino: Nutrição do Bebê 10-12 meses Ensino: Segurança do Bebê 0-3 meses	Ensino: Segurança do Bebê 4-6 meses Ensino: Segurança do Bebê 7-9 meses Ensino: Segurança do Bebê 10-12 meses Ensino: Estimulação do Bebê 0-4 meses Ensino: Estimulação do Bebê 5-8 meses Ensino: Estimulação do Bebê 9-12 meses
Conhecimento: Criação de Filhos Definição: Alcance da compreensão transmitida sobre provisão de um ambiente de cuidados que seja construtivo para uma criança, de um a 17 anos de idade	Orientação aos Pais: Adolescentes Orientação aos Pais: Educando os Filhos	Apoio à Proteção contra Abuso: Infantil Controle do Ambiente: Segurança Aconselhamento Nutricional Ensino: Grupo Ensino: Indivíduo Ensino: Nutrição Infantil 13-18 meses Ensino: Nutrição Infantil 19-24 meses	Ensino: Nutrição Infantil 25-36 meses Ensino: Segurança Infantil 13-18 meses Ensino: Segurança Infantil 19-24 meses Ensino: Segurança Infantil 25-36 meses Ensino: Treinamento dos Esfíncteres
Criação de Filhos: Segurança Física do Adolescente Definição: Ações dos pais para prevenir lesão física em um adolescente, dos 12 aos 17 anos de idade	Orientação aos Pais: Adolescentes Promoção da Paternidade/ Maternidade	Apoio à Proteção contra Abuso: Religioso Controle do Ambiente: Segurança Prevenção de Lesões Desportivas: Jovens	Prevenção do Uso de Drogas Prevenção do Suicídio Promoção da Segurança em Veículos

(Continua)

LIGAÇÕES NOC-NIC PARA PATERNIDADE OU MATERNIDADE, DISPOSIÇÃO PARA MELHORADA

Resultado	Intervenções Principais	Intervenções Sugeridas	
Criação de Filhos: Segurança Física da Criança na Primeira e Segunda Infância **Definição:** Ações dos pais para evitar lesão física a uma criança dos 3 aos 11 anos de idade	Orientação aos Pais: Educando os Filhos Promoção da Paternidade/ Maternidade	Apoio à Proteção contra Abuso: Infantil Controle do Ambiente: Segurança Identificação de Risco	Prevenção de Lesões Desportivas: Jovens Prevenção do Uso de Drogas
Criação de Filhos: Segurança Física do Bebê **Definição:** Ações dos pais para prevenir lesão física a uma criança, do nascimento aos dois anos de idade	Orientação aos Pais: Bebês Promoção da Paternidade/ Maternidade	Apoio à Proteção contra Abuso: Infantil Controle do Ambiente: Segurança Ensino: Segurança do Bebê 0-3 meses Ensino: Segurança do Bebê 4-6 meses Ensino: Segurança do Bebê 7-9 meses Ensino: Segurança do Bebê 10-12 meses	Ensino: Segurança Infantil 13-18 meses Ensino: Segurança Infantil 19-24 meses
Criação de Filhos: Desempenho dos Pais **Definição:** Ações dos pais para proporcionar ao prevenir um ambiente de cuidados e de construção física, emocional e social	Melhora do Desenvolvimento: Adolescente Melhora do Desenvolvimento: Infantil Promoção da Paternidade/ Maternidade	Promoção de Vínculo Controle do Ambiente: Segurança Promoção da Integridade Familiar Promoção da Integridade Familiar: Família que Espera um Filho	Promoção da Capacidade de Resiliência Melhora do Papel
Criação de Filhos: Segurança Psicossocial **Definição:** Ações dos pais para proteger um filho contra contatos sociais capazes de causar prejuízo ou lesão	Orientação aos Pais: Adolescentes Orientação aos Pais: Educando os Filhos	Melhora do Desenvolvimento: Adolescente Melhora do Desenvolvimento: Infantil	Controle do Ambiente: Segurança Promoção da Paternidade/ Maternidade Melhora do Papel

---

DIAGNÓSTICO DE ENFERMAGEM: Perambulação

Definição: Vagar a esmo, locomoção repetitiva ou sem propósito, que expõe o indivíduo a danos; frequentemente incongruente com divisas, limites ou obstáculos

NICS ASSOCIADAS AOS FATORES RELACIONADOS DO DIAGNÓSTICO

Redução da Ansiedade
Modificação do Comportamento
Contenção Química
Melhora da Comunicação: Déficit Visual

Controle de Constipação/ Impactação
Controle da Demência
Controle da Diarreia
Controle do Ambiente

Controle do Humor
Controle da Dor
Micção Induzida
Orientação para a Realidade

Redução do Estresse por Mudança
Assistência no Autocuidado: Uso de Vaso Sanitário
Controle da Eliminação Urinária

LIGAÇÕES NOC-NIC PARA PERAMBULAÇÃO

Resultado	Intervenções Principais		Intervenções Sugeridas
Ocorrência de Evasão Definição: Quantidade de vezes, nas últimas 24 horas/ uma semana/ um mês (escolher um), que um indivíduo com prejuízo cognitivo foge de área segura	Precauções contra Fuga	Controle do Ambiente: Segurança	Supervisão: Segurança
Risco de Propensão à Evasão Definição: A propensão de indivíduo, com prejuízo cognitivo, de escapar de área segura	Precauções contra Fuga	Redução da Ansiedade Restrição de Área Controle do Ambiente: Segurança	Proteção dos Direitos do Paciente Redução do Estresse por Mudança Supervisão: Segurança
Comportamento de Prevenção de Quedas Definição: Ações pessoais ou de cuidador da família para minimizar fatores de risco capazes de precipitar quedas no ambiente pessoal	Controle do Ambiente: Segurança Prevenção contra Quedas	Restrição de Área Controle da Demência Precauções contra Fuga	Assistência no Autocuidado Supervisão: Segurança
Ambiente Domiciliar Seguro Definição: Providências físicas para minimizar fatores ambientais capazes de causar prejuízo ou lesão física em casa	Precauções contra Fuga Controle do Ambiente: Segurança	Prevenção contra Quedas Promoção do Envolvimento Familiar	Assistência no Autocuidado Supervisão: Segurança
Deslocamento Seguro Definição: Movimentação segura e, socialmente aceitável pela vizinhança sem finalidade aparente, de indivíduo com prejuízo cognitivo	Controle da Demência Precauções contra Fuga	Redução da Ansiedade Restrição de Área Técnica para Acalmar Distração	Controle do Ambiente: Segurança Prevenção contra Quedas Orientação para a Realidade Supervisão: Segurança

DIAGNÓSTICO DE ENFERMAGEM: Percepção Sensorial: Auditiva, Perturbada

Definição: Mudança na quantidade ou no padrão dos estímulos que estão sendo recebidos, acompanhada por resposta diminuída, exagerada, distorcida ou prejudicada a tais estímulos

NICS ASSOCIADAS AOS FATORES RELACIONADOS DO DIAGNÓSTICO

Redução da Ansiedade	Controle de Eletrólitos	Controle do Ambiente	Monitoração Neurológica

(Continua)

LIGAÇÕES NOC-NIC PARA PERCEPÇÃO SENSORIAL: AUDITIVA, PERTURBADA

Resultado	Intervenções Principais	Intervenções Sugeridas	
Comunicação: Recepção Definição: Recepção e interpretação de mensagens verbais e/ou não verbais	Melhora da Comunicação: Déficit Auditivo	Estimulação Cognitiva Cuidados com os Ouvidos	Controle do Ambiente Orientação para a Realidade
Comportamento de Compensação da Audição Definição: Ações pessoais para identificar, monitorar e compensar perda auditiva	Melhora da Comunicação: Déficit Auditivo	Estimulação Cognitiva Cuidados com os Ouvidos Apoio Emocional	Controle do Ambiente Administração de Medicamentos: Otológica
Estado Neurológico: Função Sensório/ Motora Craniana Definição: Capacidade dos nervos cranianos ou no padrão dos transmitir impulsos sensoriais e motores	Melhora da Comunicação: Déficit Auditivo	Controle de Edema Cerebral Promoção da Perfusão Cerebral Cuidados com os Ouvidos Controle do Ambiente	Administração de Medicamentos Controle de Medicamentos Monitoração Neurológica
Função Sensorial: Auditiva Definição: O quanto os sons são sentidos de forma correta	Melhora da Comunicação: Déficit Auditivo	Cuidados com os Ouvidos Controle do Ambiente	Administração de Medicamentos: Otológica

DIAGNÓSTICO DE ENFERMAGEM: Percepção Sensorial: Gustativa, Perturbada

Definição: Mudança na quantidade ou no padrão dos estímulos que estão sendo recebidos, acompanhada por resposta diminuída, exagerada, distorcida ou prejudicada a tais estímulos

NICS ASSOCIADAS AOS FATORES RELACIONADOS DO DIAGNÓSTICO

Redução da Ansiedade | Controle de Eletrólitos | Controle do Ambiente | Monitoração Neurológica

LIGAÇÕES NOC-NIC PARA PERCEPÇÃO SENSORIAL: GUSTATIVA, PERTURBADA

Resultado	Intervenções Principais	Intervenções Sugeridas	
Apetite Definição: Desejo de comer quando doente ou recebendo tratamento	Controle da Náusea Controle Nutricional	Controle Hídrico Controle de Medicamentos Manutenção da Saúde Oral	Promoção da Saúde Oral Restauração da Saúde Oral Controle do Vômito
Estado Nutricional: Ingestão de Alimentos e Líquidos Definição: Quantidade de alimentos e líquidos levados para dentro do organismo em 24 horas	Monitoração Hídrica Monitoração Nutricional	Alimentação por Mamadeira Alimentação Controle Hídrico Controle de Medicamentos Controle da Náusea	Controle Nutricional Restauração da Saúde Oral Assistência no Autocuidado: Alimentação Terapia para Deglutição Controle do Vômito

NOC e NIC Ligados aos Diagnósticos de Enfermagem: Percepção Sensorial: Cinestésica...

LIGAÇÕES NOC-NIC PARA PERCEPÇÃO SENSORIAL: GUSTATIVA, PERTURBADA

Resultado	Intervenções Principais	Intervenções Sugeridas	
Função Sensorial: Paladar e Olfato Definição: O quanto as substâncias químicas inaladas ou dissolvidas na saliva são sentidas de forma correta	Monitoração Nutricional	Aromaterapia Controle Hídrico Monitoração Hídrica	Controle da Náusea Controle Nutricional Controle do Vômito

DIAGNÓSTICO DE ENFERMAGEM: Percepção Sensorial: Cinestésica, Perturbada

Definição: Mudança na quantidade ou no padrão dos estímulos que estão sendo recebidos, acompanhada por uma resposta diminuída, exagerada, distorcida ou prejudicada a tais estímulos

NICS ASSOCIADAS AOS FATORES RELACIONADOS DO DIAGNÓSTICO

Redução da Ansiedade	Controle de Eletrólitos	Controle do Ambiente	Monitoração Neurológica

LIGAÇÕES NOC-NIC PARA PERCEPÇÃO SENSORIAL: CINESTÉSICA, PERTURBADA

Resultado	Intervenções Principais	Intervenções Sugeridas	
Equilíbrio Definição: Capacidade para manter o equilíbrio do corpo	Terapia com Exercício: Equilíbrio Terapia com Exercício: Controle Muscular	Promoção da Mecânica Corporal Terapia com Exercício: Deambulação	Prevenção contra Quedas
Movimento Coordenado Definição: Capacidade dos músculos para trabalhar em conjunto e de forma voluntária para o movimento pretendido	Terapia com Exercício: Controle Muscular	Promoção da Mecânica Corporal Promoção do Exercício Promoção do Exercício: Treino para Fortalecimento Promoção do Exercício: Alongamento	Terapia com Exercício: Deambulação Terapia com Exercício: Equilíbrio Terapia com Exercício: Mobilidade Articular
Estado Neurológico: Função Sensório/Motor Espinal Definição: Capacidade dos nervos espinhais para transmitir impulsos sensoriais e motores	Monitoração Neurológica	Controle da Disreflexia Controle da Sensibilidade Periférica	Supervisão Controle da Negligência Unilateral
Função Sensorial: Propriocepção Definição: O quanto a posição e os movimentos da cabeça e do corpo são sentidos de forma correta	Terapia com Exercício: Equilíbrio	Promoção da Mecânica Corporal Promoção do Exercício Promoção do Exercício: Treino para Fortalecimento	Terapia com Exercício: Deambulação Terapia com Exercício: Controle Muscular

DIAGNÓSTICO DE ENFERMAGEM: Percepção Sensorial: Olfativa, Perturbada

Definição: Mudança na quantidade ou no padrão dos estímulos que estão sendo recebidos, acompanhada por uma resposta diminuída, exagerada, distorcida ou prejudicada a tais estímulos

NICS ASSOCIADAS AOS FATORES RELACIONADOS DO DIAGNÓSTICO

Redução da Ansiedade	Controle de Eletrólitos	Controle do Ambiente	Monitoração Neurológica

LIGAÇÕES NOC-NIC PARA PERCEPÇÃO SENSORIAL: OLFATIVA, PERTURBADA

Resultado	Intervenções Principais	Intervenções Sugeridas	
Apetite Definição: Desejo de comer quando doente ou recebendo tratamento	Controle da Náusea Controle Nutricional	Planejamento da Dieta Controle Hídrico Monitoração Hídrica	Controle de Medicamentos Controle do Vômito
Estado Neurológico: Função Sensório/Motor Craniana Definição: Capacidade dos nervos cranianos em transmitir impulsos sensoriais e motores	Monitoração Neurológica	Aromaterapia Controle de Edema Cerebral Promoção da Perfusão Cerebral	Controle de Medicamentos Controle da Náusea
Função Sensorial: Paladar e Olfato Definição: O quanto as substâncias químicas inaladas ou dissolvidas na saliva são sentidas de forma correta	Aromaterapia Monitoração Neurológica	Controle da Náusea Controle de Medicamentos	Controle do Vômito

DIAGNÓSTICO DE ENFERMAGEM: Percepção Sensorial: Tátil, Perturbada

Definição: Mudança na quantidade ou no padrão dos estímulos que estão sendo recebidos, acompanhada de uma resposta diminuída, exagerada, distorcida ou prejudicada a tais estímulos

NICS ASSOCIADAS AOS FATORES RELACIONADOS DO DIAGNÓSTICO

Redução da Ansiedade	Controle de Eletrólitos	Controle do Ambiente	Monitoração Neurológica

LIGAÇÕES NOC-NIC PARA PERCEPÇÃO SENSORIAL: TÁTIL, PERTURBADA

Resultado	Intervenções Principais	Intervenções Sugeridas	
Estado Neurológico: Função Sensório/Motor Espinal Definição: Capacidade dos nervos espinhais para transmitir impulsos sensoriais e motores	Controle da Sensibilidade Periférica	Controle da Disreflexia Monitoração Neurológica	Supervisão Controle da Negligência Unilateral

NOC e NIC Ligados aos Diagnósticos de Enfermagem: Percepção Sensorial: Visual... **209**

LIGAÇÕES NOC-NIC PARA PERCEPÇÃO SENSORIAL: TÁTIL, PERTURBADA

Resultado	Intervenções Principais	Intervenções Sugeridas	
Função Sensorial: Cutânea Definição: O quanto a estimulação da pele é sentida, de forma correta	Controle da Sensibilidade Periférica	Cuidados na Amputação Monitoração das Extremidades Inferiores Monitoração Neurológica	Posicionamento Controle da Pressão Supervisão da Pele

---

DIAGNÓSTICO DE ENFERMAGEM: Percepção Sensorial: Visual, Perturbada

Definição: Mudança na quantidade e no padrão dos estímulos que estão sendo recebidos, acompanhada de uma resposta diminuída, exagerada, distorcida ou prejudicada a tais estímulos

NICS ASSOCIADAS AOS FATORES RELACIONADOS DO DIAGNÓSTICO

Redução da Ansiedade	Controle de Eletrólitos	Controle do Ambiente	Monitoração Neurológica

LIGAÇÕES NOC-NIC PARA PERCEPÇÃO SENSORIAL: VISUAL, PERTURBADA

Resultado	Intervenções Principais	Intervenções Sugeridas	
Estado Neurológico: Função Sensório/Motora Craniana Definição: Capacidade dos nervos cranianos em transmitir impulsos sensoriais e motores	Melhora da Comunicação: Déficit Visual Monitoração Neurológica	Controle de Edema Cerebral Promoção da Perfusão Cerebral	Controle do Ambiente Controle de Medicamentos
Função Sensorial: Visão Definição: O quanto as imagens visuais são sentidas de forma correta	Melhora da Comunicação: Déficit Visual	Cuidados com os Olhos Administração de Medicamentos: Oftálmica	Controle de Medicamentos Monitoração Neurológica
Comportamento de Compensação da Visão Definição: Ações pessoais para compensar prejuízo visual	Melhora da Comunicação: Déficit Visual Controle do Ambiente: Segurança	Cuidados com Lentes de Contato Controle do Ambiente Cuidados com os Olhos	Prevenção contra Quedas Administração de Medicamentos: Oftálmica Controle de Medicamentos

DIAGNÓSTICO DE ENFERMAGEM: Perfusão Tissular: Periférica, Ineficaz

Definição: Redução na circulação sanguínea para a periferia, capaz de comprometer a saúde

NICS ASSOCIADAS AOS FATORES RELACIONADOS DO DIAGNÓSTICO

Promoção do Exercício	Assistência para Parar de Fumar	Ensino: Indivíduo
Educação em Saúde	Ensino: Processo da Doença	Ensino: Procedimento/ Tratamento

LIGAÇÕES NOC-NIC PARA PERFUSÃO TISSULAR: PERIFÉRICA, INEFICAZ

Resultado	Intervenções Principais	Intervenções Sugeridas	
Estado Circulatório Definição: Fluxo sanguíneo sem obstrução e unidirecional, a uma pressão apropriada, através de grandes vasos do circuito sistêmico e pulmonar	Cuidados Circulatórios: Insuficiência Arterial Cuidados Circulatórios: Insuficiência Venosa	Controle Ácido-Básico Monitoração Ácido-Básica Cuidados Circulatórios: Equipamentos de Suporte Circulatório Mecânico Precauções Circulatórias Cuidados de Emergência Controle Hidroeletrolítico Controle Hídrico Monitoração Hídrica Reposição Rápida de Líquidos Regulação Hemodinâmica Controle da Hipovolemia Monitoração Hemodinâmica Invasiva	Interpretação de Dados Laboratoriais Monitoração das Extremidades Inferiores Monitoração Neurológica Oxigenoterapia Controle da Sensibilidade Periférica Cuidados com o Cateter Central de Inserção Periférica Punção de Vaso: Amostra de Sangue Arterial Reanimação Cardiopulmonar Reanimação Cardiopulmonar: Neonato Controle do Choque Controle da Terapia Tromboembolítica Monitoração de Sinais Vitais
Sobrecarga Líquida Severa Definição: Gravidade no excesso de líquidos nos compartimentos intracelulares e extracelulares do organismo	Controle Hidroeletrolítico Monitoração Hídrica Controle da Hipovolemia	Controle Ácido-Básico Monitoração Ácido-Básica Cuidados Cardíacos Cuidados Circulatórios: Insuficiência Venosa Monitoração Hídrica Terapia por Hemodiálise Terapia com Sanguessugas Monitoração das Extremidades Inferiores Administração de Medicamentos	Controle de Medicamentos Oxigenoterapia Terapia de Diálise Peritoneal Posicionamento Controle da Pressão Prevenção de Úlceras de Pressão Supervisão da Pele

NOC e NIC Ligados aos Diagnósticos de Enfermagem: Perfusão Tissular: Periférica... 211

LIGAÇÕES NOC-NIC PARA PERFUSÃO TISSULAR: PERIFÉRICA, INEFICAZ

Resultado	Intervenções Principais	Intervenções Sugeridas	
Função Sensorial: Cutânea Definição: O quanto a estimulação da pele é sentida de forma correta	Controle da Sensibilidade Periférica	Cuidados Circulatórios: Insuficiência Arterial Cuidados Circulatórios: Insuficiência Venosa Estimulação Cutânea Cuidados com os Pés Monitoração Neurológica	Controle da Dor Posicionamento Prevenção de Úlceras de Pressão Supervisão da Pele Regulação da Temperatura
Integridade Tissular: Pele e Mucosas Definição: Integridade estrutural e função fisiológica normal da pele e das mucosas	Precauções Circulatórias Supervisão da Pele	Cuidados na Amputação Cuidados com o Repouso no Leito Cuidados com Aparelho Gessado: Manutenção Cuidados Circulatórios: Insuficiência Arterial Cuidados Circulatórios: Insuficiência Venosa Estimulação Cutânea Controle Hídrico Monitoração Hídrica	Cuidados com os Pés Administração de Medicamentos: Tópica Controle de Medicamentos Controle Nutricional Posicionamento Controle da Pressão Prevenção de Úlceras de Pressão Administração de Nutrição Parenteral Total
Perfusão Tissular: Periférica Definição: Adequação do fluxo de sangue através dos pequenos vasos das extremidades para manter a função dos tecidos	Cuidados Circulatórios: Insuficiência Arterial Cuidados Circulatórios: Insuficiência Venosa	Testes Laboratoriais à Beira do Leito Cuidados Circulatórios: Equipamentos de Suporte Circulatório Mecânico Precauções Circulatórias Cuidados na Embolia: Periférica Precauções contra Embolia Cuidados de Emergência Promoção do Exercício Controle Hidroeletrolítico Monitoração Hídrica Controle da Hipovolemia Punção Venosa Terapia Endovenosa (EV) Interpretação de Dados Laboratoriais Monitoração das Extremidades Inferiores Administração de Medicamentos	Controle de Medicamentos Punção de Vaso: Amostra de Sangue Arterial Punção de Vaso: Amostra de Sangue Venoso Precauções no Uso do Torniquete Pneumático Posicionamento Posicionamento: Cadeira de Rodas Prevenção de Úlceras de Pressão Reanimação Cardiopulmonar Reanimação Cardiopulmonar: Neonato Controle do Choque Controle do Choque: Cardiogênico Controle do Choque: Vasogênico Controle do Choque: Hipovolêmico Supervisão da Pele Controle da Terapia Tromboembolítica

DIAGNÓSTICO DE ENFERMAGEM: Pesar

Definição: Um processo normal complexo, que inclui respostas e comportamentos, físicos, espirituais, sociais e intelectuais, por meio dos quais indivíduos, famílias e comunidades incorporam uma perda real, antecipada ou percebida às suas vidas diárias

NICS ASSOCIADAS AOS FATORES RELACIONADOS DO DIAGNÓSTICO

Os fatores relacionados são perdas pessoais reais ou antecipadas, como a perda de um objeto importante, de uma pessoa próxima significativa, ou a perda antecipada de uma pessoa significativa, que não é evitável por intervenções de enfermagem

LIGAÇÕES NOC-NIC PARA PESAR

Resultado	Intervenções Principais	Intervenções Sugeridas	
Adaptação à Deficiência Física Definição: Resposta adaptativa a um desafio funcional importante, decorrente da deficiência física	Melhora do Enfrentamento	Escutar Ativamente Cuidados na Amputação Orientação Antecipada Apoio à Tomada de Decisão Facilitação do Processo de Pesar Promoção de Esperança Controle do Humor	Redução do Estresse por Mudança Melhora do Papel Apoio Espiritual Grupo de Apoio Melhora do Sistema de Apoio Dizer a Verdade
Enfrentamento Definição: Ações pessoais para controle de estressores que acabam com os recursos individuais	Melhora do Enfrentamento Facilitação do Processo de Pesar Facilitação do Processo de Pesar: Morte Perinatal	Terapia com Animais Redução da Ansiedade Aconselhamento Apoio Emocional Promoção da Integridade Familiar Facilitação do Processo de Perdão Promoção de Esperança Controle do Humor Promoção da Normalidade	Presença Terapia de Recordações Promoção da Capacidade de Resiliência Apoio a Irmãos Apoio Espiritual Grupo de Apoio Melhora do Sistema de Apoio Dizer a Verdade
Enfrentamento Familiar Definição: Ações da família para manejo de estressores que exaurem os recursos da família	Facilitação do Processo de Pesar Facilitação do Processo de Pesar: Morte Perinatal	Melhora do Enfrentamento Aconselhamento Intermediação Cultural Promoção da Integridade Familiar Manutenção do Processo Familiar Promoção da Normalidade	Promoção da Capacidade de Resiliência Apoio a Irmãos Apoio Espiritual Grupo de Apoio Melhora do Sistema de Apoio

LIGAÇÕES NOC-NIC PARA PESAR

Resultado	Intervenções Principais	Intervenções Sugeridas	
Resolução do Pesar Definição: Ajustes a perda iminente ou real	Facilitação do Processo de Pesar Facilitação do Processo de Pesar: Morte Perinatal	Escutar Ativamente Assistência no Controle da Raiva Orientação Antecipada Biblioterapia Melhora do Enfrentamento Assistência ao Morrer Apoio Emocional Promoção do Exercício Facilitação do Processo de Culpa	Promoção de Esperança Controle do Humor Cuidados na Interrupção da Gravidez Terapia de Reminiscências Apoio a Irmãos Melhora do Sono Apoio Espiritual Grupo de Apoio Melhora do Sistema de Apoio
Adaptação Psicossocial: Mudança de Vida Definição: Resposta psicossocial de adaptação de um indivíduo a uma mudança de vida significativa	Orientação Antecipada Melhora do Enfrentamento	Escutar Ativamente Aconselhamento Apoio à Tomada de Decisão Assistência ao Morrer Apoio Emocional Facilitação do Processo de Pesar Promoção de Esperança	Terapia de Reminiscências Melhora da Autoestima Assistência na Automodificação Melhora da Socialização Apoio Espiritual Grupo de Apoio Dizer a Verdade

DIAGNÓSTICO DE ENFERMAGEM: Pesar, Complicado

Definição: Perturbação que ocorre após a morte de pessoa significativa, em que a experiência do sofrimento que acompanha o luto falha em seguir as expectativas normais, manifestando-se em prejuízo funcional

NICS ASSOCIADAS AOS FATORES RELACIONADOS DO DIAGNÓSTICO

Controle do Humor Grupo de Apoio Melhora do Sistema de Apoio

LIGAÇÕES NOC-NIC PARA PESAR, COMPLICADO

Resultado	Intervenções Principais	Intervenções Sugeridas	
Enfrentamento Definição: Ações pessoais para o controle de estressores que acabam com os recursos individuais	Melhora do Enfrentamento Facilitação do Processo de Pesar Facilitação do Processo de Pesar: Morte Perinatal	Redução da Ansiedade Arteterapia Aconselhamento Intervenção na Crise Apoio Emocional Facilitação do Processo de Perdão Facilitação do Processo de Culpa Promoção de Esperança	Terapia de Relaxamento Apoio Espiritual Grupo de Apoio Melhora do Sistema de Apoio Brinquedo Terapêutico Grupo Terapêutico Dizer a Verdade Esclarecimento de Valores

(Continua)

LIGAÇÕES NOC-NIC PARA PESAR, COMPLICADO

Resultado	Intervenções Principais	Intervenções Sugeridas	
Resolução do Pesar Definição: Ajustes à perda real ou iminente	Facilitação do Processo de Pesar Facilitação do Processo de Pesar: Morte Perinatal	Escutar Ativamente Assistência no Controle da Raiva Redução da Ansiedade Melhora do Enfrentamento Aconselhamento Intermediação Cultural Apoio Emocional Promoção da Integridade Familiar	Facilitação do Processo de Culpa Promoção de Esperança Controle do Humor Melhora do Papel Apoio Espiritual Grupo de Apoio Melhora do Sistema de Apoio
Desempenho do Papel Definição: Coerência do comportamento do papel de um indivíduo com expectativas do papel	Facilitação do Processo de Pesar Melhora do Papel Melhora da Autopercepção	Modificação do Comportamento Aconselhamento Apoio Emocional Promoção da Integridade Familiar Promoção da Paternidade/Maternidade	Promoção da Capacidade de Resiliência Melhora da Autoestima Apoio a Irmãos Melhora da Autoestima

DIAGNÓSTICO DE ENFERMAGEM: Poder de Decisão, Disposição para Aumentado

Definição: Um padrão de participação informada em alguma mudança, que é suficiente para o bem-estar, e pode ser aumentado

LIGAÇÕES NOC-NIC PARA PODER DE DECISÃO, DISPOSIÇÃO PARA AUMENTADO

Resultado	Intervenções Principais	Intervenções Sugeridas	
Crenças de Saúde: Percepção de Controle Definição: Convicção pessoal de que a pessoa é capaz de influenciar resultados de saúde	Melhora da Autocompetência	Apoio à Tomada de Decisão Melhora da Autoestima	Assistência na Automodificação Facilitação da Autorresponsabilidade
Comportamento de Promoção da Saúde Definição: Ações pessoais para manter ou aumentar o bem-estar	Assistência na Automodificação	Redução da Ansiedade Controle de Energia Promoção do Exercício Assistência quanto a Recursos Financeiros Avaliação da Saúde Controle de Imunização/Vacinação Proteção contra Infecção Controle Nutricional	Identificação de Risco Melhora da Autocompetência Facilitação da Autorresponsabilidade Melhora do Sono Melhora da Socialização Prevenção do Uso de Drogas Melhora do Sistema de Apoio Controle do Peso

NOC e NIC Ligados aos Diagnósticos de Enfermagem: Proteção, Ineficaz

LIGAÇÕES NOC-NIC PARA PODER DE DECISÃO, DISPOSIÇÃO PARA AUMENTADO

Resultado	Intervenções Principais		Intervenções Sugeridas
Conhecimento: Promoção da Saúde **Definição:** Alcance da compreensão transmitida sobre as informações necessárias à obtenção e manutenção de uma saúde excelente	Educação em Saúde	Promoção do Exercício Aconselhamento Genético Melhora da Educação em Saúde Avaliação da Saúde Facilitação da Aprendizagem	Aconselhamento Nutricional Identificação de Risco Prevenção do Uso de Drogas Ensino: Indivíduo Ensino: Medicamentos Prescritos
Participação nas Decisões sobre Cuidados de Saúde **Definição:** Envolvimento pessoal na escolha e na avaliação das opções de cuidados de saúde para alcançar o resultado desejado	Apoio à Tomada de Decisão Facilitação da Autorresponsabilidade	Treinamento da Assertividade Gerenciamento de Recursos Financeiros Melhora da Educação em Saúde	Orientação quanto Sistema de Saúde Estabelecimento de Metas Mútuas Melhora da Autocompetência
Autonomia Pessoal **Definição:** Ações pessoais de um indivíduo competente para exercício do governo nas decisões de vida	Apoio à Tomada de Decisão	Apoio à Proteção contra Abuso Treinamento da Assertividade	Mediação de Conflitos Assistência na Automodificação
Resiliência Pessoal **Definição:** Adaptação e funcionamento positivos de um indivíduo, após crise adversa significativa	Melhora do Enfrentamento Promoção da Capacidade de Resiliência	Apoio à Proteção contra Abuso Assistência no Controle da Raiva Mediação de Conflitos Apoio à Tomada de Decisão Apoio Emocional Controle do Humor Identificação de Risco	Melhora do Papel Melhora da Autocompetência Melhora da Autoestima Facilitação da Autorresponsabilidade Prevenção do Uso de Drogas Grupo de Apoio Ensino: Sexo Seguro

DIAGNÓSTICO DE ENFERMAGEM: Proteção, Ineficaz

Definição: Diminuição na capacidade de proteger-se de ameaças internas e externas, como doenças ou lesões

NICS ASSOCIADAS AOS FATORES RELACIONADOS DO DIAGNÓSTICO

Controle de Infecção Controle de Infecção: Intraoperatório	Proteção contra Infecção Terapia Nutricional	Monitoração Nutricional Tratamento do Uso de Drogas

(Continua)

LIGAÇÕES NOC-NIC PARA PROTEÇÃO, INEFICAZ

Resultado	Intervenções Principais		Intervenções Sugeridas
Coagulação Sanguínea Definição: Coagulação do sangue dentro do período normal	Precauções contra Sangramento	Redução do Sangramento Administração de Hemoderivados	Cuidados de Emergência Controle de Hemorragia
Orientação Cognitiva Definição: Capacidade para identificar pessoa, lugar e tempo com exatidão	Orientação para a Realidade	Redução da Ansiedade Controle do Delírio Controle de Demência	Controle de Demência: Banho Terapia de Reminiscências
Nível de Fadiga Definição: Gravidade da fadiga generalizada e prolongada, que foi observada ou relatada	Controle da Energia	Controle do Humor Controle Nutricional Controle da Dor	Assistência no Autocuidado Melhora do Sono Ensino: Atividade/Exercício Prescritos
Estado Imunológico Definição: Resistência natural e adquirida, adequadamente voltada a antígenos internos e externos	Proteção contra Infecção	Controle da Quimioterapia Controle da Energia Avaliação da Saúde Controle de Imunização/Vacinação Controle de Infecção Controle de Medicamentos Controle de Prurido	Controle da Radioterapia Monitoração Respiratória Identificação de Risco Supervisão da Pele Ensino: Indivíduo Ensino: Medicação Prescrita Controle do Peso
Comportamento de Imunização Definição: Ações pessoais para obter imunização de modo a prevenir uma doença transmissível	Controle de Imunização/Vacinação Identificação de Risco	Educação em Saúde Orientação quanto Sistema de Saúde	Orientação aos Pais: Bebês Ensino: Indivíduo
Mobilidade Definição: Capacidade de movimentar-se, propositalmente, pelo próprio ambiente, de forma independente, com ou sem dispositivo auxiliar	Terapia com Exercício: Deambulação Terapia com Exercício: Equilíbrio	Promoção da Mecânica Corporal Promoção do Exercício Promoção do Exercício: Treino para Fortalecimento Promoção do Exercício: Alongamento	Terapia com Exercício: Mobilidade Articular Terapia com Exercício: Controle Muscular Ensino: Atividade/Exercício Prescritos
Estado Neurológico: Periférico Definição: Capacidade do sistema nervoso periférico de transmitir e receber impulsos do sistema nervoso central	Controle da Sensibilidade Periférica	Promoção do Exercício: Treino para Fortalecimento Terapia com Exercício: Controle Muscular Monitoração das Extremidades Inferiores	Controle da Dor Controle da Negligência Unilateral

LIGAÇÕES NOC-NIC PARA PROTEÇÃO, INEFICAZ

Resultado	Intervenções Principais	Intervenções Sugeridas	
Estado Nutricional Definição: Alcance de disponibilidade de nutrientes para atendimento das necessidades metabólicas	Controle de Distúrbios Alimentares Aconselhamento Nutricional	Planejamento da Dieta Alimentação por Sonda Enteral Sondagem Gastrointestinal Controle Nutricional Terapia Nutricional Monitoração Nutricional	Cuidados no Pré-Natal Ensino: Dieta Prescrita Administração de Nutrição Parenteral Total Controle do Peso
Estado Respiratório Definição: Movimento de ar que entra nos pulmões e sai deles e troca de dióxido de carbono e oxigênio no nível dos alvéolos	Monitoração Respiratória Assistência Ventilatória	Controle de Vias Aéreas Redução da Ansiedade Precauções contra Aspiração Fisioterapia Respiratória Estimulação à Tosse	Controle da Energia Controle da Ventilação Mecânica: Não Invasiva Oxigenoterapia
Controle de Sintomas Definição: Ações pessoais para minimizar mudanças adversas percebidas na função física e emocional	Controle da Energia Proteção contra Infecção	Redução da Ansiedade Precauções contra Sangramento Redução do Sangramento Planejamento da Dieta Promoção do Exercício: Treino para Fortalecimento Terapia com Exercício: Deambulação Tratamento da Febre Controle de Infecção Monitoração Nutricional	Controle da Sensibilidade Periférica Cuidados com Úlceras de Pressão Prevenção de Úlceras de Pressão Controle de Prurido Orientação para a Realidade Monitoração Respiratória Regulação da Temperatura Assistência Ventilatória Cuidados com Lesões
Integridade Tissular: Pele e Mucosas Definição: Integridade estrutural e função fisiológica normal da pele e das mucosas	Controle da Pressão	Cuidados na Amputação Cuidados com o Local de Incisão Monitoração das Extremidades Inferiores Cuidados com Úlceras de Pressão Prevenção de Úlceras de Pressão	Controle de Prurido Cuidados da Pele: Local de Doação Cuidados da Pele: Local de Enxerto Cuidados da Pele: Tratamentos Tópicos Supervisão da Pele
Cicatrização de Feridas: Primeira Intenção Definição: Alcance da regeneração de células e tecidos, após fechamento intencional	Cuidados com o Local de Incisão Cuidado com Lesões	Cuidados na Amputação Controle de Infecção: Intraoperatório Cuidados da Pele: Local de Doação Cuidados da Pele: Local de Enxerto	Supervisão da Pele Sutura Cuidado com Lesões: Drenagem Fechada

DIAGNÓSTICO DE ENFERMAGEM: Atividade de **Recreação**, Deficiente

Definição: Estimulação (interesse ou envolvimento) diminuída em atividades recreativas ou de lazer

NICS ASSOCIADAS AOS FATORES RELACIONADOS DO DIAGNÓSTICO
Controle do Ambiente

LIGAÇÕES NOC-NIC PARA ATIVIDADE DE RECREAÇÃO, DEFICIENTE

Resultado	Intervenções Principais	Intervenções Sugeridas	
Participação no Lazer Definição: Uso de atividades relaxantes, interessantes e agradáveis para promover bem-estar	Terapia Ocupacional Terapia Recreacional	Terapia com Animais Arteterapia Modificação do Comportamento: Habilidades Sociais Biblioterapia Promoção do Exercício Mobilização Familiar Humor	Musicoterapia Terapia de Reminiscências Facilitação da Autorresponsabilidade Melhora da Socialização Melhora do Sistema de Apoio Brinquedo Terapêutico
Motivação: Definição: impulso interno que leva ou predispõe um indivíduo a agir de forma positiva.	Assistência na Automodificação Facilitação da Autorresponsabilidade	Aumento da Autoestima Aumento da Autopercepção Aumento da Socialização Contrato com o Paciente Controle do Comportamento Controle do Humor Estabelecimento de Metas Mútuas Modificação do Comportamento: Habilidades Sociais Treinamento da Assertividade	
Participação em Brincadeiras Definição: Uso de atividades por uma criança de um aos 11 anos de idade para promover satisfação, diversão e desenvolvimento	Brinquedo Terapêutico	Terapia Ocupacional Terapia com Animais Arteterapia Melhora do Desenvolvimento: Infantil Promoção do Exercício	Musicoterapia Terapia do Brinquedo Melhora da Socialização Supervisão: Segurança Facilitação da Visita
Envolvimento Social Definição: Interações sociais com pessoas, grupos ou organizações	Melhora da Socialização	Escutar Ativamente Terapia Ocupacional Terapia com Animais Arteterapia Treinamento da Assertividade Modificação do Comportamento: Habilidades Sociais Melhora da Comunicação: Déficit Auditivo Melhora da Comunicação: Déficit da Fala Melhora da Comunicação: Déficit Visual Construção de Relação Complexa Aconselhamento Intermediação Cultural Melhora do Desenvolvimento: Adolescente	Melhora do Desenvolvimento: Infantil Promoção da Integração Familiar Mobilização Familiar Terapia Familiar Humor Terapia Ambiental Estabelecimento de Metas Mútuas Presença Terapia Recreacional Melhora da Autopercepção Facilitação da Autorresponsabilidade Grupo de Apoio Melhora do Sistema de Apoio Brinquedo Terapêutico Facilitação da Visita

Nota de raciocínio crítico: Intervenções específicas para os resultados que podem aumentar as oportunidades de aumento da recreação no ambiente, preferencialmente aquelas relacionadas a fatores de risco dos diagnósticos.

NOC e NIC Ligados aos Diagnósticos de Enfermagem: Recuperação Cirúrgica, Retardada

DIAGNÓSTICO DE ENFERMAGEM: Recuperação Cirúrgica, Retardada

Definição: Extensão do número de dias de pós-operatório necessários para iniciar e desempenhar atividades que mantêm a vida, a saúde e o bem-estar

NICS ASSOCIADAS AOS FATORES RELACIONADOS DO DIAGNÓSTICO

Orientação Antecipada
Cuidados com o Local de Incisão

Controle de Infecção:
  Intraoperatório
Controle da Dor

Coordenação Pré-Operatória
Controle do Peso

LIGAÇÕES NOC-NIC PARA RECUPERAÇÃO CIRÚRGICA, RETARDADA

Resultado	Intervenções Principais	Intervenções Sugeridas	

Locomoção: Caminhar
Definição:
Capacidade de caminhar de um lugar a outro, de modo independente, com ou sem dispositivo auxiliar
	Terapia com Exercício:
	  Deambulação
		Controle da Energia
		Promoção do Exercício:
		  Alongamento
			Terapia com Exercício:
			  Mobilidade Articular
			Ensino: Atividade/
			  Exercício Prescritos

Resistência
Definição:
Capacidade de sustentar a atividade
	Controle da Energia
	Promoção do Exercício
		Controle do Ambiente
		Controle do Ambiente:
		  Conforto
		Promoção do Exercício:
		  Treino para
		  Fortalecimento
		Terapia com Exercício:
		  Deambulação
			Terapia com Exercício:
			  Controle Muscular
			Controle Nutricional
			Monitoração Nutricional
			Assistência no
			  Autocuidado
			Melhora do Sono

Gravidade da Infecção
Definição:
Gravidade de infecção e sintomas associados
	Cuidados com o Local
	  de Incisão
	Controle de Infecção
		Cuidados na Amputação
		Plano de Alta
		Controle da Energia
		Tratamento da Febre
		Controle Hídrico
		Proteção contra Infecção
		Terapia Nutricional
		Monitoração Nutricional
		Controle da Dor
			Controle de Prurido
			Cuidados da Pele: Local
			  de Doação
			Cuidados da Pele: Local
			  do Enxerto
			Supervisão da Pele
			Controle de Amostras
			  para Exames
			Regulação da
			  Temperatura
			Monitoração de Sinais
			  Vitais
			Cuidados com Lesões
			Cuidados com Lesões:
			  Drenagem Fechada
			Irrigação de Lesões

Gravidade de Náusea e de Vômitos
Definição:
Gravidade da náusea, da ânsia de vômito e de sintomas do vômito
	Controle da Náusea
	Supervisão
	Controle do Vômito
		Planejamento da Dieta
		Monitoração de
		  Eletrólitos
		Alimentação por Sonda
		  Enteral
		Controle do Ambiente
		Controle
		  Hidroeletrolítico
		Controle Hídrico
			Monitoração Hídrica
			Administração de
			  Medicamentos
			Controle Nutricional
			Monitoração Nutricional
			Administração de
			  Nutrição Parenteral
			  Total (NPT)

(Continua)

LIGAÇÕES NOC-NIC PARA RECUPERAÇÃO CIRÚRGICA, RETARDADA

Resultado	Intervenções Principais	Intervenções Sugeridas	
Nível de Dor Definição: Gravidade da dor observada ou relatada	Controle da Dor	Administração de Analgésicos Administração de Analgésicos: Intraespinhal Distração Controle da Energia Controle do Ambiente: Conforto Massagem Administração de Medicamentos Controle de Medicamentos	Musicoterapia Posicionamento Melhora do Sono Imobilização Supervisão Estimulação Elétrica Nervosa Transcutânea Monitoração de Sinais Vitais
Recuperação Pós-Procedimento Definição: Alcance do retorno de um indivíduo ao funcionamento inicial após procedimento(s) que exija(m) analgesia ou sedação	Controle da Energia Controle da Dor	Administração de Analgésicos Cuidados com o Repouso no Leito Estimulação à Tosse Controle Hídrico Cuidados com o Local de Incisão Proteção contra Infecção Controle da Náusea Monitoração Nutricional Manutenção da Saúde Oral Posicionamento	Monitoração Respiratória Assistência no Autocuidado Melhora da Autoeficácia Melhora do Sono Regulação da Temperatura Controle da Eliminação Urinária Monitoração de Sinais Vitais Cuidado com Lesões: Drenagem Fechada
Cicatrização de Feridas: Primeira Intenção Definição: Alcance da regeneração de células e tecidos, após fechamento intencional	Cuidados com o Local de Incisão Cuidados com Lesões: Drenagem Fechada	Banho Cuidados no Parto Cesáreo Precauções Circulatórias Tratamento da Febre Controle Hídrico Controle da Hiperglicemia Controle de Infecção Controle de Infecção: Intraoperatório Proteção contra Infecção	Administração de Medicamentos Controle Nutricional Terapia Nutricional Cuidados com o Períneo Supervisão da Pele Imobilização Regulação da Temperatura Cuidados com Lesões Irrigação de Lesões

Nota de raciocínio crítico: A NOC não tem um resultado que abarque a recuperação cirúrgica, em especial, a recuperação após as primeiras 24 horas; assim, uma quantidade de resultados NOC pertinentes para investigar a recuperação cirúrgica é oferecida. O resultado Recuperação Pós-Procedimento, embora não compreenda os grandes procedimentos cirúrgicos, abrange uma quantidade de indicadores de resultados durante as primeiras 24 horas. A recuperação cirúrgica pode ser influenciada pelo preparo pré-operatório. O resultado Preparo Pré-Procedimento inclui indicadores importantes a serem considerados para procedimentos diagnósticos e intervenções cirúrgicas.

NOC e NIC Ligados aos Diagnósticos de Enfermagem: Relacionamento... 221

DIAGNÓSTICO DE ENFERMAGEM: Relacionamento, Disposição para Melhorado

Definição: Padrão de parceria mútua, suficiente para atender as necessidades recíprocas, podendo ser melhorado

LIGAÇÕES NOC-NIC PARA RELACIONAMENTO, DISPOSIÇÃO PARA MELHORADO

Resultado	Intervenções Principais	Intervenções Sugeridas	
Desenvolvimento: Adulto na Terceira Idade Definição: Progressão cognitiva, psicossocial e moral, a partir dos 65 anos de idade	Melhora do Papel	Assistência no Controle da Raiva Redução da Ansiedade Mediação de Conflitos Aconselhamento Facilitação do Processo de Pesar Humor Controle do Humor	Terapia de Recordações Assistência na Automodificação Aconselhamento Sexual Prevenção do Uso de Drogas Ensino: Sexo Seguro Dizer a Verdade Esclarecimento de Valores
Desenvolvimento: Adulto de Meia-idade Definição: Progressão cognitiva, psicossocial e moral dos 40 anos aos 64 anos de idade	Melhora do Papel	Mediação de Conflitos Aconselhamento Apoio Familiar Facilitação do Processo de Perdão Facilitação do Processo de Pesar Humor	Assistência na Automodificação Prevenção do Uso de Drogas Aconselhamento Sexual Dizer a Verdade Esclarecimento de Valores
Desenvolvimento: Adulto Jovem Definição: Progressão cognitiva, psicossocial e moral dos 18 aos 39 anos de idade	Melhora do Papel	Mediação de Conflitos Aconselhamento Apoio Familiar Facilitação do Processo de Perdão Facilitação do Processo de Culpa Melhora da Autopercepção Melhora da Autoestima	Assistência na Automodificação Facilitação da Autorresponsabilidade Prevenção do Uso de Drogas Ensino: Sexualidade Dizer a Verdade Esclarecimento de Valores
Desempenho do Papel Definição: Coerência do comportamento do papel de um indivíduo com as expectativas do papel	Melhora do Papel	Mediação de Conflitos Aconselhamento Promoção da Integridade Familiar	Apoio Familiar Promoção da Capacidade de Resiliência

Nota de raciocínio crítico: As características definidoras do diagnóstico indicam a relação entre parceiros, numa relação conjugal ou íntima. Os resultados são mais amplos que a relação conjugal/íntima, mas foram selecionadas intervenções, o máximo possível, capazes de ser mais úteis na relação conjugal.

DIAGNÓSTICO DE ENFERMAGEM: Religiosidade, Prejudicada

Definição: Capacidade prejudicada de confiar em crenças e/ou participar de ritos de alguma fé religiosa

NICS ASSOCIADAS AOS FATORES RELACIONADOS DO DIAGNÓSTICO

Redução da Ansiedade	Intermediação Cultural	Estímulo a Rituais Religiosos	Melhora da Socialização
Melhora do Enfrentamento	Controle da Dor	Melhora da Segurança	Melhora do Sistema de Apoio
Intervenção na Crise			

LIGAÇÕES NOC-NIC PARA RELIGIOSIDADE, PREJUDICADA

Resultado	Intervenções Principais		Intervenções Sugeridas
Estado de Conforto: Psicoespiritual **Definição:** Relaxamento psicoespiritual relacionado com autoconceito, bem-estar emocional, fonte de inspiração e sentido e finalidade da própria vida	Redução da Ansiedade Apoio Espiritual	Apoio Emocional Facilitação do Processo de Culpa Estímulo a Rituais Religiosos	Melhora da Autopercepção Facilitação do Crescimento Espiritual Esclarecimento de Valores
Esperança **Definição:** Otimismo que, pessoalmente, satisfaz e dá suporte à vida	Promoção de Esperança Apoio Espiritual	Apoio Emocional Estímulo a Rituais Religiosos Melhora da Autopercepção Melhora da Autocompetência	Melhora da Autoestima Facilitação do Crescimento Espiritual Esclarecimento de Valores
Saúde Espiritual **Definição:** Conexão consigo mesmo, com os outros, com um poder mais alto, com toda a vida, com a natureza e com universo, que transcende e fortalece o seu	Estímulo a Rituais Religiosos Apoio Espiritual	Escutar Ativamente Apoio à Tomada de Decisão Facilitação do Processo de Culpa Promoção de Esperança	Facilitação do Processo de Meditação Melhora da Autopercepção Esclarecimento de Valores

DIAGNÓSTICO DE ENFERMAGEM: Religiosidade, Disposição para Aumentada

Definição: Capacidade de aumentar a confiança em crenças religiosas e/ou participar de ritos de uma fé religiosa em particular

LIGAÇÕES NOC-NIC PARA RELIGIOSIDADE, DISPOSIÇÃO PARA AUMENTADA

Resultado	Intervenções Principais		Intervenções Sugeridas
Esperança **Definição:** Otimismo que, pessoalmente, satisfaz e dá apoio à vida	Promoção da Esperança Facilitação do Crescimento Espiritual	Estímulo a Rituais Religiosos Melhora da Autopercepção Melhora da Autocompetência	Melhora da Autoestima Apoio Espiritual Esclarecimento de Valores

NOC e NIC Ligados aos Diagnósticos de Enfermagem: Resiliência, Individual Prejudicada

LIGAÇÕES NOC-NIC PARA RELIGIOSIDADE, DISPOSIÇÃO PARA AUMENTADA

Resultado	Intervenções Principais	Intervenções Sugeridas	
Saúde Espiritual Definição: Conexão consigo mesmo, com os outros, com um poder mais alto, com toda a vida, com natureza e com universo, que transcende e fortalece o seu	Estímulo a Rituais Religiosos Facilitação do Crescimento Espiritual	Apoio à Tomada de Decisão Facilitação do Processo de Perdão Promoção de Esperança Facilitação do Processo de Meditação	Prevenção de Dependência Religiosa Apoio Espiritual Esclarecimento de Valores

DIAGNÓSTICO DE ENFERMAGEM: Resiliência, Individual Prejudicada

Definição: Capacidade reduzida de manter um padrão de reações positivas a uma situação ou crise adversa

NICS ASSOCIADAS AOS FATORES RELACIONADOS DO DIAGNÓSTICO

Controle de Ideias Delirantes Controle do Ambiente: Prevenção de Violência	Planejamento Familiar: Contracepção Controle de Alucinações Treinamento para Controle de Impulsos	Orientação aos Pais: Adolescentes Orientação aos Pais: Educando os Filhos	Promoção da Paternidade/ Maternidade Prevenção do Uso de Drogas

LIGAÇÕES NOC-NIC PARA RESILIÊNCIA, INDIVIDUAL PREJUDICADA

Resultado	Intervenções Principais	Intervenções Sugeridas	
Enfrentamento Definição: Ações pessoais para controle de estressores que acabam com os recursos individuais	Melhora do Enfrentamento Promoção da Capacidade de Resiliência	Redução da Ansiedade Intervenção na Crise Controle do Humor Melhora do Papel	Melhora da Autoestima Assistência na Automodificação Prevenção do Uso de Drogas Melhora do Sistema de Apoio
Nível de Depressão Definição: Gravidade do humor melancólico e perda de interesse pelos eventos de vida	Controle do Humor Promoção da Capacidade de Resiliência	Terapia Ocupacional Assistência no Controle da Raiva Facilitação do Processo de Culpa Controle de Medicamentos Melhora do Papel	Melhora da Autoestima Melhora da Socialização Prevenção do Uso de Drogas Melhora do Sistema de Apoio
Resiliência Pessoal Definição: Adaptação e funcionamento positivos de um indivíduo, após crise ou adversa significativa	Promoção da Capacidade de Resiliência	Mediação de Conflitos Melhora do Enfrentamento Apoio à Tomada de Decisão Apoio Emocional Controle do Humor Identificação de Risco	Melhora do Papel Melhora da Autocompetência Melhora da Autoestima Facilitação da Autorresponsabilidade Prevenção do Uso de Drogas Grupo de Apoio

DIAGNÓSTICO DE ENFERMAGEM: Resiliência, Disposição para Aumentada

Definição: Padrão de reações positivas a uma situação ou crise adversa que pode ser melhorado de modo a otimizar o potencial humano

NICS ASSOCIADAS AOS FATORES RELACIONADOS DO DIAGNÓSTICO

Controle de Ideias Delirantes	Planejamento Familiar: Contracepção	Orientação aos Pais: Adolescentes	Promoção da Paternidade/ Maternidade
Controle do Ambiente: Prevenção de Violência	Controle de Alucinações Treinamento para Controle de Impulsos	Orientação aos Pais: Educando os Filhos	Prevenção do Uso de Drogas

LIGAÇÕES NOC-NIC PARA RESILIÊNCIA, DISPOSIÇÃO PARA AUMENTADA

Resultado	Intervenções Principais		Intervenções Sugeridas
Enfrentamento **Definição:** Ações pessoais para controle de estressores que acabam com os recursos individuais	Melhora do Enfrentamento Promoção da Capacidade de Resiliência	Mediação de Conflitos Intervenção na Crise Orientação quanto Sistema de Saúde Melhora do Enfrentamento	Melhora da Autoestima Assistência na Automodificação Melhora da Socialização Melhora do Sistema de Apoio
Resiliência Pessoal **Definição:** Adaptação e funcionamento positivos de um indivíduo, após crise adversa significativa	Promoção da Capacidade de Resiliência	Mediação de Conflitos Melhora do Enfrentamento Apoio à Tomada de Decisão Identificação de Risco Melhora do Papel	Melhora da Autocompetência Melhora da Autoestima Facilitação da Autorresponsabilidade Grupo de Apoio

DIAGNÓSTICO DE ENFERMAGEM: Padrão Respiratório, Ineficaz

Definição: Inspiração e/ou expiração que não proporciona ventilação adequada

NICS ASSOCIADAS AOS FATORES RELACIONADOS DO DIAGNÓSTICO

Redução da Ansiedade Estimulação Cognitiva	Controle do Delírio Cuidados com o Desenvolvimento	Controle da Dor Posicionamento	Melhora do Sono Assistência para Reduzir o Peso

LIGAÇÕES NOC-NIC PARA PADRÃO RESPIRATÓRIO, INEFICAZ

Resultado	Intervenções Principais		Intervenções Sugeridas
Resposta Alérgica: Sistêmica **Definição:** Gravidade da resposta imunológica sistêmica hipersensível a determinado antígeno ambiental (exógeno)	Controle da Alergia Controle da Anafilaxia	Inserção e Estabilização de Vias Aéreas Controle de Vias Aéreas Aspiração de Vias Aéreas Redução da Ansiedade Controle da Asma Cuidados de Emergência Monitoração Hídrica Controle da Ventilação Mecânica: Invasiva	Administração de Medicamentos Administração de Medicamentos: Nasal Presença Monitoração Respiratória Reanimação Cardiopulmonar Supervisão Assistência Ventilatória Monitoração de Sinais Vitais

NOC e NIC Ligados aos Diagnósticos de Enfermagem: Padrão Respiratório, Ineficaz

LIGAÇÕES NOC-NIC PARA PADRÃO RESPIRATÓRIO, INEFICAZ

Resultado	Intervenções Principais		Intervenções Sugeridas
Resposta à Ventilação Mecânica: Adulto Definição: Troca alveolar e perfusão tissular estão eficientemente atendidas pela ventilação mecânica	Controle de Vias Aéreas Artificiais Controle da Ventilação Mecânica: Invasiva	Monitoração Ácido-Básica Aspiração de Vias Aéreas Redução da Ansiedade Precauções contra Aspiração Cuidados de Emergência Apoio Emocional Extubação Endotraqueal Controle de Energia Desmame da Ventilação Mecânica	Controle de Medicamentos Monitoração Neurológica Oxigenoterapia Controle da Dor Punção de Vaso: Amostra de Aangue Arterial Punção de Vaso: Amostra de Sangue Venoso Posicionamento Monitoração Respiratória Supervisão Monitoração de Sinais Vitais
Resposta ao Desmame da Ventilação Mecânica: Adulto Definição: Adaptação respiratória e psicológica ao desmame da ventilação mecânica	Controle da Ventilação Mecânica: Invasiva Desmame da Ventilação Mecânica	Monitoração Ácido-Básica Aspiração de Vias Aéreas Redução da Ansiedade Precauções contra Aspiração Estimulação à Tosse Apoio Emocional Controle de Energia	Controle de Medicamentos Oxigenoterapia Controle da Dor Posicionamento Monitoração Respiratória Supervisão Terapia para Deglutição Monitoração de Sinais Vitais
Estado Respiratório: Permeabilidade das Vias Aéreas Definição: Vias traqueobrônquicas abertas e desobstruídas para a troca de ar	Controle de Vias Aéreas Aspiração de Vias Aéreas	Inserção e Estabilização de Vias Aéreas Controle de Alergias Controle da Anafilaxia Redução da Ansiedade Controle de Vias Aéreas Artificiais Precauções contra Aspiração Fisioterapia Respiratória Estimulação à Tosse	Cuidados de Emergência Apoio Emocional Posicionamento Reanimação Cardiopulmonar Assistência para Parar de Fumar Supervisão Monitoração de Sinais Vitais

(Continua)

LIGAÇÕES NOC-NIC PARA PADRÃO RESPIRATÓRIO, INEFICAZ

Resultado	Intervenções Principais		Intervenções Sugeridas
Estado Respiratório: Ventilação Definição: Movimento de ar que entra nos pulmões e sai deles	Controle de Vias Aéreas Controle da Asma Assistência Ventilatória	Monitoração Ácido-Básica Inserção e Estabilização de Vias Aéreas Aspiração de Vias Aéreas Controle de Alergias Administração de Analgésicos Redução da Ansiedade Controle de Vias Aéreas Artificiais Precauções contra Aspiração Fisioterapia Respiratória Estimulação à Tosse	Controle da Energia Promoção do Exercício Desmame da Ventilação Mecânica Oxigenoterapia Controle da Dor Posicionamento Relaxamento Muscular Progressivo Monitoração Respiratória Cuidados com Sondas e Drenos: Tórax Monitoração de Sinais Vitais
Sinais Vitais Definição: O quanto a temperatura, o pulso, a respiração e a pressão sanguínea estão dentro de uma variação normal	Monitoração Respiratória Monitoração de Sinais Vitais	Controle Ácido-Básico Controle de Vias Aéreas Controle de Alergias Redução da Ansiedade Cuidados de Emergência Controle Hídrico Punção Venosa Terapia Endovenosa (EV) Controle de Medicamentos	Oxigenoterapia Controle da Dor Cuidados Pós-Anestesia Reanimação Cardiopulmonar Supervisão Ensino: Atividade/Exercício Prescritos Ensino: Medicamentos Prescritos Ensino: Procedimento/Tratamento Assistência Ventilatória

Nota de raciocínio crítico: Os resultados e as intervenções são os que mantêm uma via aérea aberta e incrementam a movimentação de oxigênio e gás carbônico para dentro e para fora dos pulmões. Pacientes com este diagnóstico requerem muitas intervenções de apoio psicológico, com base na etiologia do problema e apoio emocional para a ansiedade, vivenciada com frequência, com ventilação inadequada, quando o paciente está consciente.

DIAGNÓSTICO DE ENFERMAGEM: Retenção Urinária

Definição: Esvaziamento vesical incompleto

NICS ASSOCIADAS AOS FATORES RELACIONADOS DO DIAGNÓSTICO
Sondagem Vesical

LIGAÇÕES NOC-NIC PARA RETENÇÃO URINÁRIA

Resultado	Intervenções Principais		Intervenções Sugeridas
Eliminação Urinária Definição: Armazenamento e eliminação de urina	Sondagem Vesical: Intermitente Cuidados na Retenção Urinária	Controle Hídrico Monitoração Hídrica Administração de Medicamentos Controle de Medicamentos Assistência no Autocuidado: Uso de Vaso Sanitário	Coleta de Amostras para Exames Cuidado com Sondas: Urinário Sondagem Vesical Controle da Eliminação Urinária Cuidados na Incontinência Urinária

NOC e NIC Ligados aos Diagnósticos de Enfermagem: Manutenção da Saúde, Ineficaz

DIAGNÓSTICO DE ENFERMAGEM: Manutenção da **Saúde**, Ineficaz

Definição: Incapacidade de identificar, controlar e/ou buscar ajuda para manter a saúde

NICS ASSOCIADAS AOS FATORES RELACIONADOS DO DIAGNÓSTICO

Estimulação Cognitiva Melhora da Comunicação: Déficit Auditivo Melhora da Comunicação: Déficit da Fala	Melhora da Comunicação: Déficit Visual Melhora do Enfrentamento Apoio à Tomada de Decisão Controle de Ideias Delirantes	Terapia com Exercício: Controle Muscular Promoção do Envolvimento Familiar Assistência quanto a Recursos Financeiros Facilitação do Processo de Pesar	Facilitação do Processo de Pesar: Morte Perinatal Orientação para a Realidade Apoio Espiritual Apoio ao Sustento

LIGAÇÕES NOC-NIC PARA MANUTENÇÃO DA SAÚDE, INEFICAZ

Resultado	Intervenções Principais	Intervenções Sugeridas	
Satisfação do Cliente: Acesso a Recursos de Cuidados Definição: Alcance da percepção positiva dos cuidados oferecidos pelos enfermeiro	Gerenciamento de Caso	Contenção de Custos Assistência quanto a Recursos Financeiros Autorização do Seguro	Encaminhamento Assistência no Autocuidado Grupo de Apoio
Crenças de Saúde: Percepção de Recursos Definição: Convicção pessoal de que o indivíduo possui os meios adequados para realizar um comportamento de saúde	Assistência quanto a Recursos Financeiros Melhora do Sistema de Apoio	Controle da Energia Controle do Ambiente: Preparo do Lar Promoção do Envolvimento Familiar Mobilização Familiar Orientação quanto Sistema de Saúde	Autorização do Seguro Encaminhamento Assistência no Autocuidado Assistência no Autocuidado: Atividades Essenciais da Vida Diária Melhora da Autocompetência Apoio ao Sustento
Comportamento de Promoção da Saúde Definição: Ações pessoais para manter ou aumentar o bem-estar	Educação em Saúde Avaliação da Saúde Identificação de Risco	Exame das Mamas Intermediação Cultural Controle do Ambiente: Segurança Promoção do Exercício Controle de Imunização/Vacinação Controle Nutricional Promoção da Saúde Oral Assistência na Automodificação Facilitação da Autorresponsabilidade	Melhora do Sono Assistência para Parar de Fumar Melhora da Socialização Facilitação do Crescimento Espiritual Prevenção de Lesões Desportivas: Jovens Facilitação do Crescimento Espiritual Prevenção do Uso de Drogas Ensino: Sexo Seguro Controle do Peso

(Continua)

LIGAÇÕES NOC-NIC PARA MANUTENÇÃO DA SAÚDE, INEFICAZ

Resultado	Intervenções Principais		Intervenções Sugeridas
Comportamento de Busca da Saúde Definição: Ações pessoais para promover bem-estar, recuperação e reabilitação excelentes	Apoio à Tomada de Decisão Melhora da Autocompetência	Aconselhamento Intermediação Cultural Promoção do Exercício Educação em Saúde Melhora da Educação em Saúde Avaliação da Saúde Orientação quanto Sistema de Saúde Facilitação da Aprendizagem Estabelecimento de Metas Mútuas Controle Nutricional Contrato com o Paciente	Assistência na Automodificação Facilitação da Autorresponsabilidade Aconselhamento Sexual Melhora do Sono Assistência para Parar de Fumar Tratamento do Uso de Drogas Grupo de Apoio Melhora do Sistema de Apoio Esclarecimento de Valores Controle do Peso
Conhecimento: Comportamento de Saúde Definição: Alcance da compreensão transmitida sobre a promoção e a proteção da saúde	Educação em Saúde	Planejamento Familiar: Contracepção Facilitação da Aprendizagem Melhora da Disposição para Aprender Aconselhamento Nutricional Orientação aos Pais: Adolescentes Orientação aos Pais: Educando os Filhos Orientação aos Pais: Bebês Aconselhamento na Pré-Concepção Identificação de Risco Identificação de Risco: Família que Espera um Filho	Assistência para Parar de Fumar Prevenção do Uso de Drogas Ensino: Cuidados com os Pés Ensino: Grupo Ensino: Indivíduo Ensino: Atividade/ Exercício Prescritos Ensino: Dieta Prescrita Ensino: Medicamentos Prescritos Ensino: Habilidade Psicomotora Ensino: Sexo Seguro
Conhecimento: Promoção da Saúde Definição: Alcance da compreensão transmitida sobre as informações necessárias para obtenção e manutenção de uma saúde excelente	Educação em Saúde Identificação de Risco	Exame das Mamas Preparo para o Nascimento Promoção do Exercício Aconselhamento Genético Melhora da Educação em Saúde Avaliação de Saúde Controle de Imunização/ Vacinação Aconselhamento Nutricional	Promoção da Saúde Oral Aconselhamento na Pré-Concepção Identificação de Risco: Genético Ensino: Medicamentos Prescritos Ensino: Sexo Seguro Promoção da Segurança em Veículos Controle do Peso

NOC e NIC Ligados aos Diagnósticos de Enfermagem: Autocontrole da Saúde, Ineficaz

LIGAÇÕES NOC-NIC PARA MANUTENÇÃO DA SAÚDE, INEFICAZ

Resultado	Intervenções Principais		Intervenções Sugeridas
Conhecimento: Recursos de Saúde Definição: Alcance da compreensão transmitida sobre recursos relevantes de cuidados de saúde	Melhora da Educação em Saúde Orientação quanto Sistema de Saúde	Plano de Alta Primeiros Socorros Ensino: Grupo	Ensino: Indivíduo Consulta por Telefone
Participação nas Decisões sobre Cuidados de Saúde Definição: Envolvimento pessoal na escolha e na avaliação das opções de cuidados de saúde para alcançar o resultado desejado	Apoio à Tomada de Decisão Estabelecimento de Metas Mútuas	Orientação Antecipada Treinamento da Assertividade Intermediação Cultural Plano de Alta Gerenciamento de Recursos Financeiros Orientação quanto Sistema de Saúde	Proteção dos Direitos do Paciente Encaminhamento Facilitação da Autorresponsabilidade Consulta por Telefone Esclarecimento de Valores
Detecção do Risco Definição: Ações pessoais para identificar ameaças pessoais a saúde	Avaliação da Saúde Identificação de Risco Identificação de Risco: Família que Espera um Filho	Apoio à Proteção contra Abuso Apoio à Proteção contra Abuso: Infantil Apoio à Proteção contra Abuso: Parceiro no Lar Apoio à Proteção contra Abuso: Idoso Exame das Mamas	Controle do Ambiente: Segurança Controle do Ambiente: Prevenção da Violência Controle de Imunização/Vacinação Assistência para Parar de Fumar Prevenção do Uso de Drogas
Apoio Social Definição: Assistência confiável de outras pessoas	Promoção do Envolvimento Familiar Grupo de Apoio Melhora do Sistema de Apoio	Apoio ao Cuidador Apoio Emocional Apoio Familiar Assistência quanto a Recursos Financeiros Autorização do Seguro	Melhora da Socialização Apoio Espiritual Apoio ao Sustento Consulta por Telefone

Nota de raciocínio crítico: Uma quantidade de resultados é oferecida para possibilitar a escolha do(s) que melhor aborda(m) as características definidoras e/ou os fatores relacionados do diagnóstico para determinado cliente. Facilitação da Aprendizagem e Facilitação da Disposição para Aprender são intervenções capazes de ser apropriadas a qualquer resultado de conhecimento e intervenção de ensino; assim, não são repetidas a cada resultado.

DIAGNÓSTICO DE ENFERMAGEM: Autocontrole da **Saúde**, Ineficaz

Definição: Padrão de regulação e integração à vida diária de um regime terapêutico para tratamento de doenças e suas sequelas que é insatisfatório para alcançar as metas específicas de saúde

NICS ASSOCIADAS AOS FATORES RELACIONADOS DO DIAGNÓSTICO

Preparo para o Nascimento Cuidados no Desenvolvimento	Promoção do Envolvimento Familiar	Aconselhamento para Lactação	Orientação aos Pais: Bebês

(Continua)

LIGAÇÕES NOC-NIC PARA AUTOCONTROLE DA SAÚDE, INEFICAZ

Resultado	Intervenções Principais	Intervenções Sugeridas	
Comportamento de Suspensão do Abuso de Álcool Definição: Ações pessoais para eliminar o uso de álcool que constitui uma ameaça à saúde	Assistência na Automodificação Tratamento do Uso de Drogas	Modificação do Comportamento Melhora do Enfrentamento Aconselhamento Promoção do Envolvimento Familiar Avaliação da Saúde Controle de Medicamentos Melhora da Autopercepção	Melhora da Autocompetência Facilitação da Autorresponsabilidade Tratamento do Uso de Substância: Abstinência de Álcool Grupo de Apoio Ensino: Processo da Doença
Autocontrole da Asma Definição: Ações pessoais para prevenir ou reverter condição inflamatória que resulta em constrição dos brônquios das vias aéreas	Controle da Asma Ensino: Processo da Doença	Controle da Energia Controle do Ambiente: Segurança Proteção contra Infecção Administração de Medicamentos: Inalatória Administração de Medicamentos: Oral Controle de Medicamentos Melhoria da Autoeficiência	Assistência na Automodificação Grupo de Apoio Ensino: Atividade/ Exercício Prescritos Ensino: Dieta Prescrita Ensino: Medicamentos Prescritos
Nível de Glicemia Definição: Extensão da manutenção da variação normal dos níveis de glicose no plasma e na urina	Testes Laboratoriais à Beira do Leito Interpretação de Dados Laboratoriais	Amostra de Sangue Capilar	Ensino: Habilidades Psicomotoras
Autocontrole da Doença Cardíaca Definição: Ações pessoais para controle de doença cardíaca, seu tratamento e prevenção da progressão da doença	Ensino: Processo da Doença Ensino: Atividade/ Exercício Prescritos Ensino: Dieta Prescrita Ensino: Medicamentos Prescritos	Medicamentos Prescritos Cuidados Cardíacos: Reabilitação Precauções Cardíacas Controle da Energia Promoção do Exercício Controle de Imunização/ Vacinação Controle de Medicamentos Controle Nutricional	Melhora da Autocompetência Assistência na Automodificação Aconselhamento Sexual Assistência para Parar de Fumar Monitoração de Sinais Vitais Controle do Peso

NOC e NIC Ligados aos Diagnósticos de Enfermagem: Autocontrole da Saúde, Ineficaz

LIGAÇÕES NOC-NIC PARA AUTOCONTROLE DA SAÚDE, INEFICAZ

Resultado	Intervenções Principais	Intervenções Sugeridas	
Comportamento de Adesão Definição: Ações autoiniciadas para promover bem-estar, recuperação e reabilitação excelentes	Melhora da Autocompetência Facilitação da Autorresponsabilidade Ensino: Procedimento/Tratamento	Modificação do Comportamento Biblioterapia Melhora do Enfrentamento Aconselhamento Intermediação Cultural Apoio Emocional Promoção do Envolvimento Familiar Mobilização Familiar Assistência quanto a Recursos Financeiros Melhora da Educação em Saúde Orientação quanto Sistema de Saúde Facilitação da Aprendizagem Melhora da Disposição para Aprender	Estabelecimento de Metas Mútuas Aconselhamento Nutricional Identificação de Risco Melhora do Sistema de Apoio Ensino: Processo da Doença Ensino: Atividade/Exercício Prescritos Ensino: Dieta Prescrita Ensino: Medicamentos Prescritos Ensino: Habilidades Psicomotoras Consulta por Telefone Acompanhamento por Telefone Esclarecimento de Valores
Comportamento de Aceitação: Dieta Prescrita Definição: Ações pessoais para atendimento da ingestão de alimentos e líquidos recomendadas por profissional de saúde, para uma condição de saúde específica	Aconselhamento Nutricional Ensino: Dieta Prescrita	Modificação do Comportamento Intermediação Cultural Orientação quanto Sistema de Saúde Melhora da Disposição para Aprender	Monitoração Nutricional Melhora da Autocompetência Facilitação da Autorresponsabilidade Melhora do Sistema de Apoio
Comportamento de Aceitação: Medicação Prescrita Definição: Ações pessoais de administração segura de medicamentos de modo a atender às metas terapêuticas recomendadas por um profissional de saúde	Ensino: Medicamentos Prescritos	Terapia de Reposição Hormonal Melhora da Disposição para Aprender Administração de Medicamentos Administração de Medicamentos: Intramuscular (IM) Administração de Medicamentos: Endovenosa (EV)	Administração de Medicamentos: Tópica Administração de Medicamentos: Subcutânea Controle de Medicamentos Melhora da Autocompetência Facilitação da Autorresponsabilidade Ensino: Habilidades Psicomotoras

(Continua)

LIGAÇÕES NOC-NIC PARA AUTOCONTROLE DA SAÚDE, INEFICAZ

Resultado	Intervenções Principais		Intervenções Sugeridas
Autocontrole do Diabetes Definição: Ações pessoais de controle do diabetes melito, seu tratamento e a prevenção de evolução da doença	Ensino: Processo da Doença Ensino: Dieta Prescrita Ensino: Medicamentos Prescritos Ensino: Procedimento/Tratamento	Controle da Hiperglicemia Controle da Hipoglicemia Controle de Imunização/Vacinação Proteção contra Infecção Administração de Medicamentos: Intradérmica Administração de Medicamentos: Oral Controle de Medicamentos Controle Nutricional Aconselhamento Nutricional	Aconselhamento na Pré-Concepção Melhora da Autocompetência Assistência na Automodificação Facilitação da Autorresponsabilidade Ensino: Cuidados com os Pés Ensino: Grupo Ensino: Indivíduo Ensino: Habilidades Psicomotoras
Comportamento para Cessação do Abuso de Drogas Definição: Ações pessoais para eliminar o uso de drogas que representem uma ameaça à saúde	Melhora da Autocompetência Assistência na Automodificação Tratamento do Uso de Drogas	Modificação do Comportamento Melhora do Enfrentamento Aconselhamento Promoção do Envolvimento Familiar Avaliação da Saúde Controle de Medicamentos	Melhora da Autocompetência Facilitação da Autorresponsabilidade Tratamento do Uso de Drogas: Abstinência Grupo de Apoio
Crenças de Saúde: Percepção de Controle Definição: Convicção pessoal de que a pessoa é capaz de influenciar resultados de saúde	Apoio à Tomada de Decisão Melhora da Autocompetência	Treinamento da Assertividade Reestruturação Cognitiva Melhora do Enfrentamento Aconselhamento	Registro de Ações Facilitação da Aprendizagem Facilitação da Autorresponsabilidade
Resposta à Medicação Definição: Efeitos terapêuticos e adversos da medicação prescrita	Ensino: Indivíduo Ensino: Medicamentos Prescritos	Controle de Alergias Controle da Asma Controle da Quimioterapia Educação em Saúde Terapia de Reposição Hormonal	Melhora da Disposição para Aprender Administração de Medicamentos Controle de Medicamentos Ensino: Processo da Doença

NOC e NIC Ligados aos Diagnósticos de Enfermagem: Autocontrole da Saúde, Ineficaz

LIGAÇÕES NOC-NIC PARA AUTOCONTROLE DA SAÚDE, INEFICAZ

Resultado	Intervenções Principais	Intervenções Sugeridas	
Autocontrole da Esclerose Múltipla Definição: Ações pessoais para controlar a esclerose múltipla e para prevenção da progressão da doença	Ensino: Processo da Doença Ensino: Atividade/Exercício Prescritos Ensino: Dieta Prescrita Ensino: Medicamentos Prescritos	Controle Intestinal Apoio à Tomada de Decisão Controle da Energia Promoção do Exercício Controle de Imunização/Vacinação Administração de Medicamentos: Intramuscular (IM)	Administração de Medicamentos: Oral Controle de Medicamentos Melhora da Autocompetência Assistência na Automodificação Grupo de Apoio Controle da Eliminação Urinária
Participação nas Decisões sobre Cuidados de Saúde Definição: Envolvimento pessoal na escolha e na avaliação das opções de cuidados de saúde para alcançar o resultado desejado	Apoio à Tomada de Decisão Orientação quanto Sistema de Saúde	Escutar Ativamente Treinamento da Assertividade Modificação do Comportamento Biblioterapia Melhora do Enfrentamento Aconselhamento Intermediação Cultural Plano de Alta	Promoção do Envolvimento Familiar Troca de Informações sobre Cuidados de Saúde Proteção dos Direitos do Paciente Encaminhamento Facilitação da Autorresponsabilidade Consulta por Telefone Esclarecimento de Valores
Comportamento de Saúde Materna Pós-Parto Definição: Ações pessoais para promover a saúde de uma mãe no período após o nascimento do bebê	Cuidados Pós-Parto	Orientação Antecipada Redução da Ansiedade Promoção de Vínculo Cuidados no Parto Cesáreo Controle da Energia Promoção do Exercício Promoção da Integridade Familiar: Família que Espera um Filho Planejamento Familiar: Contracepção Monitoração Hídrica	Proteção contra Infecção Controle do Humor Aconselhamento Nutricional Monitoração Nutricional Controle da Dor Exercícios para a Musculatura Pélvica Cuidados com o Períneo Aconselhamento Sexual Melhora do Sono Grupo de Apoio
Comportamento de Saúde Pré-Natal Definição: Ações pessoais para promover uma gravidez saudável e um recém-nascido saudável	Cuidados no Pré-Natal	Apoio à Proteção contra Abuso: Parceiro no Lar Promoção da Mecânica Corporal Controle do Ambiente: Segurança Promoção do Exercício Controle de Medicamentos Controle Nutricional	Promoção da Saúde Oral Aconselhamento Sexual Prevenção do Uso de Drogas Tratamento do Uso de Drogas Promoção da Segurança em Veículos Controle do Peso

(Continua)

LIGAÇÕES NOC-NIC PARA AUTOCONTROLE DA SAÚDE, INEFICAZ

Resultado	Intervenções Principais		Intervenções Sugeridas
Controle de Convulsões Definição: Ações pessoais para reduzir ou minimizar a ocorrência de episódios convulsivos	Controle de Medicamentos Ensino: Medicamentos Prescritos	Redução da Ansiedade Controle do Ambiente: segurança Identificação de Risco Melhora do Papel	Melhora do Sono Melhora da Socialização Ensino: Atividade/ Exercício Prescritos
Autocuidado: Medicação Não Parenteral Definição: Capacidade de administração de medicações orais e tópicas para alcançar os objetivos terapêuticos, de forma independente, com ou sem dispositivos auxiliares	Assistência no Autocuidado Ensino: Medicamentos Prescritos	Facilitação da Aprendizagem Administração de Medicamentos: Otológica Administração de Medicamentos: Enteral Administração de Medicamentos: Oftalmológica Administração de Medicamentos: Inalatória Administração de Medicamentos: Nasal Administração de Medicamentos: Oral	Administração de Medicamentos: Retal Administração de Medicamentos: Tópica Administração de Medicamentos: Vaginal Melhora da Autocompetência Cuidados da Pele: Tratamentos Tópicos
Autocuidado: Medicação Parenteral Definição: Capacidade de administrar medicamentos parenterais para atingir as metas terapêuticas de forma independente, com ou sem dispositivos auxiliares	Ensino: Medicamentos Prescritos Ensino: Habilidades Psicomotoras	Facilitação da Aprendizagem Administração de Medicamentos: Intradérmica Administração de Medicamentos: Intramuscular (IM) Administração de Medicamentos: Endovenosa (EV) Administração de Medicamentos: Subcutânea	Assistência à Analgesia Controlada pelo Paciente Melhora da Autocompetência Facilitação da Autorresponsabilidade Ensino: Processo da Doença
Comportamento de Cessação de Fumar Definição: Ações pessoais para eliminar o uso do tabaco	Assistência para Parar de Fumar	Melhora do Enfrentamento Aconselhamento Avaliação da Saúde Controle de Medicamentos Melhora da Autopercepção	Melhora da Autocompetência Assistência na Automodificação Facilitação da Autorresponsabilidade Grupo de Apoio Melhora do Sistema de Apoio

NOC e NIC Ligados aos Diagnósticos de Enfermagem: Autocontrole da Saúde, Ineficaz

LIGAÇÕES NOC-NIC PARA AUTOCONTROLE DA SAÚDE, INEFICAZ

Resultado	Intervenções Principais	Intervenções Sugeridas	
Controle de Sintomas Definição: Ações pessoais para minimizar mudanças adversas percebidas na função física e emocional	Assistência na Automodificação Ensino: Processo da Doença	Escutar Ativamente Modificação do Comportamento Melhora do Enfrentamento Intervenção na Crise Promoção do Exercício	Assistência quanto a Recursos Financeiros Aconselhamento Nutricional Facilitação da Autorresponsabilidade Ensino: Atividade/ Exercício Prescritos Ensino: Medicamentos Prescritos
Remoção de Toxinas Sistêmicas: Diálise Definição: Eliminação de toxinas do organismo, com diálise peritoneal ou hemodiálise	Terapia por Hemodiálise Terapia de Diálise Peritoneal	Controle Ácido-Básico Monitoração Ácido-Básica Controle de Eletrólitos Controle de Eletrólitos: Hipercalcemia Controle de Eletrólitos: Hipercalemia Controle de Eletrólitos: Hipermagnesemia Controle de Eletrólitos: Hipernatremia	Controle de Eletrólitos: Hiperfosfatemia Monitoração de Eletrólitos Controle Hidroeletrolítico Interpretação de Dados Laboratoriais Ensino: Procedimento/ Tratamento Ensino: Habilidades Psicomotoras Monitoração de Sinais Vitais
Comportamento de Tratamento: Doença ou Lesão Definição: Ações pessoais para reduzir ou eliminar uma patologia	Facilitação da Autorresponsabilidade Ensino: Processo da Doença Ensino: Procedimento/ Tratamento	Modificação do Comportamento Melhora do Enfrentamento Apoio Emocional Promoção do Envolvimento Familiar Facilitação da Aprendizagem Estabelecimento de Metas Mútuas Grupo de Apoio Melhora do Sistema de Apoio	Ensino: Indivíduo Ensino: Atividade/ Exercício Prescritos Ensino: Dieta Prescrita Ensino: Medicamentos Prescritos Ensino: Habilidades Psicomotoras Consulta por Telefone Acompanhamento por Telefone

Nota de raciocínio crítico: Embora o diagnóstico não trate de condições de saúde específicas, oferecemos resultados gerais relacionados a comportamentos de saúde e resultados para problemas de saúde específicos.

DIAGNÓSTICO DE ENFERMAGEM: Disfunção Sexual

Definição: O estado em que o indivíduo passa por mudança na função sexual, durante as fases de resposta sexual de desejo, excitação e/ou orgasmo, que é vista como insatisfatória, não recompensadora e inadequada

NICS ASSOCIADAS AOS FATORES RELACIONADOS DO DIAGNÓSTICO

Apoio à Proteção contra Abuso	Cuidados Pós-Parto	Cuidados no Pré-Natal	Ensino: Sexualidade

LIGAÇÕES NOC-NIC PARA DISFUNÇÃO SEXUAL

Resultado	Intervenções Principais	Intervenções Sugeridas	
Recuperação de Abuso: Sexual Definição: Extensão da cura de lesões físicas e psicológicas por abuso ou exploração sexual	Apoio à Proteção contra Abuso Aconselhamento Aconselhamento Sexual	Apoio à Proteção contra Abuso: Infantil Apoio à Proteção contra Abuso: Parceiro no Lar Apoio à Proteção contra Abuso: Idoso Escutar Ativamente Assistência no Controle da Raiva Treinamento da Assertividade Controle do Comportamento: Autoagressão Apoio Emocional Facilitação do Processo de Culpa Promoção de Esperança Controle do Humor	Promoção da Capacidade de Resiliência Melhora da Autopercepção Melhora da Autoestima Melhora do Sono Apoio Espiritual Prevenção do Uso de Drogas Prevenção do Suicídio Grupo de Apoio Melhora do Sistema de Apoio Ensino: Sexualidade Terapia de Grupo Esclarecimento de Valores
Conhecimento: Funcionamento Sexual na Gravidez e no Pós-Parto Definição: Alcance da compreensão transmitida sobre a função sexual, durante a gravidez e após o parto	Cuidados Pós-Parto Cuidados no Pré-Natal	Planejamento Familiar: Contracepção Controle do Humor Aconselhamento Sexual	Ensino: Indivíduo Ensino: Sexo Seguro
Envelhecimento Físico Definição: Mudanças físicas normais, que ocorrem com o processo natural de envelhecimento	Aconselhamento Sexual	Redução da Ansiedade Melhora da Imagem Corporal Apoio Emocional Terapia de Reposição Hormonal	Controle de Medicamentos Melhora da Autoestima Assistência na Automodificação

NOC e NIC Ligados aos Diagnósticos de Enfermagem: Padrões de Sexualidade, Ineficazes

LIGAÇÕES NOC-NIC PARA DISFUNÇÃO SEXUAL

Resultado	Intervenções Principais	Intervenções Sugeridas	
Controle de Riscos: Doenças Sexualmente Transmissíveis Definição: Ações pessoais para prevenir, eliminar ou reduzir comportamentos associados à doença sexualmente transmissível	Controle de Infecção Ensino: Sexo Seguro	Controle do Comportamento: Sexual Modificação do Comportamento Avaliação da Saúde Orientação quanto Sistema de Saúde	Treinamento para Controle de Impulsos Identificação de Risco Facilitação da Autorresponsabilidade
Funcionamento Sexual Definição: Integração de aspectos físicos, socioemocionais e intelectuais da expressão e do desempenho sexuais	Aconselhamento Sexual	Melhora da Imagem Corporal Planejamento Familiar: Contracepção Planejamento Familiar: Infertilidade Terapia de Reposição Hormonal Controle de Medicamentos Controle da Síndrome Pré-Menstrual	Cuidados no Pré-Natal Melhora da Autoestima Facilitação da Autorresponsabilidade Ensino: Sexo Seguro Ensino: Sexualidade Esclarecimento de Valores

DIAGNÓSTICO DE ENFERMAGEM: Padrões de **Sexualidade**, Ineficazes

Definição: Expressões de preocupação quanto à sua própria sexualidade

NICS ASSOCIADAS AOS FATORES RELACIONADOS DO DIAGNÓSTICO

Modificação do Comportamento: Habilidades Sociais Orientação aos Pais: Adolescentes	Orientação aos Pais: Educando os Filhos	Promoção da Paternidade/ Maternidade	Ensino: Indivíduo

LIGAÇÕES NOC-NIC PARA PADRÕES DE SEXUALIDADE, INEFICAZES

Resultado	Intervenções Principais	Intervenções Sugeridas	
Recuperação de Abuso: Sexual Definição: Extensão da cura de lesões físicas e psicológicas por abuso ou exploração sexual	Apoio à Proteção contra Abuso Aconselhamento Aconselhamento Sexual	Escutar Ativamente Assistência no Controle da Raiva Redução da Ansiedade Controle do Comportamento: Sexual Facilitação do Processo de Culpa Melhora da Autopercepção	Melhora da Autoestima Apoio Espiritual Grupo de Apoio Melhora do Sistema de Apoio Ensino: Sexualidade Terapia de Grupo

(Continua)

LIGAÇÕES NOC-NIC PARA PADRÕES DE SEXUALIDADE, INEFICAZES

Resultado	Intervenções Principais	Intervenções Sugeridas	
Maturidade Física: Mulher Definição: Mudanças físicas normais na mulher, que ocorrem com a transição da infância à vida adulta	Ensino: Sexo Seguro Ensino: Sexualidade	Redução da Ansiedade Controle do Comportamento: Sexual Melhora da Imagem Corporal Orientação aos Pais: Adolescentes	Controle da Síndrome Pré-Menstrual Melhora da Autopercepção Melhora da Autoestima
Maturidade Física: Homem Definição: Mudanças físicas normais no homem ocorridas com a transição da infância para vida adulta	Ensino: Sexo Seguro Ensino: Sexualidade	Redução da Ansiedade Controle do Comportamento: Sexual Melhora da Imagem Corporal	Orientação aos Pais: Adolescentes Melhora da Autopercepção Melhora da Autoestima
Identidade Sexual Definição: Reconhecimento e aceitação da própria identidade sexual	Aconselhamento Sexual	Redução da Ansiedade Controle do Comportamento: Sexual Melhora da Imagem Corporal Melhora do Enfrentamento Aconselhamento Melhora do Desenvolvimento: Adolescente	Terapia de Reposição Hormonal Melhora do Papel Melhora da Autopercepção Melhora da Autoestima Melhora do Sistema de Apoio Ensino: Sexualidade Esclarecimento de Valores

DIAGNÓSTICO DE ENFERMAGEM: Privação de **Sono**

Definição: Períodos prolongados de tempo sem sono (suspensão sustentada, natural e periódica do estado de consciência relativa)

NICS ASSOCIADAS AOS FATORES RELACIONADOS DO DIAGNÓSTICO

Redução da Ansiedade Controle da Demência Controle do Ambiente	Promoção do Exercício Controle de Medicamentos	Controle da Dor Promoção da Paternidade/ Maternidade	Terapia de Relaxamento Cuidados na Incontinência Urinária: Enurese

LIGAÇÕES NOC-NIC PARA PRIVAÇÃO DE SONO

Resultado	Intervenções Principais	Intervenções Sugeridas	
Nível de Confusão Aguda Definição: Gravidade do transtorno na consciência e na cognição, que se desenvolve ao longo de período curto	Controle do Delírio Melhora do Sono	Redução da Ansiedade Técnica para Acalmar Controle da Energia Controle do Ambiente: Conforto Controle de Alucinações	Controle de Medicamentos Controle do Humor Musicoterapia Orientação para a Realidade Supervisão: Segurança

NOC e NIC Ligados aos Diagnósticos de Enfermagem: Padrão de Sono, Prejudicado

LIGAÇÕES NOC-NIC PARA PRIVAÇÃO DE SONO

Resultado	Intervenções Principais	Intervenções Sugeridas	
Sono Definição: Suspensão periódica natural da consciência durante a qual o corpo se recupera	Melhora do Sono	Redução da Ansiedade Controle do Ambiente Controle do Ambiente: Conforto Promoção do Exercício Estimulação da Imaginação Massagem Controle de Medicamentos Facilitação do Processo de Meditação	Musicoterapia Controle da Náusea Controle da Dor Fototerapia: Regulação do Humor/Sono Relaxamento Muscular Progressivo Terapia de Relaxamento Cuidados na Incontinência Urinária: Enurese Controle do Vômito
Gravidade dos Sintomas Definição: Gravidade de mudanças adversas percebidas nas funções física, emocional e social	Orientação para a Realidade Melhora do Sono	Redução da Ansiedade Técnica para Acalmar Melhora do Enfrentamento Controle da Energia Estimulação da Imaginação Controle de Alucinações Massagem	Administração de Medicamentos Controle de Medicamentos Controle do Humor Controle da Dor Posicionamento Relaxamento Muscular Progressivo Terapia de Relaxamento

Nota de raciocínio crítico: As características definidoras do diagnóstico são sintomas que ocorrem com a falta prolongada de sono; assim, os resultados capazes de medir a melhora desses sintomas são oferecidos, bem como um resultado para medir o sono.

DIAGNÓSTICO DE ENFERMAGEM: Padrão de Sono, Prejudicado

Definição: Interrupções da quantidade e da qualidade do sono, limitadas pelo tempo, decorrentes de fatores externos

NICS ASSOCIADAS AOS FATORES RELACIONADOS DO DIAGNÓSTICO

Apoio ao Cuidador	Controle do Ambiente	Controle do Ambiente: Conforto	Cuidados durante o Repouso do Cuidador

LIGAÇÕES NOC-NIC PARA PADRÃO DE SONO, PREJUDICADO

Resultado	Intervenções Principais	Intervenções Sugeridas	
Sono Definição: Suspensão periódica natural da consciência durante a qual o corpo se recupera	Controle do Ambiente: Conforto Melhora do Sono	Redução da Ansiedade Treinamento de Autossugestão Banho Técnica para Acalmar Controle da Demência Controle da Energia Controle do Ambiente Promoção do Exercício Terapia de Reposição Hormonal Cuidado Neonatal: no Método Canguru Massagem Administração de Medicamentos Controle de Medicamentos	Prescrição de Medicamentos Facilitação do Processo de Meditação Musicoterapia Controle da Dor Fototerapia: Regulação do Humor/Sono Posicionamento Relaxamento Muscular Progressivo Terapia de Relaxamento Aumento da Segurança Toque Cuidados na Incontinência Urinária: Enurese

DIAGNÓSTICO DE ENFERMAGEM: Sono, Disposição para Melhorado

Definição: Um padrão de suspensão natural e periódica da consciência, que propicia o descanso adequado, sustenta um estilo de vida desejável e pode ser reforçado

LIGAÇÕES NOC-NIC PARA SONO, DISPOSIÇÃO PARA MELHORADO

Resultado	Intervenções Principais	Intervenções Sugeridas	
Sono Definição: Suspensão periódica natural da consciência durante a qual o corpo se recupera	Melhora do Sono	Redução da Ansiedade Treinamento de Autossugestão Técnica para Acalmar Controle do Ambiente: Conforto Terapia de Reposição Hormonal Massagem Controle de Medicamentos Musicoterapia	Controle da Náusea Controle da Dor Fototerapia: Regulação do Humor/Sono Controle da Síndrome Pré-Menstrual Relaxamento Muscular Progressivo Terapia de Relaxamento Aumento da Segurança

DIAGNÓSTICO DE ENFERMAGEM: Termorregulação, Ineficaz

Definição: Flutuação da temperatura entre hipotermia e hipertermia

NICS ASSOCIADAS AOS FATORES RELACIONADOS DO DIAGNÓSTICO

Controle do Ambiente

LIGAÇÕES NOC-NIC PARA TERMORREGULAÇÃO, INEFICAZ

Resultado	Intervenções Principais	Intervenções Sugeridas	
Termorregulação Definição: Equilíbrio entre a produção, o aumento e a perda de calor	Regulação da Temperatura Regulação da Temperatura: Transoperatória	Controle do Ambiente Tratamento da Febre Controle Hídrico Monitoração Hídrica Tratamento de Exposição ao Calor	Tratamento da Hipotermia Precauções contra Hipertermia Maligna Administração de Medicamentos Controle da Dor Monitoração de Sinais Vitais
Termorregulação: Recém-Nascido Definição: Equilíbrio entre a produção, o aumento e a perda de calor, durante os primeiros 28 dias de vida	Monitoramento do Recém-Nascido Regulação da Temperatura	Controle Ácido-Básico Monitoração Ácido-Básica Controle do Ambiente Tratamento da Febre Controle Hídrico Monitoração Hídrica	Tratamento de Exposição ao Calor Administração de Medicamentos Cuidados com o Recém-Nascido Monitoração Respiratória Monitoração de Sinais Vitais

Nota de raciocínio crítico: Uma quantidade de fatores relacionados, como doença ou tratamento, são condições que o enfermeiro pode ser capaz de tratar, embora não possa, necessariamente, prevenir.

NOC e NIC Ligados aos Diagnósticos de Enfermagem: Capacidade de Transferência...

DIAGNÓSTICO DE ENFERMAGEM: Tomada de Decisão, Disposição para Aumento

Definição: Padrão de escolha de cursos de ação suficiente para atingir metas de saúde de curto e longo prazos, e que pode ser aumentado

LIGAÇÕES NOC-NIC PARA TOMADA DE DECISÃO, DISPOSIÇÃO PARA AUMENTO

Resultado	Intervenções Principais	Intervenções Sugeridas	
Comportamento de Adesão Definição: Ações autoiniciadas para promover bem-estar, recuperação e reabilitação excelentes	Educação em Saúde	Apoio à Tomada de Decisão Avaliação da Saúde Orientação quanto Sistema de Saúde	Identificação de Risco Ensino: Indivíduo
Tomada de Decisão Definição: Capacidade de fazer julgamentos e escolher entre duas alternativas ou mais	Apoio à Tomada de Decisão	Intermediação Cultural Educação em Saúde Melhora da Educação em Saúde	Melhora da Autopercepção Ensino: Indivíduo Esclarecimento de Valores
Crenças de Saúde Definição: Condições pessoais que influenciam os comportamentos de saúde	Apoio à Tomada de Decisão Esclarecimento de Valores	Escutar Ativamente Educação em Saúde Melhora da Educação em Saúde	Melhora da Autocompetência Facilitação da Autorresponsabilidade Grupo de Apoio Ensino: Indivíduo
Autonomia Pessoal Definição: Ações pessoais de indivíduo competente para o exercício do governo nas decisões de vida	Apoio à Tomada de Decisão	Escutar Ativamente Treinamento da Assertividade Proteção dos Direitos do Paciente Melhora da Autocompetência	Facilitação da Autorresponsabilidade Ensino: Indivíduo Esclarecimento de Valores

DIAGNÓSTICO DE ENFERMAGEM: Capacidade de Transferência, Prejudicada

Definição: Limitação ao movimento independente entre duas superfícies próximas

NICS ASSOCIADAS AOS FATORES RELACIONADOS DO DIAGNÓSTICO

Melhora da Comunicação: Déficit Visual Controle da Demência	Controle do Ambiente: Segurança Promoção do Exercício Promoção do Exercício: Treino para Fortalecimento	Terapia com Exercício: Equilíbrio Terapia com Exercício: Mobilidade Articular Controle da Dor	Ensino: Atividade/ Exercício Prescritos Assistência para Reduzir o Peso

LIGAÇÕES NOC-NIC PARA CAPACIDADE DE TRANSFERÊNCIA, PREJUDICADA

Resultado	Intervenções Principais	Intervenções Sugeridas	
Equilíbrio Definição: Capacidade para manter o equilíbrio do corpo	Promoção do Exercício: Treino para Fortalecimento Terapia com Exercício: Equilíbrio	Promoção da Mecânica Corporal Controle da Energia Controle do Ambiente: Segurança Promoção do Exercício Terapia com Exercício: Mobilidade Articular	Terapia com Exercício: Controle Muscular Prevenção contra Quedas Posicionamento Supervisão: Segurança Ensino: Atividade/ Exercício Prescritos

(Continua)

LIGAÇÕES NOC-NIC PARA CAPACIDADE DE TRANSFERÊNCIA, PREJUDICADA

Resultado	Intervenções Principais		Intervenções Sugeridas
Posicionamento do Corpo: Autoiniciado Definição: Capacidade de mudar a posição do próprio corpo, de forma independente, com ou sem acessório auxiliar	Promoção do Exercício: Treino para Fortalecimento Terapia com Exercício: Controle Muscular	Promoção da Mecânica Corporal Controle da Energia Promoção do Exercício: Alongamento Terapia com Exercício: Deambulação Terapia com Exercício: Equilíbrio Terapia com Exercício: Mobilidade Articular	Prevenção contra Quedas Controle da Dor Posicionamento Assistência no Autocuidado: Uso de Vaso Sanitário Assistência no Autocuidado: Transferências Ensino: Atividade/ Exercício Prescritos Controle da Negligência Unilateral
Movimento Coordenado Definição: Capacidade dos músculos para trabalhar em conjunto e de forma voluntária para o movimento pretendido	Promoção do Exercício: Treino para Fortalecimento Terapia com Exercício: Controle Muscular	Promoção da Mecânica Corporal Controle da Energia Promoção do Exercício: Alongamento Terapia com Exercício: Equilíbrio Terapia com Exercício: Mobilidade Articular	Controle de Medicamentos Controle Nutricional Controle da Dor Assistência no Autocuidado: Transferências Melhora do Sono Controle do Peso
Desempenho na Transferência Definição: Capacidade de trocar o corpo de lugar, de forma independente, com ou sem dispositivo auxiliar	Promoção do Exercício: Treino para Fortalecimento Assistência no Autocuidado: Transferências	Promoção da Mecânica Corporal Controle da Energia Controle do Ambiente: Segurança Promoção do Exercício Promoção do Exercício: Alongamento Terapia com Exercício: Equilíbrio Terapia com Exercício: Mobilidade Articular Terapia com Exercício: Controle Muscular Prevenção contra Quedas	Controle da Dor Posicionamento Posicionamento: Cadeira de Rodas Assistência no Autocuidado Assistência no Autocuidado: Uso de Vaso Sanitário Supervisão: Segurança Ensino: Atividade/ Exercício Prescritos Ensino: Habilidades Psicomotoras Controle do Peso

DIAGNÓSTICO DE ENFERMAGEM: Síndrome Pós-Trauma

Definição: Resposta mal-adaptada e sustentada a evento traumático e opressivo

NICS ASSOCIADAS AOS FATORES RELACIONADOS DO DIAGNÓSTICO

Apoio à Proteção contra Abuso
Apoio à Proteção contra Abuso: Infantil
Apoio à Proteção contra Abuso: Parceiro no Lar
Apoio à Proteção contra Abuso: Idoso

Controle de Doenças Transmissíveis
Controle do Ambiente: Segurança
Controle do Ambiente: Prevenção de Violência

Controle do Ambiente: Segurança do Trabalhador
Prevenção contra Quedas

Prevenção de Lesões Desportivas: Jovens
Promoção da Segurança em Veículos

NOC e NIC Ligados aos Diagnósticos de Enfermagem: Síndrome Pós-Trauma

LIGAÇÕES NOC-NIC PARA SÍNDROME PÓS-TRAUMA

Resultado	Intervenções Principais	Intervenções Sugeridas	
Recuperação de Abuso: Emocional Definição: Extensão da cura de lesões psicológicas decorrentes de abuso	Aconselhamento Melhora do Sistema de Apoio Terapia de Grupo	Assistência no Controle da Raiva Redução da Ansiedade Treinamento da Assertividade Controle do Comportamento: Autoagressão Melhora do Enfrentamento Apoio Emocional Apoio Familiar Facilitação do Processo de Perdão Facilitação do Processo de Pesar Facilitação do Processo de Culpa Treinamento para Controle de Impulsos	Controle do Humor Melhora da Segurança Melhora da Autoestima Melhora da Socialização Apoio Espiritual Prevenção do Uso de Drogas Prevenção do Suicídio Grupo de Apoio Terapia para Trauma: Infantil Cuidados na Incontinência Urinária: Enurese
Recuperação de Abuso: Financeiro Definição: Extensão do controle dos assuntos financeiros e legais, após exploração financeira	Melhora do Enfrentamento Aconselhamento Assistência quanto a Recursos Financeiros	Treinamento da Assertividade Apoio à Tomada de Decisão Proteção dos Direitos do Paciente Melhora da Segurança	Melhora da Autocompetência Melhora da Autoestima Melhora do Sistema de Apoio
Recuperação de Abuso: Sexual Definição: Extensão da cura de lesões físicas e psicológicas por abuso ou exploração sexual	Aconselhamento Tratamento do Trauma de Estupro Terapia de Grupo	Escutar Ativamente Assistência no Controle da Raiva Redução da Ansiedade Treinamento da Assertividade Controle do Comportamento: Autoagressão Controle do Comportamento: Sexual Apoio Emocional Apoio Familiar Facilitação do Processo de Perdão Facilitação do Processo de Pesar Facilitação do Processo de Culpa Promoção de Esperança	Treinamento para Controle de Impulsos Controle do Humor Melhora da Autocompetência Melhora da Autoestima Aconselhamento Sexual Melhora da Socialização Apoio Espiritual Prevenção do Uso de Drogas Prevenção do Suicídio Grupo de Apoio Melhora do Sistema de Apoio Terapia para Trauma: Infantil
Nível de Ansiedade Definição: Gravidade de apreensão, tensão ou desassossego manifestado, decorrente de uma fonte não identificada	Redução da Ansiedade	Apoio à Proteção contra Abuso Terapia com Animais Promoção do Exercício Controle de Medicamentos	Musicoterapia Relaxamento Muscular Progressivo Terapia de Relaxamento Melhora da Segurança

(Continua)

LIGAÇÕES NOC-NIC PARA SÍNDROME PÓS-TRAUMA

Resultado	Intervenções Principais		Intervenções Sugeridas
Enfrentamento Definição: Ações pessoais para o controle de estressores que acabam com os recursos individuais	Melhora do Enfrentamento Aconselhamento	Redução da Ansiedade Controle do Comportamento: Autoagressão Apoio Emocional Facilitação do Processo de Pesar Promoção de Esperança Controle do Humor	Apoio a Irmãos Melhora da Socialização Apoio Espiritual Grupo de Apoio Melhora do Sistema de Apoio Terapia para Trauma: Infantil
Nível de Depressão Definição: Gravidade do humor melancólico e perda de interesse pelos eventos de vida	Controle do Humor Prevenção do Suicídio	Assistência no Controle da Raiva Terapia com Animais Redução da Ansiedade Aconselhamento Promoção do Exercício Facilitação do Processo de Perdão Facilitação do Processo de Pesar Facilitação do Processo de Culpa Promoção de Esperança	Administração de Medicamentos Terapia Ambiental Contrato com o Paciente Melhora da Autoestima Melhora do Sono Melhora da Socialização Prevenção do Uso de Drogas Controle do Peso
Nível de Medo Definição: Gravidade da apreensão, da tensão ou do desequilíbrio advindo de fonte identificável	Redução da Ansiedade Melhora do Enfrentamento	Técnica para Acalmar Intervenção na Crise Apoio Emocional Controle do Ambiente: Segurança	Controle de Medicamentos Melhora da Segurança Dizer a Verdade Monitoração de Sinais Vitais
Nível de Medo: Criança Definição: Gravidade da apreensão, da tensão ou do desequilíbrio explícitos advindos de fonte identificável, em uma criança de 1 a 17 anos de idade	Redução da Ansiedade Terapia para Trauma: Infantil	Apoio à Proteção contra Abuso: Infantil Terapia com Animais Arteterapia Técnica para Acalmar Distração Apoio Emocional Controle do Ambiente: Segurança	Administração de Medicamentos Musicoterapia Melhora da Segurança Brinquedo Terapêutico Dizer a verdade Monitoração de Sinais Vitais
Autocontrole de Comportamento Impulsivo Definição: Autocontrole quanto a comportamentos compulsivos ou impulsivos	Melhora do Enfrentamento Treinamento para Controle de Impulsos	Controle do Comportamento: Autoagressão Controle do Ambiente: Segurança Estabelecimento de Metas Mútuas Contrato com o Paciente Identificação de Risco	Melhora da Autopercepção Prevenção do Uso de Drogas Prevenção de Suicídio Grupo do Apoio Melhora do Sistema de Apoio

NOC e NIC Ligados aos Diagnósticos de Enfermagem: Síndrome do Trauma de Estupro

LIGAÇÕES NOC-NIC PARA SÍNDROME PÓS-TRAUMA

Resultado	Intervenções Principais	Intervenções Sugeridas	
Contenção da Automutilação Definição: Ações pessoais para evitar lesão (não letal) intencional autoinfligida	Controle do Comportamento: Autoagressão Melhora do Enfrentamento	Redução da Ansiedade Modificação do Comportamento Reestruturação Cognitiva Aconselhamento Controle do Ambiente: Segurança	Treinamento para Controle de Impulsos Estabelecimento de Metas Mútuas Contrato com o Paciente Melhora da Autopercepção Supervisão: Segurança

DIAGNÓSTICO DE ENFERMAGEM: Síndrome do **Trauma** de Estupro

Definição: Resposta de má adaptação sustentada a uma penetração sexual forçada, violenta, contra a vontade e o consentimento da vítima

NICS ASSOCIADAS AOS FATORES RELACIONADOS DO DIAGNÓSTICO

Apoio à Proteção contra Abuso
Apoio à Proteção contra Abuso: Infantil
Apoio à Proteção contra Abuso: Parceiro no Lar
Apoio à Proteção contra Abuso: Idoso

LIGAÇÕES NOC-NIC PARA SÍNDROME DO TRAUMA DE ESTUPRO

Resultado	Intervenções Principais	Intervenções Sugeridas	
Proteção contra Abuso Definição: Proteção de si e/ou outros dependentes contra abuso	Apoio à Proteção contra Abuso Apoio à Proteção contra Abuso: Infantil Apoio à Proteção contra Abuso: Parceiro no Lar Apoio à Proteção Contra Abuso: Idoso	Aconselhamento Apoio à Tomada de Decisão Controle do Ambiente: Segurança Controle do Ambiente: Prevenção de Violência Apoio Familiar	Identificação de Risco Melhora da Segurança Melhora da Autocompetência Melhora do Sistema de Apoio Supervisão: Segurança
Recuperação de Abuso: Emocional Definição: Alcance da cura de lesões psicológicas decorrentes de abuso	Aconselhamento Terapia de Grupo Terapia para Trauma: Infantil	Assistência no Controle da Raiva Redução da Ansiedade Treinamento da Assertividade Controle do Comportamento: Autoagressão Melhora do Enfrentamento Apoio Emocional Facilitação do Processo de Perdão Facilitação do Processo de Pesar Treinamento para Controle de Impulsos	Controle do Humor Melhora da Segurança Melhora da Autoestima Melhora da Socialização Prevenção do Uso de Drogas Prevenção do Suicídio Grupo de Apoio Melhora do Sistema de Apoio

(Continua)

LIGAÇÕES NOC-NIC PARA SÍNDROME DO TRAUMA DE ESTUPRO

Resultado	Intervenções Principais		Intervenções Sugeridas
Recuperação de Abuso: Físico Definição: Extensão da cura de lesões físicas, por abuso	Avaliação da Saúde Identificação de Risco	Melhora da Imagem Corporal Educação em Saúde Controle de Infecção Administração de Medicamentos	Monitoração Nutricional Tratamento do Trauma de Estupro Cuidados com Lesões
Recuperação de Abuso: Sexual Definição: Extensão da cura de lesões físicas e psicológicas por abuso ou exploração sexual	Terapia de Grupo Terapia para Trauma: Infantil	Apoio à Proteção contra Abuso Escutar Ativamente Assistência no Controle da Raiva Redução da Ansiedade Treinamento da Assertividade Controle do Comportamento: Autoagressão Controle do Comportamento: Sexual Apoio à Tomada de Decisão Controle de Distúrbios Alimentares Apoio Emocional Facilitação do Processo de Perdão Facilitação do Processo de Pesar Facilitação do Processo de Culpa	Promoção de Esperança Controle do Humor Terapia de Relaxamento Melhora da Segurança Melhora da Autocompetência Melhora da Autoestima Aconselhamento Sexual Melhora do Sono Prevenção do Uso de Drogas Prevenção do Suicídio Grupo de Apoio Melhora do Sistema de Apoio Brinquedo Terapêutico
Funcionamento Sexual Definição: Integração de aspectos físicos, socioemocionais e intelectuais da expressão e do desempenho sexuais	Controle do Comportamento: Sexual Aconselhamento Sexual	Redução da Ansiedade Facilitação do Processo de Perdão Facilitação do Processo de Pesar Facilitação do Processo de Culpa Treinamento para Controle de Impulsos	Melhora da Autopercepção Melhora da Autoestima Assistência na Automodificação Facilitação da Autorresponsabilidade Prevenção do Uso de Drogas

DIAGNÓSTICO DE ENFERMAGEM: Tristeza: Crônica

Definição: Padrão cíclico, recorrente e potencialmente progressivo de tristeza disseminada, que é experimentada (por pai ou mãe, cuidador, ou indivíduo com doença crônica ou deficiência), em resposta à perda contínua ao longo da trajetória de uma doença ou deficiência

NICS ASSOCIADAS AOS FATORES RELACIONADOS DO DIAGNÓSTICO

- Melhora do Enfrentamento
- Controle do Ambiente: Prevenção de Violência
- Facilitação do Processo de Pesar
- Promoção da Capacidade de Resiliência

LIGAÇÕES NOC-NIC PARA TRISTEZA: CRÔNICA

Resultado	Intervenções Principais	Intervenções Principais	Intervenções Sugeridas
Aceitação: Estado de Saúde Definição: Aceitação de mudança significativa no estado de saúde	Melhora do Enfrentamento Promoção de Esperança	Assistência no Controle da Raiva Apoio à Tomada de Decisão Apoio Emocional Facilitação do Processo de Pesar Facilitação do Processo de Culpa Controle do Humor	Promoção da Capacidade de Resiliência Melhora da Autoestima Apoio Espiritual Grupo de Apoio Dizer a Verdade Esclarecimento de Valores
Nível de Depressão Definição: Gravidade do humor melancólico e perda de interesse pelos eventos de vida	Promoção de Esperança Controle do Humor	Terapia Ocupacional Assistência no Controle da Raiva Terapia com Animais Apoio Emocional Facilitação do Processo de Perdão Facilitação do Processo de Pesar Facilitação do Processo de Culpa	Controle de Medicamentos Melhora do Sono Apoio Espiritual Prevenção do Uso de Drogas Grupo de Apoio Melhora do Sistema de Apoio
Autocontrole da Depressão Definição: Ações pessoais para minimizar a melancolia e manter o interesse pelos eventos da vida	Controle do Humor	Terapia Ocupacional Modificação do Comportamento Reestruturação Cognitiva Controle de Energia Facilitação do Processo de Pesar Facilitação do Processo de Culpa Controle de Medicamentos Identificação de Risco	Assistência na Automodificação Melhora do Sono Prevenção do Uso de Drogas Ensino: Atividade/Exercício Prescritos Ensino: Medicamentos Prescritos Ensino: Procedimento/Tratamento Controle do Peso

(Continua)

LIGAÇÕES NOC-NIC PARA TRISTEZA: CRÔNICA

Resultado	Intervenções Principais	Intervenções Sugeridas	
Resolução do Pesar Definição: Ajustes à perda real ou iminente	Facilitação do Processo de Pesar Facilitação do Processo de Pesar: Morte Perinatal	Escutar Ativamente Assistência no Controle da Raiva Terapia com Animais Biblioterapia Melhora do Enfrentamento Assistência ao Morrer Apoio Emocional	Facilitação do Processo de Perdão Facilitação do Processo de Culpa Promoção de Esperança Monitoração Nutricional Terapia de Reminiscências Apoio Espiritual Grupo de Apoio
Esperança Definição: Otimismo que, pessoalmente, satisfaz e oferece apoio à vida	Promoção de Esperança Apoio Espiritual	Melhora do Enfrentamento Apoio Emocional Facilitação do Processo de Perdão Controle do Humor	Melhora da Autopercepção Melhora da Autoestima Grupo de Apoio Melhora do Sistema de Apoio
Equilíbrio de Humor Definição: Adaptação adequada do tom emocional prevalente em resposta às circunstâncias	Controle do Humor	Assistência no Controle da Raiva Apoio Emocional Promoção de Esperança Humor Treinamento para Controle de Impulsos Controle de Medicamentos Facilitação do Processo de Meditação Musicoterapia	Melhora do Sono Melhora da Socialização Apoio Espiritual Grupo de Apoio Melhora do Sistema de Apoio Ensino: Medicamentos Prescritos Ensino: Procedimento/ Tratamento
Adaptação Psicossocial: Mudança de Vida Definição: Resposta psicossocial de adaptação de um indivíduo a uma mudança de vida significativa	Melhora do Enfrentamento	Escutar Ativamente Assistência no Controle da Raiva Aconselhamento Apoio à Tomada de Decisão Apoio Emocional Facilitação do Processo de Pesar Promoção de Esperança	Controle do Humor Redução do Estresse por Mudança Melhora da Autoestima Melhora da Socialização Apoio Espiritual Grupo de Apoio

NOC e NIC Ligados aos Diagnósticos de Enfermagem: Troca de Gases, Prejudicada

DIAGNÓSTICO DE ENFERMAGEM: Troca de Gases, Prejudicada

Definição: Excesso ou déficit na oxigenação e/ou na eliminação de dióxido de carbono na membrana alvéolo capilar

NICS ASSOCIADAS AOS FATORES RELACIONADOS DO DIAGNÓSTICO

Controle da Ventilação Mecânica: Não Invasiva   Controle de Medicamentos   Oxigenoterapia

LIGAÇÕES NOC-NIC PARA TROCA DE GASES, PREJUDICADA

Resultado	Intervenções Principais	Intervenções Sugeridas	
Resposta à Ventilação Mecânica: Adulto Definição: Troca alveolar e perfusão tissular estão eficientemente atendidas pela ventilação mecânica	Controle da Ventilação Mecânica: Invasiva Monitoração Respiratória	Controle de Vias Aéreas Aspiração de Vias Aéreas Redução da Ansiedade Controle de Vias Aéreas Artificiais Precauções contra Aspiração Testes Laboratoriais à Beira do Leito Facilitação da Presença da Família Controle de Infecção	Interpretação de Dados Laboratoriais Controle de Medicamentos Oxigenoterapia Punção de Vaso: Amostra de Sangue Arterial Posicionamento Supervisão Monitoração de Sinais Vitais
Estado Respiratório: Troca Gasosa Definição: Troca alveolar de dióxido de carbono e oxigênio para manter as concentrações de gases do sangue arterial	Oxigenoterapia Monitoração Respiratória	Inserção e Estabilização de Vias Aéreas Controle de Vias Aéreas Redução da Ansiedade Controle de Vias Aéreas Artificiais Testes Laboratoriais à Beira do Leito Fisioterapia Respiratória Estimulação à Tosse	Interpretação de Dados Laboratoriais Controle da Ventilação Mecânica: Não Invasiva Monitoração Neurológica Punção de Vaso: Amostra de Sangue Venoso Posicionamento Supervisão
Perfusão Tissular: Pulmonar Definição: Adequação do fluxo de sangue através da vasculatura pulmonar para perfundir alvéolos/unidade capilar	Punção de Vaso: Amostra de Sangue Arterial Monitoração Respiratória	Testes Laboratoriais à Beira do Leito Cuidados na Embolia: Pulmonar Interpretação de Dados Laboratoriais Controle da Ventilação Mecânica: Invasiva Administração de Medicamentos	Controle de Medicamentos Oxigenoterapia Controle da Dor Supervisão Assistência Ventilatória Monitoração de Sinais Vitais

(Continua)

LIGAÇÕES NOC-NIC PARA TROCA DE GASES, PREJUDICADA

Resultado	Intervenções Principais		Intervenções Sugeridas
Sinais Vitais Definição: O quanto a temperatura, o pulso, a respiração e a pressão sanguínea estão dentro de uma variação normal	Monitoração Respiratória Monitoração de Sinais Vitais	Controle de Vias Aéreas Administração de Medicamentos Controle de Medicamentos	Prescrição de Medicamentos Oxigenoterapia Assistência Ventilatória

Nota de raciocínio crítico: Embora o diagnóstico esteja concentrado na troca de gases na membrana alveolar-capilar, as intervenções para facilitar a ventilação são oferecidas como apropriadas. Pacientes com problemas respiratórios, com frequência, têm ansiedade e são ajudados por intervenções básicas, como posicionamento e controle da dor.

DIAGNÓSTICO DE ENFERMAGEM: Ventilação, Espontânea Prejudicada

Definição: Reservas de energia diminuídas, resultando em uma incapacidade do indivíduo de manter respiração adequada para sustentação da vida

NICS ASSOCIADAS AOS FATORES RELACIONADOS DO DIAGNÓSTICO

Controle da Hiperglicemia	Controle da Hipoglicemia

LIGAÇÕES NOC-NIC PARA VENTILAÇÃO, ESPONTÂNEA PREJUDICADA

Resultado	Intervenções Principais		Intervenções Sugeridas
Resposta à Ventilação Mecânica: Adulto Definição: Troca alveolar e perfusão tissular estão eficientemente atendidas pela ventilação mecânica	Controle da Ventilação Mecânica: Invasiva Oxigenoterapia Monitoração Respiratória	Controle de Vias Aéreas Aspiração de Vias Aéreas Redução da Ansiedade Precauções contra Aspiração Cuidados com o Repouso no Leito Técnica para Acalmar Fisioterapia Respiratória Melhora do Enfrentamento Apoio Emocional Controle de Energia Controle do Ambiente: Conforto Controle do Ambiente: Segurança Controle Hídrico	Controle de Infecção Proteção contra Infecção Desmame da Ventilação Mecânica Controle de Medicamentos Manutenção da Saúde Oral Proteção dos Direitos do Paciente Punção de Vaso: Amostra de Sangue Arterial Posicionamento Controle do Pessário Supervisão da Pele Supervisão: Segurança Controle da Tecnologia Monitoração de Sinais Vitais

NOC e NIC Ligados aos Diagnósticos de Enfermagem: Ventilação, Espontânea Prejudicada

LIGAÇÕES NOC-NIC PARA VENTILAÇÃO, ESPONTÂNEA PREJUDICADA

Resultado	Intervenções Principais		Intervenções Sugeridas
Estado Respiratório: Troca Gasosa Definição: Troca alveolar de dióxido de carbono e oxigênio para manter as concentrações de gases do sangue arterial	Oxigenoterapia Monitoração Respiratória	Controle Ácido-Básico Controle Ácido-Básico: Acidose Respiratória Controle Ácido-Básico: Alcalose Respiratória Monitoração Ácido-Básica Inserção e Estabilização de Vias Aéreas Controle de Vias Aéreas Aspiração de Vias Aéreas Redução da Ansiedade Precauções contra Aspiração Fisioterapia Respiratória Estimulação à Tosse	Controle de Energia Controle Hidroeletrolítico Controle Hídrico Monitoração Hídrica Controle de Infecção Proteção contra Infecção Punção Venosa Terapia Endovenosa (EV) Interpretação de Dados Laboratoriais Punção de Vaso: Amostra de Sangue Arterial Reanimação Cardiopulmonar Assistência Ventilatória
Estado Respiratório: Ventilação Definição: Movimento de ar que entra nos pulmões e sai deles	Controle de Vias Aéreas Controle de Vias Aéreas Artificiais Monitoração Respiratória Assistência Ventilatória	Monitoração Ácido-Básica Inserção e Estabilização de Vias Aéreas Aspiração de Vias Aéreas Redução da Ansiedade Precauções contra Aspiração Fisioterapia Respiratória Estimulação à Tosse Melhora do Enfrentamento Cuidados de Emergência Apoio Emocional Extubação Endotraqueal	Controle de Energia Monitoração Hídrica Oxigenoterapia Punção de Vaso: Amostra de Sangue Arterial Posicionamento Reanimação Cardiopulmonar: Neonato Aumento da Segurança Supervisão Cuidados com Drenos: Torácico Monitoração de Sinais Vitais
Sinais Vitais Definição: O quanto a temperatura, o pulso, a respiração e a pressão sanguínea estão dentro de uma variação normal	Monitoração Respiratória Monitoração de Sinais Vitais	Controle Ácido-Básico Controle de Vias Aéreas Redução da Ansiedade Cuidados de Emergência Controle do Ambiente Controle Hidroeletrolítico Controle Hídrico Controle de Infecção Proteção contra Infecção	Punção Venosa Terapia Endovenosa (EV) Administração de Medicamentos Controle de Medicamentos Musicoterapia Oxigenoterapia Controle da Dor Terapia de Relaxamento Assistência Ventilatória

DIAGNÓSTICO DE ENFERMAGEM: Resposta ao Desmame **Ventilatório**, Disfuncional

Definição: Incapacidade de ajustar-se a níveis diminuídos de suporte ventilatório mecânico, que interrompe e prolonga o processo de desmame

NICS ASSOCIADAS AOS FATORES RELACIONADOS DO DIAGNÓSTICO

Aspiração de Vias Aéreas	Controle do Ambiente	Monitoração Nutricional	Melhora da Autoestima
Redução da Ansiedade	Facilitação da Presença da Família	Controle da Dor	Melhora do Sono
Controle de Energia	Promoção de Esperança	Melhora da Autocompetência	Ensino: Indivíduo

LIGAÇÕES NOC-NIC PARA RESPOSTA AO DESMAME VENTILATÓRIO, DISFUNCIONAL

Resultado	Intervenções Principais	Intervenções Sugeridas	
Nível de Ansiedade Definição: Gravidade de apreensão, tensão ou desassossego manifestado, decorrente de uma fonte não identificada	Redução da Ansiedade Informações Sensoriais Preparatórias	Biofeedback Técnica para Acalmar Melhora do Enfrentamento Distração Apoio Emocional Controle do Ambiente: Conforto	Estimulação da Imaginação Administração de Medicamentos Musicoterapia Presença Terapia de Relaxamento Aumento da Segurança
Resposta ao Desmame da Ventilação Mecânica: Adulto Definição: Adaptação respiratória e psicológica ao desmame da ventilação mecânica	Desmame da Ventilação Mecânica Monitoração Respiratória Monitoração de Sinais Vitais	Controle Ácido-Básico Controle de Vias Aéreas Aspiração de Vias Aéreas Redução da Ansiedade Controle de Vias Aéreas Artificiais Precauções contra Aspiração Técnica para Acalmar Distração Apoio Emocional Extubação Endotraqueal Controle de Energia	Controle do Ambiente: Conforto Controle do Ambiente: Segurança Controle da Ventilação Mecânica: Invasiva Controle de Medicamentos Musicoterapia Punção de Vaso: Amostra de Sangue Arterial Informações Sensoriais Preparatórias Presença Melhora do Sono Supervisão
Estado Respiratório: Troca Gasosa Definição: Troca alveolar de dióxido de carbono e oxigênio para manter as concentrações de gases do sangue arterial	Monitoração Respiratória Assistência Ventilatória	Controle Ácido-Básico: Acidose Respiratória Controle Ácido-Básico: Alcalose Respiratória Monitoração Ácido-Básica Controle de Vias Aéreas Aspiração de Vias Aéreas Redução da Ansiedade Controle de Vias Aéreas Artificiais	Precauções contra Aspiração Fisioterapia Respiratória Estimulação à Tosse Controle de Energia Interpretação de Dados Laboratoriais Desmame da Ventilação Mecânica Oxigenoterapia Posicionamento Punção de Vaso: Amostra de Sangue Arterial

LIGAÇÕES NOC-NIC PARA RESPOSTA AO DESMAME VENTILATÓRIO, DISFUNCIONAL

Resultado	Intervenções Principais		Intervenções Sugeridas
Estado Respiratório: Ventilação Definição: Movimento de ar que entra nos pulmões e sai deles	Desmame da Ventilação Mecânica Monitoração Respiratória	Monitoração Ácido-Básico Controle de Vias Aéreas Aspiração de Vias Aéreas Redução da Ansiedade Controle de Vias Aéreas Artificiais Precauções contra Aspiração Técnica para Acalmar Estimulação à Tosse	Apoio Emocional Controle de Energia Controle do Ambiente: Segurança Oxigenoterapia Posicionamento Presença Terapia de Relaxamento Assistência Ventilatória
Sinais Vitais Definição: O quanto a temperatura, o pulso, a respiração e a pressão sanguínea estão dentro de uma variação normal	Monitoração Respiratória Monitoração de Sinais Vitais	Controle de Vias Aéreas Redução da Ansiedade Controle do Ambiente Controle do Ambiente: Conforto Desmame da Ventilação Mecânica Administração de Medicamentos	Controle de Medicamentos Musicoterapia Oxigenoterapia Controle da Dor Terapia de Relaxamento Assistência Ventilatória

DIAGNÓSTICO DE ENFERMAGEM: Volume de Líquidos, Deficiente

Definição: Diminuição de líquido intravascular, intersticial e/ou intracelular. Refere-se à desidratação, perda de água apenas, sem mudanças no sódio

NICS ASSOCIADAS AOS FATORES RELACIONADOS DO DIAGNÓSTICO

Redução do Sangramento
Redução do Sangramento: Útero Pré-parto
Redução do Sangramento: Gastrointestinal

Redução do Sangramento: Útero Pós-parto
Redução do Sangramento: Ferimento
Controle da Diarreia

Tratamento da Febre
Controle Hídrico
Controle da Hemorragia

Controle da Hiperglicemia
Controle da Eliminação Urinária
Controle do Vômito

(Continua)

LIGAÇÕES NOC-NIC PARA VOLUME DE LÍQUIDOS, DEFICIENTE

Resultado	Intervenções Principais	Intervenções Sugeridas	
Equilíbrio Hídrico Definição: Equilíbrio hídrico nos compartimentos intracelulares e extracelulares do organismo	Controle Hídrico Monitoração Hídrica	Alimentação por Sonda Enteral Reposição Rápida de Líquidos Controle da Hipovolemia Punção Venosa Terapia Endovenosa (EV) Interpretação de Dados Laboratoriais Administração de Medicamentos Controle de Medicamentos Prescrição de Medicamentos	Cuidados com o Cateter Central de Inserção Periférica (PICC) Prevenção do Choque Administração de Nutrição Parenteral Total (NPT) Manutenção de Dispositivos para Acesso Venoso (DAV) Monitoração de Sinais Vitais
Hidratação Definição: Água adequada nos compartimentos intracelulares e extracelulares do organismo	Monitoração Hídrica Controle da Hipovolemia	Alimentação por Mamadeira Controle da Diarreia Controle Hídrico Reposição Rápida de Líquidos Punção Venosa Terapia Endovenosa (EV) Cuidados com o Cateter Central de Inserção Periférica (PICC)	Regulação da Temperatura Controle da Eliminação Urinária Manutenção de Dispositivos para Acesso Venoso (DAV) Monitoração de Sinais Vitais Controle do Vômito
Estado Nutricional: Ingestão de Alimentos e Líquidos Definição: Quantidade de alimentos e líquidos levados para dentro do organismo, em 24 horas	Controle Hídrico Monitoração Hídrica	Alimentação por Mamadeira Assistência na Amamentação Alimentação por Sonda Enteral Alimentação	Terapia Endovenosa (EV) Terapia para Deglutição Administração de Nutrição Parenteral Total (NPT)

Nota de raciocínio crítico: Da mesma forma que na perda hídrica, uma diminuição substancial na ingestão de líquidos pode levar a uma deficiência hídrica; assim, incluímos a ingestão de líquidos como um resultado possível. Deve ainda ser dada atenção ao potencial para desequilíbrios eletrolíticos se a perda de líquidos resultar em desidratação.

NOC e NIC Ligados aos Diagnósticos de Enfermagem: Volume de Líquidos, Excessivo

DIAGNÓSTICO DE ENFERMAGEM: Volume de Líquidos, Excessivo

Definição: Retenção aumentada de líquidos isotônicos

NICS ASSOCIADAS AOS FATORES RELACIONADOS DO DIAGNÓSTICO

Controle de Eletrólitos: Hipernatremia	Controle Hídrico	Terapia por Hemodiálise	Terapia de Diálise Peritoneal

LIGAÇÕES NOC-NIC PARA VOLUME DE LÍQUIDOS, EXCESSIVO

Resultado	Intervenções Principais	Intervenções Sugeridas	
Equilíbrio Hídrico Definição: Equilíbrio hídrico nos compartimentos intracelulares e extracelulares do organismo	Controle Hídrico Monitoração Hídrica	Controle da Hipervolemia Interpretação de Dados Laboratoriais Administração de Medicamentos	Controle de Medicamentos Monitoração de Sinais Vitais Controle do Peso
Sobrecarga Líquida Severa Definição: Gravidade no excesso de líquidos nos compartimentos intracelulares e extracelulares do organismo	Controle Hidroeletrolítico Controle da Hipervolemia	Redução da Ansiedade Amostra de Sangue Capilar Controle de Edema Cerebral Manutenção de Acesso para Diálise Controle de Eletrólitos Monitoração de Eletrólitos Controle Hídrico Monitoração Hídrica Terapia por Hemodiálise	Administração de Medicamentos Controle de Medicamentos Monitoração Neurológica Terapia de Diálise Peritoneal Monitoração Respiratória Supervisão da Pele Regulação da Temperatura Controle da Eliminação Urinária Monitoração de Sinais Vitais
Função Renal Definição: Filtragem do sangue e eliminação de produtos metabólicos residuais pela formação de urina	Controle Hidroeletrolítico Controle Hídrico	Controle Ácido-Básico Testes Laboratoriais à Beira do Leito Manutenção de Acesso para Diálise Monitoração de Eletrólitos Monitoração Hídrica Terapia por Hemodiálise	Interpretação de Dados Laboratoriais Terapia de Diálise Peritoneal Assistência no Autocuidado: Uso de Vaso Sanitário Controle de Amostras para Exames Controle da Eliminação Urinária Controle do Peso

SEÇÃO 2.3

Introdução às Ligações para Diagnósticos de Enfermagem de Risco

Ocorreram muitas mudanças na forma de construção e apresentação dos *diagnósticos de enfermagem de risco*. Os diagnósticos continuam a ser listados em ordem alfabética do conceito que aparece em negrito, seguido do termo *Risco de*. Por exemplo, *Risco de Desequilíbrio do Volume de Líquidos* é apresentado como Desequilíbrio do **Volume de Líquidos,** *Risco de.* Os diagnósticos da NANDA-I que tratam de risco não incluem os mesmos elementos dos diagnósticos que descrevem estados reais ou de promoção de saúde do paciente. Esses diagnósticos incluem uma definição e fatores de risco; as características definidoras não são parte de um *diagnóstico de enfermagem de risco*. Como anteriormente, a definição do diagnóstico é dada junto com o nome do diagnóstico.

As edições anteriores trouxeram resultados que seriam avaliados para determinar se havia ocorrido o problema de cujo risco corria o paciente. Exemplificando, os resultados sugeridos para *Intolerância à Atividade, Risco de,* incluíam *Tolerância à Atividade, Resistência* e *Conservação de Energia,* os mesmos do diagnóstico *Intolerância à Atividade*. As intervenções ligadas ao resultado foram as exigidas para o alcance do resultado, pressupondo, assim, que ocorrera certa intolerância à atividade. Em consequência, os resultados e as intervenções foram, com frequência, repetições daqueles associados a diagnósticos reais ou de promoção da saúde na seção anterior.

CONSTRUÇÃO DE LIGAÇÕES

Para evitar repetição, os resultados e as intervenções que medem e tratam fatores de risco subjacentes, associados aos diagnósticos da NANDA-I, são apresentados nesta edição. Os fatores de risco associados a cada diagnóstico variam de uns poucos a muitos numa lista. Por exemplo, há sete fatores de risco para *Risco de Choque*; há 66 fatores de risco para *Risco de Paternidade ou Maternidade Prejudicada*. Assim, a quantidade de resultados e intervenções para tratar os fatores de risco pode variar de pouca a grande quantidade. Há situações em que o mesmo resultado e/ou intervenção(ões) pode estar relacionado a mais de um fator de risco, tal como se dá com hipoxemia e hipóxia, com *Risco de Choque*. Os fatores de risco também podem variar por tipo; podem ser ambientais, fisiológicos, psicológicos, genéticos ou químicos. Fatores de risco estão organizados, algumas vezes, em grupos que podem ser abordados em um ou mais de um resultado e intervenções relacionadas. Por exemplo, *Risco de Paternidade ou Maternidade Prejudicada* tem fatores de risco agrupados em Bebê/Criança, Conhecimento, Fisiológicos, Psicológicos e Sociais. O resultado *Conhecimento: Paternidade/Maternidade* e as intervenções *Orientação aos Pais: adolescentes; Orientação aos Pais: educando os filhos* e *Orientação aos Pais: bebês* podem estar relacionados com mais de um fator de risco no grupo Conhecimento.

Para evitar repetição de resultados e intervenções para cada diagnóstico de risco e prevenir listas de difícil manejo de resultados e intervenções, quando existe um grande número de fatores de risco, os resultados NOC e as intervenções NIC não foram ligados a cada um dos fatores de risco. O resultado que seria mais provável para avaliar e mensurar se o estado de risco ocorreu está listado sem as intervenções associadas. Por exemplo, *Vínculo Pais-Bebê* é o resultado NOC utilizado para medir se o prejuízo do vínculo realmente ocorreu, ou é evitado para o diagnóstico *Risco de Vínculo Prejudicado*. As intervenções normalmente utilizadas para o alcance do resultado podem, comumente, ser encontradas na seção anterior de diagnósticos reais ou de promoção da saúde. Com base nos fatores de risco, é providenciada uma lista de resultados NOC e intervenções NIC. Há alguns resultados e intervenções apropriados para a maioria dos *diagnósticos de risco*; por exemplo, os resultados *Detecção do Risco* e *Controle de Riscos* e as intervenções *Identificação de Risco* e *Supervisão*. Esses resultados e intervenções não são repetidos a

Introdução às Ligações para Diagnósticos de Enfermagem de Risco

cada diagnóstico, embora sejam observados, quando forem um resultado ou uma intervenção importante para determinado diagnóstico.

Assim que o enfermeiro tiver determinado os fatores de risco pertinentes para o paciente/cliente, ele poderá escolher os resultados NOC e as intervenções NIC necessários para a abordagem dos fatores de risco para cada um dos diagnósticos de enfermagem de risco. Dois exemplos de como as listas NOC e NIC podem ser utilizadas com a lista de fatores de risco são apresentados a seguir. Um dos fatores de risco listados para *Risco de Choque* é hipovolemia, um déficit de volume de líquidos. A hipovolemia pode ser causada por uma prolongada ingestão de líquidos inadequada, ou por perda excessiva de líquidos, como em caso de vômito, diarreia ou hemorragia. Se a causa da hipovolemia for hemorragia, o resultado *Gravidade da Perda de Sangue* pode ser selecionado, e a intervenção *Redução do Sangramento* ou *Controle de Hemorragia* também pode ser selecionada, dependendo da gravidade da perda de sangue. Com o diagnóstico *Risco de Paternidade ou Maternidade Prejudicada*, o julgamento pode ser que o fator de risco seja a depressão, e *Equilíbrio de Humor* ou *Nível da Depressão* pode ser selecionado como um resultado, e *Controle do Humor* e *Controle de Medicamentos*, como possíveis intervenções. Se o fator de risco pertinente for a falta de uma rede de apoio social, *Apoio Social* pode ser selecionado como um resultado, e *Melhora do Sistema de Apoio*, como uma intervenção. Apresentar dessa forma os fatores de risco possibilita ao enfermeiro um julgamento clínico em cada passo do processo, além de individualizar o atendimento para cada paciente/cliente. Há também o foco no controle dos fatores de risco para prevenir a ocorrência do problema de que o paciente/cliente corre risco.

APRESENTAÇÃO DAS LIGAÇÕES

Mudanças feitas na construção das ligações permitem que elas sejam apresentadas de forma mais resumida e, espera-se, mais útil. Tal como nos diagnósticos reais e de promoção da saúde, o diagnóstico de enfermagem de risco e a definição são apresentados. Estes diagnósticos são seguidos do(s) resultado(s) que pode(m) ser usado(s) para investigar e medir a ocorrência do estado do paciente que deve ser prevenido ou evitado. Por exemplo, em *Risco de Choque; Perfusão Tissular: celular* é sugerido como um resultado consistente com a definição dada para choque, e *Desempenho da Paternidade/Maternidade* e *Paternidade/Maternidade: segurança psicossocial* são sugeridas como medidas para o diagnóstico *Risco de Paternidade ou Maternidade Prejudicada*. Há um diagnóstico ocasional com mais de um ou dois resultados para medir a ocorrência do estado de risco. *Risco de Atraso no Desenvolvimento* pode ser investigado e mensurado, determinando se a criança atinge os marcos do desenvolvimento; assim, os resultados *Desenvolvimento Infantil*, de um mês à adolescência, são todos pertinentes, dependendo da idade da criança.

Uma lista de resultados NOC para os fatores de risco identificados para cada diagnóstico de enfermagem de risco é apresentada em seguida. Os resultados sugeridos estão em ordem alfabética, tendo o enfermeiro que escolher os apropriados para o(s) fator(es) de risco do paciente/cliente. As intervenções NIC associadas aos fatores de risco identificados são listadas a seguir. Mais uma vez, estão em ordem alfabética, tendo que ser selecionadas com base no fator de risco e/ou no resultado, conforme exemplificado previamente. Uma vez que essa é uma grande mudança na apresentação deste material, as autoras valorizam o recebimento de *feedback* dos usuários, sempre que implementarem e avaliarem essas ligações.

ESTUDO DE CASO 3

NANDA-I Diagnósticos de Enfermagem de Risco

Cláudia S. tem 88 anos, mora sozinha em uma unidade de vida independente, numa comunidade de aposentados. Tem quatro filhas e nove netos, que a visitam regularmente. Ela não dirige mais, mas tem contato frequente com membros da comunidade de sua igreja. Passa o tempo lendo, assistindo aos noticiários e esportes na TV, bem como costurando aventais que doa para um hospital local. Cláudia desenvolveu osteoartrite, após muitos anos de vida ativa na fazenda da família; mas goza de boa saúde, com pressão sanguínea e nível de glicose do sangue normais. Fez artroplastia bilateral de joelho há 15 anos e, atualmente, apresenta degeneração do quadril direito. Optou por não fazer cirurgia de artroplastia de quadril. Cláudia caminha com ajuda de uma bengala e tem uma cadeira elevador, para ajudá-la a se levantar de uma posição sentada; recusa-se a usar o andador disponível. Toma Tylenol 500 mg duas vezes ao dia há muitos anos para ajudar no controle da dor. Ultimamente, a filha percebeu que a mãe se esquece de tomar o medicamento,

ESTUDO DE CASO 3 *(cont.)*

apresentando um número cada vez maior de lapsos da memória de curto prazo. A comunidade oferece serviços de limpeza duas vezes ao mês, e a família de Cláudia providenciou a entrega de uma refeição ao meio-dia a ela, de segunda a sexta-feira. Cláudia contou que não estava tomando banho de chuveiro, com receio de quedas; os familiares fizeram contato com uma associação de enfermeiros domiciliares em busca de auxílio. Depois de realizar a investigação, a enfermeira visitadora providenciou uma auxiliar para dar assistência a Cláudia na hora do banho, duas vezes na semana. A enfermeira identificou o seguinte diagnóstico de enfermagem prioritário com os resultados e as intervenções relacionados.

Diagnóstico da NANDA-I:
Risco de Quedas
Definição: Susceptibilidade aumentada para quedas que podem causar dano físico

Fatores de Risco
Idade acima de 65 anos
Morar sozinha
Uso de dispositivos auxiliares
Estado mental rebaixado
Artrite
Força diminuída nas extremidades inferiores
Dificuldade na marcha
Mobilidade física prejudicada

Resultados NOC

Comportamento de Prevenção de Quedas
Indicadores
Uso correto de dispositivos auxiliares
Uso de procedimento seguro na transferência
Eliminação de aglomerado de objetos, líquido derramado, brilho do assoalho
Ajuste da altura do vaso sanitário se necessário
Ajuste da altura da cadeira se necessário
Uso de barras para apoio das mãos se necessário
Uso de tapetes emborrachados na banheira/ducha

Intervenções NIC

Prevenção contra Quedas
Atividades
Monitorar o modo de andar, o equilíbrio e o nível de fadiga com a deambulação
Partilhar com o paciente as observações sobre o modo de andar e de movimentar-se
Orientar o paciente sobre o uso de bengala ou andador, conforme apropriado
Encorajar a paciente a usar bengala ou andador, conforme apropriado
Manter em boas condições de uso os dispositivos auxiliares
Colocar os objetos pessoais ao alcance do paciente
Providenciar um assento mais alto para o vaso sanitário para facilitar a transferência
Providenciar cadeiras com altura apropriada, com encostos e braços que facilitem a transferência
Educar os familiares sobre fatores de risco que contribuam para quedas e a forma de reduzir esses riscos
Sugerir adaptações em casa para aumentar a segurança

(Continua)

ESTUDO DE CASO 3 *(cont.)*

Para investigar e mensurar a real ocorrência do diagnóstico de enfermagem de risco, Risco de Quedas, a enfermeira pode selecionar *Ocorrência de Quedas* ou *Gravidade da Lesão Física.*

Outros NOCs Associados aos Fatores de Risco para Risco de Quedas para Cláudia
Nível de Confusão Aguda
Locomoção: Caminhar
Cognição
Mobilidade
Desempenho na Transferência

Outras NICs Associadas à Prevenção de Quedas para Cláudia
Promoção da Mecânica Corporal
Controle do Ambiente: Segurança
Terapia com Exercício: Deambulação
Orientação para a Realidade

SEÇÃO 2.4

NOC e NIC Ligados aos Diagnósticos de Enfermagem de Risco

DIAGNÓSTICO DE ENFERMAGEM: Resposta **Alérgica** ao Látex, Risco de

Definição: Risco de hipersensibilidade a produtos de borracha de látex natural

NOCS PARA INVESTIGAR E MENSURAR A REAL OCORRÊNCIA DO DIAGNÓSTICO

Resposta Alérgica: Localizada
Integridade Tissular: Pele e Mucosas

NOCS ASSOCIADOS AOS FATORES DE RISCO PARA RESPOSTA ALÉRGICA AO LÁTEX

Autocontrole da Asma
Comportamento de Aceitação: Dieta Prescrita
Conhecimento: Controle da Asma
Controle de Riscos
Detecção do Risco

NICS ASSOCIADAS À PREVENÇÃO DA RESPOSTA ALÉRGICA AO LÁTEX

Controle de Alergias
Controle do Ambiente
Controle do Ambiente: Segurança do Trabalhador
Proteção contra Riscos Ambientais
Precauções no Uso de Artigos de Látex
Identificação de Risco
Supervisão
Ensino: Dieta Prescrita

NOC e NIC Ligados aos Diagnósticos de Enfermagem de Risco: Aspiração, Risco de

DIAGNÓSTICO DE ENFERMAGEM: Aspiração, Risco de

Definição: Risco de entrada de secreções gastrointestinais, secreções orofaríngeas, sólidos ou fluidos nas vias traqueobrônquicas

NOCS PARA INVESTIGAR E MENSURAR A REAL OCORRÊNCIA DO DIAGNÓSTICO

- Estado Respiratório
- Estado Respiratório: Permeabilidade das Vias Aéreas
- Estado Respiratório: Troca Gasosa
- Estado Respiratório: Ventilação

NOCS ASSOCIADOS AOS FATORES DE RISCO DE ASPIRAÇÃO

- Prevenção da Aspiração
- Cognição
- Orientação Cognitiva
- Função Gastrointestinal
- Consequências da Imobilidade: Fisiológicas
- Resposta à Ventilação Mecânica: Adulto
- Resposta ao Desmame da Ventilação Mecânica: Adulto
- Controle de Náusea e Vômitos
- Gravidade de Náusea e Vômitos
- Estado Neurológico: Consciência
- Recuperação Pós-Procedimento
- Controle de Riscos
- Detecção do Risco
- Controle de Convulsões
- Autocuidado: Alimentação
- Autocuidado: Medicação Não Parenteral
- Estado da Deglutição
- Estado da Deglutição: Fase Esofágica
- Estado da Deglutição: Fase Oral
- Estado da Deglutição: Fase Faríngea

NICS ASSOCIADAS À PREVENÇÃO DA ASPIRAÇÃO

- Controle de Vias Aéreas
- Aspiração de Vias Aéreas
- Controle de Vias Aéreas Artificiais
- Precauções contra Aspiração
- Fisioterapia Respiratória
- Estimulação à Tosse
- Controle da Demência
- Alimentação por Sonda Enteral
- Alimentação
- Sondagem Gastrointestinal
- Controle da Ventilação Mecânica: Invasiva
- Desmame da Ventilação Mecânica
- Administração de Medicamentos: Enteral
- Administração de Medicamentos: Oral
- Monitoração Neurológica
- Posicionamento
- Cuidados Pós-Anestesia
- Monitoração Respiratória
- Reanimação Cardiopulmonar: Neonato
- Identificação de Risco
- Controle da Sedação
- Controle de Convulsões
- Assistência no Autocuidado: Alimentação
- Supervisão
- Terapia para Deglutição
- Cuidados com Sondas: Gastrointestinal
- Controle do Vômito

DIAGNÓSTICO DE ENFERMAGEM: Intolerância à **Atividade**, Risco de

Definição: Risco de ter energia fisiológica ou psicológica insuficiente para suportar as atividades diárias requeridas ou desejadas

NOCS PARA INVESTIGAR E MENSURAR A REAL OCORRÊNCIA DO DIAGNÓSTICO

Tolerância à Atividade	Energia Psicomotora

NOCS ASSOCIADAS AOS FATORES DE RISCO PARA INTOLERÂNCIA À ATIVIDADE

Autocontrole da Asma	Nível de Fadiga	Estado Respiratório
Desempenho da Mecânica Corporal	Comportamento de Promoção da Saúde	Estado Respiratório: Troca Gasosa
Autocontrole da Doença Cardíaca	Conhecimento: Mecânica Corporal	Estado Respiratório: Ventilação
Eficácia da Bomba Cardíaca	Conhecimento: Conservação de Energia	Controle de Riscos
Estado Cardiopulmonar	Conhecimento: Atividade Prescrita	Controle de Riscos: Saúde Cardiovascular
Estado Circulatório	Autocontrole da Esclerose Múltipla	Detecção do Risco
Movimento Coordenado	Estado Nutricional: Energia	Comportamento de Cessação de Fumar
Resistência	Aptidão Física	
Conservação de Energia		

NICS ASSOCIADAS À PREVENÇÃO DE INTOLERÂNCIA À ATIVIDADE

Controle da Asma	Terapia com Exercício: Deambulação	Identificação de Risco
Precauções Cardíacas	Terapia com Exercício: Equilíbrio	Assistência no Autocuidado: Atividades Essenciais da Vida Diária
Cuidados Cardíacos: Reabilitação	Terapia com Exercício: Mobilidade Articular	Assistência para Parar de Fumar
Controle da Energia	Terapia com Exercício: Controle Muscular	Supervisão
Promoção do Exercício	Controle Nutricional	Ensino: Atividade/Exercício Prescritos
Promoção do Exercício: Treino para Fortalecimento	Controle do Marcapasso: Permanente	Monitoração de Sinais Vitais
Promoção do Exercício: Alongamento	Monitoração Respiratória	

NOC e NIC Ligados aos Diagnósticos de Enfermagem de Risco: Baixa Autoestima Situacional...

DIAGNÓSTICO DE ENFERMAGEM: Baixa **Autoestima** Situacional, Risco de

Definição: Risco de desenvolver uma percepção negativa sobre o seu próprio valor em resposta a uma situação atual (especificar)

NOCS PARA INVESTIGAR E MENSURAR A OCORRÊNCIA REAL DO DIAGNÓSTICO

Autoestima

NOCS ASSOCIADOS AOS FATORES DE RISCO DE AUTOESTIMA SITUACIONAL BAIXA

- Cessação de Abuso
- Proteção contra Abuso
- Recuperação de Abuso
- Recuperação de Abuso: Emocional
- Recuperação de Abuso: Financeiro
- Recuperação de Abuso: Físico
- Recuperação de Abuso: Sexual
- Adaptação à Deficiência Física
- Imagem Corporal
- Desenvolvimento Infantil: Segunda Infância
- Desenvolvimento Infantil: Adolescência
- Enfrentamento
- Desenvolvimento: Adulto na Terceira Idade
- Desenvolvimento: Adulto de Meia-Idade
- Desenvolvimento: Adulto Jovem
- Resolução do Pesar
- Crenças de Saúde: Percepção de Controle
- Cessação da Negligência
- Recuperação da Negligência
- Autonomia Pessoal
- Estado de Saúde Pessoal
- Resiliência Pessoal
- Adaptação Psicossocial: Mudança de Vida
- Controle de Riscos
- Detecção do Risco
- Desempenho do Papel
- Identidade Sexual

NICS ASSOCIADAS À PREVENÇÃO DE AUTOESTIMA SITUACIONAL BAIXA

- Apoio à Proteção contra Abuso
- Treinamento da Assertividade
- Modificação do Comportamento
- Melhora da Imagem Corporal
- Cuidados na Incontinência Intestinal: Encoprese
- Melhora do Enfrentamento
- Melhora do Desenvolvimento: Adolescente
- Melhora do Desenvolvimento: Infantil
- Facilitação do Processo de Pesar
- Facilitação do Processo de Pesar: Morte Perinatal
- Facilitação do Processo de Culpa
- Redução do Estresse por Mudança
- Promoção da Capacidade de Resiliência
- Identificação de Risco
- Melhora do Papel
- Melhora da Autopercepção
- Melhora da Autoestima
- Facilitação da Autorresponsabilidade
- Supervisão
- Apoio ao Sustento
- Ensino: Sexualidade
- Cuidados na Incontinência Urinária: Enurese
- Esclarecimento de Valores

DIAGNÓSTICO DE ENFERMAGEM: Automutilação, Risco de

Definição: Risco de comportamento autolesivo deliberado, causando dano tissular, com a intenção de provocar lesão não fatal para obter alívio de tensão

NOCS PARA INVESTIGAR E MENSURAR A REAL OCORRÊNCIA DE AUTOMUTILAÇÃO

Contenção da Automutilação

NOCS ASSOCIADOS AOS FATORES DE RISCO DE AUTOMUTILAÇÃO

Proteção contra Abuso	Desenvolvimento Infantil: Adolescência	Equilíbrio do Humor
Recuperação de Abuso	Desenvolvimento Infantil: Segunda Infância	Estado Nutricional: Ingestão Alimentar
Recuperação de Abuso: Emocional	Enfrentamento	Autonomia Pessoal
Recuperação de Abuso: Físico	Nível da Depressão	Controle de Riscos
Recuperação de Abuso: Sexual	Autocontrole do Pensamento Distorcido	Detecção do Risco
Autocontrole de Agressividade	Comportamento para Cessação do Abuso de Drogas	Autoestima
Nível de Agitação	Funcionamento Familiar	Identidade Sexual
Comportamento de Suspensão do Abuso de Álcool	Integridade Familiar	Habilidades de Interação Social
Nível de Ansiedade	Crenças de Saúde: Percepção de Controle	Envolvimento Social
Imagem Corporal	Identidade	Nível de Estresse
Adaptação da Criança à Hospitalização	Autocontrole de Comportamento Impulsivo	Consequências da Dependência de Substâncias

NICS ASSOCIADAS À PREVENÇÃO DE AUTOMUTILAÇÃO

Apoio à Proteção contra Abuso	Melhora do Desenvolvimento: Adolescente	Estabelecimento de Limites
Apoio à Proteção contra Abuso: Infantil	Melhora do Desenvolvimento: Infantil	Controle do Humor
Escutar Ativamente	Apoio Emocional	Aconselhamento Nutricional
Assistência no Controle da Raiva	Controle do Ambiente: Segurança	Contrato com o Paciente
Redução da Ansiedade	Controle do Ambiente: Prevenção de Violência	Identificação de Risco
Restrição de Área	Facilitação do Processo de Pesar	Melhora da Autopercepção
Controle do Comportamento	Facilitação do Processo de Culpa	Melhora da Autoestima
Controle do Comportamento: Autoagressão	Promoção da Integridade Familiar	Assistência na Automodificação
Modificação do Comportamento	Promoção da Integridade Familiar: Família que Espera um Filho	Aconselhamento Sexual
Melhora da Imagem Corporal	Terapia Familiar	Melhora da Socialização
Técnica para Acalmar	Treinamento para Controle de Impulsos	Tratamento do Uso de Substância
Reestruturação Cognitiva		Supervisão
Melhora do Enfrentamento		Terapia de Grupo
Aconselhamento		
Controle de Ideias Delirantes		

NOC e NIC Ligados aos Diagnósticos de Enfermagem de Risco: Choque, Risco de

DIAGNÓSTICO DE ENFERMAGEM: Choque, Risco de

Definição: Risco de fluxo sanguíneo inadequado para os tecidos do corpo, capaz de levar à disfunção celular, com risco para a vida

NOCS PARA INVESTIGAR E MENSURAR A REAL OCORRÊNCIA DO DIAGNÓSTICO

Perfusão Tissular: Celular

NOCS ASSOCIADOS AOS FATORES DE RISCO DE CHOQUE

Gravidade da Perda de Sangue	Gravidade da Infecção: Recém-Nascido	Controle de Riscos: Processo Infeccioso
Reação à Transfusão de Sangue	Estado Respiratório: Troca Gasosa	Detecção do Risco
Estado Circulatório	Controle de Riscos	Sinais Vitais
Acesso para Hemodiálise		
Gravidade da Infecção		

NICS ASSOCIADAS À PREVENÇÃO DE CHOQUE

Precauções contra Sangramento	Administração de Hemoderivados	Proteção contra Infecção
Redução do Sangramento	Cuidados Circulatórios: Insuficiência Arterial	Oxigenoterapia
Redução do Sangramento: Útero Pré-Parto	Cuidados Circulatórios: Insuficiência Venosa	Monitoração Respiratória
Redução do Sangramento: Gastrointestinal	Cuidados na Embolia: Pulmonar	Identificação de Risco
Redução do Sangramento: Nasal	Controle de Hemorragia	Prevenção do Choque
Redução do Sangramento: Útero Pós-Parto	Controle da Hipovolemia	Supervisão
Redução do Sangramento: Ferimento	Controle de Infecção	Monitoração de Sinais Vitais

DIAGNÓSTICO DE ENFERMAGEM: Comportamento do Bebê Desorganizado, Risco de

Definição: Risco de alteração na integração e na modulação dos sistemas de funcionamento fisiológico e comportamental (isto é, sistema autônomo, motor, de estado, organizacional, autorregulador e de atenção/interação)

NOCS PARA INVESTIGAR E MENSURAR A REAL OCORRÊNCIA DO DIAGNÓSTICO

Desenvolvimento Infantil: 1 Mês
Desenvolvimento Infantil: 2 Meses
Desenvolvimento Infantil: 4 Meses
Desenvolvimento Infantil: 6 Meses
Desenvolvimento Infantil: 12 Meses

NOCS ASSOCIADOS AOS FATORES DE RISCO DE COMPORTAMENTO INFANTIL DESORGANIZADO

Estado de Conforto: ambiente
Movimento Coordenado
Nível de Desconforto
Conhecimento: Cuidados com o Bebê
Conhecimento: Cuidados com Bebê Pré-Termo
Estado Neurológico
Nível de Dor
Organização do Bebê Pré-Termo
Controle de Riscos
Detecção do Risco

NICS ASSOCIADAS À PREVENÇÃO DE COMPORTAMENTO INFANTIL DESORGANIZADO

Cuidados com a Circuncisão
Cuidados com o Desenvolvimento
Controle do Ambiente: Processo para o Estabelecimento de Vínculo
Controle do Ambiente: Conforto
Cuidados com Bebês
Cuidado Neonatal: no Método Canguru
Monitoração Neurológica
Monitoramento do Recém-Nascido
Controle da Dor
Posicionamento
Identificação de Risco
Supervisão
Ensino: Segurança do Bebê 0-3 Meses
Ensino: Segurança do Bebê 4-6 Meses
Ensino: Segurança do Bebê 7-9 Meses
Ensino: Segurança do Bebê 10-12 Meses
Ensino: Estimulação do Bebê 0-4 Meses
Ensino: Estimulação do Bebê 5-8 Meses
Ensino: Estimulação do Bebê 9-12 Meses

NOC e NIC Ligados aos Diagnósticos de Enfermagem de Risco: Confusão Aguda, Risco de

DIAGNÓSTICO DE ENFERMAGEM: Confusão Aguda, Risco de

Definição: Risco de perturbações reversíveis de consciência, atenção, cognição e percepção que se desenvolvem em um curto período

NOCS PARA INVESTIGAR E MENSURAR A REAL OCORRÊNCIA DO DIAGNÓSTICO

Nível de Confusão Aguda
Orientação Cognitiva

NOCS ASSOCIADOS AOS FATORES DE RISCO DE CONFUSÃO AGUDA

- Comportamento de Suspensão do Abuso de Álcool
- Cognição
- Concentração
- Comportamento para Cessação do Abuso de Drogas
- Equilíbrio Eletrolítico e Ácido-Básico
- Hidratação
- Gravidade da Infecção
- Processamento de Informações
- Função Renal
- Resposta à Medicação
- Memória
- Mobilidade
- Nível de Dor
- Envelhecimento Físico
- Recuperação Pós-Procedimento
- Controle de Riscos
- Controle de Riscos: Uso de Álcool
- Controle de Riscos: Uso de Drogas
- Controle de Riscos: Processo Infeccioso
- Detecção do Risco
- Função Sensorial
- Sono
- Gravidade da Retirada da Substância
- Eliminação Urinária

NICS ASSOCIADAS À PREVENÇÃO DE CONFUSÃO AGUDA

- Controle Ácido-Básico
- Promoção do Exercício
- Controle Hidroeletrolítico
- Controle Hídrico
- Monitoração Hídrica
- Proteção contra Infecção
- Controle de Medicamentos
- Controle da Dor
- Cuidados Pós-Anestesia
- Orientação para a Realidade
- Identificação de Risco
- Melhora do Sono
- Tratamento do Uso de Substância
- Tratamento do Uso de Substância: Abstinência de Álcool
- Tratamento do Uso de Substância: Abstinência
- Tratamento do Uso de Substância: Overdose
- Supervisão
- Cuidados na Retenção Urinária

DIAGNÓSTICO DE ENFERMAGEM: Constipação, Risco de

Definição: Risco de diminuição na frequência normal de evacuação, acompanhada de eliminação de fezes difícil ou incompleta e/ou eliminação de fezes excessivamente duras e secas

NOCS PARA INVESTIGAR E MENSURAR A REAL OCORRÊNCIA DO DIAGNÓSTICO

Eliminação Intestinal

NOCS ASSOCIADOS AOS FATORES DE RISCO DE CONSTIPAÇÃO

Nível de Confusão Aguda
Comportamento de Adesão: Dieta Saudável
Comportamento de Aceitação: Dieta Prescrita
Equilíbrio Eletrolítico e Ácido-Básico
Função Gastrointestinal
Hidratação
Consequências da Imobilidade: Fisiológicas
Conhecimento: Dieta

Conhecimento: Medicação
Estado Materno: Pré-Parto
Resposta à Medicação
Mobilidade
Equilíbrio de Humor
Estado Nutricional: Ingestão de Alimentos e Líquidos
Aptidão Física
Energia Psicomotora

Controle de Riscos
Detecção do Risco
Nível de Estresse
Autocuidado: Medicação Não Parenteral
Autocuidado: Higiene Oral
Autocuidado: Uso do Banheiro
Controle de Sintomas
Comportamento de Perda de Peso

NICS ASSOCIADAS À PREVENÇÃO DE CONSTIPAÇÃO

Redução da Ansiedade
Controle Intestinal
Treinamento Intestinal
Controle de Constipação/ Impactação
Planejamento da Dieta
Controle de Eletrólitos
Promoção do Exercício
Terapia com Exercício: Deambulação
Controle Hídrico

Monitoração Hídrica
Administração de Medicamentos: Oral
Controle de Medicamentos
Prescrição de Medicamentos
Controle do Humor
Controle Nutricional
Aconselhamento Nutricional
Monitoração Nutricional
Promoção da Saúde Oral

Cuidados no Pré-Natal
Orientação para a Realidade
Identificação de Risco
Assistência no Autocuidado: Uso de Vaso Sanitário
Supervisão
Ensino: Dieta Prescrita
Ensino: Medicamentos Prescritos
Assistência para Reduzir o Peso

NOC e NIC Ligados aos Diagnósticos de Enfermagem de Risco: Contaminação, Risco de

DIAGNÓSTICO DE ENFERMAGEM: Contaminação, Risco de

Definição: Risco aumentado de exposição a contaminantes ambientais, em doses suficientes para causar efeitos adversos à saúde

NOCS PARA INVESTIGAR E MENSURAR A REAL OCORRÊNCIA DO DIAGNÓSTICO

- Função Gastrointestinal
- Estado Imunológico
- Função Renal
- Estado Neurológico
- Estado Respiratório
- Integridade Tissular: Pele e Mucosas

NOCS ASSOCIADOS AOS FATORES DE RISCO DE CONTAMINAÇÃO

- Resposta Comunitária a Catástrofes
- Controle de Riscos Comunitário: Doenças Contagiosas
- Controle de Riscos Comunitário: Exposição ao Chumbo
- Estado Imunológico
- Gravidade da Infecção
- Conhecimento: Segurança Física da Criança
- Conhecimento: Comportamento de Saúde
- Conhecimento: Segurança Pessoal
- Estado Materno: Pré-Parto
- Estado Nutricional: Ingestão Alimentar
- Comportamento de Segurança Pessoal
- Controle de Riscos
- Controle de Riscos: Uso de Tabaco
- Detecção do Risco
- Ambiente Domiciliar Seguro
- Comportamento de Cessação de Fumar

NICS ASSOCIADAS À PREVENÇÃO DE CONTAMINAÇÃO

- Preparo contra o Bioterrorismo
- Preparo da Comunidade para Catástrofes
- Controle do Ambiente: Comunidade
- Controle do Ambiente: Segurança
- Controle do Ambiente: Segurança do Trabalhador
- Proteção contra Riscos Ambientais
- Educação em Saúde
- Monitoração de Políticas de Saúde
- Controle de Infecção
- Aconselhamento Nutricional
- Cuidados no Pré-Natal
- Desenvolvimento do Programa de Saúde
- Identificação de Risco
- Assistência para Parar de Fumar
- Supervisão
- Supervisão: Comunidade
- Ensino: Segurança do Bebê 0-3 Meses
- Ensino: Segurança do Bebê 4-6 Meses
- Ensino: Segurança do Bebê 7-9 Meses
- Ensino: Segurança do Bebê 10-12 Meses
- Ensino: Segurança Infantil 13-18 Meses
- Ensino: Segurança Infantil 19-24 Meses
- Ensino: Segurança Infantil 25-36 Meses

DIAGNÓSTICO DE ENFERMAGEM: Crescimento Desproporcional, Risco de

Definição: Risco de crescimento acima do 97° percentil ou abaixo do 3° percentil para a idade, cruzando duas faixas percentis

NOCS PARA INVESTIGAR E MENSURAR A REAL OCORRÊNCIA DO DIAGNÓSTICO

- Crescimento
- Maturidade Física: Mulher
- Maturidade Física: Homem
- Peso: Massa Corporal

NOCS ASSOCIADOS AOS FATORES DE RISCO DE CRESCIMENTO DESPROPORCIONAL

- Cessação de Abuso
- Proteção contra Abuso
- Comportamento de Adesão: Dieta Saudável
- Autocontrole de Agressividade
- Comportamento de Suspensão do Abuso de Álcool
- Apetite
- Manutenção da Amamentação
- Resposta Comunitária a Catástrofes
- Controle de Riscos Comunitário: Exposição ao Chumbo
- Comportamento de Aceitação: Dieta Prescrita
- Comportamento para Cessação do Abuso de Drogas
- Gravidade da Infecção
- Gravidade da Infecção: Recém-Nascido
- Conhecimento: Recursos de Saúde
- Conhecimento: Cuidados com o Bebê
- Conhecimento: Saúde Materna Pré-Concepção
- Conhecimento: Gravidez
- Conhecimento: Cuidados com Bebê Pré-Termo
- Cessação da Negligência
- Estado Nutricional: Ingestão de Alimentos e Líquidos
- Estado Nutricional: Ingestão Alimentar
- Comportamento de Saúde Pré-Natal
- Organização do Bebê Pré-Termo
- Controle de Riscos
- Detecção do Risco
- Consequências da Dependência de Substâncias
- Comportamento de Ganho de Peso
- Comportamento de Perda de Peso

NICS ASSOCIADAS À PREVENÇÃO DE CRESCIMENTO DESPROPORCIONAL

- Apoio à Proteção contra Abuso: Infantil
- Assistência no Controle da Raiva
- Promoção de Vínculo
- Modificação do Comportamento
- Alimentação por Mamadeira
- Assistência na Amamentação
- Preparo da Comunidade para Catástrofes
- Cuidados com o Desenvolvimento
- Controle de Distúrbios Alimentares
- Controle do Ambiente: Prevenção de Violência
- Assistência quanto a Recursos Financeiros
- Educação em Saúde
- Avaliação da Saúde
- Controle de Infecção
- Aconselhamento para Lactação
- Facilitação da Aprendizagem
- Controle Nutricional
- Terapia Nutricional
- Monitoração Nutricional
- Aconselhamento na Pré-Concepção
- Cuidados no Pré-Natal
- Orientação aos Pais: Bebês
- Identificação de Risco
- Identificação de Risco: Genético
- Prevenção do Uso de Substância
- Tratamento do Uso de Substância
- Supervisão
- Ensino: Nutrição do Bebê 0-3 Meses
- Ensino: Nutrição do Bebê 4-6 Meses
- Ensino: Nutrição do Bebê 7-9 Meses
- Ensino: Nutrição do Bebê 10-12 Meses
- Ensino: Dieta Prescrita
- Ensino: Nutrição Infantil 13-18 Meses
- Ensino: Nutrição Infantil 19-24 Meses
- Ensino: Nutrição Infantil 25-36 Meses
- Assistência para Aumentar o Peso
- Controle do Peso
- Assistência para Reduzir o Peso

NOC e NIC Ligados aos Diagnósticos de Enfermagem de Risco: Atraso no Desenvolvimento...

DIAGNÓSTICO DE ENFERMAGEM: Atraso no **Desenvolvimento**, Risco de

Definição: Risco de atraso de 25% ou mais, em uma ou mais áreas do comportamento social ou autorregulador, ou em habilidades cognitivas, de linguagem e motoras grossas ou finas

NOCS PARA INVESTIGAR E MENSURAR A REAL OCORRÊNCIA DO DIAGNÓSTICO

- Desenvolvimento Infantil: 1 Mês
- Desenvolvimento Infantil: 2 Meses
- Desenvolvimento Infantil: 4 Meses
- Desenvolvimento Infantil: 6 Meses
- Desenvolvimento Infantil: 12 Meses
- Desenvolvimento Infantil: 2 Anos
- Desenvolvimento Infantil: 3 Anos
- Desenvolvimento Infantil: 4 Anos
- Desenvolvimento Infantil: 5 Anos
- Desenvolvimento Infantil: Segunda Infância
- Desenvolvimento Infantil: Adolescência

NOCS ASSOCIADOS AOS FATORES DE RISCO DE ATRASO NO DESENVOLVIMENTO

- Autocontenção de Comportamento Abusivo
- Saúde Emocional do Cuidador
- Comportamento para Cessação do Abuso de Drogas
- Estado do Feto: Pré-Parto
- Nível de Hiperatividade
- Gravidade da Infecção
- Conhecimento: Cuidados com o Bebê
- Conhecimento: Criação de Filhos
- Estado Materno: Pré-Parto
- Recuperação da Negligência
- Adaptação do Recém-Nascido
- Estado Nutricional
- Estado Nutricional: Ingestão Alimentar
- Comportamento de Saúde Pré-Natal
- Organização do Bebê Pré-Termo
- Controle de Riscos
- Controle de Riscos: Gravidez Não Planejada
- Detecção do Risco
- Comportamento de Cessação de Fumar
- Consequências da Dependência de Substâncias

NICS ASSOCIADAS À PREVENÇÃO DE ATRASO NO DESENVOLVIMENTO

- Apoio à Proteção contra Abuso: Infantil
- Controle do Comportamento: Hiperatividade/Desatenção
- Apoio ao Cuidador
- Cuidados com o Desenvolvimento
- Monitoração Eletrônica do Feto: Pré-Parto
- Monitoração Eletrônica do Feto: Durante o Parto
- Planejamento Familiar: Contracepção
- Planejamento Familiar: Gravidez Não Planejada
- Aconselhamento Genético
- Cuidados na Gravidez de Alto Risco
- Proteção contra Infecção
- Cuidados durante o Parto
- Cuidados durante o Parto: Parto de Alto Risco
- Controle do Humor
- Monitoramento do Recém-Nascido
- Orientação aos Pais: Educando os Filhos
- Promoção da Paternidade/Maternidade
- Aconselhamento na Pré-Concepção
- Cuidados no Pré-Natal
- Identificação de Risco
- Identificação de Risco: Genético
- Tratamento do Uso de Substância
- Supervisão
- Ensino: Nutrição do Bebê 0-3 Meses
- Ensino: Nutrição do Bebê 4-6 Meses
- Ensino: Nutrição do Bebê 7-9 Meses
- Ensino: Nutrição do Bebê 10-12 Meses
- Ensino: Nutrição Infantil: 13-18 Meses
- Ensino: Nutrição Infantil 19-24 Meses

DIAGNÓSTICO DE ENFERMAGEM: Síndrome do **Desuso**, Risco de

Definição: Risco de deterioração de sistemas do corpo como resultado de inatividade musculoesquelética prescrita ou inevitável

NOCS PARA INVESTIGAR E MENSURAR A REAL OCORRÊNCIA DO DIAGNÓSTICO

Consequências da Imobilidade: Fisiológicas
Consequências da Imobilidade: Psicocognitivas

NOCS ASSOCIADO AOS FATORES DE RISCO DE SÍNDROME DO DESUSO

- Consolidação Óssea
- Recuperação de Queimaduras
- Cuidado com o Lado Afetado
- Movimento Articular: Passivo
- Estado Neurológico: Consciência
- Estado Neurológico: Função Sensório-Motora Espinhal
- Nível de Dor
- Controle de Riscos
- Detecção do Risco

NICS ASSOCIADAS À PREVENÇÃO DE SÍNDROME DO DESUSO

- Administração de Analgésicos
- Cuidados com o Repouso no Leito
- Cuidados com Aparelho Gessado: Manutenção
- Controle de Edema Cerebral
- Promoção da Perfusão Cerebral
- Terapia com Exercício: Mobilidade Articular
- Terapia com Exercício: Controle Muscular
- Monitoração da Pressão Intracraniana
- Controle da Dor
- Contenção Física
- Posicionamento
- Posicionamento: Intraoperatório
- Identificação de Risco
- Imobilização
- Supervisão
- Cuidado com a Tração/Imobilização
- Controle da Negligência Unilateral
- Cuidados com Lesões: Queimaduras

DIAGNÓSTICO DE ENFERMAGEM: **Dignidade** Humana Comprometida, Risco de

Definição: Risco de perda percebida de respeito e honra

NOCS PARA INVESTIGAR E MENSURAR A REAL OCORRÊNCIA DO DIAGNÓSTICO

Satisfação do Cliente: Proteção dos Direitos   Término de Vida com Dignidade

NOCS ASSOCIADOS AOS FATORES DE RISCO DE DIGNIDADE HUMANA COMPROMETIDA

- Continência Intestinal
- Satisfação do Cliente
- Satisfação do Cliente: Cuidados
- Satisfação do Cliente: Comunicação
- Satisfação do Cliente: Atendimento das Necessidades Culturais
- Satisfação do Cliente: Cuidado Físico
- Satisfação do Cliente: Cuidado Psicológico
- Estado de Conforto: Físico
- Estado de Conforto: Psicoespiritual
- Estado de Conforto: Sociocultural
- Participação nas Decisões sobre Cuidados de Saúde
- Autonomia Pessoal
- Controle de Riscos
- Detecção do Risco
- Continência Urinária

NICS ASSOCIADAS À PREVENÇÃO DE DIGNIDADE HUMANA COMPROMETIDA

- Cuidados na Admissão
- Orientação Antecipada
- Cuidados na Incontinência Intestinal
- Intermediação Cultural
- Apoio à Tomada de Decisão
- Plano de Alta
- Orientação quanto ao Sistema de Saúde
- Proteção dos Direitos do Paciente
- Identificação de Risco
- Supervisão

NOC e NIC Ligados aos Diagnósticos de Enfermagem de Risco: Disreflexia Autonômica...

DIAGNÓSTICO DE ENFERMAGEM: Disreflexia Autonômica, Risco de

Definição: Risco de sofrer uma resposta do sistema nervoso simpático não inibida e ameaçadora à vida, após choque medular, em um indivíduo com lesão de medula espinhal ou lesão em T6 ou acima (foi demonstrada em pacientes com lesões em T7 e T8)

NOCS PARA INVESTIGAR E MENSURAR A REAL OCORRÊNCIA DO DIAGNÓSTICO

Estado Cardiopulmonar   Estado Neurológico: Autônomo

NOCS ASSOCIADOS AOS FATORES DE RISCO DE DISREFLEXIA AUTONÔMICA

Consolidação Óssea
Eliminação Urinária
Recuperação de Queimaduras
Estado Circulatório
Função Gastrointestinal
Gravidade da Infecção
Resposta à Medicação
Nível de Dor

Controle de Riscos
Controle de Riscos: Hipertermia
Controle de Riscos: Hipotermia
Controle de Riscos: Processo Infeccioso
Detecção do Risco
Função Sensorial: Cutânea
Gravidade da Retirada da Substância

Gravidade dos Sintomas: Síndrome Pré-Menstrual
Termorregulação
Integridade Tissular: Pele e Mucosas
Eliminação Urinária
Cicatrização de Lesões: Segunda Intenção

NICS ASSOCIADAS À PREVENÇÃO DA DISREFLEXIA AUTONÔMICA

Controle Intestinal
Treinamento Intestinal
Precauções Circulatórias
Controle de Constipação/ Impactação
Controle da Disreflexia
Cuidados na Embolia: Periférica
Controle do Ambiente: Segurança
Terapia com Exercício: Mobilidade Articular
Redução da Flatulência
Cuidados na Gravidez de Alto Risco
Controle de Infecção
Proteção contra Infecção
Cuidados durante o Parto: Parto de Alto Risco

Controle de Medicamentos
Monitoração Neurológica
Controle da Dor
Posicionamento
Controle da Síndrome Pré-Menstrual
Controle da Pressão
Cuidados com Úlceras de Pressão
Prevenção de Úlceras de Pressão
Identificação de Risco
Aconselhamento Sexual
Supervisão da Pele
Tratamento do Uso de Substância: Abstinência

Supervisão
Supervisão: Gravidez Tardia
Regulação da Temperatura
Controle da Terapia Tromboembolítica
Sondagem Vesical
Sondagem Vesical: Intermitente
Controle da Eliminação Urinária
Monitoração de Sinais Vitais
Cuidados com Lesões
Cuidados com Lesões: Queimaduras

DIAGNÓSTICO DE ENFERMAGEM: Desequilíbrio **Eletrolítico**, Risco de

Definição: Risco de mudança nos níveis eletrolíticos séricos capaz de comprometer a saúde

NOCS PARA INVESTIGAR E MENSURAR A REAL OCORRÊNCIA DO DIAGNÓSTICO

Equilíbrio Eletrolítico e Ácido-Básico

NOCS ASSOCIADOS AOS FATORES DE RISCO DE DESEQUILÍBRIO ELETROLÍTICO

Eliminação Intestinal
Cicatrização de Queimaduras
Recuperação de Queimaduras
Comportamento de Aceitação: Dieta Prescrita
Equilíbrio Hídrico
Sobrecarga Líquida Severa

Função Gastrointestinal
Hidratação
Função Renal
Resposta à Medicação
Gravidade de Náusea e Vômitos
Estado Nutricional: Indicadores Bioquímicos

Controle de Riscos
Detecção do Risco
Remoção de Toxinas Sistêmicas: Diálise
Cicatrização de Feridas: Segunda Intenção

NICS ASSOCIADAS À PREVENÇÃO DE DESEQUILÍBRIO ELETROLÍTICO

Controle da Diarreia
Controle de Distúrbios Alimentares
Controle Hidroeletrolítico
Controle Hídrico
Monitoração Hídrica
Reposição Rápida de Líquidos

Terapia por Hemodiálise
Controle de Medicamentos
Reconciliação de Medicamentos
Controle da Náusea
Terapia de Diálise Peritoneal

Identificação de Risco
Supervisão
Controle do Vômito
Cuidados com Lesões: Queimaduras
Cuidados com Lesões: Drenagem Fechada

DIAGNÓSTICO DE ENFERMAGEM: **Envenenamento**, Risco de

Definição: Risco acentuado de exposição acidental ou ingestão de substâncias ou produtos perigosos, em doses suficientes para causar envenenamento

NOCS PARA INVESTIGAR E MENSURAR A REAL OCORRÊNCIA DO DIAGNÓSTICO

Gravidade dos Sintomas

NOCS ASSOCIADOS AOS FATORES DE RISCO DE ENVENENAMENTO

Nível de Confusão Aguda
Cognição
Controle de Riscos Comunitário: Exposição ao Chumbo
Conhecimento: Segurança Física da Criança
Conhecimento: Medicação
Conhecimento: Segurança Pessoal
Equilíbrio do Humor
Criação de Filhos: Segurança Física do Adolescente

Criação de Filhos: Segurança Física da Criança na Primeira e Segunda Infância
Criação de Filhos: Segurança Física do Bebê
Comportamento de Segurança Pessoal
Segurança Física
Controle de Riscos
Controle de Riscos: Uso de Álcool

Controle de Riscos: Uso de Drogas
Detecção do Risco
Ambiente Domiciliar Seguro
Autocuidado: Medicação Não Parenteral
Autocuidado: Medicação Parenteral
Função Sensorial: Visão
Comportamento de Compensação da Visão

NICS ASSOCIADAS À PREVENÇÃO DE ENVENENAMENTO

Melhora da Comunicação: Déficit Visual
Controle do Delírio
Controle da Demência
Controle do Ambiente: Segurança
Controle do Ambiente: Segurança do Trabalhador
Educação em Saúde
Controle de Medicamentos
Reconciliação de Medicamentos

Controle do Humor
Orientação aos Pais: Adolescentes
Orientação aos Pais: Educando os Filhos
Orientação aos Pais: Bebês
Identificação de Risco
Prevenção do Uso de Substância
Tratamento do Uso de Substância
Supervisão
Supervisão: Segurança

Ensino: Segurança do Bebê 7-9 Meses
Ensino: Segurança do Bebê 10-12 Meses
Ensino: Medicamentos Prescritos
Ensino: Segurança Infantil 13-18 Meses
Ensino: Segurança Infantil 19-24 Meses
Ensino: Segurança Infantil 25-36 Meses

NOC e NIC Ligados aos Diagnósticos de Enfermagem de Risco: Sofrimento Espiritual, Risco de   **275**

DIAGNÓSTICO DE ENFERMAGEM: Sofrimento **Espiritual**, Risco de

Definição: Risco de apresentar prejuízo em sua capacidade de experimentar e integrar significado e objetivo à vida por meio de uma conexão consigo mesmo, com os outros, a arte, a música, a literatura, a natureza e/ou um ser maior

NOCS PARA INVESTIGAR E MENSURAR A REAL OCORRÊNCIA DO DIAGNÓSTICO

Saúde Espiritual

NOCS ASSOCIADOS AOS FATORES DE RISCO DE SOFRIMENTO ESPIRITUAL

- Aceitação: Estado de Saúde
- Adaptação à Deficiência Física
- Comportamento de Suspensão do Abuso de Álcool
- Nível de Ansiedade
- Satisfação do Cliente: Atendimento das Necessidades Culturais
- Estado de Conforto: psicoespiritual
- Estado de Conforto: Sociocultural
- Morte Confortável
- Preparo da Comunidade para Catástrofes
- Enfrentamento
- Nível da Depressão
- Término de Vida com Dignidade
- Comportamento para Cessação do Abuso de Drogas
- Resolução do Pesar
- Esperança
- Gravidade da Solidão
- Equilíbrio do Humor
- Dor: Resposta Psicológica Adversa
- Dor: efeitos nocivos
- Adaptação Psicossocial: Mudança de Vida
- Controle de Riscos
- Detecção do Risco
- Autoestima
- Habilidades de Interação Social
- Envolvimento Social
- Nível de Estresse
- Gravidade do Sofrimento

NICS ASSOCIADAS À PREVENÇÃO DE SOFRIMENTO ESPIRITUAL

- Redução da Ansiedade
- Modificação do Comportamento: Habilidades Sociais
- Preparo da Comunidade para Catástrofes
- Mediação de Conflitos
- Melhora do Enfrentamento
- Intermediação Cultural
- Assistência ao Morrer
- Controle do Ambiente: Conforto
- Facilitação do Processo de Perdão
- Facilitação do Processo de Pesar
- Facilitação do Processo de Pesar: Morte Perinatal
- Promoção de Esperança
- Controle do Humor
- Controle da Dor
- Estímulo a Rituais Religiosos
- Redução do Estresse por Mudança
- Terapia de Reminiscências
- Identificação de Risco
- Melhora da Autopercepção
- Melhora da Autoestima
- Melhora da Socialização
- Apoio Espiritual
- Tratamento do Uso de Substância
- Melhora do Sistema de Apoio
- Supervisão

DIAGNÓSTICO DE ENFERMAGEM: Síndrome do **Estresse por Mudança**, Risco de

Definição: Risco de distúrbio fisiológico e/ou psicossocial decorrente de mudança de um ambiente para outro

NOCS PARA INVESTIGAR E MENSURAR A REAL OCORRÊNCIA DO DIAGNÓSTICO

Estado de Saúde Pessoal

Adaptação Psicossocial: Mudança de Vida

NOCS ASSOCIADOS AOS FATORES DE RISCO DE SÍNDROME DO ESTRESSE POR MUDANÇA

Cognição
Enfrentamento
Condição para a Alta: Vida com Apoio
Participação Familiar no Cuidado Profissional

Resolução do Pesar
Autonomia Pessoal
Estado de Saúde Pessoal

Controle de Riscos
Detecção do Risco
Apoio Social

NICS ASSOCIADAS À PREVENÇÃO DE SÍNDROME DO ESTRESSE POR MUDANÇA

Orientação Antecipada
Melhora do Enfrentamento
Aconselhamento
Controle da Demência
Plano de Alta
Apoio Emocional

Promoção do Envolvimento Familiar
Facilitação do Processo de Pesar
Proteção dos Direitos do Paciente
Redução do Estresse por Mudança
Identificação de Risco
Melhora da Autocompetência

Apoio Espiritual
Melhora do Sistema de Apoio
Supervisão
Transporte: Inter-Hospitalar
Facilitação da Visita

NOC e NIC Ligados aos Diagnósticos de Enfermagem de Risco: Glicemia Instável Risco de

DIAGNÓSTICO DE ENFERMAGEM: Glicemia Instável, Risco de

Definição: Risco de variação dos níveis de glicose no sangue em relação aos parâmetros normais

NOCS PARA INVESTIGAR E MENSURAR A REAL OCORRÊNCIA DO DIAGNÓSTICO

Nível de Glicemia

NOCS ASSOCIADAS AOS FATORES DE RISCO DE GLICEMIA INSTÁVEL

- Aceitação: Estado de Saúde
- Tolerância à Atividade
- Comportamento de Adesão: Dieta Saudável
- Comportamento de Aceitação: Dieta Prescrita
- Comportamento de Aceitação: Medicamentos Prescritos
- Nível da Depressão
- Autocontrole do Diabetes
- Resistência
- Conhecimento: Controle do Diabetes
- Conhecimento: Dieta
- Conhecimento: Medicação
- Conhecimento: Atividade Prescrita
- Conhecimento: Regime de Tratamento
- Equilíbrio de Humor
- Estado Nutricional
- Estado Nutricional: Indicadores Bioquímicos
- Estado Nutricional: Ingestão de Alimentos e Líquidos
- Estado Nutricional: Ingestão Alimentar
- Aptidão Física
- Comportamento de Saúde Pré-Natal
- Controle de Riscos
- Detecção do Risco
- Nível de Estresse
- Comportamento de Manutenção do Peso

NICS ASSOCIADAS À PREVENÇÃO DE GLICEMIA INSTÁVEL

- Redução da Ansiedade
- Modificação do Comportamento
- Promoção do Exercício
- Cuidados na Gravidez de Alto Risco
- Controle da Hiperglicemia
- Controle da Hipoglicemia
- Controle de Medicamentos
- Controle do Humor
- Aconselhamento Nutricional
- Monitoração Nutricional
- Cuidados no Pré-Natal
- Identificação de Risco
- Melhora da Autocompetência
- Facilitação da Autorresponsabilidade
- Supervisão
- Ensino: Processo da Doença
- Ensino: Atividade/Exercício Prescritos
- Ensino: Dieta Prescrita
- Ensino: Medicamentos Prescritos
- Ensino: Procedimento/Tratamento
- Controle do Peso

DIAGNÓSTICO DE ENFERMAGEM: Função **Hepática** Prejudicada, Risco de

Definição: Risco de disfunção hepática

NOCS PARA INVESTIGAR E MENSURAR A REAL OCORRÊNCIA DO DIAGNÓSTICO

Coagulação Sanguínea	Resposta à Medicação

NOCS ASSOCIADOS AOS FATORES DE RISCO DE FUNÇÃO HEPÁTICA PREJUDICADA

Comportamento de Suspensão do Abuso de Álcool	Resposta à Medicação	Controle de Riscos: Processo Infeccioso
Comportamento para Cessação do Abuso de Drogas	Controle de Riscos	Controle de Riscos: Doenças Sexualmente Transmissíveis
Gravidade da Infecção	Controle de Riscos: Uso de Álcool	Detecção do Risco
Conhecimento: Medicação	Controle de Riscos: Uso de Drogas	

NICS ASSOCIADAS À PREVENÇÃO DE FUNÇÃO HEPÁTICA PREJUDICADA

Controle de Infecção	Tratamento do Uso de Substância: Abstinência de Álcool	Ensino: Indivíduo
Proteção contra Infecção		Ensino: Medicamentos Prescritos
Controle de Medicamentos		
Identificação de Risco	Tratamento do Uso de Substância: Abstinência Supervisão	
Tratamento do Uso de Substância		

Nota de raciocínio crítico: Atualmente, a NOC não possui um resultado que seja uma medida de função hepática, embora esteja sendo elaborado um. Listamos dois resultados comuns que podem ocorrer com insuficiência hepática. Outros, como Gravidade da Perda de Sangue, Sobrecarga Líquida Severa, Estado Nutricional, Estado Neurológico, Consciência e Integridade Tissular: Pele e Mucosas, podem ser considerados.

DIAGNÓSTICO DE ENFERMAGEM: Sentimento de **Impotência**, Risco de

Definição: Risco de falta de controle percebida sobre uma situação e/ou sobre a capacidade de uma pessoa de afetar, significativamente, um resultado

NOCS PARA INVESTIGAR E MENSURAR A REAL OCORRÊNCIA DO DIAGNÓSTICO

Crenças de Saúde: Percepção de Controle	Autonomia Pessoal	Autodireção dos Cuidados
Participação nas Decisões sobre Cuidados de Saúde		

NOCS ASSOCIADOS AOS FATORES DE RISCO DE IMPOTÊNCIA

Adaptação à Deficiência Física	Consequências da Imobilidade: Psicocognitivas	Conhecimento: Regime de Tratamento
Imagem Corporal		Resiliência Pessoal
Enfrentamento	Conhecimento: Dieta	Gravidade da Lesão Física
Término de Vida com Dignidade	Conhecimento: Processo da Doença	Controle de Riscos
Crenças de Saúde: Percepção da Capacidade de Desempenho	Conhecimento: Recursos de Saúde	Detecção do Risco
Crenças de Saúde: Percepção de Recursos	Conhecimento: Medicação	Autoestima
	Conhecimento: Procedimentos de Tratamento	

NICS ASSOCIADAS À PREVENÇÃO DE IMPOTÊNCIA

Orientação Antecipada	Orientação quanto ao Sistema de Saúde	Melhora da Autoestima
Treinamento da Assertividade		Supervisão
Melhora da Imagem Corporal	Facilitação da Aprendizagem	Ensino: Processo da Doença
Melhora do Enfrentamento	Controle do Humor	Ensino: Dieta Prescrita
Assistência ao Morrer	Promoção da Capacidade de Resiliência	Ensino: Medicamentos Prescritos
Assistência quanto a Recursos Financeiros	Identificação de Risco	Ensino: Procedimento/Tratamento
	Melhora da Autocompetência	

NOC e NIC Ligados aos Diagnósticos de Enfermagem de Risco: Incontinência Urinária...

DIAGNÓSTICO DE ENFERMAGEM: Incontinência Urinária de Urgência, Risco de

Definição: Risco de perda involuntária de urina associada à súbita e forte sensação de urgência urinária

NOCS PARA INVESTIGAR E MENSURAR A REAL OCORRÊNCIA DO DIAGNÓSTICO

Continência Urinária

NOCS ASSOCIADOS AOS FATORES DE RISCO DE INCONTINÊNCIA URINÁRIA DE URGÊNCIA

Comportamento de Suspensão do Abuso de Álcool
Gravidade da Infecção
Conhecimento: Medicação
Resposta à Medicação

Estado Neurológico: Função Sensório-Motora Espinhal
Controle de Riscos
Controle de Riscos: Uso de Álcool

Controle de Riscos: Processo Infeccioso
Detecção do Risco
Autocuidado: Uso do Banheiro

NICS ASSOCIADAS À PREVENÇÃO DE INCONTINÊNCIA URINÁRIA DE URGÊNCIA

Controle Hídrico
Controle de Infecção
Controle de Medicamentos
Exercícios para a Musculatura Pélvica
Controle do Pessário
Micção Induzida

Identificação de Risco
Assistência no Autocuidado: Uso de Vaso Sanitário
Tratamento do Uso de Substância
Supervisão

Ensino: Medicamentos Prescritos
Controle da Eliminação Urinária
Treinamento do Hábito Urinário

DIAGNÓSTICO DE ENFERMAGEM: Infecção, Risco de

Definição: Risco aumentado de ser invadido por organismos patogênicos

NOCS PARA INVESTIGAR E MENSURAR A REAL OCORRÊNCIA DO DIAGNÓSTICO

Gravidade da Infecção

Gravidade da Infecção: Recém-Nascido

NOCS ASSOCIADOS AOS FATORES DE RISCO DE INFECÇÃO

Cicatrização de Queimaduras
Controle de Riscos Comunitário: Doenças Contagiosas
Função Gastrointestinal
Estado Imunológico
Comportamento de Imunização
Estado Materno: Pré-Parto
Estado Materno: Intraparto
Estado Materno: Pós-Parto
Resposta à Medicação

Estado Nutricional: Ingestão Alimentar
Higiene Oral
Gravidade da Lesão Física
Estado Respiratório: Permeabilidade das Vias Aéreas
Controle de Riscos
Controle de Riscos: Processo Infeccioso

Controle de Riscos: Doenças Sexualmente Transmissíveis
Detecção do Risco
Comportamento de Cessação de Fumar
Integridade Tissular: Pele e Mucosas
Cicatrização de Feridas: Primeira Intenção
Cicatrização de Feridas: Segunda Intenção

NICS ASSOCIADAS À PREVENÇÃO DE INFECÇÃO

Cuidados na Amputação
Cuidados no Parto Cesário
Cuidados com a Circuncisão
Controle de Doenças Transmissíveis
Estimulação à Tosse
Controle de Imunização/ Vacinação
Cuidados com o Local de Incisão
Controle de Infecção
Controle de Infecção: Intraoperatório
Proteção contra Infecção
Cuidados durante o Parto

Cuidados durante o Parto: Parto de Alto Risco
Controle de Medicamentos
Terapia Nutricional
Monitoração Nutricional
Promoção da Saúde Oral
Restauração da Saúde Oral
Cuidados com o Períneo
Cuidados Pós-Parto
Cuidados na Interrupção da Gravidez
Cuidados com Úlceras de Pressão
Prevenção de Úlceras de Pressão
Controle de Prurido
Identificação de Risco

Cuidados da Pele: Local de Doação
Cuidados da Pele: Local do Enxerto
Supervisão da Pele
Assistência para Parar de Fumar
Supervisão
Ensino: Sexo Seguro
Cuidados com Sondas: Urinário
Cuidados com Lesões
Cuidados com Lesões: Queimaduras
Cuidados com Lesões: Drenagem Fechada
Irrigação de Lesões

NOC e NIC Ligados aos Diagnósticos de Enfermagem de Risco: Integridade da Pele... 281

DIAGNÓSTICO DE ENFERMAGEM: Integridade da Pele, Risco de Prejudicada

Definição: Risco de a pele ser alterada, de forma adversa

NOCS PARA INVESTIGAR E MENSURAR A REAL OCORRÊNCIA DO DIAGNÓSTICO

Integridade Tissular: Pele e Mucosas

NOCS ASSOCIADOS AOS FATORES DE RISCO DE INTEGRIDADE DA PELE PREJUDICADA

- Resposta Alérgica: Localizada
- Posicionamento do Corpo: Autoiniciado
- Estabelecimento da Amamentação: Mãe
- Estado Circulatório
- Sobrecarga Líquida Severa
- Hidratação
- Consequências da Imobilidade: Fisiológicas
- Estado Imunológico
- Gravidade da Infecção
- Gravidade da Infecção: Recém-Nascido
- Resposta de Hipersensibilidade Imune
- Resposta à Medicação
- Estado Neurológico: Periférico
- Estado Nutricional
- Estado Nutricional: Ingestão Alimentar
- Autocuidado da Ostomia
- Controle de Riscos
- Controle de Riscos: Hipertermia
- Controle de Riscos: Hipotermia
- Controle de Riscos: Processo Infeccioso
- Controle de Riscos: Exposição ao Sol
- Detecção do Risco
- Contenção da Automutilação
- Função Sensorial: Cutânea
- Perfusão Tissular: Celular
- Perfusão Tissular: Periférica
- Continência Urinária
- Peso: Massa Corporal

NICS ASSOCIADAS À PREVENÇÃO DE INTEGRIDADE DA PELE PREJUDICADA

- Banho
- Cuidados com o Repouso no Leito
- Cuidados na Incontinência Intestinal
- Cuidados com Aparelho Gessado: Manutenção
- Cuidados com Aparelho Gessado: Úmido
- Cuidados Circulatórios: Insuficiência Arterial
- Cuidados Circulatórios: Insuficiência Venosa
- Precauções Circulatórias
- Controle de Distúrbios Alimentares
- Controle Hidroeletrolítico
- Controle Hídrico
- Cuidados com os Pés
- Cuidados com o Local de Incisão
- Controle de Infecção
- Proteção contra Infecção
- Aconselhamento para Lactação
- Precauções no Uso de Artigos de Látex
- Monitoração das Extremidades Inferiores
- Administração de Medicamentos: Tópica
- Controle de Medicamentos
- Controle da Nutrição
- Terapia Nutricional
- Cuidados com Ostomias
- Cuidados com o Períneo
- Precauções no Uso do Torniquete Pneumático
- Posicionamento
- Posicionamento: Intraoperatório
- Controle da Pressão
- Prevenção de Úlceras de Pressão
- Controle de Prurido
- Controle da Radioterapia
- Identificação de Risco
- Cuidados da Pele: Tratamentos Tópicos
- Supervisão da Pele
- Supervisão
- Ensino: Cuidados com os Pés
- Administração de Nutrição Parenteral Total
- Cuidados com a Tração/Imobilização
- Cuidados com Sondas: Gastrointestinal
- Assistência para Aumentar o Peso
- Assistência para Reduzir o Peso

DIAGNÓSTICO DE ENFERMAGEM: Lesão, Risco de

Definição: Risco de lesão, como resultado de condições ambientais interagindo com os recursos adaptativos e defensivos do indivíduo

NOCS PARA INVESTIGAR E MENSURAR A REAL OCORRÊNCIA DO DIAGNÓSTICO

Ocorrência de Quedas   Gravidade da Lesão Física

NOCS ASSOCIADOS AOS FATORES DE RISCO DE LESÃO

Proteção contra Abuso
Resposta Alérgica: Sistêmica
Equilíbrio
Coagulação Sanguínea
Satisfação do Cliente: Segurança
Orientação Cognitiva
Controle de Riscos Comunitário: Doenças Contagiosas
Comportamento de Prevenção de Quedas
Nível de Fadiga
Estado Imunológico
Comportamento de Imunização
Processamento de Informações

Conhecimento: Segurança Física da Criança
Conhecimento: Prevenção de Quedas
Conhecimento: Segurança Pessoal
Mobilidade
Estado Nutricional: Ingestão Alimentar
Criação de Filhos: Segurança Física do Adolescente
Criação de Filhos: Segurança Física na Primeira e Segunda Infância
Criação de Filhos: Segurança Física do Bebê

Criação de Filhos: Segurança Psicossocial
Comportamento de Segurança Pessoal
Controle de Riscos
Detecção do Risco
Ambiente Domiciliar Seguro
Deslocamento Seguro
Estado de Autocuidados
Função Sensorial
Função Sensorial: Auditiva
Função Sensorial: Visão
Integridade Tissular: Pele e Mucosas
Desempenho na Transferência

NICS ASSOCIADAS À PREVENÇÃO DE LESÃO

Apoio à Proteção contra Abuso
Apoio à Proteção contra Abuso: Infantil
Apoio à Proteção contra Abuso: Parceiro no Lar
Apoio à Proteção contra Abuso: Idoso
Controle de Alergias
Precauções contra Sangramento
Controle de Doenças Transmissíveis
Controle de Ideias Delirantes
Controle da Demência
Controle da Energia
Controle do Ambiente: Segurança
Controle do Ambiente: Prevenção de Violência
Promoção do Exercício
Terapia com Exercício: Deambulação
Prevenção contra Quedas

Controle de Imunização/Vacinação
Treinamento para Controle de Impulsos
Controle de Infecção
Precauções no Uso do Laser
Precauções no Uso de Artigos de Látex
Precauções contra Hipertermia Maligna
Controle de Medicamentos
Terapia Nutricional
Monitoração Nutricional
Orientação aos Pais: Adolescentes
Orientação aos Pais: Educando os Filhos
Orientação aos Pais: Bebês
Contenção Física
Controle da Pressão
Cuidados com Úlceras de Pressão
Prevenção de Úlceras de Pressão
Orientação para a Realidade
Identificação de Risco
Aumento da Segurança

Precauções contra Convulsões
Prevenção de Lesões Desportivas: jovens
Supervisão
Supervisão: Segurança
Ensino: Segurança do Bebê 0-3 Meses
Ensino: Segurança do Bebê 4-6 Meses
Ensino: Segurança do Bebê 7-9 Meses
Ensino: Segurança do Bebê 10-12 Meses
Ensino: Segurança Infantil 13-18 Meses
Ensino: Segurança Infantil 19-24 Meses
Ensino: Segurança Infantil 25-36 Meses
Controle da Terapia Tromboembolítica

NOC e NIC Ligados aos Diagnósticos de Enfermagem de Risco: Lesão por Posicionamento...

DIAGNÓSTICO DE ENFERMAGEM: **Lesão** por Posicionamento Perioperatório, Risco de

Definição: Risco de mudanças anatômicas e físicas involuntárias, resultantes de postura ou equipamento usado durante procedimento invasivo/cirúrgico

NOCS PARA INVESTIGAR E MENSURAR A REAL OCORRÊNCIA DO DIAGNÓSTICO
Gravidade da Lesão Física

NOCS ASSOCIADOS A FATORES DE RISCO DE LESÃO POR POSICIONAMENTO PERIOPERATÓRIO
- Nível de Confusão Aguda
- Prevenção da Aspiração
- Estado Circulatório
- Orientação Cognitiva
- Sobrecarga Líquida Severa
- Consequências da Imobilidade: Fisiológicas
- Recuperação Pós-Procedimento
- Controle de Riscos
- Detecção do Risco
- Função Sensorial
- Termorregulação
- Integridade Tissular: Pele e Mucosas
- Perfusão Tissular: Celular
- Perfusão Tissular: Periférica
- Peso: Massa Corporal

NICS ASSOCIADAS À PREVENÇÃO DE LESÃO POR POSICIONAMENTO PERIOPERATÓRIO
- Precauções contra Aspiração
- Promoção da Perfusão Cerebral
- Precauções Circulatórias
- Controle do Delírio
- Precauções contra Embolia
- Controle Hídrico
- Controle de Infecção: Intraoperatório
- Terapia Nutricional
- Controle da Sensibilidade Periférica
- Posicionamento: Intraoperatório
- Controle da Pressão
- Orientação para a Realidade
- Identificação de Risco
- Supervisão da Pele
- Precauções Cirúrgicas
- Supervisão
- Regulação da Temperatura: Intra-Operatória

DIAGNÓSTICO DE ENFERMAGEM: Díade **Mãe-Feto** Perturbada, Risco de

Definição: Com risco de ruptura da díade simbiótica mãe-feto, em consequência de comorbidades ou condições relacionadas à gestação

NOCS PARA INVESTIGAR E MENSURAR A REAL OCORRÊNCIA DO DIAGNÓSTICO

Estado do Feto: Pré-Parto   Estado Materno: Pré-Parto

NOCS ASSOCIADOS AOS FATORES DE RISCO DE DÍADE MÃE-FETO PERTURBADA

Proteção contra Abuso	Conhecimento: Controle da Doença Cardíaca	Gravidade de Náusea e Vômitos
Comportamento de Suspensão do Abuso de Álcool	Conhecimento: Controle do Diabetes	Comportamento de Saúde Pré-Natal
Autocontrole da Asma	Conhecimento: Dieta	Controle de Riscos
Nível de Glicemia	Conhecimento: Controle da Hipertensão	Detecção do Risco
Autocontrole da Doença Cardíaca	Conhecimento: Medicação	Controle de Convulsões
Estado Cardiopulmonar	Conhecimento: Saúde Materna Pré-Concepção	Comportamento de Cessação de Fumar
Autocontrole do Diabetes	Conhecimento: Gravidez	Supervisão
Comportamento para Cessação do Abuso de Drogas	Resposta à Medicação	Sinais Vitais
Conhecimento: Controle da Asma		

NICS ASSOCIADAS À PREVENÇÃO DE DÍADE MÃE-FETO PERTURBADA

Apoio à Proteção contra Abuso: Parceiro no Lar	Aconselhamento na Pré-Concepção	Tratamento do Uso de Substância: Abstinência
Controle da Asma	Cuidados no Pré-Natal	Supervisão
Redução de Sangramento: Útero Pré-Parto	Monitoração Respiratória	Supervisão: Gravidez Tardia
Cuidados Cardíacos	Identificação de Risco	Ensino: Processo da Doença
Precauções Cardíacas	Controle de Convulsões	Ensino: Dieta Prescrita
Monitoração Eletrônica do Feto: Pré-Parto	Precauções contra Convulsões	Ensino: Medicamentos Prescritos
Cuidados na Gravidez de Alto Risco	Assistência para Parar de Fumar	Ultrassonografia: Obstétrica
Controle de Medicamentos	Tratamento do Uso de Substância	Monitoração de Sinais Vitais
Controle da Náusea	Tratamento do Uso de Substância: Abstinência de Álcool	Controle do Vômito

NOC e NIC Ligados aos Diagnósticos de Enfermagem de Risco: Motilidade Gastrointestinal...

DIAGNÓSTICO DE ENFERMAGEM: Síndrome da **Morte Súbita** do Bebê, Risco de

Definição: Presença de fatores de risco de morte repentina de uma criança com menos de um ano de idade

NOCS PARA INVESTIGAR E MENSURAR A REAL OCORRÊNCIA DO DIAGNÓSTICO

*Ver a nota de raciocínio crítico a seguir

NOCS ASSOCIADOS AOS FATORES DE RISCO DE SÍNDROME DA MORTE SÚBITA DO BEBÊ

Conhecimento: Cuidados com o Bebê
Conhecimento: Cuidados com o Bebê Pré-Termo
Estado Materno: Pré-Parto
Criação de Filhos: Segurança Física do Bebê

Comportamento de Saúde Pré-Natal
Organização do Bebê Pré-termo
Controle de Riscos
Controle de Riscos: Hipertermia

Controle de Riscos: Uso de Tabaco
Detecção do Risco
Comportamento de Cessação de Fumar
Termorregulação: Recém-Nascido

NICS ASSOCIADAS À PREVENÇÃO DE SÍNDROME DA MORTE SÚBITA DO BEBÊ

Cuidados com o Desenvolvimento
Cuidados com Bebês
Orientação aos Pais: Bebês
Cuidados no Pré-Natal
Identificação de Risco

Identificação de Risco: Família que Espera um Filho
Assistência para Parar de Fumar
Supervisão
Ensino: Segurança do Bebê 0-3 Meses

Ensino: Segurança do Bebê 4-6 Meses
Ensino: Segurança do Bebê 7-9 Meses
Ensino: Segurança do Bebê 10-12 Meses
Regulação da Temperatura

Nota de raciocínio crítico: O resultado para esse diagnóstico seria que o bebê não vivenciasse a síndrome da morte súbita. A NOC não tem um resultado que, diretamente, esteja relacionado com o diagnóstico; a continuação da vida pode ser medida, usando-se os resultados de Desenvolvimento Infantil do primeiro mês aos 12 meses.

DIAGNÓSTICO DE ENFERMAGEM: **Motilidade** Gastrointestinal Disfuncional, Risco de

Definição: Risco de atividade peristáltica aumentada, diminuída, ineficaz ou ausente, do sistema gastrointestinal

NOCS PARA INVESTIGAR E MENSURAR A REAL OCORRÊNCIA DO DIAGNÓSTICO

Função Gastrointestinal

NOCS ASSOCIADOS AOS FATORES DE RISCO DE MOTILIDADE GASTROINTESTINAL DISFUNCIONAL

Comportamento de Adesão: Dieta Saudável
Nível de Ansiedade
Comportamento de Aceitação: Dieta Prescrita
Autocontrole do Diabetes
Gravidade da Infecção
Conhecimento: Controle do Diabetes

Conhecimento: Dieta
Resposta à Medicação
Mobilidade
Envelhecimento Físico
Aptidão Física
Organização do Bebê Pré-Termo
Controle de Riscos

Controle de Riscos: Processo Infeccioso
Detecção do Risco
Nível de Estresse
Perfusão Tissular: Órgãos Abdominais

NICS ASSOCIADAS À PREVENÇÃO DE MOTILIDADE GASTROINTESTINAL DISFUNCIONAL

Redução da Ansiedade
Cuidados com o Desenvolvimento
Planejamento da Dieta
Promoção do Exercício
Terapia com Exercício: Deambulação
Sondagem Gastrointestinal
Controle de Infecção

Proteção contra Infecção
Controle de Medicamentos
Controle Nutricional
Terapia Nutricional
Aconselhamento Nutricional
Monitoração Nutricional
Identificação de Risco

Supervisão
Ensino: Processo da Doença
Ensino: Dieta Prescrita
Ensino: Medicamentos Prescritos
Cuidados com Sondas: Gastrointestinal

DIAGNÓSTICO DE ENFERMAGEM: Disfunção **Neurovascular** Periférica, Risco de

Definição: Risco de distúrbio na circulação, na sensibilidade ou no movimento de uma extremidade

NOCS PARA INVESTIGAR E MENSURAR A REAL OCORRÊNCIA DO DIAGNÓSTICO

Estado Neurológico: Periférico	Função Sensorial: Cutânea	Perfusão Tissular: Periférica

NOCS ASSOCIADOS AOS FATORES DE RISCO DE DISFUNÇÃO NEUROVASCULAR PERIFÉRICA

Consolidação Óssea	Estado Circulatório	Gravidade da Lesão Física
Cicatrização de Queimaduras	Consequências da Imobilidade: Fisiológicas	Controle de Riscos
Recuperação de Queimaduras		Detecção do Risco

NICS ASSOCIADAS À PREVENÇÃO DE DISFUNÇÃO NEUROVASCULAR PERIFÉRICA

Cuidados com o Repouso no Leito	Precauções contra Embolia	Posicionamento: Cadeira de Rodas
Cuidados com Aparelho Gessado: Manutenção	Monitoração das Extremidades Inferiores	Controle da Pressão
Cuidados com Aparelho Gessado: Úmido	Monitoração Neurológica	Prevenção de Úlceras de Pressão
Cuidados Circulatórios: Insuficiência Arterial	Controle da Sensibilidade Periférica	Identificação de Risco
Cuidados Circulatórios: Insuficiência Venosa	Contenção Física	Imobilização
Precauções Circulatórias	Precauções no Uso do Torniquete Pneumático	Supervisão
Estimulação Cutânea	Posicionamento	Cuidados com a Tração/Imobilização
Cuidados na Embolia: Periférica	Posicionamento: Neurológico	Cuidados com Lesões: Queimaduras

---

DIAGNÓSTICO DE ENFERMAGEM: **Nutrição** Desequilibrada mais do que as Necessidades Corporais, Risco de

Definição: Risco de ingestão de nutrientes que excede as necessidades metabólicas

NOCS PARA INVESTIGAR E MENSURAR A REAL OCORRÊNCIA DO DIAGNÓSTICO

Estado Nutricional: Ingestão de Alimentos e Líquidos	Estado Nutricional: Ingestão Alimentar	Peso: Massa Corporal

NOCS ASSOCIADOS AOS FATORES DE RISCO DE NUTRIÇÃO DESEQUILIBRADA, MAIS DO QUE AS NECESSIDADES CORPORAIS

Comportamento de Adesão: Dieta Saudável	Conhecimento: Cuidados com o Bebê	Detecção do Risco
Comportamento de Aceitação: Dieta Prescrita	Conhecimento: Controle do Peso	Nível de Estresse
Conhecimento: Dieta	Controle de Riscos	Comportamento de Manutenção do Peso

NICS ASSOCIADAS À PREVENÇÃO DE NUTRIÇÃO DESEQUILIBRADA, MAIS DO QUE AS NECESSIDADES CORPORAIS

Redução da Ansiedade	Identificação de Risco	Ensino: Nutrição Infantil 13-18 Meses
Modificação do Comportamento	Assistência na Automodificação	Ensino: Nutrição Infantil 19-24 Meses
Controle Nutricional	Supervisão	Ensino: Nutrição Infantil 25-36 Meses
Aconselhamento Nutricional	Ensino: Nutrição do Bebê 0-3 Meses	Controle do Peso
Monitoração Nutricional	Ensino: Nutrição do Bebê 4-6 Meses	Assistência para Reduzir o Peso
	Ensino: Nutrição do Bebê 7-9 Meses	
	Ensino: Nutrição do Bebê 10-12 Meses	
	Ensino: Dieta Prescrita	

NOC e NIC Ligados aos Diagnósticos de Enfermagem de Risco: Tensão do Papel... 287

DIAGNÓSTICO DE ENFERMAGEM: Tensão do **Papel** de Cuidador, Risco de

Definição: Cuidador está vulnerável por sentir dificuldade em desempenhar o papel de cuidador na família

NOCS PARA INVESTIGAR E MENSURAR A REAL OCORRÊNCIA DO DIAGNÓSTICO

Desempenho do Cuidador: Cuidados Diretos
Desempenho do Cuidador: Cuidados Indiretos
Resistência no Papel de Cuidador
Criação de Filhos: Desempenho dos Pais

NOCS ASSOCIADAS AOS FATORES DE RISCO DE TENSÃO DO PAPEL DE CUIDADOR

Cessação de Abuso
Proteção contra Abuso
Autocontenção de Comportamento Abusivo
Saúde Emocional do Cuidador
Disposição do Cuidador para o Cuidado Domiciliar
Ruptura no Estilo de Vida do Cuidador
Relacionamento Cuidador-Paciente
Saúde Física do Cuidador
Estressores do Cuidador
Cognição
Enfrentamento
Desenvolvimento: Adulto Jovem
Desenvolvimento: Adulto de Meia-Idade
Comportamento para Cessação do Abuso de Drogas
Enfrentamento Familiar
Funcionamento Familiar
Bem-Estar Familiar
Resiliência Familiar
Conhecimento: Processo da Doença
Conhecimento: Dieta
Conhecimento: Cuidados na Doença
Conhecimento: Cuidados com o Bebê
Conhecimento: Medicação
Conhecimento: Controle da Dor
Conhecimento: Criação de Filhos
Conhecimento: Atividade Prescrita
Conhecimento: Procedimentos de Tratamento
Conhecimento: Regime de Tratamento
Participação no Lazer
Equilíbrio de Humor
Resiliência Pessoal
Controle de Riscos
Controle de Riscos: Uso de Drogas
Detecção do Risco
Organização do Bebê Pré-Termo
Desempenho do Papel
Apoio Social
Nível de Estresse
Consequências da Dependência de Substâncias

NICS ASSOCIADAS À PREVENÇÃO DE TENSÃO DO PAPEL DE CUIDADOR

Apoio à Proteção contra Abuso
Assistência no Controle da Raiva
Orientação Antecipada
Controle do Comportamento
Apoio ao Cuidador
Estimulação Cognitiva
Melhora do Enfrentamento
Cuidados com o Desenvolvimento
Controle da Energia
Promoção da Integridade Familiar
Promoção da Integridade Familiar: Família que Espera um Filho
Promoção do Envolvimento Familiar
Mobilização Familiar
Apoio Familiar
Terapia Familiar
Assistência quanto a Recursos Financeiros
Orientação quanto ao Sistema de Saúde
Assistência para Manutenção do Lar
Cuidados com Bebês
Controle do Humor
Orientação aos Pais: Adolescentes
Orientação aos Pais: Educando os Filhos
Orientação aos Pais: Bebês
Promoção da Paternidade/Maternidade
Orientação para a Realidade
Terapia Recreacional
Promoção da Capacidade de Resiliência
Cuidados durante o Repouso do Cuidador
Identificação de Risco
Melhora do Papel
Melhora da Socialização
Prevenção do Uso de Substância
Tratamento do Uso de Substância
Tratamento do Uso de Substância: Abstinência
Grupo de Apoio
Melhora do Sistema de Apoio
Supervisão
Ensino: Processo da Doença
Ensino: Nutrição do Bebê 0-3 Meses
Ensino: Segurança do Bebê 0-3 Meses
Ensino: Estimulação do Bebê 0-4 Meses
Ensino: Atividade/Exercício Prescritos
Ensino: Dieta Prescrita
Ensino: Medicamentos Prescritos
Ensino: Procedimento/Tratamento
Ensino: Habilidades Psicomotoras

Nota de raciocínio crítico: Alguns fatores de risco pertencem ao recebedor dos cuidados (p. ex., Cognição/Estimulação Cognitiva) e alguns ao provedor de cuidados (p. ex., Conhecimento: processo da doença/Ensino: processo da doença).

DIAGNÓSTICO DE ENFERMAGEM: Paternidade ou Maternidade Prejudicada, Risco de

Definição: Risco de incapacidade do cuidador primário de criar, manter ou reaver um ambiente que promova o ótimo crescimento e desenvolvimento da criança

NOCS PARA INVESTIGAR E MENSURAR A REAL OCORRÊNCIA DO DIAGNÓSTICO

Criação de Filhos: Desempenho dos Pais
Criação de Filhos: Segurança Psicossocial

NOCS ASSOCIADOS AOS FATORES DE RISCO DE PATERNIDADE OU MATERNIDADE PREJUDICADA

Autocontenção de Comportamento Abusivo
Autocontrole de Agressividade
Saúde Emocional do Cuidador
Saúde Física do Cuidador
Estressores do Cuidador
Desenvolvimento Infantil: 1 Mês
Desenvolvimento Infantil: 2 Meses
Desenvolvimento Infantil: 4 Meses
Desenvolvimento Infantil: 6 Meses
Desenvolvimento Infantil: 12 Meses
Desenvolvimento Infantil: 2 Anos
Desenvolvimento Infantil: 3 Anos
Desenvolvimento Infantil: 4 Anos
Desenvolvimento Infantil: 5 Anos
Desenvolvimento Infantil: Segunda Infância

Desenvolvimento Infantil: Adolescência
Cognição
Enfrentamento
Tomada de Decisão
Nível da Depressão
Autocontrole da Depressão
Autocontrole do Pensamento Distorcido
Enfrentamento Familiar
Normalização da Família
Bem-estar Familiar
Nível de Fadiga
Crenças de Saúde: Percepção de Recursos
Nível de Hiperatividade
Processamento de Informações
Conhecimento: Recursos de Saúde

Conhecimento: Cuidados com o Bebê
Conhecimento: Criação de Filhos
Conhecimento: Cuidados com Bebê Pré-Termo
Equilíbrio do Humor
Vínculo Pais-Bebê
Resiliência Pessoal
Controle de Riscos
Controle de Riscos: Uso de Álcool
Controle de Riscos: Uso de Drogas
Detecção do Risco
Autoestima
Sono
Habilidades de Interação Social
Apoio Social
Nível de Estresse

NICS ASSOCIADAS À PREVENÇÃO DE PATERNIDADE OU MATERNIDADE PREJUDICADA

Apoio à Proteção contra Abuso: Infantil
Assistência no Controle da Raiva
Orientação Antecipada
Redução da Ansiedade
Promoção de Vínculo
Controle do Comportamento: Hiperatividade/Desatenção
Modificação do Comportamento: Habilidades Sociais
Apoio ao Cuidador
Preparo para o Nascimento
Melhora do Enfrentamento
Apoio à Tomada de Decisão
Melhora do Desenvolvimento: Adolescente
Melhora do Desenvolvimento: Infantil
Controle da Energia

Controle do Ambiente: Processo para o Estabelecimento de Vínculo
Promoção da Integridade Familiar
Promoção da Integridade Familiar: Família que Espera um Filho
Promoção do Envolvimento Familiar
Manutenção do Processo Familiar
Assistência quanto a Recursos Financeiros
Educação em Saúde
Melhora da Educação em Saúde
Assistência para a Manutenção do Lar
Facilitação da Aprendizagem
Melhora da Disposição para Aprender
Controle do Humor
Promoção da Normalidade

Orientação aos Pais: Adolescentes
Orientação aos Pais: Educando os Filhos
Orientação aos Pais: Bebês
Promoção da Paternidade/Maternidade
Cuidados no Pré-Natal
Promoção da Capacidade de Resiliência
Cuidados durante o Repouso do Cuidador
Identificação de Risco
Melhora da Autoestima
Melhora do Sono
Prevenção do Uso de Substância
Tratamento do Uso de Substância
Grupo de Apoio
Melhora do Sistema de Apoio
Supervisão

Nota de raciocínio crítico: alguns fatores de risco pertencem a bebê/criança, como atraso no desenvolvimento, ou nascimento prematuro; outros pertencem ao cuidador primário, como conhecimento deficiente ou depressão.

NOC e NIC Ligados aos Diagnósticos de Enfermagem de Risco: Perfusão Tissular Cerebral... 289

DIAGNÓSTICO DE ENFERMAGEM: Perfusão Tissular Cardíaca Diminuída, Risco de

Definição: Risco de redução na circulação cardíaca (coronariana)

NOCS PARA INVESTIGAR E MENSURAR A REAL OCORRÊNCIA DO DIAGNÓSTICO

Estado Circulatório
Perfusão Tissular: Cardíaca

NOCS ASSOCIADOS AOS FATORES DE RISCO DE PERFUSÃO TISSULAR CARDÍACA DIMINUÍDA

- Comportamento de Adesão: Dieta Saudável
- Eficácia da Bomba Cardíaca
- Comportamento de Aceitação: Dieta Prescrita
- Comportamento de Aceitação: Medicação Prescrita
- Autocontrole do Diabetes
- Comportamento para Cessação do Abuso de Drogas
- Hidratação
- Conhecimento: Prevenção da Concepção
- Conhecimento: Controle do Diabetes
- Conhecimento: Dieta
- Conhecimento: Comportamento de Saúde
- Conhecimento: Controle da Hipertensão
- Conhecimento: Medicação
- Conhecimento: Controle do Peso
- Resposta à Medicação
- Aptidão Física
- Estado Respiratório: Troca Gasosa
- Controle de Riscos
- Detecção do Risco
- Comportamento de Cessação de Fumar
- Comportamento de Perda de Peso

NICS ASSOCIADAS À PREVENÇÃO DE PERFUSÃO TISSULAR CARDÍACA DIMINUÍDA

- Precauções Cardíacas
- Promoção do Exercício
- Planejamento Familiar: Contracepção
- Controle Hídrico
- Reposição Rápida de Líquidos
- Educação em Saúde
- Controle de Medicamentos
- Aconselhamento Nutricional
- Oxigenoterapia
- Identificação de Risco
- Assistência para Parar de Fumar
- Tratamento do Uso de Substância
- Supervisão
- Ensino: Dieta Prescrita
- Ensino: Medicação Prescrita
- Monitoração de Sinais Vitais
- Assistência para Reduzir o Peso

DIAGNÓSTICO DE ENFERMAGEM: Perfusão Tissular Cerebral Ineficaz, Risco de

Definição: Risco de redução na circulação do tecido cerebral

NOCS PARA INVESTIGAR E MENSURAR A REAL OCORRÊNCIA DO DIAGNÓSTICO

Perfusão Tissular: Cerebral

NOCS ASSOCIADOS AOS FATORES DE RISCO DE PERFUSÃO TISSULAR CEREBRAL INEFICAZ

- Coagulação Sanguínea
- Eficácia da Bomba Cardíaca
- Estado Circulatório
- Conhecimento: Controle da Doença Cardíaca
- Conhecimento: Controle da Hipertensão
- Resposta à Medicação
- Estado Neurológico
- Gravidade da Lesão Física
- Controle de Riscos
- Detecção do Risco
- Consequências da Dependência de Substâncias

NICS ASSOCIADAS À PREVENÇÃO DE PERFUSÃO TISSULAR CEREBRAL INEFICAZ

- Precauções contra Sangramento
- Cuidados Cardíacos
- Cuidados Cardíacos: Fase Aguda
- Precauções Cardíacas
- Controle de Edema Cerebral
- Cuidados Circulatórios: Insuficiência Arterial
- Cuidados Circulatórios: Insuficiência Venosa
- Controle do Desfibrilador: Externo
- Controle do Desfibrilador: Interno
- Cuidados na Embolia: Periférica
- Cuidados na Embolia: Pulmonar
- Precauções contra Embolia
- Regulação Hemodinâmica
- Monitoração da Pressão Intracraniana
- Controle de Medicamentos
- Monitoração Neurológica
- Controle do Marca-passo: Definitivo
- Controle do Marca-passo: temporário
- Identificação de Risco
- Tratamento do Uso de Substância
- Supervisão
- Ensino: Processo da Doença
- Ensino: Dieta Prescrita
- Ensino: Medicação Prescrita
- Ensino: Procedimento/ Tratamento
- Controle da Terapia Tromboembolítica

DIAGNÓSTICO DE ENFERMAGEM: Perfusão Tissular Gastrointestinal Ineficaz, Risco de

Definição: Risco de redução na circulação gastrointestinal

NOCS PARA INVESTIGAR E MENSURAR A REAL OCORRÊNCIA DO DIAGNÓSTICO

Perfusão Tissular: Órgãos Abdominais

NOCS ASSOCIADOS AOS FATORES DE RISCO DE PERFUSÃO TISSULAR GASTROINTESTINAL INEFICAZ

Comportamento de Suspensão do Abuso de Álcool	Comportamento para Cessação do Abuso de Drogas	Resposta à Medicação
Coagulação Sanguínea	Sobrecarga Líquida Severa	Controle de Riscos
Gravidade da Perda de Sangue	Função Gastrointestinal	Detecção do Risco
Eficácia da Bomba Cardíaca	Função Renal	Comportamento de Cessação de Fumar
Estado Circulatório	Conhecimento: Controle Doença Cardíaca	Consequências da Dependência de Substâncias
Autocontrole do Diabetes	Conhecimento: Controle do Diabetes	

NICS ASSOCIADAS À PREVENÇÃO DE PERFUSÃO TISSULAR GASTROINTESTINAL INEFICAZ

Precauções contra Sangramento	Controle Hídrico	Tratamento do Uso de Substância
Redução do Sangramento	Regulação Hemodinâmica	Supervisão
Redução do Sangramento: Gastrointestinal	Controle de Medicamentos	Ensino: Processo da Doença
Cuidados Cardíacos	Controle do Marca-passo: Definitivo	Ensino: Dieta Prescrita
Cuidados Cardíacos: Fase Aguda	Controle do Marca-passo: Temporário	Ensino: Medicação Rescrita
Precauções Cardíacas	Identificação de Risco	Ensino: Procedimento/ Tratamento
Cuidados Circulatórios: Insuficiência Arterial	Assistência para Parar de Fumar	Controle da Terapia Tromboembolítica
Cuidados Circulatórios: Insuficiência Venosa		

NOC e NIC Ligados aos Diagnósticos de Enfermagem de Risco: Perfusão Renal Ineficaz, Risco de

DIAGNÓSTICO DE ENFERMAGEM: Perfusão Renal Ineficaz, Risco de

Definição: Risco de redução na circulação sanguínea para os rins, capaz de comprometer a saúde

NOCS PARA INVESTIGAR E MESURAR A REAL OCORRÊNCIA DO DIAGNÓSTICO

- Função Renal
- Perfusão Tissular: Órgãos Abdominais

NOCS ASSOCIADOS AOS FATORES DE RISCO DE PERFUSÃO RENAL INEFICAZ

- Gravidade da Perda de Sangue
- Cicatrização de Queimaduras
- Recuperação de Queimaduras
- Estado Cardiopulmonar
- Estado Circulatório
- Autocontrole do Diabetes
- Equilíbrio Eletrolítico e Ácido-Básico
- Equilíbrio Hídrico
- Sobrecarga Líquida Severa
- Hidratação
- Resposta de Hipersensibilidade Imune
- Gravidade da Infecção
- Conhecimento: Controle da Insuficiência Cardíaca Congestiva
- Conhecimento: Controle do Diabetes
- Conhecimento: Controle da Hipertensão
- Conhecimento: Controle de Infecção
- Resposta à Medicação
- Estado Nutricional: Indicadores Bioquímicos
- Gravidade da Lesão Física
- Controle de Riscos
- Detecção do Risco
- Ambiente Domiciliar Seguro
- Comportamento de Cessação de Fumar
- Sinais Vitais

NICS ASSOCIADAS À PREVENÇÃO DE PERFUSÃO RENAL INEFICAZ

- Controle Ácido-Básico: Acidose Metabólica
- Redução do Sangramento
- Redução do Sangramento: Gastrointestinal
- Administração de Hemoderivados
- Controle da Quimioterapia
- Cuidados Circulatórios: Insuficiência Arterial
- Cuidados na Embolia: Periférica
- Precauções contra Embolia
- Controle do Ambiente: Segurança
- Controle Hídrico
- Regulação Hemodinâmica
- Controle de Hemorragia
- Controle da Hipovolemia
- Controle de Infecção
- Controle de Medicamentos
- Oxigenoterapia
- Identificação de Risco
- Controle do Choque
- Prevenção do Choque
- Assistência para Parar de Fumar
- Supervisão
- Ensino: Processo da Doença
- Ensino: Dieta Prescrita
- Ensino: Medicação Prescrita
- Ensino: Procedimento/Tratamento
- Controle da Terapia Tromboembolítica
- Controle da Eliminação Urinária
- Monitoração de Sinais Vitais
- Cuidados com Lesões: Queimaduras

DIAGNÓSTICO DE ENFERMAGEM: Pesar Complicado, Risco de

Definição: Risco de uma perturbação que ocorre após a morte de pessoa importante, em que a experiência de sofrimento que acompanha o luto falha em seguir as expectativas normais e manifesta-se como prejuízo funcional

NOCS PARA INVESTIGAR E MENSURAR A REAL OCORRÊNCIA DO DIAGNÓSTICO
Resolução do Pesar

NOCS ASSOCIADOS AOS FATORES DE RISCO DE PESAR COMPLICADO

Nível de Ansiedade	Nível da Depressão	Detecção do Risco
Autocontrole da Ansiedade	Autocontrole da Depressão	Apoio Social
Estado de Conforto: Psicoespiritual	Equilíbrio de Humor	Gravidade do Sofrimento
Estado de Conforto: Sociocultural	Resiliência Pessoal	
Enfrentamento	Controle de Riscos	

NICS ASSOCIADAS À PREVENÇÃO DE PESAR COMPLICADO

Escutar Ativamente	Facilitação do Processo de Pesar: Morte Perinatal	Identificação de Risco
Redução da Ansiedade		Facilitação do Crescimento Espiritual
Melhora do Enfrentamento	Facilitação do Processo de Culpa	Apoio Espiritual
Promoção da Integridade Familiar	Promoção de Esperança	Grupo de Apoio
	Controle do Humor	Melhora do Sistema de Apoio
Facilitação do Processo de Perdão	Presença	Supervisão
Facilitação do Processo de Pesar	Promoção da Capacidade de Resiliência	

DIAGNÓSTICO DE ENFERMAGEM: Quedas, Risco de

Definição: Suscetibilidade aumentada para quedas que podem causar dano físico

NOCS PARA INVESTIGAR E MENSURAR A REAL OCORRÊNCIA DO DIAGNÓSTICO

Ocorrência de Quedas
Gravidade da Lesão Física

NOCS ASSOCIADOS AOS FATORES DE RISCO DE QUEDAS

Nível de Confusão Aguda
Nível de Agitação
Locomoção: Caminhar
Locomoção: Cadeira de Rodas
Equilíbrio
Nível de Glicemia
Continência Intestinal
Eliminação Intestinal
Estado Circulatório
Satisfação do Cliente: Segurança
Cognição
Movimento Coordenado
Comportamento de Prevenção de Quedas
Nível de Fadiga
Comportamento de Compensação da Audição
Hidratação
Conhecimento: Segurança Física da Criança
Conhecimento: Prevenção de Quedas
Resposta à Medicação
Mobilidade
Estado Neurológico: Periférico
Criação de Filhos: Segurança Física da Criança na Primeira e na Segunda Infância
Envelhecimento Físico
Aptidão Física
Controle de Riscos
Controle de Riscos: Uso de Álcool
Detecção do Risco
Ambiente Domiciliar Seguro
Controle de Convulsões
Autocuidado: Uso do Banheiro
Função Sensorial: Auditiva
Função Sensorial: Visão
Sono
Desempenho na Transferência
Continência Urinária
Comportamento de Compensação da Visão
Sinais Vitais

NICS ASSOCIADAS À PREVENÇÃO DE QUEDAS

Promoção da Mecânica Corporal
Cuidados na Incontinência Intestinal
Cuidados Circulatórios: Insuficiência Arterial
Cuidados Circulatórios: Insuficiência Venosa
Precauções Circulatórias
Estimulação Cognitiva
Controle do Delírio
Controle da Demência
Controle da Diarreia
Controle do Ambiente: Segurança
Promoção do Exercício: Treino para Fortalecimento
Promoção do Exercício: Alongamento
Terapia com Exercício: Deambulação
Terapia com Exercício: Equilíbrio
Terapia com Exercício: Mobilidade Articular
Terapia com Exercício: Controle Muscular
Prevenção contra Quedas
Controle Hídrico
Controle da Hiperglicemia
Controle da Hipoglicemia
Controle de Medicamentos
Controle da Dor
Controle da Sensibilidade Periférica
Posicionamento: Cadeira de Rodas
Identificação de Risco
Precauções contra Convulsões
Assistência no Autocuidado
Assistência no Autocuidado: Uso de Vaso Sanitário
Assistência no Autocuidado: Transferências
Melhora do Sono
Prevenção do Uso de Substância
Tratamento do Uso de Substância
Supervisão
Supervisão: Segurança
Ensino: Segurança do Bebê 0-3 Meses
Ensino: Segurança do Bebê 4-6 Meses
Ensino: Segurança do Bebê 7-9 Meses
Ensino: Segurança do Bebê 10-12 Meses
Ensino: Segurança Infantil 13-18 Meses
Ensino: Segurança Infantil 19-24 Meses
Ensino: Segurança Infantil 25-36 Meses
Cuidados na Incontinência Urinária
Monitoração de Sinais Vitais

DIAGNÓSTICO DE ENFERMAGEM: Religiosidade Prejudicada, Risco de

Definição: Risco de ter uma capacidade prejudicada de confiar em crenças religiosas e/ou participar de ritos de alguma fé religiosa

NOCS PARA INVESTIGAR E MENSURAR A REAL OCORRÊNCIA DO DIAGNÓSTICO

Estado de Conforto: Psicoespiritual
Saúde Espiritual

NOCS ASSOCIADOS AOS FATORES DE RISCO DE RELIGIOSIDADE PREJUDICADA

Aceitação: Estado de Saúde
Nível de Ansiedade
Satisfação do Cliente: Atendimento das Necessidades Culturais
Enfrentamento
Nível da Depressão

Nível de Medo
Gravidade da Solidão
Dor: Efeitos Nocivos
Nível de Dor
Adaptação Psicossocial: Mudança de Vida

Controle de Riscos
Detecção do Risco
Envolvimento Social
Apoio Social
Gravidade do Sofrimento

NICS ASSOCIADAS À PREVENÇÃO DE RELIGIOSIDADE PREJUDICADA

Redução da Ansiedade
Melhora do Enfrentamento
Intermediação Cultural
Mobilização Familiar
Controle da Dor

Estímulo a Rituais Religiosos
Redução do Estresse por Mudança
Identificação de Risco
Aumento da Segurança

Melhora da Socialização
Facilitação do Crescimento Espiritual
Melhora do Sistema de Apoio
Supervisão

DIAGNÓSTICO DE ENFERMAGEM: Resiliência Comprometida, Risco de

Definição: Risco de redução da capacidade de manter um padrão de reações positivas a uma situação ou crise adversa

NOCS PARA INVESTIGAR E MENSURAR A REAL OCORRÊNCIA DO DIAGNÓSTICO

Resiliência Pessoal

NOCS ASSOCIADOS AOS FATORES DE RISCO DE RESILIÊNCIA COMPROMETIDA

Aceitação: Estado de Saúde
Adaptação à Deficiência Física
Nível de Ansiedade
Satisfação do Cliente: Gerenciamento de Caso
Satisfação do Cliente: Continuidade dos Cuidados
Satisfação do Cliente: Controle dos Sintomas

Término de Vida com Dignidade
Resolução do Pesar
Esperança
Nível de Dor
Adaptação Psicossocial: Mudança de Vida
Controle de Riscos

Controle de Riscos: Gravidez Não Planejada
Detecção do Risco
Nível de Estresse
Gravidade do Sofrimento
Controle de Sintomas
Gravidade dos Sintomas

NICS ASSOCIADAS À PREVENÇÃO DE RESILIÊNCIA COMPROMETIDA

Redução da Ansiedade
Orientação Antecipada
Modificação do Comportamento
Técnica para Acalmar
Gerenciamento de Caso
Intervenção na Crise
Intermediação Cultural
Assistência ao Morrer
Planejamento Familiar: Gravidez Não Planejada

Facilitação do Processo de Pesar
Facilitação do Processo de Pesar: Morte Perinatal
Facilitação do Processo de Culpa
Orientação quanto ao Sistema de Saúde
Promoção de Esperança
Reunião para Avaliação dos Cuidados Multidisciplinares

Terapia de Relaxamento
Redução do Estresse por Mudança
Identificação de Riscos
Melhora da Autocompetência
Facilitação da Autorresponsabilidade
Supervisão
Apoio ao Sustento

NOC e NIC Ligados aos Diagnósticos de Enfermagem de Risco: Sangramento, Risco de

DIAGNÓSTICO DE ENFERMAGEM: Sangramento, Risco de

Definição: Risco de redução no volume de sangue capaz de comprometer a saúde

NOCS PARA INVESTIGAR E MENSURAR A REAL OCORRÊNCIA DO DIAGNÓSTICO

Gravidade da Perda de Sangue   Estado Circulatório

NOCS ASSOCIADAS AOS FATORES DE RISCO DE SANGRAMENTO

Coagulação Sanguínea
Comportamento de Aceitação: Medicação Prescrita
Comportamento de Prevenção de Quedas
Ocorrência de Quedas
Função Gastrointestinal
Acesso para Hemodiálise

Conhecimento: Controle do Câncer
Conhecimento: Prevenção de Quedas
Conhecimento: Medicação
Conhecimento: Segurança Pessoal
Conhecimento: Regime de Tratamento
Estado Materno: Pré-Parto
Estado Materno: Intraparto

Estado Materno: Pós-Parto
Resposta à Medicação
Comportamento de Segurança Pessoal
Gravidade da Lesão Física
Controle de Riscos
Detecção do Risco
Comportamento de Tratamento: Doença ou Lesão

NICS ASSOCIADAS À PREVENÇÃO DE SANGRAMENTO

Precauções contra Sangramento
Redução do Sangramento
Redução do Sangramento: Útero Pré-Parto
Redução do Sangramento: Gastrointestinal
Redução do Sangramento: Nasal
Redução do Sangramento: Útero Pós-Parto
Redução do Sangramento: Ferimento

Controle da Quimioterapia
Cuidados com a Circuncisão
Manutenção de Acesso para Diálise
Controle do Ambiente: Segurança
Prevenção contra Quedas
Cuidados com o Local de Incisão
Controle de Medicamentos
Cuidados Pós-Parto
Cuidados no Pré-Natal

Identificação de Risco
Prevenção do Choque
Prevenção de Lesões Desportivas: Jovens
Supervisão
Ensino: Medicação Prescrita
Ensino: Procedimento/ Tratamento
Controle da Terapia Tromboembolítica
Promoção da Segurança em Veículos

DIAGNÓSTICO DE ENFERMAGEM: Solidão, Risco de

Definição: Risco de vivenciar desconforto associado a um desejo ou necessidade de mais contato com outros

NOCS PARA INVESTIGAR E MENSURAR A REAL OCORRÊNCIA DO DIAGNÓSTICO

Gravidade da Solidão

NOCS ASSOCIADOS AOS FATORES DE RISCO DE SOLIDÃO

- Adaptação à Deficiência Física
- Estressores do Cuidador
- Funcionamento Familiar
- Integridade Familiar
- Bem-estar Familiar
- Resolução do Pesar
- Participação no Lazer
- Cessação da Negligência
- Vínculo Pais-Bebê
- Criação de Filhos: Desempenho dos Pais
- Participação em Brincadeiras
- Adaptação Psicossocial: Mudança de Vida
- Controle de Riscos
- Detecção do Risco
- Habilidades de Interação Social
- Envolvimento Social
- Apoio Social

NICS ASSOCIADAS À PREVENÇÃO DE SOLIDÃO

- Terapia Ocupacional
- Terapia com Animais
- Promoção de Vínculo
- Modificação do Comportamento: Habilidades Sociais
- Apoio ao Cuidador
- Apoio Emocional
- Promoção da Integridade Familiar
- Promoção da Integridade Familiar: Família que Espera um Filho
- Manutenção do Processo Familiar
- Apoio Familiar
- Facilitação do Processo de Pesar
- Promoção da Paternidade/Maternidade
- Terapia Recreacional
- Redução do Estresse por Mudança
- Identificação de Risco
- Apoio a Irmãos
- Melhora da Socialização
- Grupo de Apoio
- Melhora do Sistema de Apoio
- Supervisão
- Facilitação da Visita

NOC e NIC Ligados aos Diagnósticos de Enfermagem de Risco: Sufocação, Risco de

DIAGNÓSTICO DE ENFERMAGEM: Sufocação, Risco de

Definição: Risco acentuado de sufocação acidental (ar disponível para inalação inadequado)

NOCS PARA INVESTIGAR E MENSURAR A REAL OCORRÊNCIA DO DIAGNÓSTICO

Estado Respiratório: Ventilação

NOCS ASSOCIADOS AOS FATORES DE RISCO DE SUFOCAÇÃO

Prevenção contra Aspiração
Autocontrole da Asma
Posicionamento do Corpo: Autoiniciado
Conhecimento: Segurança Física da Criança
Conhecimento: Cuidados com o Bebê
Conhecimento: Segurança Pessoal
Conhecimento: Cuidados com o Bebê Pré-Termo

Estado Neurológico: Consciência
Criação de Filhos: Segurança Física do Bebê
Comportamento de Segurança Pessoal
Gravidade da Lesão Física
Recuperação Pós-Procedimento
Estado Respiratório: Permeabilidade das Vias Aéreas

Controle de Riscos
Detecção do Risco
Ambiente Domiciliar Seguro
Função Sensorial: Paladar e Olfato
Consequências da Dependência de Substâncias
Autocontenção do Suicídio
Estado da Deglutição

NICS ASSOCIADAS À PREVENÇÃO DE SUFOCAÇÃO

Controle de Vias Aéreas
Controle de Vias Aéreas Artificiais
Precauções contra Aspiração
Controle da Asma
Controle do Ambiente: Segurança
Treinamento para Controle de Impulsos
Cuidados com Bebês
Orientação aos Pais: Bebês

Posicionamento
Cuidados Pós-Anestesia
Monitoração Respiratória
Identificação de Risco
Tratamento do Uso de Substância: Overdose
Prevenção do Suicídio
Supervisão
Terapia para Deglutição

Ensino: Segurança do Bebê 0-3 Meses
Ensino: Segurança do Bebê 4-6 Meses
Ensino: Segurança do Bebê 7-9 Meses
Ensino: Segurança do Bebê 10-12 Meses
Ensino: Segurança Infantil 13-18 Meses
Ensino: Segurança Infantil 19-24 Meses
Ensino: Segurança Infantil 25-36 Meses

DIAGNÓSTICO DE ENFERMAGEM: Suicídio, Risco de

Definição: Risco de lesão autoinfligida que ameaça a vida

NOCS PARA INVESTIGAR E MENSURAR A REAL OCORRÊNCIA DO DIAGNÓSTICO

Autocontenção do Suicídio

NOCS ASSOCIADOS AOS FATORES DE RISCO DE SUICÍDIO

Recuperação de Abuso
Recuperação de Abuso: Emocional
Recuperação de Abuso: Financeiro
Recuperação de Abuso: Físico
Recuperação de Abuso: Sexual
Aceitação: Estado de Saúde
Adaptação à Deficiência Física
Comportamento de Suspensão do Abuso de Álcool
Desenvolvimento Infantil: Adolescência
Nível da Depressão
Desenvolvimento: Adulto na Terceira Idade
Desenvolvimento: Adulto Jovem

Comportamento para Cessação do Abuso de Drogas
Funcionamento Familiar
Integridade Familiar
Resolução do Pesar
Esperança
Autocontrole de Comportamento Impulsivo
Gravidade da Solidão
Equilíbrio do Humor
Dor: Resposta Psicológica Adversa
Dor: Efeitos Nocivos
Autonomia Pessoal
Resiliência Pessoal

Bem-Estar Pessoal
Adaptação Psicossocial: Mudança de Vida
Desempenho do Papel
Controle de Riscos
Detecção do Risco
Identidade Sexual
Envolvimento Social
Apoio Social
Estado de Saúde do Estudante
Consequências da Dependência de Substâncias
Gravidade do Sofrimento

NICS ASSOCIADAS À PREVENÇÃO DE SUICÍDIO

Apoio à Proteção contra Abuso: Infantil
Controle do Comportamento: Autoagressão
Aconselhamento
Intervenção na Crise
Controle de Ideias Delirantes
Controle do Ambiente: Segurança
Promoção da Integridade Familiar
Terapia Familiar
Assistência quanto a Recursos Financeiros
Facilitação do Processo de Pesar

Facilitação do Processo de Culpa
Controle de Alucinações
Promoção de Esperança
Treinamento para Controle de Impulsos
Estabelecimento de Limites
Controle do Humor
Controle da Dor
Contrato com o Paciente
Fototerapia: Regulação do Humor/Sono
Redução do Estresse por Mudança

Identificação de Risco
Melhora do Papel
Melhora da Socialização
Tratamento do Uso de Substância
Prevenção do Suicídio
Grupo de Apoio
Melhora do Sistema de Apoio
Supervisão
Ensino: Sexualidade
Terapia de Grupo

NOC e NIC Ligados aos Diagnósticos de Enfermagem de Risco: Síndrome Pós-Trauma, Risco de

DIAGNÓSTICO DE ENFERMAGEM: Temperatura Corporal Desequilibrada, Risco de

Definição: Risco de não conseguir manter a temperatura corporal dentro dos parâmetros normais

NOCS PARA INVESTIGAR E MESURAR A REAL OCORRÊNCIA DO DIAGNÓSTICO

Termorregulação

Termorregulação: Recém-Nascido

NOCS ASSOCIADOS AOS FATORES DE RISCO PARA TEMPERATURA CORPORAL DESEQUILIBRADA

Tolerância à Atividade
Cicatrização de Queimaduras
Hidratação
Estado Imunológico
Gravidade da Infecção
Gravidade da Infecção: Recém-Nascido
Resposta à Medicação

Estado Neurológico: Autônomo
Adaptação do Recém-Nascido
Envelhecimento Físico
Aptidão Física
Recuperação Pós-Procedimento
Controle de Riscos
Controle de Riscos: Hipertermia

Controle de Riscos: Hipotermia
Controle de Riscos: Processo Infeccioso
Controle de Riscos: Exposição ao Sol
Detecção do Risco
Comportamento de Manutenção do Peso

NICS ASSOCIADAS À PREVENÇÃO DE TEMPERATURA CORPORAL DESEQUILIBRADA

Controle de Edema Cerebral
Controle da Energia
Controle do Ambiente: Conforto
Controle Hídrico
Monitoração Hídrica
Reposição Rápida de Líquidos
Controle de Infecção
Proteção contra Infecção

Cuidado Neonatal: no Método Canguru
Precauções contra Hipertermia Maligna
Controle de Medicamentos
Cuidados com o Recém-Nascido
Monitoramento do Recém-Nascido
Cuidados Pós-Anestesia
Identificação de Risco
Controle da Sedação

Supervisão
Regulação da Temperatura
Regulação da Temperatura: Intra-Operatória
Monitoração de Sinais Vitais
Controle do Peso
Cuidados com Lesões: Queimaduras

DIAGNÓSTICO DE ENFERMAGEM: Síndrome Pós-Trauma, Risco de

Definição: Risco de resposta mal-adaptada sustentada a um evento traumático e opressivo

NOCS PARA INVESTIGAR E MENSURAR A REAL OCORRÊNCIA DO DIAGNÓSTICO

Recuperação de Abuso

Estado de Conforto: Psicoespiritual

NOCS ASSOCIADOS AOS FATORES DE RISCO DE SÍNDROME PÓS-TRAUMA

Nível de Ansiedade
Enfrentamento
Crenças de Saúde: percepção de ameaça

Resiliência Pessoal
Controle de Riscos
Detecção do Risco

Autoestima
Apoio Social
Nível de Estresse

NICS ASSOCIADAS À PREVENÇÃO DE SÍNDROME PÓS-TRAUMA

Redução da Ansiedade
Melhora do Enfrentamento
Aconselhamento
Mobilização Familiar

Facilitação do Processo de Culpa
Promoção de Esperança
Promoção da Capacidade de Resiliência
Identificação de Risco
Aumento da Segurança

Melhora da Autoestima
Apoio Espiritual
Grupo de Apoio
Melhora do Sistema de Apoio
Supervisão

DIAGNÓSTICO DE ENFERMAGEM: Trauma, Risco de

Definição: Risco acentuado de lesão tecidual acidental (p. ex., ferida, queimadura, fratura)

NOCS PARA INVESTIGAR E MENSURAR A REAL OCORRÊNCIA DO DIAGNÓSTICO

- Ocorrência de Quedas
- Gravidade da Lesão Física
- Integridade Tissular: Pele e Mucosas

NOCS ASSOCIADOS AOS FATORES DE RISCO DE TRAUMA

- Nível de Confusão Aguda
- Nível de Agitação
- Comportamento de Suspensão do Abuso de Álcool
- Equilíbrio
- Cognição
- Controle de Riscos Comunitário: Violência
- Nível de Violência da Comunidade
- Movimento Coordenado
- Risco de Propensão à Evasão
- Comportamento de Prevenção de Quedas
- Conhecimento: Segurança Física da Criança
- Conhecimento: Prevenção de Quedas
- Conhecimento: Segurança Pessoal
- Estado Neurológico: Periférico
- Criação de Filhos: Segurança Física do Adolescente
- Criação de Filhos: Segurança Física da Criança na Primeira e na Segunda Infância
- Criação de Filhos: Segurança Física do Bebê
- Comportamento de Segurança Pessoal
- Aptidão Física
- Controle de Riscos
- Controle de Riscos: Uso de Álcool
- Controle de Riscos: Uso de Drogas
- Controle de Riscos: Exposição ao Sol
- Detecção do Risco
- Ambiente Domiciliar Seguro
- Deslocamento Seguro
- Função Sensorial: Visão
- Gravidade da Retirada da Substância
- Comportamento de Compensação da Visão

NICS ASSOCIADAS À PREVENÇÃO DE TRAUMA

- Melhora da Comunicação: Déficit Visual
- Controle do Delírio
- Controle da Demência
- Precauções contra Fuga
- Controle do Ambiente: Segurança
- Controle do Ambiente: Prevenção de Violência
- Controle do Ambiente: Segurança do Trabalhador
- Promoção do Exercício
- Promoção do Exercício: Treino para Fortalecimento
- Terapia com Exercício: Equilíbrio
- Terapia com Exercício: Controle Muscular
- Prevenção contra Quedas
- Educação em Saúde
- Precauções no Uso do Laser
- Orientação aos Pais: Adolescentes
- Orientação aos Pais: Educando Os Filhos
- Orientação aos Pais: Bebês
- Controle da Sensibilidade Periférica
- Contenção Física
- Controle da Radioterapia
- Orientação para a Realidade
- Identificação de Risco
- Identificação de Risco: Família que Espera um Filho
- Prevenção de Lesões Desportivas: Jovens
- Tratamento do Uso de Substância
- Tratamento do Uso de Substância: Abstinência de Álcool
- Tratamento do Uso de Substância: Abstinência
- Precauções Cirúrgicas
- Supervisão
- Supervisão: Segurança
- Ensino: Segurança do Bebê 0-3 Meses
- Ensino: Segurança do Bebê 4-6 Meses
- Ensino: Segurança do Bebê 7-9 Meses
- Ensino: Segurança do Bebê 10-12 Meses
- Ensino: Segurança Infantil 13-18 Meses
- Ensino: Segurança Infantil 19-24 Meses
- Ensino: Segurança Infantil 25-36 Meses
- Promoção da Segurança em Veículos

NOC e NIC Ligados aos Diagnósticos de Enfermagem de Risco: Vínculo Prejudicado, Risco de

DIAGNÓSTICO DE ENFERMAGEM: Trauma Vascular, Risco de

Definição: Risco de dano a veia e tecidos ao redor, relacionado à presença de um cateter e/ou de soluções infundidas

NOCS PARA INVESTIGAR E MENSURAR A REAL OCORRÊNCIA DO DIAGNÓSTICO
Acesso para Hemodiálise

NOCS ASSOCIADOS AOS FATORES DE RISCO DE TRAUMA VASCULAR

- Resposta Alérgica: Localizada
- Controle de Riscos
- Detecção do Risco
- Autocuidado: Medicação Parenteral
- Integridade Tissular: Pele e Mucosas

NICS ASSOCIADAS À PREVENÇÃO DE TRAUMA VASCULAR

- Controle de Alergias
- Manutenção de Acesso para Diálise
- Punção Venosa
- Terapia Endovenosa (EV)
- Monitoração Hemodinâmica Invasiva
- Administração de Medicamentos: Endovenosa (EV)
- Cuidados com Cateter Central de Inserção Periférica (PICC)
- Punção de Vaso Cateterizado: Amostra de Sangue
- Identificação de Risco
- Supervisão da Pele
- Supervisão
- Manutenção de Dispositivos para Acesso Venoso (DAV)

DIAGNÓSTICO DE ENFERMAGEM: Vínculo Prejudicado, Risco de

Definição: Distúrbio do processo interativo que leva ao desenvolvimento de uma relação recíproca de proteção e cuidado entre pais/pessoa significativa e criança/bebê

NOCS PARA INVESTIGAR E MENSURAR A REAL OCORRÊNCIA DO DIAGNÓSTICO
Vínculo Pais-Bebê

NOCS ASSOCIADOS AOS FATORES DE RISCO PARA VÍNCULO PREJUDICADO

- Nível de Ansiedade
- Autocontrole da Ansiedade
- Desenvolvimento Infantil: 1 Mês
- Desenvolvimento Infantil: 2 Meses
- Desenvolvimento Infantil: 4 Meses
- Desenvolvimento Infantil: 6 Meses
- Desenvolvimento Infantil: 12 Meses
- Conhecimento: Criação de Filhos
- Conhecimento: Cuidados com Bebê Pré-Termo
- Criação de Filhos: Desempenho dos Pais
- Organização do Bebê Pré-Termo
- Controle de Riscos
- Detecção do Risco
- Nível de Estresse
- Consequências da Dependência de Substâncias

NICS ASSOCIADAS À PREVENÇÃO DE VÍNCULO PREJUDICADO

- Orientação Antecipada
- Redução da Ansiedade
- Promoção de Vínculo
- Preparo para o Nascimento
- Melhora do Enfrentamento
- Cuidados com o Desenvolvimento
- Melhora do Desenvolvimento: Infantil
- Controle do Ambiente: Processo para o Estabelecimento de Vínculo
- Promoção da Integridade Familiar: Família que Espera um Filho
- Cuidados com Bebês
- Orientação aos Pais: Educando os Filhos
- Orientação aos Pais: Bebês
- Promoção da Paternidade/Maternidade
- Identificação de Risco
- Identificação de Risco: Família que Espera um Filho
- Prevenção do Uso de Substância
- Tratamento do Uso de Substância
- Supervisão
- Ensino: Estimulação do Bebê 0-4 Meses

DIAGNÓSTICO DE ENFERMAGEM: Violência Direcionada a Outros, Risco de

Definição: Risco de apresentar comportamentos nos quais o indivíduo demonstra que pode ser física, emocional e/ou sexualmente nocivo a outros

NOCS PARA INVESTIGAR E MENSURAR A REAL OCORRÊNCIA DO DIAGNÓSTICO

Autocontenção de Comportamento	Abusivo Autocontrole de Agressividade

NOCS ASSOCIADOS AOS FATORES DE RISCO DE VIOLÊNCIA DIRECIONADA A OUTROS

Recuperação de Abuso: Emocional	Autocontrole do Pensamento Distorcido	Controle de Riscos
Recuperação de Abuso: Físico	Comportamento para Cessação do Abuso de Drogas	Controle de Riscos: Uso de Álcool
Recuperação de Abuso: Sexual	Nível de Hiperatividade	Controle de Riscos: Uso de Drogas
Nível de Confusão Aguda	Autocontrole de Comportamento Impulsivo	Detecção do Risco
Nível de Agitação	Estado Materno: Pré-Parto	Controle de Convulsões
Comportamento de Suspensão do Abuso de Álcool	Estado Materno: Intraparto	Nível de Estresse
Cognição	Estado Neurológico	Autocontenção do Suicídio
Nível da Depressão		

NICS ASSOCIADAS À PREVENÇÃO DE VIOLÊNCIA DIRECIONADA A OUTROS

Apoio à Proteção contra Abuso	Controle da Demência	Monitoração Neurológica
Apoio à Proteção contra Abuso: Infantil	Controle da Demência: Banho	Cuidados no Pré-Natal
Assistência no Controle da Raiva	Controle do Ambiente: Prevenção de Violência	Orientação para a Realidade
Redução da Ansiedade	Precauções contra Incêndio	Identificação de Risco
Controle do Comportamento	Controle de Alucinações	Controle de Convulsões
Controle do Comportamento: Hiperatividade/Desatenção	Treinamento para Controle de Impulsos	Prevenção do Uso de Substância
Controle do Comportamento: Sexual	Cuidados durante o Parto	Tratamento do Uso de Substância
Modificação do Comportamento	Controle do Humor	Prevenção do Suicídio
Controle de Ideias Delirantes	Estabelecimento de Metas Mútuas	Supervisão
		Brinquedo Terapêutico

NOC e NIC Ligados aos Diagnósticos de Enfermagem de Risco: Violência Direcionada...

DIAGNÓSTICO DE ENFERMAGEM: **Violência** Direcionada a Si Mesmo, Risco de

Definição: Risco de apresentar comportamentos nos quais o indivíduo demonstra que pode ser, física, emocional e/ou sexualmente nocivo a si mesmo

NOCS PARA INVESTIGAR E MENSURAR A REAL OCORRÊNCIA DO DIAGNÓSTICO

Contenção da Automutilação
Autocontenção do Suicídio

NOCS ASSOCIADOS AOS FATORES DE RISCO DE VIOLÊNCIA DIRECIONADA A SI MESMO

- Nível de Agitação
- Nível de Ansiedade
- Enfrentamento
- Nível da Depressão
- Autocontrole da Depressão
- Autocontrole do Pensamento Distorcido
- Funcionamento Familiar
- Integridade Familiar
- Esperança
- Identidade
- Autocontrole de Comportamento Impulsivo
- Gravidade da Solidão
- Equilíbrio do Humor
- Estado de Saúde Pessoal
- Bem-Estar Pessoal
- Controle de Riscos
- Controle de Riscos: Uso de Álcool
- Controle de Riscos: Uso de Drogas
- Detecção do Risco
- Funcionamento Sexual
- Habilidades de Interação Social
- Envolvimento Social
- Apoio Social
- Nível de Estresse
- Consequências da Dependência de Substâncias
- Vontade de Viver

NICS ASSOCIADAS À PREVENÇÃO DE VIOLÊNCIA DIRECIONADA A SI MESMO

- Assistência no Controle da Raiva
- Redução da Ansiedade
- Controle do Comportamento: Autoagressão
- Modificação do Comportamento: Habilidades Sociais
- Técnica para Acalmar
- Reestruturação Cognitiva
- Mediação de Conflitos
- Melhora do Enfrentamento
- Aconselhamento
- Intervenção na Crise
- Controle de Ideias Delirantes
- Controle da Demência
- Controle do Ambiente: Segurança
- Controle do Ambiente: Prevenção de Violência
- Promoção da Integridade Familiar
- Terapia Familiar
- Controle de Alucinações
- Promoção de Esperança
- Treinamento para Controle de Impulsos
- Estabelecimento de Limites
- Controle do Humor
- Contrato com o Paciente
- Fototerapia: Regulação do Humor/Sono
- Terapia Recreacional
- Identificação de Risco
- Melhora da Autopercepção
- Assistência na Automodificação
- Melhora da Socialização
- Tratamento do Uso de Substância
- Tratamento do Uso de Substância: Abstinência de Álcool
- Tratamento do Uso de Substância: Abstinência
- Tratamento do Uso de Substância: *Overdose*
- Prevenção do Suicídio
- Grupo de Apoio
- Melhora do Sistema de Apoio
- Supervisão
- Supervisão: segurança
- Ensino: Sexo Seguro
- Terapia de Grupo

DIAGNÓSTICO DE ENFERMAGEM: Volume de Líquidos Deficiente, Risco de

Definição: Risco de desidratação vascular, celular ou intracelular

NOCS PARA INVESTIGAR E MENSURAR A REAL OCORRÊNCIA DO DIAGNÓSTICO

Equilíbrio Hídrico Hidratação

NOCS ASSOCIADOS AOS FATORES DE RISCO DE VOLUME DE LÍQUIDOS DEFICIENTE

- Nível de Glicemia
- Gravidade da Perda de Sangue
- Eliminação Intestinal
- Estabelecimento da Amamentação: Bebê
- Manutenção da Amamentação
- Cicatrização de Queimaduras
- Equilíbrio Eletrolítico e Ácido-Básico
- Função Gastrointestinal
- Gravidade da Infecção
- Conhecimento: Dieta
- Conhecimento: Medicação
- Resposta à Medicação
- Gravidade de Náusea e Vômitos
- Estado Nutricional: Ingestão de Alimentos e Líquidos
- Controle de Riscos
- Controle de Riscos: Hipertermia
- Detecção do Risco
- Termorregulação
- Termorregulação: Recém-Nascido
- Eliminação Urinária
- Peso: Massa Corporal
- Comportamento de Ganho de Peso
- Comportamento de Perda de Peso

NICS ASSOCIADAS À PREVENÇÃO DE VOLUME DE LÍQUIDOS DEFICIENTE

- Precauções contra Sangramento
- Redução de Sangramento
- Redução de Sangramento: Útero Pré-Parto
- Redução de Sangramento: Gastrointestinal
- Redução de Sangramento: Nasal
- Redução de Sangramento: Útero Pós-Parto
- Redução de Sangramento: Ferimento
- Administração de Hemoderivados
- Alimentação por Mamadeira
- Assistência na Amamentação
- Controle da Diarreia
- Controle de Eletrólitos: Hipernatremia
- Monitoração de Eletrólitos
- Tratamento da Febre
- Controle Hidroeletrolítico
- Controle Hídrico
- Monitoração Hídrica
- Reposição Rápida de Líquidos
- Tratamento de Exposição ao Calor
- Controle da Hipovolemia
- Proteção contra Infecção
- Punção Venosa
- Terapia Endovenosa (EV)
- Precauções contra Hipertermia Maligna
- Controle de Medicamentos
- Punção de Vaso: Amostra de Sangue Arterial
- Punção de Vaso Cateterizado: Amostra de Sangue
- Punção de Vaso: Amostra de Sangue Venoso
- Identificação de Risco
- Controle do Choque
- Controle do Choque: Hipovolêmico
- Prevenção do Choque
- Supervisão
- Regulação da Temperatura
- Cuidados com Sondas/Drenos: Torácica
- Cuidados com Sondas: Gastrointestinal
- Monitoração de Sinais Vitais
- Controle de Vômito
- Assistência para Aumentar o Peso
- Assistência para Reduzir o Peso
- Cuidados com Lesões: Queimaduras
- Cuidados com Lesões: Drenagem Fechada

Nota de raciocínio crítico: Ocorre déficit de volume de líquidos, quando a água e os eletrólitos são perdidos na mesma proporção, uma vez que existem nos líquidos corporais normais, resultando em ausência de mudança nos níveis eletrolíticos séricos. Desidratação refere-se somente a uma perda de água, resultando em níveis de sódio aumentados (Smeltzer, S. C., & Bare, B. G. [2004]). *Medical-surgical nursing* [Vol. I, p. 256]. Philadelphia: Lippincott, Williams & Wilkins.) As características definidoras referem-se, basicamente, a déficit de volume de líquidos, mas a definição e algumas características incluem desidratação e perda de líquidos por meio do trato gastrointestinal; assim, os eletrólitos são assunto dos resultados e das intervenções.

NOC e NIC Ligados aos Diagnósticos de Enfermagem de Risco: Desequilíbrio do Volume... **305**

DIAGNÓSTICO DE ENFERMAGEM: Desequilíbrio do **Volume de Líquidos**, Risco de

Definição: Risco de diminuição, aumento ou rápida mudança de uma localização para outra do líquido intravascular, intersticial e/ou intracelular. Refere-se à perda, ao ganho, ou a ambos, dos líquidos corporais

NOCS PARA INVESTIGAR E MENSURAR A REAL OCORRÊNCIA DO DIAGNÓSTICO

Equilíbrio Hídrico   Gravidade da Sobrecarga Hídrica   Hidratação

NOCS ASSOCIADOS AOS FATORES DE DESEQUILÍBRIO DO VOLUME DE LÍQUIDOS

Cicatrização de Queimaduras	Conhecimento: Controle da Insuficiência Cardíaca Congestiva	Detecção do Risco
Recuperação de Queimaduras		Cicatrização de Feridas: Primeira Intenção
Eficácia da Bomba Cardíaca	Gravidade da Lesão Física	Cicatrização de Feridas: Segunda Intenção
Função Gastrointestinal	Recuperação Pós-Procedimento	
Gravidade da Infecção	Controle de Riscos	

NICS ASSOCIADAS À PREVENÇÃO DE DESEQUILÍBRIO DO VOLUME DE LÍQUIDOS

Tratamento da Febre	Controle de Infecção	Supervisão
Controle Hidroeletrolítico	Proteção contra Infecção	Cuidados com Sondas: Gastrointestinal
Controle Hídrico	Monitoração Hemodinâmica Invasiva	
Monitoração Hídrica		Cuidados com Lesões
Sondagem Gastrointestinal	Identificação de Risco	Cuidados com Lesões: Queimaduras
Regulação Hemodinâmica	Controle do Choque: Vasogênico	

PARTE II - V

SEÇÃO 3.1

Introdução às Ligações para Condições Clínicas

Esta seção do livro inclui as ligações da NOC e da NIC de dez condições clínicas comuns, normalmente de custo elevado. A finalidade da seção é mostrar como os resultados NOC e as intervenções NIC podem ser associados aos diagnósticos clínicos, quando uma classificação diferente da NANDA-I é utilizada. Isso pode ocorrer porque a NANDA-I, atualmente, não tem um diagnóstico que envolva a condição clínica, ou porque outra classificação é escolhida como uma base para desenvolver intervenções e resultados para planos de cuidados genéricos. Neste caso, o plano de cuidado pode conter diagnósticos da NANDA-I, bem como resultados do paciente e intervenções de enfermagem. Os resultados e as intervenções escolhidos, entretanto, podem não utilizar uma terminologia padronizada de enfermagem e, sim, refletir termos locais, usados nas organizações. É por isso que elaboramos essas condições, de forma a exemplificar como os resultados NOC e as intervenções NIC podem ser usados com outras classificações de condições clínicas.

As condições clínicas apresentadas nesta seção incluem Asma, Doença Pulmonar Obstrutiva Crônica, Câncer de Cólon e Reto, Depressão, Diabetes Melito, Insuficiência Cardíaca, Hipertensão, Pneumonia, Acidente Vascular Encefálico e Artroplastia Total: Joelho/Quadril. Cada condição é apresentada com uma breve declaração, que a descreve, seguida de informações sobre prevalência, incidência, custos e (quando indicado) a mortalidade associada. Essas informações descrevem a importância dessas condições clínicas, em termos de números de pacientes que demandam cuidados, bem como os custos pessoais e nacionais associados às condições, seja pela natureza crônica, seja pela prevalência da condição. Uma breve descrição dos fatores de risco e da condição vem a seguir, incluindo, possivelmente, o rumo da condição/doença, o diagnóstico, os sintomas, o tratamento e/ou as implicações de enfermagem. As informações apresentadas sobre a condição clínica foram selecionadas e, de forma alguma, constituem uma revisão completa da sintomatologia, dos exames diagnósticos, do curso da doença, do tratamento, das complicações e do prognóstico. A breve discussão da situação clínica quer exemplificar o impacto dessas condições nos recursos do sistema de saúde, bem como a importância da prevenção e do tratamento, oferecendo o cuidado qualificado e custo-efetivo, que intensifique a saúde e a qualidade de vida do paciente.

As condições são apresentadas em ordem alfabética, usando nomes de condições clínicas, identificadas no parágrafo anterior. Após uma visão geral das condições clínicas e das referências, é apresentado um plano de cuidado genérico. Esses planos variam, em termos de profundidade, isto é, a quantidade de resultados e intervenções oferecidos; a parte da condição clínica abordada, isto é, a fase diagnóstica, a fase aguda, a fase crônica ou de reabilitação e a aplicabilidade do plano em todas as organizações e ambientes. Geralmente, os planos de cuidados não tratam dos cuidados de um paciente em unidades de terapia intensiva, logo após algum procedimento invasivo ou cirurgia, ou durante a reabilitação. Eles também não focalizam considerações quanto a idade, gênero, situação socioeconômica ou cultura, porque podem diferir entre as organizações. Na verdade, exemplificam as várias formas em que resultados NOC e intervenções NIC podem ser usados no desenvolvimento de planos de cuidados genéricos e individualizados para pacientes com esses dez diagnósticos.

Os resultados NOC são apresentados em ordem alfabética e não em ordem de importância ou na sequência em que podem ser usados. Uma condição clínica, câncer de cólon, tem dois planos de cuidado, sendo um de prevenção em pacientes de risco e outro para pacientes que receberam diagnóstico de câncer de cólon. Uma quantidade de planos de cuidado inclui resultados e intervenções que são aplicados após a alta de um local de atendimento a pacientes graves, ou após um diagnóstico, como asma, que requer do paciente o aprendizado de como fazer o autocuidado.

Antes das condições clínicas, é apresentado um plano de cuidado menos genérico e mais completo para paciente com acidente vascular encefálico. O plano foca apenas o acidente vascular encefálico isquêmico e usa as três linguagens: NANDA-I, NOC e NIC. Inclui indicadores selecionados e escalas de medida do resultado. O plano *Protocolo de Cuidado Coordenado para Acidente Vascular Encefálico Isquêmico: folha de resultados* foi criado por Kimberly M. Pattee, RN, BSN, para um hospital comunitário com 232 leitos – o Mercy Hospital, em Iowa City, Iowa. Trata-se de um exemplo excelente do uso dos diagnósticos da NANDA-I, dos resultados NOC e das intervenções NIC, num plano de cuidado a pacientes com diagnóstico recente de acidente vascular encefálico. É uma diretriz que pode ser alterada de modo a atender às necessidades individuais do paciente. Ajudará a avaliar o cuidado baseado em evidências para cada paciente e cada população de pacientes. Somos gratas à equipe do Mercy por elaborar o plano e possibilitar-nos reparti-lo com aqueles envolvidos no processo de aprimoramento da qualidade.

Amostra de Plano de Cuidado de uma Condição Clínica: Plano de Cuidados Coordenados para Acidente Vascular Encefálico Isquêmico

Data: _____ Plano de Cuidado Discutido com Paciente/Pessoa Significativa: _____
[ ] Ver Plano de Cuidado Adicional

Nota: se as metas não estão no nível ALVO estabelecido na alta, indicar o motivo, usando o que for aplicável:
- A = Falecido
- B = Condição Crônica
- C = Alta com Serviços Domiciliares (D/C)
- D = Questões de Aceitação do Paciente
- E = Transferência para Reabilitação/Serviços Especializados de Enfermagem/Cuidado Prolongado Facilitado
- F = Contra o Conselho Médico
- G = Barreira de Aprendizagem
- H = Transferência com Limitação Física
- I = Transferência para Outro Hospital de Atendimento Agudo
- PN = Ver Notas de Evolução no Plano de Cuidado para mais Explicações

Diagnóstico de Enfermagem	Resultados					ALVO	Avaliação Admissão/Início	Data e Iniciais D/C	Razão
1. Risco de Integridade da Pele Prejudicada Intervenções: • Supervisão da Pele • Controle da Pele	**Integridade Tissular: Pele e Mucosas** Indicadores: • Temperatura da pele • Elasticidade • Integridade da pele	Gravemente Comprometido 1	Muito Comprometido 2	Moderadamente Comprometido 3	Levemente Comprometido 4	Não Comprometido 5			
	Função Sensorial: Indicadores: • Capacidade de sentir estímulos à pele • Capacidade de sentir mudanças na posição da cabeça e do corpo	Desvio grave da Variação Normal 1	Desvio Substancial da Variação Normal 2	Desvio Moderado da Variação Normal 3	Desvio Leve da Variação Normal 4	Nenhum Desvio da Variação Normal 5			
2. Potencial para Confusão: Aguda Intervenções: • Redução da Ansiedade • Promoção da Perfusão Cerebral • Controle do Delírio • Prevenção contra Quedas • Monitoração Neurológica • Orientação para a Realidade	**Cognição:** Indicadores: • Capacidade para ficar atento • Concentração	Gravemente Comprometido 1	Muito Comprometido 2	Moderadamente Comprometido 3	Levemente Comprometido 4	Não Comprometido 5			
	Orientação Cognitiva Indicadores: • Identifica a si mesmo • Identifica pessoas significativas • Identifica o local, dia, mês, ano e a estação do ano	Gravemente Comprometido 1	Muito Comprometido 2	Moderadamente Comprometido 3	Levemente Comprometido 4	Não Comprometido 5			

INICIAIS	ASSINATURA	DISCIPL.	INICIAIS	ASSINATURA	DISCIPL.	INICIAIS	ASSINATURA	DISCIPL.	INICIAIS

(Copyright Mercy Hospital, Iowa City, IA. Cortesia de Kimberly M. Pattee, no Mercy Hospital, 500 East Market Street, Iowa City, IA 52245.)

(Continua)

Amostra de Plano de Cuidado de uma Condição Clínica: Plano de Cuidados Coordenados para Acidente Vascular Encefálico Isquêmico *(cont.)*

Diagnóstico de Enfermagem	Nota: se as metas não estão no nível ALVO estabelecido na alta, indicar o motivo, usando o que for aplicável: A = Falecido E = Transferência para Reabilitação/ G = Barreira de Aprendizagem B = Condição Crônica Serviços Especializados de H = Transferência com Limitação Física C = Alta com Serviços Domiciliares (D/C) Enfermagem/Cuidado I = Transferência para Outro Hospital de Atendimento Agudo D = Questões de Aceitação do Paciente Prolongado Facilitado PN = Ver Notas de Evolução no Plano de Cuidado para F = Contra o Conselho Médico mais Explicações	Resultados					A L V O	Avaliação Data e Iniciais	
								Admissão/Início D/C Razão	
2. Potencial para Confusão: Aguda (cont.) Intervenções • Redução da Ansiedade • Promoção da Perfusão Cerebral • Controle do Delírio • Prevenção contra Quedas • Monitoração Neurológica • Orientação para a Realidade	**Estado Neurológico: Consciência** Indicadores: • Abertura dos olhos mediante estímulos externos • Obediência a comandos • Respostas motoras a estímulos nocivos	Gravemente Comprometido 1	Muito Comprometido 2	Moderadamente Comprometido 3	Levemente Comprometido 4	Não Comprometido 5			
	• Crise convulsiva • Flexão anormal (decorticação) • Extensão anormal (descerebração)	Grave 1	Substancial 2	Moderado 3	Leve 4	Nenhum 5			
3. Perfusão Tissular Cerebral Ineficaz: Real ou Potencial Intervenções: • Monitoração Neurológica • Treinamento da Memória • Orientação para a Realidade	**Estado Neurológico: Função Sensório-Motora Craniana** Indicadores: • Movimentos faciais simétricos • Reflexo de deglutição intacto • Reflexo do vômito intacto • Movimentos dos ombros iguais bilateralmente • Fala nos níveis pré-derrame • Visão nos níveis pré-derrame	Gravemente Comprometido 1	Muito Comprometido 2	Moderadamente Comprometido 3	Levemente Comprometido 4	Não Comprometido 5			
	Indicadores: • Tontura • Vertigem • Movimentos involuntários da cabeça • Rouquidão • Perda da sensibilidade • Formigamento	Grave 1	Substancial 2	Moderado 3	Leve 4	Nenhum 5			

INICIAIS	ASSINATURA	DISCIPL.	INICIAIS	ASSINATURA	DISCIPL.	INICIAIS	ASSINATURA	DISCIPL.	INICIAIS

Amostra de Plano de Cuidado de uma Condição Clínica: Plano de Cuidados Coordenados para Acidente Vascular Encefálico Isquêmico *(cont.)*

Nota: se as metas não estão no nível ALVO estabelecido na alta, indicar o motivo, usando o que for aplicável:
A = Falecido
B = Condição Crônica
C = Alta com Serviços Domiciliares (D/C)
D = Questões de Aceitação do Paciente
E = Transferência para Reabilitação/Serviços Especializados de Enfermagem/Cuidado Prolongado Facilitado
F = Contra o Conselho Médico
G = Barreira de Aprendizagem
H = Transferência com Limitação Física
I = Transferência para Outro Hospital de Atendimento Agudo
PN = Ver Notas de Evolução no Plano de Cuidado para mais Explicações

Diagnóstico de Enfermagem	Resultados					ALVO	Avaliação Data e Iniciais		
							Admissão/Início	D/C	Razão

3. Perfusão Tissular Cerebral Ineficaz: Real ou Potencial (cont.)

Memória

Indicadores:
- Recorda informações imediatas com precisão

| | Gravemente Comprometido 1 | Muito Comprometido 2 | Moderadamente Comprometido 3 | Levemente Comprometido 4 | Não Comprometido 5 | | | | |

Concentração

Indicadores:
- Mantém a atenção
- Reage a indicadores visuais
- Reage a indicadores linguísticos
- Solicita, adequadamente, ajuda

| | Gravemente Comprometido 1 | Muito Comprometido 2 | Moderadamente Comprometido 3 | Levemente Comprometido 4 | Não Comprometido 5 | | | | |

Intervenções:
- Monitoração Neurológica
- Treinamento da Memória
- Orientação para a Realidade

Estado da Deglutição

Indicadores:
- Controle das secreções orais
- Reflexo de deglutição no momento oportuno
- Manutenção da cabeça e do pescoço em posição correta para deglutir
- Sufocação com a deglutição
- Engasgos com a deglutição
- Tosse com a deglutição
- Desconforto com a deglutição

| | Gravemente Comprometido 1 | Muito Comprometido 2 | Moderadamente Comprometido 3 | Levemente Comprometido 4 | Não Comprometido 5 | | | | |
| | Grave 1 | Substancial 2 | Moderado 3 | Leve 4 | Nenhum 5 | | | | |

4. Volume de Líquidos Deficiente: Real ou Potencial

5. Estado Nutricional Alterado: Real ou Potencial

Estado Nutricional

Indicador:
- Ingestão de alimentos suficientes para as necessidades corporais

| | Não Adequado 1 | Levemente Adequado 2 | Moderadamente Adequado 3 | Substancialmente Adequado 4 | Totalmente Adequado 5 | | | | |

Hidratação

Indicadores:
- Turgor da pele
- Mucosas úmidas

| | Gravemente Comprometido 1 | Muito Comprometido 2 | Moderadamente Comprometido 3 | Levemente Comprometido 4 | Não Comprometido 5 | | | | |

Intervenções:
- Controle Hídrico
- Terapia Endovenosa (EV)
- Monitoração Nutricional
- Controle Nutricional
- Assistência no Autocuidado: Alimentação

| INICIAIS | ASSINATURA | DISCIPL. | INICIAIS | ASSINATURA | DISCIPL. | INICIAIS | ASSINATURA | DISCIPL. | INICIAIS |

(Copyright Mercy Hospital, Iowa City, IA. Cortesia de Kimberly M. Pattee, no Mercy Hospital, 500 East Market Street, Iowa City, IA 52245.)

(Continua)

Amostra de Plano de Cuidado de uma Condição Clínica: Plano de Cuidados Coordenados para Acidente Vascular Encefálico Isquêmico *(cont.)*

Nota: se as metas não estão no nível ALVO estabelecido na alta, indicar o motivo, usando o que for aplicável:
A = Falecido
B = Condição Crônica
C = Alta com Serviços Domiciliares (D/C)
D = Questões de Aceitação do Paciente
E = Transferência para Reabilitação/ Serviços Especializados de Enfermagem/Cuidado Prolongado Facilitado
F = Contra o Conselho Médico
G = Barreira de Aprendizagem
H = Transferência com Limitação Física
I = Transferência para Outro Hospital de Atendimento Agudo
PN = Ver Notas de Evolução no Plano de Cuidado para mais Explicações

Diagnóstico de Enfermagem	Resultados					ALVO	Avaliação Data e Iniciais		
							Admissão/ Início	D/C	Razão
4. Volume de Líquidos Deficiente: Real ou Potencial (cont.)									
5. Estado Nutricional Alterado: Real ou Potencial (cont.)									
Indicadores: • Sede • Urina escura • Pressão arterial diminuída • Pulso rápido e fino • Cãibras musculares ou espasmos musculares (não é crise convulsiva)	Grave 1	Substancial 2	Moderado 3	Leve 4	Nenhum 5				
Intervenções: • Controle Hídrico • Terapia Endovenosa (EV) • Monitoração Nutricional • Controle Nutricional • Assistência no Autocuidado: alimentação									
6. Eliminação Urinária Prejudicada: Real ou Potencial									
Continência Urinária									
Indicadores: • Reconhecimento da urgência para urinar • Reação à urgência de forma oportuna • Chegada ao vaso sanitário entre a urgência e a eliminação de urina • Eliminação de >150 mL de urina a cada vez	Nunca Demonstrado 1	Raramente Demonstrado 2	Algumas Vezes Demonstrado 3	Frequentemente Demonstrado 4	Consistentemente Demonstrado 5				
• Perda de urina entre as eliminações • Perda de urina com aumento da pressão abdominal (p. ex., espirros, tosse, risadas, levantamento de peso) • Ato de umedecer as roupas durante o dia • Ato de umedecer as roupas ou a cama durante a noite	Consistentemente Demonstrado 1	Frequentemente Demonstrado 2	Algumas Vezes Demonstrado 3	Raramente Demonstrado 4	Nunca Demonstrado 5				
Intervenções: • Controle da Eliminação Urinária • Assistência no Autocuidado: uso de vaso sanitário									
7. Eliminação Intestinal Prejudicada: Real ou Potencial									
Eliminação Intestinal									
Indicadores: • Reconhece a urgência para defecar • Mantém controle da passagem de fezes • Responde à urgência de forma oportuna • Chega ao vaso sanitário entre a urgência e a passagem das fezes	Nunca Demonstrado 1	Raramente Demonstrado 2	Algumas Vezes Demonstrado 3	Frequentemente Demonstrado 4	Consistentemente Demonstrado 5				
Intervenções: • Controle Intestinal • Assistência no Autocuidado • Uso de Vaso Sanitário									

INICIAIS	ASSINATURA	DISCIPL.	INICIAIS	ASSINATURA	DISCIPL.	INICIAIS	ASSINATURA	DISCIPL.	INICIAIS

Amostra de Plano de Cuidado de uma Condição Clínica: Plano de Cuidados Coordenados para Acidente Vascular Encefálico Isquêmico *(cont.)*

Nota: se as metas não estão no nível ALVO estabelecido na alta, indicar o motivo, usando o que for aplicável:
A = Falecido
B = Condição Crônica
C = Alta com Serviços Domiciliares (D/C)
D = Questões de Aceitação do Paciente
E = Transferência para Reabilitação/Serviços Especializados de Enfermagem/Cuidado Prolongado Facilitado
F = Contra o Conselho Médico
G = Barreira de Aprendizagem
H = Transferência com Limitação Física
I = Transferência para Outro Hospital de Atendimento Agudo
PN = Ver Notas de Evolução no Plano de Cuidado para mais Explicações

Diagnóstico de Enfermagem	Resultados					A L V O	Avaliação Data e Iniciais		
							Admissão/Início	D/C	Razão
7. Eliminação Intestinal Prejudicada: Real ou Potencial (cont.) Intervenções: • Controle Intestinal • Assistência no Autocuidado • Uso de Vaso Sanitário	Indicadores: • Diarreia • Constipação • Fezes nas roupas durante o dia • Fezes nas roupas ou na cama durante a noite	Consistentemente Demonstrado 1	Frequentemente Demonstrado 2	Algumas Vezes Demonstrado 3	Raramente Demonstrado 4	Nunca Demonstrado 5			
8. Comunicação Prejudicada: Verbal, Visual, Auditiva Intervenções: • Escutar Ativamente • Melhora da Comunicação: Déficit da Fala • Melhora da Comunicação: Déficit Visual • Melhora da Comunicação: Déficit Auditivo	**Verbal** Indicadores: • Usa linguagem falada • Esclarece a fala • Interpreta linguagem falada	Gravemente Comprometido 1	Muito Comprometido 2	Moderadamente Comprometido 3	Levemente Comprometido 4	Não Comprometido 5			
	Visual • Opacidade nos olhos • Clarões de luz • Halos em torno de luzes • Visão dupla • Visão embaçada • Visão distorcida	Grave 1	Substancial 2	Moderado 3	Leve 4	Nenhum 5			
	Auditivo Indicadores: • Tinido • Nova perda ou redução na audição	Grave 1	Substancial 2	Moderado 3	Leve 4	Nenhum 5			
9. Dor Aguda: Real ou Potencial Intervenção: • Controle da Dor	**Nível de Dor** Indicadores: • Dor relatada • Suspiros e choro • Inquietação • Tensão muscular • Cefaleias	Grave 1	Substancial 2	Moderado 3	Leve 4	Nenhum 5			

INICIAIS	ASSINATURA	DISCIPL.	INICIAIS	ASSINATURA	DISCIPL.	INICIAIS	ASSINATURA	DISCIPL.	INICIAIS

(Copyright Mercy Hospital, Iowa City, IA. Cortesia de Kimberly M. Pattee, no Mercy Hospital, 500 East Market Street, Iowa City, IA 52245.)

(Continua)

Introdução às Ligações para Condições Clínicas 313

Amostra de Plano de Cuidado de uma Condição Clínica: Plano de Cuidados Coordenados para Acidente Vascular Encefálico Isquêmico *(cont.)*

Diagnóstico de Enfermagem	Nota: se as metas não estão no nível ALVO estabelecido na alta, indicar o motivo, usando o que for aplicável: A = Falecido E = Transferência para Reabilitação/ G = Barreira de Aprendizagem B = Condição Crônica Serviços Especializados de H = Transferência com Limitação Física C = Alta com Serviços Domiciliares (D/C) Enfermagem/Cuidado I = Transferência para Outro Hospital de Atendimento Agudo D = Questões de Aceitação do Paciente Prolongado Facilitado PN = Ver Notas de Evolução no Plano de Cuidado para F = Contra o Conselho Médico mais Explicações					A L V O	Avaliação Data e Iniciais	
	Resultados					Admissão/Início	D/C	Razão
10. Mobilidade Prejudicada: Potencial ou Real Intervenções: • Cuidados com o Repouso no Leito • Terapia com Exercício: Deambulação, Mobilidade Articular, Controle Muscular • Posicionamento	**Mobilidade** Indicadores: • Equilíbrio • Coordenação • Marcha • Movimento das articulações • Andar	Gravemente Comprometido 1	Muito Comprometido 2	Moderadamente Comprometido 3	Levemente Comprometido 4	Não Comprometido 5		
	• Sai da posição deitada para a sentada • Sai da posição sentada para a deitada • Sai da posição sentada para a em pé • Sai da posição em pé para a sentada • Curva-se na região da cintura enquanto em pé • Movimenta-se de um lado para outro quando deitado	Gravemente Comprometido 1	Muito Comprometido 2	Moderadamente Comprometido 3	Levemente Comprometido 4	Não Comprometido 5		
	Desempenho na Transferência Indicadores: • Transferência da cama para a cadeira • Transferência da cadeira para a cama • Transferência da cama para a cadeira higiênica • Transferência da cadeira higiênica para a cama	Gravemente Comprometido 1	Muito Comprometido 2	Moderadamente Comprometido 3	Levemente Comprometido 4	Não Comprometido 5		
	Deambulação Indicadores: • Suporta peso • Anda com marcha eficiente • Sobe escadas • Desce escadas • Caminha pelo local	Consistentemente Demonstrado 1	Frequentemente Demonstrado 2	Algumas Vezes Demonstrado 3	Raramente Demonstrado 4	Nunca Demonstrado 5		
	Estado Neurológico: Controle Motor Central Indicadores: • Manutenção do equilíbrio na marcha no nível pré-derrame • Manutenção da postura sentada no nível pré-derrame • Manutenção da postura em pé no nível pré-derrame	Gravemente Comprometido 1	Muito Comprometido 2	Moderadamente Comprometido 3	Levemente Comprometido 4	Não Comprometido 5		

INICIAIS	ASSINATURA	DISCIPL.	INICIAIS	ASSINATURA	DISCIPL.	INICIAIS	ASSINATURA	DISCIPL.	INICIAIS

Amostra de Plano de Cuidado de uma Condição Clínica: Plano de Cuidados Coordenados para Acidente Vascular Encefálico Isquêmico *(cont.)*

Nota: se as metas não estão no nível ALVO estabelecido na alta, indicar o motivo, usando o que for aplicável:
A = Falecido
B = Condição Crônica
C = Alta com Serviços Domiciliares (D/C)
D = Questões de Aceitação do Paciente
E = Transferência para Reabilitação/Serviços Especializados de Enfermagem/Cuidado Prolongado Facilitado
F = Contra o Conselho Médico
G = Barreira de Aprendizagem
H = Transferência com Limitação Física
I = Transferência para Outro Hospital de Atendimento Agudo
PN = Ver Notas de Evolução no Plano de Cuidado para mais Explicações

Diagnóstico de Enfermagem	Resultados					ALVO	Avaliação Data e Iniciais		
							Admissão/Início	D/C	Razão
13. Distúrbio na Imagem Corporal, Real ou Potencial
14. Pesar, Real ou Antecipado
15. Baixa Autoestima, Real ou Potencial
Intervenções:
• Melhora da Imagem Corporal
• Melhora da Autoestima
• Melhora do Enfrentamento
• Apoio Emocional
• Apoio Familiar
• Facilitação do Processo de Pesar	**Adaptação à Deficiência Física**
Indicadores:
• Verbalização da capacidade de adaptar-se à deficiência
• Adaptação às limitações funcionais
• Identificação de plano para realizar as atividades diárias
• Aceitação da necessidade de assistência física
• Relato de diminuição no estresse relativo associado à deficiência	Nunca Demonstrado 1	Raramente Demonstrado 2	Algumas Vezes Demonstrado 3	Frequentemente Demonstrado 4	Consistentemente Demonstrado 5			
	Imagem Corporal
Indicadores:
• Satisfação com a função do corpo
• Adaptação a mudanças na aparência física
• Adaptação a mudanças nas funções do corpo
• Adaptação a mudanças no estado de saúde
• Atitude relativa ao uso de estratégias para melhorar as funções	Nunca Positivo 1	Raramente Positivo 2	Algumas Vezes Positivo 3	Frequentemente Positivo 4	Consistentemente Positivo 5			
	Enfrentamento Familiar
Indicadores:
• Envolvimento de membros da família na tomada de decisão
• Expressão franca de sentimentos e emoções entre os membros
• Obtenção da assistência familiar, quando adequado	Nunca Demonstrado 1	Raramente Demonstrado 2	Algumas Vezes Demonstrado 3	Frequentemente Demonstrado 4	Consistentemente Demonstrado 5			
	Resolução do Pesar
Indicadores:
• Verbalização da realidade da perda
• Manutenção da boa apresentação e da higiene pessoais
• Relato de sono adequado
• Passagem pelos estágios do luto
• Expressão de expectativas positivas sobre o futuro	Nunca Demonstrado 1	Raramente Demonstrado 2	Algumas Vezes Demonstrado 3	Frequentemente Demonstrado 4	Consistentemente Demonstrado 5			
INICIAIS ASSINATURA	ASSINATURA DISCIPL. INICIAIS		ASSINATURA DISCIPL. INICIAIS		ASSINATURA DISCIPL. INICIAIS				

(Copyright Mercy Hospital, Iowa City, IA. Cortesia de Kimberly M. Pattee, no Mercy Hospital, 500 East Market Street, Iowa City, IA 52245.)

(Continua)

Introdução às Ligações para Condições Clínicas 315

Amostra de Plano de Cuidado de uma Condição Clínica: Plano de Cuidados Coordenados para Acidente Vascular Encefálico Isquêmico *(cont.)*

Nota: se as metas não estão no nível ALVO estabelecido na alta, indicar o motivo, usando o que for aplicável:
A = Falecido
B = Condição Crônica
C = Alta com Serviços Domiciliares (D/C)
D = Questões de Aceitação do Paciente
E = Transferência para Reabilitação/Serviços Especializados de Enfermagem/Cuidado Prolongado Facilitado
F = Contra o Conselho Médico
G = Barreira de Aprendizagem
H = Transferência com Limitação Física
I = Transferência para Outro Hospital de Atendimento Agudo
PN = Ver Notas de Evolução no Plano de Cuidado para mais Explicações

Diagnóstico de Enfermagem	Resultados					ALVO	Avaliação Data e Iniciais
							Admissão/Início · D/C · Razão
13. Distúrbio na Imagem Corporal, Real ou Potencial **14. Pesar, Real ou Antecipado** **15. Baixa Autoestima, Real ou Potencial** Intervenções: • Melhora da Imagem Corporal • Melhora da Autoestima • Melhora do Enfrentamento • Apoio Emocional • Apoio Familiar • Facilitação do Processo de Pesar	**Adaptação Psicossocial: Mudança de Vida** Indicadores: • Estabelece metas realistas • Relata sentir-se útil • Verbaliza otimismo sobre o presente e o futuro • Usa estratégias eficientes de enfrentamento • Relata sentir-se socialmente engajado	Nunca Demonstrado 1	Raramente Demonstrado 2	Algumas Vezes Demonstrado 3	Frequentemente Demonstrado 4	Consistentemente Demonstrado 5	
	Autoestima Indicadores: • Verbalização de autoaceitação • Aceitação de autolimitações • Manutenção do contato visual • Comunicação franca • Manutenção da boa aparência e/ou da higiene • Sentimentos de autovalorização	Nunca Positivo 1	Raramente Positivo 2	Algumas Vezes Positivo 3	Frequentemente Positivo 4	Consistentemente Positivo 5	
16. Desobstrução Ineficaz das Vias Aéreas, Real ou Potencial Intervenções: • Controle de Vias Aéreas • Precauções contra Aspiração • Posicionamento	**Estado Respiratório: Permeabilidade das Vias Aéreas** Indicadores: • Facilidade da respiração • Frequência respiratória • Ritmo respiratório • Movimenta a secreção para fora das vias aéreas • Retira bloqueio das vias aéreas	Gravemente Comprometido 1	Muito Comprometido 2	Moderadamente Comprometido 3	Levemente Comprometido 4	Não Comprometido 5	
	Indicadores: • Ansiedade relativa à respiração • Medo • Sufocação • Sons respiratórios adventícios	Grave 1	Substancial 2	Moderado 3	Leve 4	Nenhum 5	

INICIAIS	ASSINATURA	DISCIPL.	INICIAIS	ASSINATURA	DISCIPL.	INICIAIS	ASSINATURA	DISCIPL.	INICIAIS

(Copyright Mercy Hospital, Iowa City, IA. Cortesia de Kimberly M. Pattee, no Mercy Hospital, 500 East Market Street, Iowa City, IA 52245.)

SEÇÃO 3.2

Ligações NOC e NIC para Condições Clínicas
Acidente Vascular Encefálico

Uma definição geral de acidente vascular encefálico (AVE), de acordo com o *Mosby's Dictionary of Medicine, Nursing and Health Professions* (2009), é uma condição anormal, em área localizada do cérebro, devido a um fluxo sanguíneo inadequado. Há dois tipos principais de acidente vascular encefálico — hemorrágico e isquêmico. Cerca de 15% a 20% dos AVE são hemorrágicos, divididos entre hemorragia subaracnoide e hemorragia intracerebral primária. A maior parte dos AVE (por volta de 80%) é isquêmica por natureza. Quando a condição é revertida, rapidamente, com o tratamento, denomina-se ataque isquêmico transitório (Curioni, Cunha, Veras e André, 2009). Independente do tipo de AVE, há uma relação bem estabelecida com a hipertensão (Alter, Friday, Lai, O'Connell e Sobel, 1994; *Balu*, 2009; Li, Engström, Hedblad, Berglund e Janzon, 2005). Além disso, ensaios clínicos mostram o efeito benéfico da terapia anti-hipertensiva farmacológica na redução da incidência de acidente vascular encefálico (Aronow e Frishman, 2004).

PREVALÊNCIA, MORTALIDADE E CUSTOS

De acordo com a Organização Mundial da Saúde, 15 milhões de pessoas em todo o mundo sofrerão AVE ao longo do ano, dentre as quais, cinco milhões morrerão, e outras cinco milhões ficarão incapacitadas de forma permanente (Mackay e Mensah, 2004). As estimativas nos Estados Unidos são de que 795.000 terão um acidente vascular encefálico anualmente. Morre uma pessoa nos Estados Unidos de AVE a cada três a quatro minutos. O AVE também é uma das causas principais de incapacidade grave e de longo prazo, em todas as pessoas afetadas (Lloyd-Jones *et al.*, 2010). Essas estatísticas fazem do AVE a terceira principal causa de morte nos Estados Unidos (Heron *et al.*, 2009), e a segunda principal causa de morte no mundo (Organização Mundial da Saúde, 2008).

Gênero e raça causam impacto na incidência e prevalência do AVE, na população mundial. Geralmente, a prevalência global de AVE entre os norte-americanos do Alasca/indígenas (6,0%), pessoas multirraciais (4,6%) e negros (4,0%) é maior que a dos brancos (2,3%). Ao mesmo tempo, a prevalência dos moradores das ilhas asiáticas/do Pacífico e nos hispânicos é similar à da população de brancos. Quanto ao gênero, mais homens que mulheres têm AVE, embora há uma maior mortalidade entre as mulheres (Lloyd-Jones *et al.*, 2010). A mortalidade alta é devida a um número maior de mulheres idosas em proporção à população masculina. Em 2010, os custos avaliados, diretos e indiretos, do acidente vascular encefálico foram de 73,7 bilhões de dólares. Setenta por cento dos custos do primeiro ano após o AVE resultam das internações hospitalares (Lloyd-Jones *et al.*, 2010).

FATORES DE RISCO

Com a limitação das opções disponíveis para o tratamento dos pacientes, uma vez que ocorreu o AVE, o conhecimento e reconhecimento dos fatores de risco é essencial para reduzir os efeitos devastadores da doença. Goldstein e colegas (2001) classificaram os fatores de risco como não modificáveis, modificáveis ou potencialmente modificáveis. Os fatores identificados como não modificáveis incluem idade, gênero, raça ou etnia e história familiar. Os modificáveis incluem hipertensão, tabagismo, diabetes, nível elevado de colesterol, fibrilação atrial e outras doenças cardíacas. O último grupo referido por Goldstein e colegas (2001) como fatores de risco potencialmente modificáveis está relacionado com condições que parecem ser fatores de risco, mas que, para elas, não há base substancial de evidências ainda para confirmar sua relação. Estes fatores incluem obesidade, abuso de álcool e drogas, falta de atividade física, uso de contraceptivos orais e reposição hormonal. Sabe-se que um controle apropriado dos fatores de risco conhecidos reduz a incidência da ocorrência da doença (Curioni, Cunha, Veras e André, 2009).

CURSO DA DOENÇA

O curso e os sinais e sintomas da doença dependem da região do cérebro afetada e da velocidade com que se dá o tratamento. Um AVE pode incluir: entorpecimento e formigamento repentinos do rosto ou das extremidades, fraqueza ou paralisia de um dos lados do corpo, mudanças repentinas na visão, dificuldades de andar ou sentar, dificuldades na fala ou na compreensão, confusão e cefaleia severa (Mayo Clinic Staff, 2008; Smeltzer, Bare, Hinkle e Cheever, 2008). O tratamento imediato melhora as chances de sobrevivência e aumenta o grau de recuperação que é esperado.

O AVE é uma das causas principais de incapacidade grave e prolongada nos Estados Unidos. Cerca de dois terços dos sobreviventes, todavia, terão incapacidades que variam de moderadas a severas. De acordo com a National Stroke Association, 10% das vítimas de AVE recuperam-se completamente; 25% recuperam-se com prejuízos menores; 40% têm prejuízos moderados a severos, exigindo cuidados especiais e 10% precisam de cuidados em locais especializados ou em outro tipo de instituição para cuidados prolongados (National Stroke Association, 2009).

O tratamento do AVE depende de sua causa. O acidente vascular encefálico isquêmico é tratado com terapia tromboembolítica e monitoração contínua, nas primeiras 24 horas (Smeltzer *et al.*, 2008). O tratamento do acidente vascular encefálico hemorrágico varia com o tipo, mas as metas do tratamento médico são as mesmas para todos os tipos: (1) possibilitar a recuperação do cérebro; (2) prevenir uma segunda hemorragia e (3) tratar as complicações (Smeltzer *et al.*, 2008). Nos dois tipos de AVE, a reabilitação virá após a recuperação da fase aguda e dependerá do grau de perda funcional da pessoa.

USO DA NOC E DA NIC PARA PACIENTES COM ACIDENTE VASCULAR ENCEFÁLICO

As metas do cuidado de enfermagem e as intervenções irão variar quando o paciente vai da fase aguda para a recuperação e a reabilitação intensiva. A necessidade, porém, de manter uma perfusão cerebral adequada, prevenir complicações e manter as funções do paciente serão importantes em todas as fases do atendimento. O plano de cuidado a seguir está voltado para a fase aguda dos cuidados, chegando à recuperação. Este plano de cuidado genérico não inclui resultados e intervenções para as complicações ou morte iminente.

REFERÊNCIAS

Alter, M., Friday, G., Lai, S. M., O'Connell, J., & Sobel, E. (1994). Hypertension and risk of stroke recurrence. *Stroke, 25*(8), 1605-1610.

Aronow, W. S., & Frishman, W. H. (2004). Treatment of hypertension and prevention of ischemic stroke. *Current Cardiology Reports, 6*(2), 124-129.

Balu, S. (2009). Estimated annual direct expenditures in the United States as a result of inappropriate hypertension treatment according to national treatment guidelines. *Clinical Therapeutic, 31*(7), 1581-1594.

Curioni, C., Cunha, C. B., Veras, R. P., & André, C. (2009). The decline in mortality from circulatory diseases in Brazil. *Revista Panamericana de Salud Pública/Pan American Journal of Public Health, 25*(1), 9-15.

Goldstein, L. B., Adams, R., Becker, K., Furberg, C. D., Gorelick, P. B., Hademenos, G., et al. (2001). Primary prevention of ischemic stroke: A statement for healthcare professionals from the Stroke Council of the American Heart Association. *Stroke, 32*(1), 280-299.

Heron, M., Hoyert, D. L., Murphy, S. L., Xu, J., Kochanek, K. D., & Tejada-Vera, B. (2009). Deaths: Final Data for 2006. *National Vital Statistics Reports, 57*(14), 1-135.

Li, C., Engström, G., Hedblad, B., Berglund, G., & Janzon, L. (2005). Blood pressure control and risk of stroke: A population-based prospective cohort study. *Stroke, 36*(4), 725-730.

Lloyd-Jones, D., Adams, R. J., Brown, T. M., Carnethon, M., Dai, S., De Simone, G., et al. (2010). Heart disease and stroke statistics 2010 update. A report from the American Heart Association. *Circulation, 121*, e46-e215.

Mackay, J., & Mensah, G. (Eds.), (2004). *The atlas of heart disease and stroke*. Geneva, Switzerland: World Health Organization.

Mayo Clinic Staff. 2008. *Stroke: Symptoms*. <http://www.mayoclinic.com/health/stroke/DS00150/DSECTION=symptoms> Acessado em 25.03.10.

Mosby's dictionary of medicine, nursing and health professions (8th ed.). (2009). St. Louis: Mosby Elsevier.

National Stroke Association. (2009). *Rehabilitation therapy*. <http://www.stroke.org/site/PageServer?pagename=REHABT> Acessado em 05.04.10.

Smeltzer, S. C., Bare, B. G., Hinkle, J. L., & Cheever, K. H. (2008). *Brunner and Suddarth's textbook of medical-surgical nursing* (11th ed., pp. 2207-2210). Philadelphia: Lippincott Williams & Wilkins.

World Health Organization. (2008). *The top ten causes of death*. <http://www.who.int/mediacentre/factsheets/fs310/en/index.html> Acessado em 05.04.10.

LIGAÇÕES NOC-NIC PARA ACIDENTE VASCULAR ENCEFÁLICO

Resultado	Intervenções Principais		Intervenções Sugeridas
Autocuidado: Atividades da Vida Diária (AVD) Definição: Capacidade de desempenhar as tarefas físicas mais básicas e as atividades de cuidado pessoal, de forma independente, com ou sem dispositivos auxiliares	Assistência no Autocuidado	Assistência no Autocuidado: Banho/Higiene Assistência no Autocuidado: Vestir/Arrumar-se Assistência no Autocuidado: Alimentação	Assistência no Autocuidado: Uso de Vaso Sanitário Assistência no Autocuidado: Transferências
Cognição Definição: Capacidade de executar processos mentais complexos	Controle de Edema Cerebral Promoção da Perfusão Cerebral Monitoração Neurológica	Redução da Ansiedade Controle do Delírio Prevenção contra Quedas	Treinamento da Memória Orientação para a Realidade
Comunicação Definição: Recepção, interpretação e expressão de mensagens faladas, escritas e não verbais	Melhora da Comunicação: Déficit da Fala	Escutar Ativamente Redução da Ansiedade	Proteção dos Direitos do Paciente Encaminhamento
Continência Intestinal Definição: Controle da passagem de fezes do intestino	Controle Intestinal Assistência no Autocuidado: Uso de Vaso Sanitário	Banho Controle de Constipação/Impactação Redução da Flatulência Controle Hídrico	Administração de Medicamentos: Oral Administração de Medicamentos: Retal Supervisão da Pele
Continência Urinária Definição: Controle da eliminação de urina da bexiga	Cuidados na Incontinência Urinária	Banho Controle Hídrico Cuidados com o Períneo Micção Induzida	Supervisão da Pele Sondagem Vesical
Estado da Deglutição Definição: Passagem segura de líquidos e/ou sólidos da boca até o estômago	Terapia para Deglutição	Precauções contra Aspiração Posicionamento	Encaminhamento Supervisão
Estado de Conforto Definição: Conforto geral físico, psicoespiritual, sociocultural e ambiental e segurança de um indivíduo	Controle do Ambiente: Conforto Controle da Dor	Redução da Ansiedade Cuidados com o Repouso no Leito Apoio Emocional Controle da Energia Facilitação do Processo de Pesar Promoção de Esperança Massagem	Controle do Humor Proteção dos Direitos do Paciente Posicionamento Terapia de Relaxamento Apoio Espiritual Facilitação da Visita

Ligações NOC e NIC para Condições Clínicas: Acidente Vascular Encefálico

LIGAÇÕES NOC-NIC PARA ACIDENTE VASCULAR ENCEFÁLICO

Resultado	Intervenções Principais	Intervenções Sugeridas	
Estado Nutricional Definição: Alcance da disponibilidade de nutrientes para atendimento das necessidades metabólicas	Controle da Nutrição Monitoração Nutricional Assistência no Autocuidado: Alimentação	Alimentação por Sonda Enteral Controle Hídrico Monitoração Hídrica	Terapia Endovenosa (EV)
Integridade Tissular: Pele e Mucosas Definição: Integridade estrutural e função fisiológica normal da pele e das mucosas	Posicionamento Controle da Pressão Supervisão da Pele	Banho Cuidados com o Repouso no Leito	Controle Hídrico
Mobilidade Definição: Capacidade de movimentar-se propositalmente pelo próprio ambiente, de forma independente, com ou sem dispositivo auxiliar	Terapia com Exercício: Deambulação Terapia com Exercício: Equilíbrio Posicionamento	Cuidados com o Repouso no Leito Terapia com Exercício: Mobilidade Articular Terapia com Exercício: Controle Muscular	Controle do Ambiente: Segurança Prevenção contra Quedas

Artroplastia Total: Quadril/Joelho

A cirurgia de artroplastia é utilizada para aliviar a dor e melhorar a mobilidade, em pacientes com mudanças severas e destrutivas das articulações (Bongartz *et al.*, 2008). Ainda que a artroplastia total possa ser empregada em qualquer articulação, esta descrição ficará concentrada naquelas que mais costumam ser substituídas — a do quadril (ATQ) e a do joelho (ATJ). A maior parte das articulações artificiais (próteses) são implantes metálicos, plásticos de alta graduação e de materiais polímeros. Os avanços tecnológicos têm propiciado uma variação de movimentos cada vez maior, estabilidade mais fortalecida e desgaste muito baixo. Cirurgias minimamente invasivas possibilitam a cicatrização rápida, com reabilitação acelerada (Learmonth, Young e Rorabeck, 2007). A artroplastia total tem uma história ortopédica de êxitos, proporcionando alívio da dor e retorno da função, levando as pessoas a ter vidas mais completas e ativas (American Academy of Orthopaedic Surgeons [AAOS], 2007).

PREVALÊNCIA, MORTALIDADE E CUSTOS

Mais de 780.000 procedimentos de artroplastia foram realizados nos Estados Unidos em 2006 (AAOS, 2009). A quantidade de cirurgias aumenta constantemente, desde o desenvolvimento da primeira prótese para artroplastia total do quadril, em 1938 (Learmonth, Young e Rorabeck, 2007). Ocorreu um aumento de 53% de artroplastia de joelho e de 37% de artroplastia de quadril, entre 2000 e 2004 (Kim, 2008). Também ocorreu uma mudança na distribuição etária, com o maior número de procedimentos em pessoas entre 65 e 84 anos. A proporção de cirurgias é um pouco mais elevada entre mulheres — por volta do percentil de 50 anos, nos casos de ATQ e por volta dos 50 até 60 anos em casos de ATJ (Kim, 2008). Um estudo transversal de recebedores do Medicare, que se submeteram a cirurgia eletiva de artroplastia de quadril e de joelho em 2005, mostrou que beneficiários em áreas rurais apresentaram 27% a mais de probabilidade de passar por uma cirurgia, quando comparados com os beneficiários da zona urbana (Francis, Scaife, Zahnd, Cook e Schneeweiss, 2009).

Ocorreu um aumento significativo na quantidade de procedimentos para ATJ, realizados para a osteoartrite e uma pequena redução na quantidade realizada para artrite reumatoide, entre 1971-1975 e 2000-2003. O custo da ATQ em 2004 foi de cerca de 8,3 bilhões de dólares e para ATJ, por volta de 14,6 bilhões de dólares, chegando a um total de 22,9 bilhões de dólares para 657.000 procedimentos, em 2004 (Kim, 2008). Com base no atual aumento dos procedimentos e ainda contando com a inflação, a despesa nacional relativa a custos hospitalares para artroplastias de quadril e joelho pode ficar em cerca de 80,2 bilhões de dólares, em 2015 (Kim, 2008). Muitos desses procedimentos são pagos pelo *Medicare* devido à idade do paciente; e, com base nos aumentos projetados, a despesa nacional para tais procedimentos aumentará.

Conforme um estudo publicado em janeiro de 2010 no *The Journal of Bone and Joint Surgery*, a mortalidade pós-operatória, após artroplastia de quadril/joelho, foi calculada em 0,12% nos primeiros 26 dias. Após esse período, o risco foi muito pequeno (Lie *et al.*, 2010). Os fatores de risco primários encontrados foram gênero masculino e idade acima dos 70 anos. Os resultados deste estudo sugerem que estudos anteriores, indicativos da existência da mortalidade pós-operatória durante 60 a 90 dias, não estão mais corretos.

FATORES DE RISCO

A degeneração articular que causa dor e incapacitação é a razão da maioria das cirurgias de artroplastias totais. A degeneração do joelho e do quadril está associada, com maior frequência, à osteoartrite, embora outras condições, como hemofilia severa, com frequentes hemorragias articulares, possam causar degeneração. Traumas e deformidades congênitas podem também ser razões para realização da artroplastia. No caso de pessoas com osteoartrite, um estilo de vida sedentário coloca-a em grande risco de degeneração articular; um programa equilibrado de exercícios que inclua caminhadas, natação, bicicleta e exercício de alongamento é importante (AAOS, 2009). Exercícios que coloquem tensão excessiva nas articulações devem ser evitados. Para a pessoa com hemofilia, o tratamento imediato de um sangramento articular com reposição do fator causa uma redução no número de indivíduos que chegam a um estágio avançado de degeneração articular (Dodson e Roher, n.d.).

INDICAÇÕES DE CIRURGIA E CURSO PÓS-OPERATÓRIO

As indicações para cirurgia de artroplastia de quadril são dor severa e incapacitação. A dor pode ser tão forte, que a pessoa evita usar a articulação, dessa forma enfraquecendo os músculos ao seu redor e dificultando ainda mais sua movimentação (AAOS, 2007).

Os materiais utilizados para substituir o quadril são biocompatíveis e resistentes à corrosão e ao desgaste, com propriedades que duplicam as da articulação que está sendo substituída (p. ex., força e flexibilidade) (AAOS, 2007). A articulação pode ser parcial ou totalmente cimentada no local; há procedimentos que não usam cimento de forma alguma. Se a articulação for cimentada no local, o peso pode ser colocado sobre ela imediatamente, resultando numa reabilitação mais rápida. Nem todas as pessoas, no entanto, são candidatas a esse tipo de substituição, havendo também possibilidade de a articulação afrouxar. Se não ocorre cimentação no local, a articulação é projetada para promover o crescimento ósseo, ao redor da superfície do implante; assim, o período de cicatrização e de reabilitação são maiores.

Dependendo da idade do paciente, do tempo da cirurgia e do tipo de agente anestésico, os cuidados pós-operatórios imediatos podem incluir: (1) manutenção da estabilidade cardiovascular, (2) prevenção de hemorragia e choque, (3) alívio da dor e da ansiedade e (4) controle da náusea e do vômito (Smeltzer, Bare, Hinkle e Cheever, 2008). Possíveis complicações que podem ocorrer incluem infecção, coágulos sanguíneos e afrouxamento da prótese (AAOS, 2007). A cirurgia assistida por computador, que está sendo utilizada mais frequentemente, pode reduzir a taxa de complicações, em especial, deslocamentos (Learmonth et al., 2007).

USO DA NOC E DA NIC PARA ARTROPLASTIA TOTAL: QUADRIL/JOELHO

O enfermeiro deve conhecer e monitorar a ocorrência das complicações previamente mencionadas. Entre as mais sérias, inclui-se a infecção da articulação. Uma infecção da prótese articular costuma exigir a remoção da prótese, seguida da administração de terapia antibiótica endovenosa prolongada; essa é uma complicação com taxa de mortalidade de 2,7% a 18% (Bongartz et al., 2008). O enfermeiro é responsável pelo oferecimento de orientações ao paciente, ou colabora com os demais profissionais, preparando o paciente para a alta para casa. O plano de cuidado genérico a seguir ficará limitado, basicamente, àquelas áreas de cuidados pós-operatórios de importância primária para cirurgia de artroplastia e os cuidados pós-operatórios importantes para todos os pacientes cirúrgicos serão considerados, na medida de sua relação com o resultado *Recuperação Pós-Procedimento*.

REFERÊNCIAS

American Academy of Orthopaedic Surgeons (AAOS). (2007). *Total joint replacement*. <http://www.orthoinfo.aaos.org/topic.cfm?topic=A00233> Acessado em 30.02.10.

American Academy of Orthopaedic Surgeons (AAOS). (2009). *Exercise and bone and joint conditions*. <http://www.orthoinfo.aaos.org/topic.cfm?topic=A00100> Acessado em 31.03.10.

Bongartz, T., Halligan, C. S., Osmon, D. R., Reinalda, M. S., Bamlet, W. R., Crowson, C. S., et al. (2008). Incidence and risk factors of prosthetic joint infection after total hip or knee replacement in patients with rheumatoid arthritis. *Arthritis & Rheumatism (Arthritis Care & Research), 59*(12), 1713-1720.

Dodson, S. R., & Roher, S. M. (n.d.). *Joint replacement*. <http://www.haemophilia.org.za/Joint2.htm> Acessado em 26.03.10.

Francis, M. L., Scaife, S. L., Zahnd, W. E., Cook, E. F., & Schneeweiss, S. (2009). Joint replacement surgeries among Medicare beneficiaries in rural compared with urban areas. *Arthritis & Rheumatism, 60*(12), 3554-3562.

Kim, S. (2008). Changes in surgical loads and economic burden of hip and knee replacements in the US: 1997-2004. *Arthritis & Rheumatism (Arthritis Care & Research), 59*(4), 481-488.

Learmonth, I. D., Young, C., & Rorabeck, C. (2007). The operation of the century: Total hip replacement. *Lancet, 370*(9597), 1508-1509.

Lie, S. A., Pratt, N., Ryan, P., Engesaeter, L. B., Havelin, L. I., Furnes, O., & Graves, S. (2010). Duration of the increase in early postoperative mortality after elective hip and knee replacement. *The Journal of Bone & Joint Surgery, 92*(1), 58-63.

Smeltzer, S. C., Bare, B. G., Hinkle, J. L., & Cheever, K. H. (2008). *Brunner and Suddarth's textbook of medical-surgical nursing* (11th ed., pp. 424-546). Philadelphia: Lippincott Williams & Wilkins.

LIGAÇÕES NOC-NIC PARA ARTROPLASTIA TOTAL: QUADRIL/JOELHO

Resultado	Intervenções Principais		Intervenções Sugeridas
Autocuidado: Atividades da Vida Diária (AVD) Definição: Capacidade de desempenhar as tarefas físicas mais básicas e as atividades de cuidado pessoal, de forma independente, com ou sem dispositivos auxiliares	Assistência no Autocuidado	Assistência para Manutenção do Lar	Melhora do Sistema de Apoio
Cicatrização de Feridas: Primeira Intenção Definição: Alcance da regeneração de células e tecidos após fechamento intencional	Cuidados com o Local de Incisão	Precauções Circulatórias Controle de Infecção Administração de Medicamentos	Controle da Nutrição Supervisão da Pele Cuidados com Lesões: Drenagem Fechada
Condição para a Alta: Vida com Apoio Definição: Condição do paciente para mudar de uma instituição de cuidados de saúde para um nível mais inferior de vida com apoio	Plano de Alta Orientação quanto ao Sistema de Saúde	Terapia com Exercício: Mobilidade Articular Controle da Dor Redução do Estresse por Mudança Melhora do Sistema de Apoio	Ensino: Atividade/ Exercício Prescritos Controle da Terapia Tromboembolítica
Condição para a Alta: Vida Independente Definição: Condição do paciente para mudar de uma instituição de cuidados de saúde para local de vida independente	Plano de Alta Orientação quanto ao Sistema de Saúde	Controle da Dor Terapia com Exercício: Mobilidade Articular Melhora da Autoeficiência Melhora do Sistema de Apoio	Ensino: Atividade/ Exercício Prescritos Ensino: Procedimento/ Tratamento Controle da Terapia Tromboembolítica
Conhecimento: Atividade Prescrita Definição: Alcance da compreensão transmitida sobre atividade e exercício prescritos	Ensino: Atividade/ Exercício Prescritos	Promoção do Exercício Terapia com Exercício: Deambulação	Melhora da Autocompetência Facilitação da Autor-responsabilidade
Conhecimento: Prevenção de Quedas Definição: Alcance da compreensão transmitida sobre prevenção de quedas	Ensino: Indivíduo	Controle do Ambiente: Segurança Prevenção contra Quedas	Facilitação da Autor-responsabilidade

Ligações NOC e NIC para Condições Clínicas: Artroplastia Total: Quadril/Joelho

LIGAÇÕES NOC-NIC PARA ARTROPLASTIA TOTAL: QUADRIL/JOELHO

Resultado	Intervenções Principais	Intervenções Sugeridas	
Locomoção: Caminhar Definição: Capacidade de caminhar de um lugar a outro, de modo independente, com ou sem dispositivo auxiliar	Terapia com Exercício: Deambulação	Promoção da Mecânica Corporal Controle da Energia Terapia com Exercício: Equilíbrio	Prevenção contra Quedas Ensino: Atividade/ Exercício Prescritos
Mobilidade Definição: Capacidade de movimentar-se propositalmente pelo próprio ambiente, de forma independente, com ou sem dispositivo auxiliar	Controle da Energia Promoção do Exercício	Controle do Ambiente: Segurança Promoção do Exercício: Treino para Fortalecimento Terapia com Exercício: Deambulação	Terapia com Exercício: Mobilidade Articular Prevenção contra Quedas
Movimento Articular: Joelhos Definição: amplitude ativa de movimentos dos joelhos, com movimentos autoiniciados			
Movimento Articular: Quadril Definição: Amplitude ativa de movimentos do quadril, com movimentos autoiniciados	Terapia com Exercício: Mobilidade Articular	Controle da Energia Controle da Dor	Ensino: Atividade/ Exercício Prescritos
Nível de Dor Definição: Gravidade da dor observada ou relatada	Controle da Dor	Administração de Analgésicos Redução da Ansiedade Controle da Energia Posicionamento	Terapia de Relaxamento Estimulação Elétrica Nervosa Transcutânea Monitoração de Sinais Vitais
Recuperação Pós-Procedimento Definição: Alcance do retorno de um indivíduo ao funcionamento inicial após procedimento(s) que exija(m) anestesia ou sedação	Cuidados com o Local de Incisão Controle da Dor	Controle da Energia Controle do Ambiente: Conforto Controle Hídrico Controle de Infecção Controle da Náusea	Monitoração Respiratória Assistência no Autocuidado Melhora do Sono Regulação da Temperatura Controle da Eliminação Urinária

Asma

A asma é um distúrbio crônico e comum das vias aéreas, que é complexo e caracterizado por sintomas variáveis recorrentes (National Heart, Lung, and Blood Institute [NHLBI], 2007). A inflamação causa edema nas membranas que revestem as vias aéreas (edema da mucosa), a musculatura lisa que circunda os bronquíolos contrai-se (broncoespasmo) e aumenta a produção de muco, formando plugues bronquiais (Smeltzer, Bare, Hinkle e Cheever, 2008). As mudanças inflamatórias levam a estreitamento das vias aéreas, resultando em sintomas de sibilância, falta de ar, aperto no peito, dispneia e tosse, que podem variar de leves a severos.

PREVALÊNCIA, MORTALIDADE E CUSTOS

Calcula-se que cerca de 38,4 milhões de norte-americanos já receberam diagnóstico de asma na vida. É uma das principais causas de doença crônica entre as crianças. Em 2008, 8,7 milhões de crianças em idade escolar informaram ter asma, e 3,2 milhões tiveram ataques de asma no ano anterior (American Lung Association, 2010). A prevalência da asma aumentou de forma acentuada, entre 1980 e 2000, mas vem aumentando em ritmo menor desde 2000 (Martinez, 2008). Calcula-se que a quantidade de pessoas com asma irá aumentar em mais de 100 milhões em 2025 (American Academy of Allergy Asthma & Immunology, 2010). A asma responde por mais de 4.000 mortes/ano e é fator colaborador em cerca de 7.000 mortes/ano. As taxas de morte são mais altas entre as mulheres e afro-americanos (Asthma and Allergy Foundation of America, n.d.). Além dos efeitos negativos da asma na saúde, há um prejuízo econômico associado. Os custos econômicos anuais calculados relativos à asma para 2010 foram de 20,7 bilhões de dólares, com custos indiretos, como perda da produtividade, respondendo por 5,1 bilhões de dólares. Os maiores gastos médicos diretos são os fármacos prescritos, chegando a 5 bilhões de dólares/ano (American Lung Association, 2010).

FATORES DE RISCO

Exposição crônica a irritantes e alergênicos para as vias aéreas é o fator predisponente para o aparecimento da asma e para causar suas exacerbações. Identificar e evitar substâncias e fatores ambientais que precipitam as exacerbações são etapas cruciais no controle da asma. Fatores precipitadores comuns incluem alergênicos, infecções do trato respiratório, hiperventilação com exercício, mudanças climáticas e exposição a irritantes respiratórios, como a fumaça do cigarro e substâncias químicas.

CURSO DA DOENÇA

A asma pode evoluir de ataques intermitentes e leves a ataques persistentes e severos, com sintomas contínuos (Smeltzer, Bare, Hinkle e Cheever, 2008). Se o paciente tem asma intermitente leve, os sintomas ocorrem menos que duas vezes na semana e o paciente fica assintomático entre os ataques. Se a asma ocorre com maior frequência e causa certo impacto no nível de atividade, principalmente quando ocorrem as exacerbações, pode ser diagnosticada como persistente e leve ou persistente moderada. A asma persistente e severa caracteriza-se por sintomas contínuos, exacerbações frequentes e limitações à atividade física. Uma exacerbação de asma pode começar com sintomas progressivos durante alguns dias, ou pode ocorrer de forma repentina. Se a exacerbação evoluir, podem ocorrer taquicardia, diaforese, hipoxemia e cianose central.

A inflamação crônica pode causar mudanças nas fibras das vias aéreas, que reduzem ainda mais seu diâmetro e podem levar a uma limitação irreversível do fluxo de ar, resultando em morte, diante de ocorrência de episódios asmáticos severos. O estado asmático — asma severa persistente, que não reage ao tratamento convencional — é outra causa de morte. Vários fatores de risco estão associados à morte decorrente de asma, inclusive:

- História de exacerbações repentinas e severas, ou entubações e admissões anteriores a unidades de tratamento intensivo
- Duas ou mais hospitalizações no ano anterior, e/ou três ou mais visitas a departamentos de emergência
- Uso excessivo de inaladores beta-adrenérgicos de curta ação

- Retirada recente de uso de corticosteroides sistêmicos
- Comorbidades de doença cardiovascular, doença pulmonar obstrutiva crônica (DPOC), ou doença psiquiátrica
- Situação socioeconômica baixa e residência em cidades (Smeltzer, Bare, Hinkle e Cheever, 2008)

As diretrizes federais para o diagnóstico e a manutenção da asma recomendam quatro componentes, essenciais ao controle eficiente: (1) medidas de avaliação e monitoração para diagnosticar a gravidade da asma e conseguir o seu controle, (2) educação, (3) controle de fatores ambientais e condições comórbidas e (4) terapia farmacológica (NHLBI, 2007).

Aspectos fundamentais dos cuidados incluem a remoção de secreções excessivas, empregando agentes que afinam o muco e técnicas de drenagem postural (que ajudam a prevenir infecções do trato respiratório), e o uso de fármacos antimicrobianos, conforme indicação. A terapia farmacológica inclui medicamentos de ação prolongada para controle da asma persistente e medicamentos para alívio rápido, no tratamento das exacerbações. O controle da asma persistente é alcançado com uso de fármacos anti-inflamatórios, em especial, corticosteroides, e broncodilatadores de ação prolongada. As exacerbações são tratadas com broncodilatadores de ação breve, como os antagonistas beta-2 e os anticolinérgicos, além de oxigênio, quando necessário. Uma vez que é responsabilidade do paciente controlar a doença, as orientações dadas sobre a asma, sua prevenção e o tratamento são aspectos essenciais do cuidado. O paciente deve ser orientado em relação ao uso adequado de um monitor de fluxo de pico para avaliar o fluxo de ar durante a expiração, bem como as ações a serem realizadas, quando o fluxo de ar de pico diminuir.

USO DA NOC E DA NIC PARA PACIENTES COM ASMA

A enfermagem desempenha papel fundamental na orientação do paciente, em especial, auxiliando-o a identificar e a evitar fatores de risco e ensinando estratégias de controle da doença. O paciente deve aprender a monitorar e controlar o ambiente para evitar fumaça de cigarro de outros, alergênicos e irritantes químicos. Se o paciente fumar, precisará de orientações para compreender os efeitos negativos do cigarro e os efeitos benéficos da interrupção desse hábito; pode também ser necessário ajudar o paciente a encontrar o programa ideal ou o melhor método para parar de fumar. O uso correto dos medicamentos e a monitoração das respostas destes medicamentos também fazem parte da educação do paciente. Se a doença se tornar persistente, o paciente precisará aprender métodos de limpeza do trato respiratório para aumentar a troca de ar e prevenir infecção. Os resultados no plano de cuidado genérico a seguir são sugeridos para auxiliar o paciente a controlar sua asma e a controlar exacerbações leves a moderadas. Estas exacerbações são mais bem controladas por um paciente informado, capaz de iniciar logo um tratamento (NHLBI, 2007). Se ocorrer hipoxemia, poderá haver necessidade de oxigenoterapia breve. Se ocorrer uma exacerbação severa, ou o paciente desenvolver estado asmático, ele poderá precisar de atendimento em unidade de terapia intensiva, podendo ainda precisar de ventilação assistida. Nesses casos, deve ser seguido um plano de cuidado agudo.

REFERÊNCIAS

American Academy of Allergy Asthma and Immunology. (2010). *Asthma statistics*. <http://www.aaaai.org/media/statistics/asthma statistics.asp> Acessado em 25.03.10.

American Lung Association. (2010). *Trends in asthma morbidity and mortality*. Washington, DC: Author.

Asthma and Allergy Foundation of America. (n.d.). *Asthma facts and figures*. <http://www.aafa.org/display.cfm?id=8&sub=42> Acessado em 29.03.10.

Martinez, F. D. (2008). Trends in asthma prevalence, admission rates, and asthma deaths. *Respiratory Care*, 53(5), 561-567.

National Heart, Lung, Blood Institute (NHLBI). (2007). *Expert panel report 3: Guidelines for the diagnosis and management of asthma*. Bethesda, MD: Author.

Smeltzer, S. C., Bare, B. G., Hinkle, J. L., & Cheever, K. H. (2008). *Brunner and Suddarth's textbook of medical-surgical nursing* (11th ed., pp. 709-718). Philadelphia: Lippincott Williams & Wilkins.

LIGAÇÕES NOC-NIC PARA ASMA

Resultado	Intervenções Principais	Intervenções Sugeridas	
Autocontrole da Asma Definição: Ações pessoais para prevenir ou reverter condição inflamatória que resulta em constrição brônquica das vias aéreas	Controle da Asma	Controle de Medicamentos Estabelecimento de Metas Mútuas	Monitoração Respiratória Identificação de Risco
Comportamento de Cessação de Fumar Definição: Ações pessoais para eliminar o uso do tabaco	Assistência para Parar de Fumar	Educação para Saúde Identificação de Risco	Ensino: Processo da Doença
Conhecimento: Controle da Asma Definição: Alcance da compreensão transmitida sobre asma, seu tratamento e a prevenção de complicações	Ensino: Processo da Doença Ensino: Medicamentos Prescritos Ensino: Procedimento/ Tratamento	Educação em Saúde Facilitação da Aprendizagem	Melhora da Disposição para Aprender Ensino: Atividade/ Exercício Prescritos
Controle de Riscos Definição: Ações pessoais para prevenir, eliminar ou reduzir ameaças à saúde passíveis de modificação	Identificação de Risco	Controle do Ambiente Educação em Saúde Controle de Imunização/ Vacinação	Controle de Infecção Supervisão
Estado Respiratório: Permeabilidade das Vias Aéreas Definição: Vias traqueobrônquicas abertas e desobstruídas para a troca de ar	Controle de Vias Aéreas Controle da Asma	Aspiração de Vias Aéreas Redução da Ansiedade Precauções contra Aspiração	Estimulação à Tosse Monitoração Respiratória
Estado Respiratório: Ventilação Definição: Movimentação de ar que entra nos pulmões e sai deles	Controle de Vias Aéreas Controle da Asma	Aspiração de Vias Aéreas Precauções contra Aspiração Fisioterapia Respiratória	Estimulação à Tosse Posicionamento Monitoração Respiratória
Gravidade da Infecção Definição: Gravidade de infecções e sintomas associados	Controle de Infecção Proteção contra Infecção	Fisioterapia Respiratória Estimulação à Tosse Tratamento da Febre	Controle Hídrico Administração de Medicamentos: Inalatória Administração de Medicamentos: Oral
Resposta à Medicação Definição: Efeitos terapêuticos e adversos da Medicamentos Prescritos	Supervisão Ensino: Medicamentos Prescritos	Administração de Medicamentos: Inalatória Administração de Medicamentos: Oral	Reconciliação de Medicamentos

Câncer de Cólon e Reto

O câncer colorretal é um câncer que tem origem no cólon ou no reto. A maior parte desse tipo de câncer começa como um pólipo, que é o crescimento anormal de tecido, iniciado no revestimento intestinal, crescendo na direção do centro do cólon ou do reto. Com o tempo, o pólipo pode se tornar cancerígeno, crescendo por meio de algumas ou de todas as camadas do intestino ou do reto. Os estágios do câncer dependem, em grande parte, da extensão da disseminação do câncer nessas camadas. Na maioria dos casos, os cânceres colorretais desenvolvem-se devagar, ao longo de vários anos, e a identificação precoce e a remoção dos pólipos constituem o foco do tratamento (American Cancer Society, 2010).

PREVALÊNCIA, MORTALIDADE E CUSTOS

Em 2009, a American Cancer Society estimou a existência de 106.100 novos casos de câncer de cólon, 40.870 novos casos de câncer retal e 49.920 mortes por câncer colorretal. A probabilidade de um indivíduo desenvolver esse tipo de câncer é uma em 19 (American Cancer Society, 2010). Conforme dados de 2002 a 2006, a idade média do diagnóstico do câncer de cólon e reto foi de 71 anos (National Cancer Institute, 2009). É considerado o terceiro tipo mais comum de câncer em homens e mulheres, nos Estados Unidos, excluindo-se os cânceres de pele. Ao longo dos últimos 15 anos, a taxa de mortalidade decorrente desse tipo de câncer está diminuindo. Devido à ênfase atual no rastreamento colorretal aos 50 anos de idade, os pólipos podem ser encontrados e removidos antes de se tornarem cancerígenos (American Cancer Society, 2010). Em consequência da idade usual de surgimento do câncer colorretal, o Medicare e o Medicaid são os principais pagadores do tratamento do câncer. Os custos do câncer de cólon costumam ser menores que os do câncer de reto. Num estudo recente foram coletados dados entre 1997 e 2000, do *Michigan Tumor Registry*, de pacientes com 66 anos de idade ou mais, com diagnóstico de câncer de cólon. O custo médio total para câncer de cólon no primeiro ano por paciente do Medicare foi de 29.196 dólares. Pacientes com mais comorbidades tiveram custos mais altos do que os com menos comorbidades (Luo, Bradley, Dahman e Gardiner, 2009).

FATORES DE RISCO

Os fatores de risco para desenvolvimento do câncer de cólon foram identificados por meio de pesquisas. A idade é um fator de risco importante, já que a possibilidade de desenvolver a doença aumenta com a idade. Nove em 10 pessoas com diagnóstico de câncer colorretal têm mais de 50 anos. Outro fator de risco é a história pessoal de pólipos ou câncer colorretal. Pessoas com história de câncer colorretal têm maior probabilidade de desenvolver novos cânceres em outras áreas do cólon ou do reto. O risco aumenta se a pessoa foi diagnosticada com o primeiro câncer colorretal ainda jovem (antes da idade usual de 50 anos). Pacientes com condições, como doença intestinal inflamatória, colite ulcerativa e doença de Crohn, têm risco aumentado de ter esse câncer, devendo realizar exames mais frequentes. A história familiar de câncer colorretal também aumenta o risco de câncer de cólon (pais, irmãos, irmãs e filhos). Esse risco aumenta quando o parente teve a doença ainda jovem. Além disso, afro-americanos e judeus de ascendência europeia oriental (os asquenazi) têm um risco maior para câncer colorretal (American Cancer Society, 2010).

Comportamentos pessoais podem também causar impacto no risco pessoal de desenvolvimento de câncer colorretal. Opções no estilo de vida, como dieta, peso e exercício, estão entre os elementos preditivos mais fortes de câncer de colón, quando comparados aos fatores de risco de outros cânceres. Dietas com muita carne vermelha (como de gado, ovelha e carneiro e fígado) e carnes processadas (como salsichas, mortadelas e embutidos em geral) podem aumentar o risco de câncer colorretal. Frituras ou alimentos grelhados a temperaturas elevadas podem criar substâncias químicas associadas ao aumento do risco de câncer. Diferentemente, dietas com muitas verduras e frutas estão associadas a risco menor. Exercitar-se e manter um peso saudável pode auxiliar a reduzir o risco pessoal. Pessoas com muito sobrepeso têm risco aumentado de desenvolver câncer colorretal e morrer devido a esta doença. Risco maior está também associado ao tabagismo, uso exagerado de álcool e diabetes tipo 2 (American Cancer Society, 2010).

CURSO DA DOENÇA

O câncer colorretal pode desenvolver-se em qualquer lugar do trato gastrointestinal inferior. Os sintomas da doença variam, conforme o local do câncer. Pacientes com lesões no cólon ascendente tendem a ter dor abdominal inespecífica e prolongada e fezes escuras. Pacientes com lesões do cólon descendente apresentam cólica abdominal, estreitamento do diâmetro das fezes, constipação, distensão abdominal, inchaço e sangue vermelho vivo nas fezes. Lesões na área do reto causam sintomas de dor retal e esforço ao eliminar as fezes, sangue nas fezes, sensações de evacuação incompleta e episódios de diarreia, alternando-se com constipação. A dor é um sinal tardio de câncer de cólon. Tumores colorretais malignos se desenvolvem de adenomas benignos na mucosa e nas camadas submucosais das paredes intestinais. Comumente, são conhecidos como pólipos e podem ser retirados e examinados para determinar o tipo de tecido. O adenocarcinoma responde por quase 95% dos casos. A incidência desse câncer varia conforme o local do cólon: cólon ascendente (22%), cólon transverso (11%), cólon descendente (6%), cólon sigmoide (33%) e área retal (27%). Quando não tratado, o câncer pode se disseminar para outros órgãos por meio de nódulos linfáticos mesentéricos ou pela veia porta, chegando ao fígado (Timby e Smith, 2007).

A colonoscopia pode ser a primeira opção de tratamento para câncer em estágio muito inicial, procedimento em que o pólipo é removido, com uma extensão flexível. É o mesmo procedimento empregado para detectar pólipos em indivíduos de risco. Cânceres no estágio inicial que estão apenas na superfície do revestimento do cólon podem ser retirados junto com uma pequena quantidade de tecido ao redor. Numa polipectomia, o câncer é excisado por meio da base do caule do pólipo, a área que parece o caule de um cogumelo. O tratamento do câncer de colorretal mais avançado concentra-se na cirurgia, na radioterapia, na quimioterapia e em outros tratamentos específicos. Duas ou mais opções de tratamento podem ser recomendadas, dependendo do estágio do câncer. Para o câncer de cólon nos estágios iniciais, a cirurgia costuma ser a melhor opção, uma vez que pode ser removido um segmento do cólon e o intestino pode ser reconectado. A isso se dá o nome de colectomia ou ressecção segmentar do cólon. Algumas vezes, é feita uma colostomia de curto prazo para dar descanso ao cólon. No câncer do reto, a cirurgia costuma ser o principal tratamento, com os procedimentos focados em ressecções anteriores inferiores, prostatectomia com anastomose coloanal, ou ressecção abdominal-perineal. A radioterapia pode ser empregada quando o câncer tem ligação com algum órgão interno ou com o revestimento abdominal. A radioterapia é utilizada para destruir células do câncer ainda presentes após a cirurgia, embora seja raramente usada para tratar o câncer que se disseminou para outros órgãos. Também é utilizada a radioterapia para tratar câncer do cólon com metástase, em pacientes com câncer retal.

Algumas vezes, é utilizada a quimioterapia antes da cirurgia para reduzir o tamanho do tumor; pode ainda ser usada após a cirurgia, melhorando a taxa de sobrevida ou aumentando o tempo de sobrevivência de pacientes em alguns estágios de câncer colorretal (American Cancer Society, 2010). Fluorouracil 5 (5FU) e leucovorina vêm sendo utilizados há mais de 40 anos como as principais drogas quimioterápicas no câncer de cólon em estágio adiantado (Vega-Stromberg, 2005). Essa é uma combinação que vem demonstrando uma taxa de sobrevida de 35% em cinco anos (Abbruzzese, 2004). Novos fármacos, como a capecitabina, o irinotecano e a oxiplatina, têm evidenciado taxas de sobrevida mais elevadas (Vega-Stromberg, 2005). Uma opção final de tratamento é o uso de terapias com alvo, que atacam partes da célula. Esses fármacos afetam apenas as células cancerosas, com menos efeitos secundários que a quimioterapia. Anticorpos monoclônicos vêm sendo desenvolvidos e aprovados para uso, junto com a quimioterapia (American Cancer Society, 2010). Novos agentes com alvo, como bevacizumab e cetuximab, também têm mostrado benefícios positivos em pacientes com câncer de cólon (Vega-Stromberg, 2005).

USO DA NOC E DA NIC PARA PACIENTES COM CÂNCER DE CÓLON E RETO

Dois exemplos de ligação da NOC e da NIC são apresentados para essa condição crítica. O primeiro concentra-se em providenciar resultados e intervenções para pacientes em alto risco de câncer colorretal que demandam o rastreamento precoce ou mais frequente que a população em geral. O segundo conjunto de ligações é para o paciente que tem o diagnóstico confirmado de câncer colorretal. Esses resultados e intervenções cobrem uma ampla gama de intervenções oferecidas aos pacientes, com base em seus tratamentos médicos. Embora nem todos os pacientes necessitem de monitoração de todos os resultados identificados, eles podem auxiliar na seleção de resultados que sejam apropriados à situação do paciente. A investigação clínica e o raciocínio clínico pelo enfermeiro serão essenciais para providenciar a qualidade do cuidado. Muitos resultados são os mesmos para pacientes de alto risco e pacientes com diagnóstico de câncer colorretal, com diferenças percebidas nas intervenções.

REFERÊNCIAS

Abbruzzese, J. (2004). An annual review of gastrointestinal cancers. *Oncology News International*, *13*(3), Suppl. 1.

American Cancer Society. (2010). *Overview of colon and rectal cancer.* <http://www.cancer.org/docroot/CRI/CRI_2_1x.asp?dt=10> Acessado em 31.03.10.

Luo, Z., Bradley, C. J., Dahman, B. A., & Gardiner, J. C. (2009). Colon cancer treatment costs for Medicare and dually eligible beneficiaries. *Health Care Financing Review, 31*(1), 35-51.

National Cancer Institute. (2009). *Surveillance, epidemiology and end results: Cancer.* <http://seer.cancer.gov/statfacts/html/colorect.html> Acessado em 31.03.10.

Timby, B. K., & Smith, N. E. (2007). *Introductory medical-surgical nursing* (9th ed.). Philadelphia: Lippincott Williams & Wilkins.

Vega-Stromberg, T. (2005). Advances in colon cancer chemotherapy: Nursing implications. *Home Healthcare Nurse, 23*(3), 155-166.

LIGAÇÕES NOC-NIC PARA CÂNCER COLORRETAL, RISCO DE

Resultado	Intervenções Principais	Intervenções Sugeridas	
Aceitação: Estado de Saúde Definição: Aceitação de mudança significativa no estado de saúde	Melhora do Enfrentamento Melhora da Autoestima	Escutar Ativamente Orientação Antecipada Aconselhamento Apoio Emocional Facilitação do Processo de Pesar Promoção de Esperança Controle do Humor Presença	Melhora da Autopercepção Apoio Espiritual Grupo de Apoio Melhora do Sistema de Apoio Dizer a Verdade Esclarecimento de Valores
Comportamento de Aceitação Definição: Ações pessoais de promoção do bem-estar, da recuperação e da reabilitação recomendadas por um profissional de saúde	Estabelecimento de Metas Mútuas Contrato com o Paciente	Modificação do Comportamento Gerenciamento de Caso Melhora do Enfrentamento Aconselhamento Intermediação Cultural Apoio à Tomada de Decisão Orientação quanto ao Sistema de Saúde Melhora da Disposição para Aprender Assistência na Automodificação Facilitação da Autorresponsabilidade	Grupo de Apoio Ensino: Processo da Doença Ensino: Indivíduo Ensino: Atividade/Exercício Prescritos Ensino: Dieta Prescrita Ensino: Medicamentos Prescritos Ensino: Procedimento/Tratamento Esclarecimento de Valores
Comportamento de Promoção da Saúde Definição: Ações pessoais para manter ou aumentar o bem-estar	Educação em Saúde Assistência na Automodificação	Melhora do Enfrentamento Promoção do Exercício Avaliação da Saúde Aconselhamento Nutricional Identificação de Risco Melhora da Autopercepção Assistência para Parar de Fumar	Prevenção do Uso de Drogas Grupo de Apoio Melhora do Sistema de Apoio Controle do Peso

(Continua)

LIGAÇÕES NOC-NIC PARA CÂNCER COLORRETAL, RISCO DE

Resultado	Intervenções Principais	Intervenções Sugeridas	
Conhecimento: Comportamento de Saúde Definição: Alcance da compreensão transmitida sobre a promoção e a proteção da saúde	Educação em Saúde Ensino: Indivíduo	Escutar Ativamente Redução da Ansiedade Facilitação da Aprendizagem Melhora da Disposição para Aprender Ensino: Atividade/Exercício Prescritos	Ensino: Dieta Prescrita Ensino: Procedimento/Tratamento Ensino: Medicamentos Prescritos
Conhecimento: Controle do Peso Definição: Alcance da compreensão transmitida sobre a promoção e a manutenção de um excelente peso corporal e um percentual de gordura coerente com a altura, a compleição física, o gênero e a idade	Aconselhamento Nutricional Controle do Peso	Modificação do Comportamento Promoção do Exercício Orientação quanto ao Sistema de Saúde Controle de Medicamentos	Ensino: Grupo Assistência para Aumentar o Peso Assistência para Reduzir o Peso
Conhecimento: Processo da Doença Definição: Alcance da compreensão transmitida sobre um processo específico de doença e a prevenção de complicações	Ensino: Processo da Doença	Controle de Alergias Controle da Asma Plano de Alta Orientação quanto ao Sistema de Saúde Identificação de Risco	Ensino: Grupo Ensino: Indivíduo Ensino: Procedimento/Tratamento
Conhecimento: Redução da Ameaça de Câncer Definição: Alcance da compreensão transmitida sobre as causas, a prevenção e a detecção precoce do câncer	Avaliação da Saúde Identificação de Risco	Exame das Mamas Aconselhamento Genético Aconselhamento Nutricional Manutenção da Saúde Oral Supervisão da Pele	Assistência para Parar de Fumar Ensino: Processo da Doença Ensino: Sexo Seguro
Conhecimento: Regime de Tratamento Definição: Alcance da compreensão transmitida sobre um determinado regime de tratamento	Ensino: Processo da Doença Ensino: Procedimento/Tratamento	Controle de Alergias Controle da Asma Orientação quanto ao Sistema de Saúde Controle de Medicamentos Aconselhamento Nutricional	Ensino: Grupo Ensino: Atividade/Exercício Prescritos Ensino: Dieta Prescrita Ensino: Medicamentos Prescritos
Controle de Riscos Definição: Ações pessoais para prevenir, eliminar ou reduzir ameaças à saúde passíveis de modificação	Identificação de Risco	Modificação do Comportamento Exame das Mamas Controle do Ambiente: Segurança Educação em Saúde Avaliação da Saúde	Controle de Imunização/Vacinação Controle de Infecção Melhora da Autocompetência

LIGAÇÕES NOC-NIC PARA CÂNCER COLORRETAL, RISCO DE

Resultado	Intervenções Principais	Intervenções Sugeridas	
Detecção do Risco Definição: Ações pessoais para identificar ameaças pessoais à saúde	Avaliação da Saúde Identificação de Risco Identificação de Risco: Família que Espera um Filho	Controle do Ambiente: Segurança Controle do Ambiente: Prevenção de Violência Aconselhamento Genético	Controle de Imunização/ Vacinação Assistência para Parar de Fumar Prevenção do Uso de Drogas
Eliminação Intestinal Definição: Formação e evacuação de fezes	Controle Intestinal Treinamento Intestinal Controle de Constipação/ Impactação	Redução da Ansiedade Lavagem Intestinal Terapia com Exercício: Deambulação Redução da Flatulência Controle Hídrico Administração de Medicamentos Administração de Medicamentos: Oral	Administração de Medicamentos: Retal Controle de Medicamentos Controle da Náusea Controle da Nutrição Aconselhamento Nutricional Controle da Dor Controle do Vômito
Nível de Ansiedade Definição: Gravidade da apreensão, tensão ou desassossego manifestado decorrente de uma fonte não identificada	Redução da Ansiedade Técnica para Acalmar	Escutar Ativamente Assistência no Controle da Raiva Melhora do Enfrentamento Intervenção na Crise Apoio à Tomada de Decisão Controle da Demência Controle da Demência: Banho	Distração Administração de Medicamentos Musicoterapia Terapia de Relaxamento Aumento da Segurança Monitoração de Sinais Vitais
Participação nas Decisões sobre Cuidados de Saúde Definição: Envolvimento pessoal na escolha e na avaliação das opções de cuidados de saúde para alcançar o resultado desejado	Apoio à Tomada de Decisão Facilitação da Autor-responsabilidade	Treinamento da Assertividade Modificação do Comportamento Melhora do Enfrentamento Plano de Alta Melhora da Educação em Saúde	Orientação quanto ao Sistema de Saúde Estabelecimento de Metas Mútuas Melhora da Autocompetência
Recuperação Pós-Procedimento Definição: Alcance do retorno de um indivíduo ao funcionamento inicial após procedimento(s) que exija(m) anestesia ou sedação	Monitoração de Sinais Vitais	Administração de Analgésicos Controle Intestinal Controle Hídrico Proteção contra Infecção	Controle da Náusea Monitoração Nutricional Posicionamento Monitoração Respiratória

LIGAÇÕES NOC-NIC PARA CÂNCER COLORRETAL

Resultado	Intervenções Principais		Intervenções Sugeridas
Aceitação: Estado de Saúde Definição: Aceitação de mudança significativa no estado de saúde	Melhora do Enfrentamento Melhora da Autoestima	Escutar Ativamente Orientação Antecipada Aconselhamento Apoio Emocional Facilitação do Processo de Pesar Promoção de Esperança Controle do Humor Presença	Melhora da Autopercepção Apoio Espiritual Grupo de Apoio Melhora do Sistema de Apoio Dizer a Verdade Esclarecimento de Valores
Autocontrole da Depressão Definição: Ações pessoais para minimizar a melancolia e manter o interesse pelos eventos da vida	Controle do Humor Promoção da Capacidade de Resiliência Assistência na Automodificação	Terapia com Animais Arteterapia Modificação do Comportamento Melhora do Enfrentamento Apoio Emocional Controle da Energia Promoção do Exercício Facilitação do Processo de Pesar Facilitação do Processo de Culpa Promoção de Esperança Musicoterapia	Estabelecimento de Metas Mútuas Contrato com o Paciente Presença Terapia Recreacional Melhora da Autopercepção Melhora da Socialização Brinquedo Terapêutico Terapia de Grupo
Autocuidado da Ostomia Definição: Ações pessoais para manter a ostomia para a eliminação	Controle da Diarreia Cuidados com Ostomias	Controle Intestinal Controle Hídrico Reposição Rápida de Líquidos Controle da Nutrição Cuidados da Pele: Tratamentos Tópicos	Supervisão da Pele Ensino: Indivíduo Ensino: Habilidades Psicomotoras Cuidados com Lesões
Comportamento de Aceitação Definição: Ações pessoais de promoção de bem-estar, da recuperação e da reabilitação recomendadas por um profissional de saúde	Estabelecimento de Metas Mútuas Contrato com o Paciente	Modificação do Comportamento Gerenciamento de Caso Melhora do Enfrentamento Aconselhamento Intermediação Cultural Apoio à Tomada de Decisão Plano de Alta Orientação quanto ao Sistema de Saúde Melhora da Disposição para Aprender Assistência na Automodificação Facilitação da Autorresponsabilidade Grupo de Apoio	Ensino: Processo da Doença Ensino: Indivíduo Ensino: Atividade/Exercício Prescritos Ensino: Dieta Prescrita Ensino: Medicamentos Prescritos Ensino: Procedimento/Tratamento Ensino: Habilidades Psicomotoras Esclarecimento de Valores

Ligações NOC e NIC para Condições Clínicas: Câncer de Cólon e Reto

LIGAÇÕES NOC-NIC PARA CÂNCER COLORRETAL

Resultado	Intervenções Principais	Intervenções Sugeridas	
Comportamento de Aceitação: Dieta Prescrita Definição: Ações pessoais para atendimento da ingestão de alimentos e líquidos recomendada por profissional de saúde para uma condição de saúde específica	Aconselhamento Nutricional Ensino: Dieta Prescrita	Modificação do Comportamento Intermediação Cultural Orientação quanto ao Sistema de Saúde Melhora da Disposição para Aprender Monitoração Nutricional	Melhora da Autocompetência Facilitação da Autor-responsabilidade Melhora do Sistema de Apoio
Comportamento de Aceitação: Medicamentos Prescritos Definição: Ações pessoais de administração segura de medicamentos de modo a atender às metas terapêuticas recomendadas por um profissional de saúde	Ensino: Medicamentos Prescritos	Melhora da Disposição para Aprender Administração de Medicamentos Administração de Medicamentos: Intramuscular (IM) Administração de Medicamentos: Endovenosa (EV) Administração de Medicamentos: Tópica	Administração de Medicamentos: Subcutânea Controle de Medicamentos Melhora da Autocompetência Facilitação da Autor-responsabilidade Ensino: Habilidades Psicomotoras
Comportamento de Busca da Saúde Definição: Ações pessoais para promover bem-estar, recuperação e reabilitação excelentes	Educação em Saúde Esclarecimento de Valores	Biblioterapia Intermediação Cultural Orientação quanto ao Sistema de Saúde Facilitação da Aprendizagem Melhora da Disposição para Aprender Estabelecimento de Metas Mútuas Contrato com o Paciente Melhora da Autocompetência Assistência na Automodificação Facilitação da Autorresponsabilidade	Assistência para Parar de Fumar Grupo de Apoio Ensino: Processo da Doença Ensino: Atividade/Exercício Prescritos Ensino: Dieta Prescrita Ensino: Medicamentos Prescritos Ensino: Procedimento/Tratamento Controle do Peso
Comportamento de Promoção da Saúde Definição: Ações pessoais para manter ou aumentar o bem-estar	Educação em Saúde Assistência na Automodificação	Melhora do Enfrentamento Promoção do Exercício Avaliação da Saúde Aconselhamento Nutricional Identificação de Risco Melhora da Autopercepção Assistência para Parar de Fumar	Prevenção do Uso de Drogas Grupo de Apoio Melhora do Sistema de Apoio Controle do Peso

(Continua)

LIGAÇÕES NOC-NIC PARA CÂNCER COLORRETAL

Resultado	Intervenções Principais		Intervenções Sugeridas
Comportamento de Tratamento: Doença ou Lesão Definição: Ações pessoais para reduzir ou eliminar uma patologia	Facilitação da Autorresponsabilidade Ensino: Processo da Doença Ensino: Procedimento/ Tratamento	Modificação do Comportamento Melhora do Enfrentamento Plano de Alta Apoio Emocional Promoção do Envolvimento Familiar Facilitação da Aprendizagem Estabelecimento de Metas Mútuas Grupo de Apoio Melhora do Sistema de Apoio	Ensino: Indivíduo Ensino: Atividade/ Exercício Prescritos Ensino: Dieta Prescrita Ensino: Medicamentos Prescritos Ensino: Habilidades Psicomotoras Consulta por Telefone Acompanhamento por Telefone
Conhecimento: Comportamento de Saúde Definição: Alcance da compreensão transmitida sobre a promoção e a proteção da saúde	Educação em Saúde Ensino: Indivíduo	Escutar Ativamente Redução da Ansiedade Facilitação da Aprendizagem Melhora da Disposição para Aprender Ensino: Atividade/ Exercício Prescritos	Ensino: Dieta Prescrita Ensino: Medicamentos Prescritos Ensino: Procedimento/ Tratamento
Conhecimento: Conservação de Energia Definição: Alcance da compreensão transmitida sobre técnicas de conservação de energia	Controle da Energia Ensino: Atividade/ Exercício Prescritos	Promoção da Mecânica Corporal Cuidados Cardíacos: Reabilitação	Educação em Saúde Ensino: Grupo
Conhecimento: Controle da Dor Definição: Alcance da compreensão transmitida sobre as causas, os sintomas e o tratamento da dor	Controle da Dor Ensino: Medicamentos Prescritos	Administração de Analgésicos Aromaterapia Orientação quanto ao Sistema de Saúde Aplicação de Calor/Frio Reconciliação de Medicamentos Assistência à Analgesia Controlada pelo Paciente (PCA) Relaxamento Muscular Progressivo	Terapia de Relaxamento Facilitação à Auto-hipnose Grupo de Apoio Ensino: Atividade/ Exercício Prescritos Estimulação Elétrica Nervosa Transcutânea

Ligações NOC e NIC para Condições Clínicas: Câncer de Cólon e Reto

LIGAÇÕES NOC-NIC PARA CÂNCER COLORRETAL

Resultado	Intervenções Principais	Intervenções Sugeridas	
Conhecimento: Controle do Câncer Definição: Alcance da compreensão transmitida sobre a causa, o tipo, a evolução, os sintomas e o tratamento do câncer	Ensino: Processo da Doença Ensino: Procedimento/Tratamento	Orientação Antecipada Controle da Quimioterapia Melhora do Enfrentamento Controle da Energia Assistência quanto a Recursos Financeiros Orientação quanto ao Sistema de Saúde Controle de Medicamentos	Controle da Náusea Controle da Dor Controle da Radioterapia Identificação de Risco Grupo de Apoio Ensino: Indivíduo Controle do Vômito
Conhecimento: Controle do Peso Definição: Alcance da compreensão transmitida sobre a promoção e a manutenção de um excelente peso corporal e percentual de gordura coerente com a altura, a compleição física, o gênero e a idade	Aconselhamento Nutricional Controle do Peso	Modificação do Comportamento Promoção do Exercício Orientação quanto ao Sistema de Saúde Controle de Medicamentos	Ensino: Grupo Assistência para Aumentar o Peso Assistência para Reduzir o Peso
Conhecimento: Cuidados da Ostomia Definição: Alcance da compreensão transmitida sobre a manutenção de uma ostomia para eliminação	Cuidados com Ostomias	Administração de Medicamentos: Tópica Cuidados da Pele: Tratamentos Tópicos Supervisão da Pele	Ensino: Dieta Prescrita Ensino: Procedimento/Tratamento Ensino: Habilidades Psicomotoras
Conhecimento: Dieta Definição: Alcance da compreensão transmitida sobre a dieta recomendada	Aconselhamento Nutricional Ensino: Dieta Prescrita	Controle da Quimioterapia Controle de Distúrbios Alimentares	Assistência na Automodificação Ensino: Grupo Controle do Peso
Conhecimento: Medicação Definição: Alcance da compreensão transmitida sobre uso seguro de medicações	Ensino: Medicamentos Prescritos	Controle de Alergias Administração de Analgésicos	Controle de Imunização/Vacinação
Conhecimento: Processo da Doença Definição: Alcance da compreensão transmitida sobre um processo específico de doença e a prevenção de complicações	Ensino: Processo da Doença	Controle de Alergias Plano de Alta Orientação quanto ao Sistema de Saúde Identificação de Risco Ensino: Grupo	Ensino: Indivíduo Ensino: Procedimento/Tratamento

(Continua)

LIGAÇÕES NOC-NIC PARA CÂNCER COLORRETAL

Resultado	Intervenções Principais		Intervenções Sugeridas
Conhecimento: Regime de Tratamento Definição: Alcance da compreensão transmitida sobre um determinado regime de tratamento	Ensino: Processo da Doença Ensino: Procedimento/ Tratamento	Controle de Alergias Orientação quanto ao Sistema de Saúde Controle de Medicamentos Aconselhamento Nutricional Ensino: Grupo Ensino: Atividade/ Exercício Prescritos	Ensino: Dieta Prescrita Ensino: Medicamentos Prescritos
Continência Intestinal Definição: Controle da passagem de fezes do intestino	Controle Intestinal Controle da Diarreia	Cuidados na Incontinência Intestinal Cuidados na Incontinência Intestinal: Encoprese Controle Hídrico Controle de Medicamentos	Prescrição de Medicamentos Controle da Nutrição Assistência no Autocuidado Uso de Vaso Sanitário
Controle de Riscos Definição: Ações pessoais para prevenir, eliminar ou reduzir ameaças à saúde passíveis de modificação	Identificação de Risco	Modificação do Comportamento Exame das Mamas Controle do Ambiente: Segurança Educação em Saúde Avaliação da Saúde	Controle de Imunização/ Vacinação Controle de Infecção Melhora da Autocompetência
Detecção do Risco Definição: Ações pessoais para identificar ameaças pessoais à saúde	Avaliação da Saúde Identificação de Risco Identificação de Risco: Família que Espera um Filho	Controle do Ambiente: Segurança Controle do Ambiente: Prevenção de Violência Aconselhamento Genético	Controle de Imunização/ Vacinação Assistência para Parar de Fumar Prevenção do Uso de Drogas
Eliminação Intestinal Definição: Formação e evacuação de fezes	Controle Intestinal Treinamento Intestinal Controle de Constipação/ Impactação	Redução da Ansiedade Lavagem Intestinal Terapia com Exercício: Deambulação Redução da Flatulência Controle Hídrico Administração de Medicamentos Administração de Medicamentos: Oral	Administração de Medicamentos: Retal Controle de Medicamentos Controle da Náusea Controle da Nutrição Aconselhamento Nutricional Controle da Dor Controle do Vômito
Enfrentamento Definição: Ações pessoais para o controle de estressores que acabam com os recursos individuais	Redução da Ansiedade Melhora do Enfrentamento	Orientação Antecipada Modificação do Comportamento Aconselhamento Genético Facilitação do Processo de Pesar Facilitação do Processo de Culpa Facilitação do Processo de Meditação Informações Sensoriais Preparatórias	Terapia Recreacional Terapia de Relaxamento Terapia de Reminiscências Melhora da Autopercepção Apoio Espiritual Grupo de Apoio

LIGAÇÕES NOC-NIC PARA CÂNCER COLORRETAL

Resultado	Intervenções Principais	Intervenções Sugeridas	
Esperança Definição: Otimismo que, pessoalmente, satisfaz e oferece apoio à vida	Promoção de Esperança Apoio Espiritual	Redução da Ansiedade Melhora do Enfrentamento Apoio à Tomada de Decisão Assistência ao Morrer	Apoio Emocional Facilitação do Processo de Pesar Presença Toque
Estado de Saúde Pessoal Definição: Funcionamento geral físico, psicológico, social e espiritual de um adulto com 18 anos de idade ou mais	Controle de Medicamentos Supervisão Monitoração de Sinais Vitais	Precauções Circulatórias Controle da Energia Promoção do Exercício Proteção contra Infecção Monitoração Neurológica Controle da Nutrição Monitoração Nutricional Controle da Dor	Controle da Sensibilidade Periférica Monitoração Respiratória Assistência no Autocuidado Assistência no Autocuidado Atividades Instrumentais da Vida Diária Controle do Peso
Gravidade de Náusea e Vômito Definição: Gravidade da náusea, da ânsia de vômito e de sintomas do vômito	Controle da Náusea Supervisão Controle do Vômito	Planejamento da Dieta Monitoração de Eletrólitos Alimentação por Sonda Enteral Controle do Ambiente Controle Hidroeletrolítico Controle Hídrico	Monitoração Hídrica Administração de Medicamentos Controle da Nutrição Monitoração Nutricional Administração de Nutrição Parenteral Total (NPT)
Integridade Tissular: Pele e Mucosas Definição: Integridade estrutural e função fisiológica normal da pele e das mucosas	Cuidados com Lesões	Precauções contra Sangramento Controle da Quimioterapia Controle Hídrico Controle de Infecção Proteção contra Infecção Controle de Medicamentos	Controle da Nutrição Manutenção da Saúde Oral Promoção da Saúde Oral Controle da Radioterapia
Nível de Ansiedade Definição: Gravidade de apreensão, tensão ou desassossego manifestado decorrente de uma fonte não identificável	Redução da Ansiedade Técnica para Acalmar	Escutar Ativamente Assistência no Controle da Raiva Melhora do Enfrentamento Intervenção na Crise Apoio à Tomada de Decisão Controle da Demência Controle da Demência: Banho	Distração Administração de Medicamentos Musicoterapia Terapia de Relaxamento Melhorar da Segurança Monitoração de Sinais Vitais

(Continua)

LIGAÇÕES NOC-NIC PARA CÂNCER COLORRETAL

Resultado	Intervenções Principais	Intervenções Sugeridas	
Nível de Depressão Definição: Gravidade do humor melancólico e perda de interesse pelos eventos da vida	Promoção de Esperança Controle do Humor	Terapia com Animais Redução da Ansiedade Assistência ao Morrer Apoio Emocional Facilitação do Processo de Pesar Controle de Medicamentos	Musicoterapia Terapia de Reminiscências Melhora do Sono Apoio Espiritual Melhora do Sistema de Apoio
Nível de Desconforto Definição: Gravidade do desconforto mental ou físico observado ou relatado	Controle de Medicamentos Controle da Dor	Administração de Analgésicos Redução da Ansiedade Banho *Biofeedback* Controle Intestinal Técnica para Acalmar Melhora do Enfrentamento Estimulação Cutânea Distração Apoio Emocional Controle da Energia Controle do Ambiente: Conforto Redução da Flatulência Estimulação da Imaginação Aplicação de Calor/Frio Humor Hipnose Massagem Administração de Medicamentos Administração de Medicamentos: Intramuscular (IM)	Administração de Medicamentos: Endovenosa (EV) Administração de Medicamentos: Oral Prescrição de Medicamentos Facilitação do Processo de Meditação Musicoterapia Controle da Náusea Posicionamento Presença Terapia de Relaxamento Controle da Sedação Melhora do Sono Imobilização Toque Terapêutico Estimulação Elétrica Nervosa Transcutânea Controle do Vômito
Nível de Dor Definição: Gravidade da dor observada ou relatada	Controle da Dor Supervisão	Escutar Ativamente Administração de Analgésicos Redução da Ansiedade Apoio Emocional	Massagem Posicionamento Toque Terapêutico Monitoração de Sinais Vitais
Nível de Fadiga Definição: Gravidade da fadiga generalizada prolongada que foi observada ou relatada	Controle da Energia Prevenção contra Quedas	Redução da Ansiedade Controle do Ambiente Interpretação de Dados Laboratoriais Controle de Medicamentos Controle do Humor Monitoração Nutricional	Controle da Dor Assistência no Autocuidado Assistência no Autocuidado: Atividades Instrumentais da Vida Diária Melhora do Sono Supervisão

Ligações NOC e NIC para Condições Clínicas: Câncer de Cólon e Reto

LIGAÇÕES NOC-NIC PARA CÂNCER COLORRETAL

Resultado	Intervenções Principais		Intervenções Sugeridas
Participação nas Decisões sobre Cuidados de Saúde Definição: Envolvimento pessoal na escolha e na avaliação das opções de cuidados de saúde para alcançar o resultado desejado	Melhora do Enfrentamento Apoio à Tomada de Decisão Facilitação da Autorresponsabilidade	Treinamento da Assertividade Modificação do Comportamento Plano de Alta Melhora da Educação em Saúde	Orientação quanto ao Sistema de Saúde Estabelecimento de Metas Mútuas Melhora da Autocompetência
Recuperação Pós-Procedimento Definição: Alcance do retorno de um indivíduo ao funcionamento inicial após procedimento(s) que exija(m) anestesia ou sedação	Controle da Energia Controle da Dor	Administração de Analgésicos Cuidados com o Repouso no Leito Controle Intestinal Estimulação à Tosse Controle Hídrico Cuidados com o Local de Incisão Proteção contra Infecção Controle da Náusea Monitoração Nutricional Manutenção da Saúde Oral Posicionamento Monitoração Respiratória	Assistência no Autocuidado Melhora da Autocompetência Melhora do Sono Regulação da Temperatura Controle da Eliminação Urinária Monitoração de Sinais Vitais Cuidados com Lesões: Drenagem Fechada
Resiliência Pessoal Definição: Adaptação e funcionamento positivos de um indivíduo, após crise ou adversidade significativa	Promoção da Capacidade de Resiliência	Mediação de Conflitos Melhora do Enfrentamento Apoio à Tomada de Decisão Apoio Emocional Controle do Humor Identificação de Risco Melhora do Papel Melhora da Autocompetência	Melhora da Autoestima Facilitação da Autorresponsabilidade Prevenção do Uso de Drogas Grupo de Apoio
Resistência Definição: Capacidade de sustentar a atividade	Controle da Energia	Monitoração de Eletrólitos Promoção do Exercício Promoção do Exercício: Treino para Fortalecimento Controle de Medicamentos	Controle da Nutrição Melhora do Sono Ensino: Atividade/Exercício Prescritos

Depressão

A depressão é a condição psiquiátrica mais antiga e mais comum (Stuart, 2009). É uma doença debilitante, associada a sofrimento significativo, mudanças no funcionamento social e profissional e aumento dos riscos de mortalidade e outras desordens médicas (Blazer, 2005). A depressão acentuada ou significativa vai além da tristeza ocasional, infelicidade ou "melancolia", que a maior parte das pessoas apresenta e da qual se recuperam rapidamente. A depressão contribui para um sofrimento pessoal e familiar extraordinário, além de encargos sociais, como aumento do uso de serviços sociais e médicos e aumento dos custos de atendimento de saúde para seu tratamento e perda de produtividade, atribuída às ausências no trabalho (Nathan e Gorman, 2007).

PREVALÊNCIA, MORTALIDADE E CUSTOS

As taxas de depressão aumentaram de forma marcante nos Estados Unidos nos últimos dez anos, com aumentos na prevalência na maior parte dos subgrupos populacionais sociodemográficos (Compton, Conway, Stinson e Grant, 2006). Nos Estados Unidos, a depressão acentuada afeta, anualmente, cerca de 6,7% da população (14,8 milhões de pessoas). É a principal causa de incapacidade em adultos jovens, entre 15 e 44 anos de idade (National Institute of Mental Health, 2008). Calcula-se que 121 milhões de pessoas de todas as idades e de ambos os gêneros sejam afetadas pela depressão, todos os anos. De acordo com o *Diagnostic and Statistical Manual of Mental Disorders (DSM-IV-TR)*, da American Psychiatric Association (2000), a probabilidade de uma pessoa desenvolver uma importante desordem depressiva (MDD, *major depressive disorder*), durante a vida, situa-se entre 5% e 12% nos homens e 10% a 25% nas mulheres. Até 15% das pessoas com esta desordem cometem suicídio (Berger, 2010).

A Organização Mundial da Saúde (OMS) lista a depressão como a causa psiquiátrica número um de incapacitação no mundo, com projeção para vir a ser a principal causa de incapacitação, quando comparada com todas as doenças, por volta de 2020. É a quarta causa principal que contribui para os encargos globais relativos a doenças, medidos pelos anos de vida e adaptados à incapacidade — a soma dos anos de perda potencial de vida, passível de ser atribuída à mortalidade prematura e aos anos de vida produtiva perdidos por uma incapacidade. Atualmente, a depressão é a segunda maior causa de anos de vida adaptados à incapacidade, em homens e mulheres, entre 15 e 44 anos de idade; por volta do ano 2020, há expectativas de se chegar a essa classificação para a população em geral (OMS, 2010).

A depressão acentuada é uma doença capaz de afetar qualquer pessoa, sem distinguir indivíduos por idade, etnia ou nível econômico. A incidência anual de um episódio de depressão acentuada é de 1,59%, com 1,89% de mulheres e 1,10% de homens, que, possivelmente, terão a doença anualmente (Sadock e Sadock, 2007). A depressão é quase uma observação universal, independente de país ou cultura. É mais comum nos idosos que na população em geral. Há várias taxas de prevalência relatadas, de 25% a 50%, embora não esteja claro se essa alta taxa de prevalência seja exclusiva do distúrbio depressivo acentuado. A depressão nos idosos está relacionada a uma baixa situação socioeconômica, perda do cônjuge, doença física concomitante e isolamento social. Há estudos que mostram que a depressão nos idosos não é diagnosticada e tratada pelos profissionais de saúde em geral (Sadock e Sadock, 2007). Essa situação pode ser causada por uma aceitação dos sintomas depressivos nessa população e pela tendência de os idosos apresentarem queixas mais somáticas (Sadock e Sadock, 2007).

SINTOMAS DA DOENÇA

A cultura é capaz de modelar a experiência e a comunicação dos sintomas da depressão. Diagnósticos errôneos podem ser evitados, ficando-se atento à especificidade étnica e cultural na apresentação das queixas. Em muitas culturas, a depressão pode ser vivida, amplamente, em termos somáticos, em vez de tristeza ou culpa. Alguns exemplos incluem queixas de "nervosismo" ou cefaleia entre culturas latinas e mediterrâneas, bem como queixas de fraqueza, cansaço ou "desequilíbrio", nas culturas chinesa e asiática (American Psychiatric Association [APA], 2000, p. 353).

O termo "depressão" costuma ser usado para identificar um padrão complexo de sentimentos negativos, cognições e comportamentos. Beck e Alford (2009) definem a depressão em termos dos seguintes atributos: (1) uma alteração específica no humor: tristeza, solidão, apatia; (2) um autoconceito negativo associado à autorreprovação e à autoculpa; (3) desejos de regressão e autopunição: desejos de fugir, esconder-se ou morrer; (4) mudanças vegetativas: anorexia, insônia, perda da libido e (5) mudança no nível de atividade: atraso ou agitação. Pelo fato de não haver na NANDA-I o diagnóstico de depressão, atualmente, o manual *DSM-IV-TR* de diagnósticos para desordens psiquiátricas pode ser usado para identificar os principais sintomas. A depressão acentuada é definida como humor deprimido ou perda de interesse ou prazer nas atividades. Estes sintomas precisam ocorrer durante, pelo menos, duas semanas, até que a eles possa ser atribuído um diagnóstico de depressão. O aspecto essencial de um episódio de depressão acentuada "é um período de, no mínimo, duas semanas, durante o qual há humor deprimido ou perda de interesse ou prazer em quase todas as atividades" (APA, 2000, p. 349). Além dessa característica, a pessoa deve ainda vivenciar, pelo menos, outros quatro sintomas adicionais, incluindo mudanças no peso ou no apetite, no sono e na atividade psicomotora; energia diminuída; sentimentos de ausência de valor ou de culpa; dificuldades para pensar, concentrar-se ou tomar decisões, ou pensamentos recorrentes de morte ou ideias, planos ou tentativas suicidas (APA, 2000, p. 349).

USO DA NOC E DA NIC PARA PACIENTES COM DEPRESSÃO

Felizmente, a depressão acentuada é uma perturbação passível de tratamento, com um bom prognóstico. Há diversas intervenções de enfermagem, apropriadas para tratar a depressão acentuada, possibilitando ao paciente e ao clínico a escolha de um método de tratamento que mais se ajuste à situação do paciente. Além dos resultados sugeridos no plano geral de cuidado, os resultados a seguir podem também ser considerados: *Imagem Corporal, Gravidade da Solidão, Equilíbrio do Humor, Comportamento de Saúde Materna Pós-Parto, Adaptação Psicossocial: mudança de vida* e *Apoio Social*. Os resultados e as intervenções podem variar, dependendo da gravidade e da cronicidade dos sintomas.

REFERÊNCIAS

American Psychiatric Association. (2000). *Diagnostic and statistical manual of mental disorders (DSM-IV-TR)*. Washington, DC: Author.

Beck, A. T., & Alford, B. A. (2009). *Depression: Causes and treatment* (2nd ed.). Philadelphia: University of Pennsylvania Press.

Berger, P.K. (2010). *Major depression.* <http://www.nlm.nih.gov/medlineplus/ency/article/000945.htm> Acessado em 04.04.10.

Blazer, D. G. (2005). *The age of melancholy: Major depression and its social origins*. New York: Routledge.

Compton, W. M., Conway, K. P., Stinson, F. S., & Grant, B. F. (2006). Changes in the prevalence of major depression and comorbid substance use disorders in the United States between 1991-1992 and 2001-2002. *American Journal of Psychiatry, 163*(12), 2141.

Nathan, P. E., & Gorman, J. M. (Eds.), (2007). *A guide to treatments that work* (3rd ed.). New York: Oxford University Press.

National Institute of Mental Health. (2008). *The numbers count: Mental disorders in America.* <http://www.nimh.nih.gov/health/publications/the-numbers-count-mental-disorders-in-America> Acessado em 08.03.10.

Sadock, B. J., & Sadock, V. A. (2007). *Kaplan & Sadock's synopsis of psychiatry: Behavioral sciences/clinical psychiatry* (10th ed.). Philadelphia: Lippincott, Williams, & Wilkins.

Stuart, G. W. (2009). *Principles and practice of psychiatric nursing* (9th ed.). St. Louis: Mosby Elsevier.

World Health Organization. (2010). *Depression: What is depression?* <http://www.who.int/mental_health/management/depression/definition/en/index.html> Acessado em 03.08.10.

LIGAÇÕES NOC-NIC PARA DEPRESSÃO

Resultado	Intervenções Principais	Intervenções Sugeridas	
Apetite Definição: Desejo de comer quando doente ou recebendo tratamento	Controle da Nutrição	Planejamento da Dieta Monitoração Hídrica	Monitoração Nutricional
Autocontenção do Suicídio Definição: Ações pessoais para refrear gestos e tentativas de matar-se	Modificação do Comportamento Prevenção do Suicídio	Melhora do Enfrentamento Apoio Emocional Controle do Ambiente: Segurança Promoção de Esperança Controle do Humor	Contrato com o Paciente Grupo de Apoio Melhora do Sistema de Apoio Supervisão
Autocontrole da Depressão Definição: Ações pessoais para minimizar a melancolia e manter o interesse pelos eventos de vida	Controle do Humor Promoção da Capacidade de Resiliência Assistência na Automodificação	Terapia com Animais Arteterapia Modificação do Comportamento Melhora do Enfrentamento Apoio Emocional Controle da Energia Promoção do Exercício Facilitação do Processo de Pesar Facilitação do Processo de Pesar: Morte Perinatal Facilitação do Processo de Culpa	Registro de Ações Promoção de Esperança Musicoterapia Presença Terapia Recreacional Melhora da Autopercepção Melhora da Autoestima Melhora da Socialização Brinquedo Terapêutico Terapia de Grupo
Autoestima Definição: Julgamento pessoal do autovalor	Melhora da Autopercepção Melhora da Autoestima	Arteterapia Melhora da Imagem Corporal Apoio Emocional	Registro de Ações Musicoterapia Apoio Espiritual
Cognição Definição: Capacidade de executar processos mentais complexos	Reestruturação Cognitiva	Estimulação Cognitiva Controle do Humor	
Conhecimento: Controle da Depressão Definição: Alcance da compreensão transmitida sobre depressão e as inter-relações entre causas, efeitos e tratamentos	Ensino: Processo da Doença Ensino: Medicamentos Prescritos	Facilitação da Aprendizagem Orientação quanto ao Sistema de Saúde Registro de Ações Controle de Medicamentos	Controle do Humor Prevenção do Uso de Drogas Grupo de Apoio
Conhecimento: Medicação Definição: Alcance da compreensão transmitida sobre uso seguro de medicações	Ensino: Medicamentos Prescritos	Facilitação da Aprendizagem	

Ligações NOC e NIC para Condições Clínicas: Depressão

LIGAÇÕES NOC-NIC PARA DEPRESSÃO

Resultado	Intervenções Principais	Intervenções Sugeridas	
Energia Psicomotora Definição: Impulso e energia pessoais para manter as atividades da vida diária, a nutrição e a segurança pessoal	Controle do Humor	Aconselhamento Facilitação do Processo de Pesar Facilitação do Processo de Culpa Promoção de Esperança Controle de Medicamentos	Melhora da Autoestima Facilitação da Autor-responsabilidade Terapia de Grupo
Enfrentamento Definição: Ações pessoais para o controle de estressores que acabam com os recursos individuais	Melhora do Enfrentamento	Apoio à Tomada de Decisão Apoio Emocional Promoção da Capacidade de Resiliência	Melhora do Sistema de Apoio Terapia de Grupo
Envolvimento Social Definição: Interações sociais com pessoas, grupos ou organizações	Modificação do Comportamento: Habilidades Sociais Melhora da Socialização	Terapia Recreacional Melhora do Papel Melhora do Sistema de Apoio	Brinquedo Terapêutico Facilitação da Visita
Esperança Definição: Otimismo que, pessoalmente, satisfaz e oferece apoio à vida	Promoção de Esperança	Melhora do Enfrentamento Facilitação do Crescimento Espiritual	Grupo de Apoio
Estado de Autocuidados Definição: Capacidade de desempenhar atividades de cuidado pessoal básicas e atividades instrumentais da vida diária	Assistência no Autocuidado	Assistência no Autocuidado: Banho/Higiene Assistência no Autocuidado: Vestir/Arrumar-se	
Nível da Depressão Definição: Gravidade do humor melancólico e perda de interesse pelos eventos da vida	Controle do Humor Melhora do Enfrentamento Melhora da Autoestima	Escutar Ativamente Aconselhamento Apoio Emocional Facilitação do Processo de Perdão	Facilitação do Processo de Culpa Administração de Medicamentos Terapia de Grupo
Resolução do Pesar Definição: Ajustes à perda real ou iminente	Facilitação do Processo de Pesar	Escutar Ativamente Melhora do Enfrentamento	Apoio Emocional Promoção de Esperança
Sono Definição: Suspensão periódica natural da consciência durante a qual o corpo se recupera	Melhora do Sono	Massagem Musicoterapia	Terapia de Relaxamento

Diabetes Melito

O diabetes melito é uma doença metabólica crônica, caracterizada por níveis elevados de açúcar no sangue (glicose), que decorrem de defeitos na secreção de insulina pelas células beta das ilhotas de Langerhans, no pâncreas, ou de ação prejudicada da insulina, ou de ambos. A insulina controla os níveis de glicose do sangue, regulando a produção e o armazenamento da glicose (Smeltzer, Bare, Hinkle e Cheever, 2008). Exceto por um transplante de pâncreas (que alcança certo sucesso), o diabetes, atualmente, é controlado, mas não curado.

PREVALÊNCIA, MORTALIDADE E CUSTOS

O diabetes é a terceira causa principal de morte nos Estados Unidos, após a doença cardíaca e o câncer, e sua prevalência vem aumentando há várias décadas. Em 2007, nos Estados Unidos, 23,5 milhões de pessoas, ou 10,7% de todas as pessoas com 20 anos ou mais, tinham diabetes, incluindo 12 milhões de homens e 11,5 milhões de mulheres. Entre as pessoas com 60 anos ou mais, 12,2 milhões (ou 23,1% das pessoas nessa faixa etária) têm a doença (National Institute of Diabetes and Digestive and Kidney Diseases [NIDDK], 2008). Globalmente, a prevalência do diabetes é impactante. Espera-se que ainda aumente, devido ao envelhecimento populacional, ao estilo de vida sedentário de muitas pessoas e às características genéticas da doença.

Os gastos médicos diretos e indiretos atribuíveis ao diabetes, em 2007, foram estimados em 174 bilhões de dólares. Apenas os gastos médicos diretos totalizaram 116 bilhões de dólares, com 27 bilhões de dólares para cuidados do diabetes, 58 bilhões de dólares para as complicações crônicas, atribuídas ao diabetes e 31 bilhões de dólares para a prevalência excessiva de condições médicas gerais (Dall et al., 2008).

FATORES DE RISCO

A causa exata do diabetes tipo 1 não é conhecida, mas genética, vírus e problemas autoimunes parecem ter um papel importante. No diabetes tipo 1, o sistema imune apresenta uma tendência a gerar anticorpos e células inflamatórias, que atacam as células beta do pâncreas (Mathur, 2008). Essa desordem autoimune parece, em parte, ser herdada geneticamente. Atualmente, não há maneira conhecida de prevenir o diabetes tipo 1 e inexiste exames de rastreamento eficazes para pessoas sem sintomas (Wexler, 2009).

Há uma quantidade de fatores de risco para diabetes tipo 2, alguns passíveis de controle. Alguns dos fatores que não podem ser controlados incluem idade maior que 45 anos, ter pais ou irmãos com diabetes e etnicidade, com afro-americanos, indígenas norte-americanos, asiáticos e hispano-americanos apresentando uma maior incidência de diabetes tipo 2. Há uma quantidade de fatores de risco que pode ser controlada pelo indivíduo, inclusive doença cardíaca, nível elevado de colesterol sanguíneo, obesidade, estilo de vida sedentário e exercício inadequado. Um estudo recente descobriu que pacientes que participaram de um programa intensivo, que promoveu mudanças no estilo de vida para o alcance de uma perda de peso ≥7% do peso corporal inicial e exercícios físicos consistentes e de intensidade moderada, apresentaram uma incidência de 58% a menos de diabetes tipo 2 do que pessoas que receberam orientações e medicamento placebo. De especial importância foi o fato de que esses achados ocorreram nos dois gêneros e em todos os grupos étnicos (Diabetes Prevention Program Research Group, 2002).

CURSO DA DOENÇA

Determinada quantidade de glicose costuma circular no sangue. O nível da glicose sanguínea de pessoas sem diabetes é controlado pela insulina, numa variação de cerca de 90 a 150 mg/dL, embora o nível da glicose do sangue varie ao longo do dia, dependendo, principalmente, da quantidade de alimento ingerida e da quantidade de exercício em que a pessoa se envolve. A variação normal do nível da glicose do sangue em jejum (sem comida ou bebida a não ser água durante, pelo menos, 8 horas) é inferior a 100 mg/dL.

No diabetes, o nível de glicose do sangue está elevado e pode ser associado a aumento da fragmentação de gordura, produção de corpos cetônicos e acidose metabólica (Smeltzer *et al.*, 2008). Existem vários tipos de diabetes, incluindo o tipo 1, o tipo 2, o gestacional e níveis elevados de glicose, associados a outras condições. A doença costuma ser classificada como tipo 1, dependente de insulina, ou tipo 2, não dependente de insulina, embora atualmente seja sabido que a classificação é mais complexa, com a presença de vários tipos mistos de diabetes. A incapacidade das células de usarem a insulina com propriedade e eficiência leva à hiperglicemia, normalmente ocasionando o diabetes tipo 2. Afeta, quase majoritariamente, as células de tecidos musculares e adiposos e resulta numa condição conhecida como resistência à insulina (Saltiel e Olefsky, 1996). A falta absoluta de produção de insulina pelas células beta no pâncreas é o principal problema no diabetes tipo 1.

Há vários efeitos sérios e secundários do diabetes, que ocorrem com o passar do tempo. O diabetes pode levar à cegueira, insuficiência renal e danos aos nervos, atribuíveis a lesão nos pequenos vasos sanguíneos (doença microvascular); além disso, o diabetes é elemento colaborador importante para o enrijecimento e o estreitamento acelerados das artérias (aterosclerose), levando ao acidente vascular encefálico (coágulos ou hemorragia nos vasos do cérebro), doença coronariana e outras doenças de grandes vasos sanguíneos (doença macrovascular) (Perkins, Aiello e Krolewski, 2009).

O tratamento do diabetes inclui injeção de insulina ou medicamentos orais que estimulam a secreção de insulina pelo pâncreas, além de adesão a uma dieta específica controlada e de regime de exercícios (NIDDK, 2008). Pessoas com diabetes tipo 1 precisarão receber insulina por toda a vida, a menos que obtenham sucesso com transplante cirúrgico do pâncreas. As metas do tratamento de pessoas com diabetes tipo 2 incluem manter o funcionamento das células beta e sustentar níveis normais de glicose sanguíneo (Campbell, 2009).

USO DA NOC E DA NIC PARA PACIENTES COM DIABETES MELITO

Os enfermeiros têm papel substancial na assistência a pessoas e suas famílias, no controle do diabetes, para prevenir efeitos secundários e manter a qualidade de vida. Smeltzer e colegas (2008) identificaram os cinco componentes a seguir do controle do diabetes: controle da nutrição, exercício, monitoração, terapia farmacológica e educação. O enfermeiro desempenha um papel primário, ou divide um papel colaborativo com outros profissionais de saúde, em todas as áreas. O plano de cuidado genérico a seguir não inclui cuidados em episódios agudos, casos em que o paciente precisa ser hospitalizado, nem inclui os cuidados de paciente com complicações que alteram a vida. Há outros resultados que podem ser selecionados, por exemplo: *Aceitação: estado de saúde; Comportamento de Aceitação: dieta prescrita; Comportamento de Aceitação: medicação prescrita; Enfrentamento; Normalização da Família; Crenças de Saúde: percepção da capacidade de desempenho; Aptidão Física* e *Comportamento de Perda de Peso*. O resultado *Comportamento de Saúde Pré-Natal* deve ser considerado, no caso de mulher grávida com diabetes melito.

REFERÊNCIAS

Campbell, K. (2009). Type 2 diabetes: Where we are today: An overview of disease burden, current treatments, and treatment strategies. *Journal of the American Pharmacists Association, 49*(Suppl. 1), S3-S9.

Dall, T., Mann, S. E., Zhang, Y., Martin, J., Chen, Y., & Hogan, P. (2008). Economic costs of diabetes in the U.S. in 2007. *Diabetes Care, 31*(3), 596-615.

Diabetes Prevention Program Research Group (2002). Reduction in the incidence of type 2 diabetes with lifestyle intervention or metformin. *New England Journal of Medicine, 346*(6), 393-403.

Mathur, R. (2008). *Diabetes mellitus*. <http://www.medicinenet.com/diabetes_mellitus/page2.htm> Acessado em 27.03.10.

National Institute of Diabetes and Digestive and Kidney Diseases (NIDDK). (2008). *National diabetes statistics*, 2007 (NIH Publication No. 08-3892). Bethesda, MD: National Diabetes Information Clearinghouse.

Perkins, B. A., Aiello, L. P., & Krolewski, A. S. (2009). Diabetes complications and the renin-angiotensin system. *New England Journal of Medicine, 361*(1), 83-85.

Saltiel, A. R., & Olefsky, J. M. (1996). Insulin resistance and type II diabetes. *Diabetes, 45*(12), 1661-1669.

Smeltzer, S. C., Bare, B. G., Hinkle, J. L., & Cheever, K. H. (2008). *Brunner and Suddarth's textbook of medical-surgical nursing* (11th ed., pp. 1376-1436). Philadelphia: Lippincott Williams & Wilkins.

Wexler, D. 2009. *Type 1 diabetes*. <http://www.nlm.nih.gov/medlineplus/ency/article/000305.htm> Acessado em 06.04.10.

LIGAÇÕES NOC-NIC PARA DIABETES MELITO

Resultado	Intervenções Principais		Intervenções Sugeridas	
Autocontrole do Diabetes Definição: Ações pessoais de controle do diabetes melito, seu tratamento e prevenção da evolução da doença	Melhora da Autocompetência Facilitação da Autorresponsabilidade	Promoção do Exercício Controle da Hiperglicemia Controle da Hipoglicemia Controle de Infecção Administração de Medicamentos: Subcutânea	Administração de Medicamentos: Oral Controle de Medicamentos Controle da Nutrição Assistência na Automodificação	
Comportamento de Aceitação Definição: Ações pessoais de promoção de bem-estar, da recuperação e da reabilitação recomendadas por um profissional de saúde	Melhora da Autoeficácia Facilitação da Autorresponsabilidade	Orientação Antecipada Melhora do Enfrentamento Intermediação Cultural Orientação quanto ao Sistema de Saúde	Melhora da Disposição para Aprender Assistência na Automodificação	
Conhecimento: Controle do Diabetes Definição: Alcance da compreensão transmitida sobre o diabetes, seu tratamento e a prevenção de complicações	Ensino: Processo da Doença Ensino: Dieta Prescrita Ensino: Medicamentos Prescritos	Aconselhamento Nutricional Ensino: Atividade/Exercício Prescritos Ensino: Cuidados com os Pés	Ensino: Procedimento/Tratamento Ensino: Habilidades Psicomotoras	
Equilíbrio Hídrico Definição: Equilíbrio hídrico nos compartimentos intracelulares e extracelulares do organismo	Controle Hídrico Aconselhamento Nutricional Monitoração Nutricional	Controle Hidroeletrolítico Monitoração Hídrica Controle Hídrico Controle Nutricional	Supervisão Monitoração de Sinais Vitais Assistência para Reduzir o Peso Controle do Peso	
Estado Nutricional Definição: Alcance da disponibilidade de nutrientes para atendimento das necessidades metabólicas				
Função Renal Definição: Filtragem do sangue e eliminação de produtos metabólicos residuais pela formação de urina	Interpretação de Dados Laboratoriais Supervisão	Controle Ácido-Básico Testes Laboratoriais à Beira do Leito Manutenção de Acesso para Diálise Monitoração de Eletrólitos Monitoração Hídrica Terapia por Hemodiálise	Terapia de Diálise Peritoneal Controle de Amostras para Exames Controle da Eliminação Urinária Controle do Peso	

LIGAÇÕES NOC-NIC PARA DIABETES MELITO

Resultado	Intervenções Principais	Intervenções Sugeridas	
Nível de Glicemia Definição: Extensão da manutenção na variação normal dos níveis de glicose no plasma e na urina	Testes Laboratoriais à Beira do Leito	Amostra de Sangue Capilar Controle da Hiperglicemia Controle da Hipoglicemia	Interpretação de Dados Laboratoriais Ensino: Medicamentos Prescritos Ensino: Habilidades Psicomotoras
Resposta à Medicação Definição: Efeitos terapêuticos e adversos da Medicamentos Prescritos	Ensino: Medicamentos Prescritos	Testes Laboratoriais à Beira do Leito Controle da Hipoglicemia	Controle de Medicamentos Supervisão

Doença Pulmonar Obstrutiva Crônica (DPOC)

A doença pulmonar obstrutiva crônica (DPOC) abrange a bronquite crônica e o enfisema, condições estas que obstruem o fluxo de ar dos pulmões, sendo ambas irreversíveis. A bronquite crônica caracteriza-se por inflamação, produção excessiva de muco e constrição da musculatura lisa; o resultado final é o estreitamento do lúmen dos brônquios e aparecimento de plugues de muco, que obstruem o fluxo de ar. No enfisema, os alvéolos cronicamente distendidos levam à destruição das paredes alveolares e ao prejuízo da troca de gases, no nível alveolar. Há dois tipos principais de enfisema, mas ambos podem levar a hipoxemia, hipercapnia e uso da musculatura acessória na respiração, devido à dificuldade da respiração. O enfisema centrolobular pode levar a insuficiência cardíaca do lado direito, com sintomas decorrentes de insuficiência cardíaca, inclusive edema periférico.

PREVALÊNCIA, MORTALIDADE E CUSTOS

A DPOC é uma das principais causas de morte e incapacitação. É a quarta causa de morte nos Estados Unidos e está projetada para ser a terceira causa, para homens e mulheres, em 2020 (COPD International, 2004). É a única doença grave com aumento da taxa de mortalidade. Calcula-se que 16 milhões de norte-americanos têm diagnóstico dessa doença e que outros 14 milhões podem estar nos primeiros estágios e que ainda não foram diagnosticados (COPD International, 2004). Em 2000, a DPOC foi responsável por 119.000 mortes, 726.000 hospitalizações e 1,5 milhão de visitas a setores de emergência (COPD International, 2004; Schoenstadt, 2009). Como se trata de uma doença crônica e progressiva, costuma resultar em licença do trabalho, com eventual incapacitação. O custo total avaliado para a DPOC, nos Estados Unidos, em 2002, era de 32,1 bilhões de dólares, sendo que 18 bilhões seriam custos diretos e 14,1 bilhões, indiretos (COPD International, 2004).

FATORES DE RISCO

O fumo é considerado a causa mais comum de DPOC, respondendo por mais de 80% das pessoas diagnosticadas com a doença e 90% das mortes associadas a essa condição (COPD International, 2008). Fatores ambientais, como substâncias químicas, poeira e fumaça, além do fumo passivo, podem contribuir para a DPOC. Outros fatores de risco incluem alergias e asma, doença periodontal e infecções frequentes do trato respiratório. Esses fatores de risco podem ser fatores de exacerbação, quando a doença está presente. Anomalias genéticas, mais recentemente, foram identificadas como fatores de risco (CPOD International, 2004; Smeltzer, Bare, Hinkle e Cheever, 2008).

CURSO DA DOENÇA

Os primeiros sintomas que se apresentam costumam ser tosse, produção excessiva de secreção e dispneia ao esforço. Espirros e aperto no peito são sintomas comuns e iniciais de enfisema (Mayo Clinic Staff, 2009; Smeltzer, Bare, Hinkle e Cheever, 2008). Com o aumento do esforço respiratório pode ocorrer depleção da energia e perda do peso, secundários à dificuldade para alimentar-se. O paciente pode não ser capaz de participar até do exercício mais leve e, finalmente, fica incapacitado para o trabalho, com a evolução da doença. Com base nos achados diagnósticos e nos sintomas, a doença apresenta estágios, leve, moderado ou severo. As complicações podem incluir infecções do trato respiratório, hipertensão, problemas cardíacos e depressão (Mayo Clinic Staff, 2009).

O tratamento inclui técnicas de redução do risco, administração de medicamentos, em especial, broncodilatadores e corticosteroides, e antibióticos, se a inflamação estiver presente; oxigenoterapia, reabilitação pulmonar e cirurgia (Smeltzer et al., 2008). A reabilitação pulmonar envolve componentes educacionais, psicossociais e comportamentais, além de aspectos fisiológicos. A cirurgia pode incluir redução de volume e transplante pulmonar, se atendidos os critérios. O enfermeiro tem papel importante, auxiliando o paciente a reduzir os riscos, controlar os sintomas, prevenir as complicações e enfrentar os efeitos da doença. Esses profissionais são participantes ativos de programas de reabilitação pulmonar e, em certos casos, o programa pode ser realizado, basicamente, em casa, assim que o paciente aprende os exercícios pulmonares. Os enfermeiros têm papel fundamental, assistindo o paciente a manter o condicionamento físico, com exercícios gerais e respiratórios, conforme a tolerância, uma nutrição apropriada, atividades de autocuidado e estratégias de enfrentamento para lidar com a raiva e a depressão, que podem acompanhar a evolução da doença. Os familiares também precisarão de orientações e de apoio para o enfrentamento das mudanças no estado funcional e emocional do paciente e do papel de cuidador, com a deterioração da condição do paciente.

USO DA NOC E DA NIC PARA PACIENTES COM DPOC

Como a DPOC é progressiva, os resultados e as intervenções mudam, com a progressão da doença e a mudança de seus sintomas. Além dos resultados sugeridos no plano geral de cuidados, os resultados a seguir podem também ser considerados: *Prevenção da Aspiração, Estado de Conforto: físico, Estado de Conforto: psicoespiritual, Estado de Conforto: sociocultural, Comportamento de Aceitação: dieta prescrita, Comportamento de Aceitação: medicação prescrita; Normalização da Família, Fadiga, Bem-Estar Pessoal, Qualidade de Vida, Controle de Sintomas, Gravidade dos Sintomas, Gravidade do Sofrimento, Comportamento de Tratamento: doença ou lesão* e *Controle do Peso*. Os resultados do cuidador, ainda que não seja parte do plano geral de cuidados, são importantes se o paciente estiver recebendo atendimento domiciliar. Outras NICs que podem ser consideradas são *Precauções contra Aspiração, Fisioterapia Respiratória, Estímulo à Tosse, Administração de Medicamentos* e *Assistência Ventilatória*. O plano de cuidado inclui resultados e intervenções usados nos estágios iniciais da doença e não abordam as complicações e os cuidados no final da vida.

REFERÊNCIAS

COPD International. (2004). *COPD statistical information*. <http://www.copd-international.com/library/statistics.htm> Acessado em 29.03.10.

COPD International. (2008). *COPD*. <http://www.copd-international.com/COPD.htm COPD> Acessado em 29.03.10.

Mayo Clinic Staff. (2009). *COPD*. <http://www.mayoclinic.com/health/copd/ds00916> Acessado em 29.03.10.

Schoenstadt, A. (2009). *COPD statistics*. <http://Copd.emedtv.com/copd/copd-statistics.html> Acessado em 29.03.10.

Smeltzer, S. C., Bare, B. G., Hinkle, J. L., & Cheever, K. H. (2008). *Brunner and Suddarth's textbook of medical-surgical nursing* (11th ed., pp. 686-701). Philadelphia: Lippincott Williams & Wilkins.

LIGAÇÕES NOC-NIC PARA DOENÇA PULMONAR OBSTRUTIVA CRÔNICA (DPOC)			
Resultado	Intervenções Principais	Intervenções Sugeridas	
Adaptação à Deficiência Física Definição: Resposta adaptativa a um desafio funcional importante decorrente de deficiência física	Orientação Antecipada Melhora do Enfrentamento	Aconselhamento Apoio Emocional Facilitação do Processo de Pesar	Grupo de Apoio Melhora do Sistema de Apoio
Autocuidado: Medicação Não Parenteral Definição: Capacidade de administração de medicações orais e tópicas para alcançar objetivos terapêuticos de forma independente, com ou sem dispositivos auxiliares	Ensino: Medicamentos Prescritos	Administração de Medicamentos: Inalatória Administração de Medicamentos: Oral Controle de Medicamentos	Reconciliação de Medicamentos Ensino: Procedimento/ Tratamento

LIGAÇÕES NOC-NIC PARA DOENÇA PULMONAR OBSTRUTIVA CRÔNICA (DPOC)

Resultado	Intervenções Principais		Intervenções Sugeridas	
Comportamento de Aceitação Definição: Ações pessoais de promoção do bem-estar, da recuperação e da reabilitação recomendadas por um profissional de saúde	Melhora da Autocompetência Facilitação da Autorresponsabilidade		Modificação do Comportamento Intermediação Cultural Orientação quanto ao Sistema de Saúde Aconselhamento Nutricional Assistência na Automodificação Ensino: Processo da Doença	Ensino: Atividade/Exercício Prescritos Ensino: Medicamentos Prescritos Ensino: Procedimento/Tratamento Ensino: Habilidades Psicomotoras
Comportamento de Cessação de Fumar Definição: Ações pessoais para eliminar o uso do tabaco	Assistência para Parar de Fumar		Educação em Saúde	Ensino: Processo da Doença
Comportamento de Imunização Definição: Ações pessoais para obter imunizações de modo a prevenir uma doença transmissível	Controle de Imunização/Vacinação		Estimulação à Tosse Controle Hídrico Educação em Saúde	Administração de Medicamentos Identificação de Risco Ensino: Processo da Doença
Conhecimento: Conservação de Energia Definição: Alcance da compreensão transmitida sobre técnicas de conservação de energia	Ensino: Atividade/Exercício Prescritos		Controle da Energia Facilitação da Aprendizagem	Melhora da Disposição para Aprender Melhora do Sono
Conhecimento: Medicação Definição: Alcance da compreensão transmitida sobre uso seguro de medicações	Ensino: Medicamentos Prescritos		Facilitação da Aprendizagem Melhora da Disposição para Aprender	Ensino: Procedimento/Tratamento
Conhecimento: Procedimentos de Tratamento Definição: Alcance da compreensão transmitida sobre um procedimento necessário, como parte de um regime de tratamento	Ensino: Procedimento/Tratamento		Fisioterapia Respiratória Facilitação da Aprendizagem	Melhora da Disposição para Aprender
Conhecimento: Processo da Doença Definição: Alcance da compreensão transmitida sobre um processo específico de doença e a prevenção de complicações	Ensino: Processo da Doença		Facilitação da Aprendizagem	Melhora da Disposição para Aprender

Ligações NOC e NIC para Condições Clínicas: Doença Pulmonar Obstrutiva Crônica (DPOC)

LIGAÇÕES NOC-NIC PARA DOENÇA PULMONAR OBSTRUTIVA CRÔNICA (DPOC)

Resultado	Intervenções Principais		Intervenções Sugeridas
Conhecimento: Regime de Tratamento Definição: Alcance da compreensão transmitida sobre um determinado regime de tratamento			
Conservação de Energia Definição: Ações pessoais para o manejo da energia para começar e manter as atividades	Controle da Energia	Controle do Ambiente Melhora do Sono	Ensino: Atividade/ Exercício Prescritos
Enfrentamento Definição: Ações pessoais para o controle de estressores que acabam com os recursos individuais	Melhora do Enfrentamento	Assistência no Controle da Raiva Orientação Antecipada Redução da Ansiedade	Terapia de Relaxamento Assistência na Automodificação
Estado de Conforto Definição: Conforto geral físico, psicoespiritual, sociocultural e ambiental e segurança de um indivíduo	Controle do Ambiente: Conforto Controle da Dor	Controle de Vias Aéreas Redução da Ansiedade Controle da Energia Apoio Emocional	Posicionamento Terapia de Relaxamento Apoio Espiritual
Estado de Autocuidado Definição: Capacidade de desempenhar atividades de cuidado pessoal básicas e atividades instrumentais da vida diária	Assistência no Autocuidado	Assistência no Autocuidado: Banho/Higiene Assistência no Autocuidado: Vestir/ Arrumar-se	Assistência no Autocuidado: Alimentação Assistência no Autocuidado: Atividades Instrumentais da Vida Diária Assistência no Autocuidado: Uso de Vaso Sanitário Assistência no Autocuidado: Transferências
Estado Nutricional Definição: Alcance da disponibilidade de nutrientes para atendimento das necessidades metabólicas	Aconselhamento Nutricional	Alimentação por Sonda Enteral Controle da Nutrição Terapia Nutricional Monitoração Nutricional	Ensino: Dieta Prescrita Assistência para Aumentar o Peso Assistência para Reduzir o Peso
Estado Respiratório: Troca Gasosa Definição: Troca alveolar de dióxido de carbono e oxigênio para manter as concentrações de gases do sangue arterial	Oxigenoterapia Punção de Vaso: Amostra de Sangue Arterial	Testes Laboratoriais à Beira do Leito Fisioterapia Respiratória	Estimulação à Tosse

(Continua)

LIGAÇÕES NOC-NIC PARA DOENÇA PULMONAR OBSTRUTIVA CRÔNICA (DPOC)

Resultado	Intervenções Principais	Intervenções Sugeridas	
Estado Respiratório: Ventilação Definição: Movimento de ar que entra nos pulmões e sai deles	Controle de Vias Aéreas Assistência Ventilatória	Aspiração de Vias Aéreas Precauções contra Aspiração Fisioterapia Respiratória	Estimulação à Tosse Posicionamento Monitoração Respiratória
Gravidade da Infecção Definição: Gravidade de infecção e sintomas associados	Controle de Infecção Proteção contra Infecção	Fisioterapia Respiratória	Tratamento da Febre
Nível de Depressão Definição: Gravidade do humor melancólico e perda de interesse pelos eventos da vida	Controle do Humor	Aconselhamento Apoio Emocional Facilitação do Processo de Pesar Promoção de Esperança Administração de Medicamentos	Controle de Medicamentos Musicoterapia Apoio Espiritual Melhora do Sistema de Apoio
Tolerância à Atividade Definição: Respostas fisiológicas a movimentos que consomem energia nas atividades diárias	Terapia Ocupacional Monitoração Respiratória	Promoção do Exercício Terapia com Exercício: Deambulação Oxigenoterapia Controle da Dor	Assistência para Parar de Fumar Ensino: Atividade/ Exercício Prescritos

Hipertensão

A pressão arterial (PA) é a medida da pressão do sangue contra as paredes dos vasos sanguíneos. A PA depende, fisiologicamente, da quantidade de sangue que o coração bombeia e da resistência das artérias frente à quantidade do fluxo de sangue (Mayo Clinic Staff, 2008; Smeltzer, Bare, Hinkle e Cheever, 2008). A pressão arterial elevada é definida da seguinte forma: ter uma pressão sanguínea sistólica (PAS) $\geq$140 mm Hg, ou uma pressão diastólica (PAD) $\geq$90 mm Hg; tomar medicamento anti-hipertensivo; ter sido informado, pelo menos, duas vezes por profissional de saúde de que tem pressão sanguínea elevada (Lloyd-Jones et al., 2010). Além disso, as mais recentes diretrizes de pressão arterial para adultos, apresentadas pelo Joint National Committee on Prevention, Detection, Evaluation, and Treatment of High Blood Pressure (JNC, 2004), são as seguintes:

Pressão sanguínea

Classificação	PAS (mm Hg)	PAD (mm Hg)
Normal	<120	<80
Pré-Hipertensão	120-139	80-89
Estágio 1 Hipertensão	140-159	90-99
Estágio 2 Hipertensão	$\geq$160	$\geq$100

As diretrizes apresentadas pelo JNC (2004) relatam que a pré-hipertensão não é uma categoria de doença, mas um conceito selecionado para identificar pessoas com alto risco de desenvolver hipertensão. As diretrizes ainda sugerem a terapia medicamentosa apropriada em indivíduos com pré-hipertensão que também possuem diabetes ou doença renal, quando modificações no estilo de vida não tiverem êxito para redução da PA para 130/80 mm Hg, ou menos. No caso de pessoas com pré-hipertensão e nenhuma outra condição adversa, a meta é a adoção de mudanças no estilo de vida que reduzam as medidas da PA para níveis normais. Todas as pessoas classificadas no estágio 1 ou 2 de hipertensão devem ser tratadas e ter uma meta terapêutica de alcance de PA <140/90 mm Hg (JNC, 2004).

Há dois tipos de pressão sanguínea elevada: hipertensão primária (essencial) e hipertensão secundária (Timby e Smith, 2007). A hipertensão essencial é uma pressão arterial sistêmica aumentada, para a qual não há causa conhecida, representando, aproximadamente, 95% dos casos (Timby e Smith, 2007). A hipertensão secundária é definida como uma PA elevada, como consequência de outra desordem, ou secundária a ela (Timby e Smith, 2007). Várias condições e medicamentos são capazes de levar a esse tipo de hipertensão, incluindo anormalidades renais, tumores da glândula adrenal, alguns defeitos cardíacos congênitos, contraceptivos, remédios para resfriados, substâncias de alívio da dor sem receita médica e drogas ilegais, como cocaína e anfetaminas (Mayo Clinic Staff, 2008). Dois artigos discutem a hipertensão do "jaleco branco", uma referência à pressão arterial elevada resultante da experiência de ansiedade de pessoas, enquanto visitam profissionais de saúde ("os jalecos brancos") (Hajjar, Kotchen e Kotchen, 2006; Timby e Smith, 2007). Quando a PA é medida depois que a pessoa sai da instituição, os valores caem para uma variação normal.

PREVALÊNCIA, MORTALIDADE E CUSTOS

A hipertensão é um desafio mundial de saúde devido à elevada incidência e ao risco que acompanha as doenças comórbidas, como doença cardiovascular e doença renal (Kearney, Whelton, Reynolds, Muntner, Whelton e He, 2005). Ezzati e colegas (2002) relatam que a hipertensão é o principal fator de mortalidade e é classificada em terceiro lugar em relação aos anos de vida ajustados à incapacidade. Em resposta à necessidade de informações sobre a prevalência da hipertensão em todo o mundo, Kearney e associados (2005) revisaram estudos que informaram dados sobre essa prevalência, em amostras representativas de populações mundiais. Eles concluíram que "o número total estimado de adultos com hipertensão em 2000 era de 972 milhões, sendo 333 milhões em países economicamente desenvolvidos e 639 milhões em países em desenvolvimento econômico" (Kearney et al., 2005,

p. 217). Além disso, seu trabalho mostrou que a quantidade de pessoas com hipertensão aumentará em cerca de 60%, para um total de 1,56 bilhão, por volta de 2025.

Conforme Lloyd-Jones e colegas (2010), um em cada três adultos nos Estados Unidos tem hipertensão arterial (HAS) e a incidência continua aumentando. Observaram que, de 1996 a 2006, a taxa de mortalidade por HAS aumentou para 19,5%, comparada à de 17,5%, projetada por Xu e colegas (2009). Usando o National Center for Statistics, Lloyd-Jones e colegas (2010) afirmaram que a quantidade de mortes nesse período, na verdade, subiu 48,1%. Notadamente, existe diferenças raciais na taxa de mortalidade devido à HAS. As taxas de mortalidade ficaram em 15,6 por milhão para homens brancos, 51,1 por milhão para homens negros, 14,3 por milhão para mulheres brancas e 37,7 por milhão para mulheres negras (Lloyd-Jones et al., 2010). Os custos associados à hipertensão também são assombrosos. Conforme o JNC (2004), os custos diretos e indiretos estimados para hipertensão foram projetados em 76,6 bilhões de dólares para 2010.

FATORES DE RISCO

Há uma quantidade de fatores de risco, identificados para hipertensão, que se enquadram nas categorias passíveis ou não de controle individual. Inúmeros fatores de risco são sugeridos, inclusive idade, gênero, disposição genética, história familiar de hipertensão, raça, baixa condição educacional e socioeconômica, obesidade, algumas condições crônicas, falta de atividade física, uso de álcool, uso de tabaco, estresse, ingestão de sódio, ingestão de potássio e níveis insuficientes de vitamina D (Hajjar, Kotchen e Kotchen, 2006; JNC, 2004; Kearney et al., 2005; Lloyd-Jones et al., 2010; Mayo Clinic Staff, 2008). Esses riscos não só existem para a hipertensão, como também existe uma relação definida entre a PA e o risco de doença cardiovascular (Kearney et al., 2005). Conforme relatado pela Joint National Committee on Prevention, Detection, Evaluation, and Treatment of High Blood Pressure (2004, p. 12), "...quanto mais elevada a PA, maior a possibilidade de ataque cardíaco, IC (insuficiência cardíaca), acidente vascular encefálico e doença renal".

CURSO DA DOENÇA

Já é sabido que a maioria das pessoas hipertensas não apresenta sinais ou sintomas. Assim, a hipertensão é chamada de "assassino silencioso" (Timby e Smith, 2007). Embora a Mayo Clinic Staff (2008) afirme que algumas pessoas têm cefaleias indistintas e prolongadas, períodos de tontura ou mais sangramentos nasais que o normal, nos primeiros estágios de hipertensão, esses sintomas normalmente costumam ocorrer, quando a hipertensão atingiu níveis avançados. Conforme relato de Timby e Smith (2007), o achado mais importante indicativo de hipertensão é uma medida alta da PA sistólica ou diastólica. Além disso, as pessoas podem ter sobrepeso (JNC, 2004).

USO DA NOC E DA NIC PARA PACIENTES COM HIPERTENSÃO

Os cuidados de enfermagem podem variar, dependendo do tipo de hipertensão e do momento em que foi diagnosticada. Embora existam intervenções de enfermagem estabelecidas para o tratamento da hipertensão, que facilita a redução da pressão sanguínea do paciente, sem recorrer a terapias medicamentosas, poderá haver a necessidade de intervenções farmacológicas, em vários momentos, ao longo do curso da condição. O plano de cuidado a seguir concentra-se na meta de controlar a hipertensão sem necessidade de terapia medicamentosa. Uma quantidade de intervenções de enfermagem implementadas concentra-se no ensino de métodos não farmacológicos, além de técnicas de autocontrole. Essas intervenções ainda servem para reforçar a importância do suporte da família e dos amigos no controle da doença.

REFERÊNCIAS

Ezzati, M., Lopez, A. D., Rodgers, A., Vander Hoorn, S., & Murray, C. J. (2002). Selected major risk factors and global and regional burden of disease. *Lancet, 360*(9343), 1347-1360.

Hajjar, I., Kotchen, J. M., & Kotchen, T. A. (2006). Hypertension: Trends in prevalence, incidence, and control. *Annual Review of Public Health, 27*, 465-490.

Joint National Committee on Prevention, Detection, Evaluation, and Treatment of High Blood Pressure (JNC). (2004). *The seventh report of the Joint National Committee on Prevention, Detection, Evaluation, and Treatment of High Blood Pressure.* Bethesda, MD: National Heart, Lung, and Blood Institute (NIH Publication No. 04-5230).

Kearney, P. M., Whelton, B. S., Reynolds, K., Muntner, P., Whelton, P. K., & He, J. (2005). Global burden of hypertension: Analysis of worldwide data. *Lancet, 365*(9455), 217-223.

Lloyd-Jones, D., Adams, R. J., Brown, T. M., Carnethon, M., Dai, S., De Simone, G., et al. (2010). Heart disease and stroke statistics 2010 update. A report from the American Heart Association. *Circulation, 121*, e46-e215.

Mayo Clinic Staff. (2008). *High blood pressure (hypertension).* <http://www.mayoclinic.com/health/high-blood-pressure/DS00100/DSECTION=symptoms> Acessado em 25.03.10.

Smeltzer, S. C., Bare, B. G., Hinkle, J. L., & Cheever, K. H. (2008). *Brunner and Suddarth's textbook of medical-surgical nursing* (11th ed.). Philadelphia: Lippincott Williams & Wilkins.

Timby, B. K., & Smith, N. E. (2007). *Introductory medical-surgical nursing* (9th ed.). Philadelphia: Lippincott Williams & Wilkins.

Xu, J., Kochanek, K. D., & Tejada-Vera, B. (2009). Deaths: Preliminary data for 2007. *National Vital Statistics Reports, 58*(1), 1-52.

Ligações NOC e NIC para Condições Clínicas: Hipertensão

LIGAÇÕES NOC-NIC PARA HIPERTENSÃO

Resultados	Intervenções Principais	Intervenções Sugeridas	
Comportamento de Aceitação: Dieta Prescrita Definição: Ações pessoais para atendimento da ingestão de alimentos e líquidos recomendadas por profissional de saúde para uma condição de saúde específica	Acompanhamento Nutricional Ensino: Dieta Prescrita	Monitoração Nutricional	
Comportamento de Cessação de Fumar Definição: Ações pessoais para eliminar o uso do tabaco	Aconselhamento Facilitação da Autorresponsabilidade Assistência para Parar de Fumar	Melhora do Enfrentamento Melhora da Autocompetência	Assistência na Automodificação
Comportamento de Perda de Peso Definição: Ações pessoais para perder peso, por meio de dieta, exercícios e modificação do comportamento	Promoção do Exercício Monitoração Nutricional Assistência para Reduzir o Peso	Estabelecimento de Metas Mútuas Controle da Nutrição	Melhora da Autopercepção Grupo de Apoio
Conhecimento: Controle da Hipertensão Definição: Alcance da compreensão transmitida sobre pressão sanguínea elevada, seu tratamento e a prevenção de complicações	Ensino: Processo da Doença Ensino: Dieta Prescrita Ensino: Procedimento/Tratamento	Promoção do Exercício Orientação quanto ao Sistema de Saúde	Assistência para Parar de Fumar Monitoração de Sinais Vitais
Conhecimento: Controle do Peso Definição: Alcance da compreensão transmitida sobre a promoção e a manutenção de um excelente peso corporal e percentual de gordura coerentes com a altura, a compleição física, o gênero e a idade	Aconselhamento Nutricional Controle do Peso	Modificação do Comportamento Promoção do Exercício Ensino: Grupo	Assistência para Reduzir o Peso
Conhecimento: Dieta Definição: Alcance da compreensão transmitida sobre a dieta recomendada	Aconselhamento Nutricional Ensino: Dieta Prescrita	Monitoração Nutricional Melhora da Autocompetência Ensino: Indivíduo	Assistência para Reduzir o Peso
Conhecimento: Medicação Definição: Alcance da compreensão transmitida sobre o uso seguro de medicações	Ensino: Medicamentos Prescritos	Facilitação da Aprendizagem Melhora da Disposição para Aprender	Facilitação da Autorresponsabilidade Ensino: Indivíduo

(Continua)

LIGAÇÕES NOC-NIC PARA HIPERTENSÃO

Resultados	Intervenções Principais		Intervenções Sugeridas
Nível de Estresse Definição: Gravidade da tensão física ou mental manifestada, resultante de fatores que alteram um equilíbrio existente	Redução da Ansiedade Facilitação do Processo de Meditação Terapia de Relaxamento	Distração	Facilitação à Auto-Hipnose
Resposta à Medicação Definição: Efeitos terapêuticos e adversos dos medicamentos prescritos	Reconciliação de Medicamentos Supervisão		Controle de Medicamentos Ensino: Medicamentos Prescritos

Insuficiência Cardíaca

A insuficiência cardíaca é definida como prejuízo da capacidade do ventrículo cardíaco direito ou esquerdo de encher-se ou de ejetar sangue para manter o metabolismo do corpo (Hunt et al., 2001). Isso significa que o coração está trabalhando com ineficiência e bombeando de forma muito fraca. Dependendo do lado afetado do coração, ocorre acúmulo de líquido nos pulmões e/ou em outros órgãos. A insuficiência cardíaca também pode ser chamada de insuficiência cardíaca congestiva (Smeltzer, Bare, Hinkle e Cheever, 2008). A condição pode ser de natureza aguda ou crônica, sendo classificada como insuficiência cardíaca sistólica ou diastólica, dependendo dos sintomas que se apresentam.

PREVALÊNCIA, MORTALIDADE E CUSTOS

A insuficiência cardíaca é mais prevalente nos afro-americanos, hispânicos e indígenas norte-americanos do que nos brancos e não existe diferença nas taxas de diagnóstico entre homens e mulheres. Dos pacientes diagnosticados com insuficiência cardíaca, 75% a 85% têm mais de 65 anos de idade (*U.S. News & World Report*, 2006). A American Heart Association estima que 5,7 milhões de norte-americanos convivem com a insuficiência cardíaca, e 670.000 novos casos são diagnosticados, anualmente. Cerca de 25% a 35% das pessoas com insuficiência cardíaca morrem em 12 meses, após a admissão hospitalar, e 80% dos homens e 70% das mulheres com menos de 65 anos de idade morrem, num prazo de oito anos a partir do diagnóstico (Lloyd-Jones et al., 2009). Em países industrializados, as hospitalizações por insuficiência cardíaca duplicaram desde 1990 (Moser e Mann, 2002). Em 2009, cerca de 75% do mais de 37 bilhões de gastos anuais devido à insuficiência cardíaca nos Estados Unidos foi devido a hospitalizações (Lloyd-Jones et al., 2009). Os custos diretos e indiretos para o tratamento da insuficiência cardíaca nos Estados Unidos em 2010 foram estimados em mais de 39,2 bilhões de dólares. Esses dados baseiam-se na insuficiência cardíaca como diagnóstico primário; desta forma, esse valor está provavelmente subestimado (Lloyd-Jones et al., 2010).

FATORES DE RISCO

As causas de insuficiência cardíaca, identificadas pela American Heart Association, incluem doença arterial coronariana, ataque cardíaco anterior (infarto do miocárdio), hipertensão, valvas cardíacas anormais, doença ou inflamação do músculo cardíaco, doença cardíaca congênita, doença pulmonar severa, diabetes, anemia grave, hipertireoidismo e ritmos cardíacos anormais (Lloyd-Jones et al., 2009). A insuficiência cardíaca pode também ocorrer após a exposição tóxica a álcool ou cocaína.

CURSO DA DOENÇA

Sinais e sintomas de insuficiência cardíaca são inúmeros e variados, além de um tanto vago por natureza, podendo resultar em pacientes que buscam tratamento há muito tempo após o aparecimento dos sintomas. Os sintomas mais comuns são falta de ar (dispneia) ao exercitar-se, subir escadas ou após as refeições; um estado geral de intolerância ao exercício; retenção de líquidos e edema, em especial, nos tornozelos, nas pernas e no abdome; aumento do peso; fadiga, fraqueza, porque os órgãos principais apresentam circulação sanguínea insatisfatória; tontura ou confusão, causada por fluxo sanguíneo inadequado ao cérebro; náusea, inchaço e perda do apetite, batimentos cardíacos rápidos ou irregulares e palpitações (Smeltzer, Bare, Hinkle e Cheever, 2008). Esses sinais e sintomas costumam produzir prejuízo funcional e prejuízo da qualidade de vida. Pessoas com hipertensão, doença arterial coronariana e/ou diabetes preexistente correm maior risco, fazendo da insuficiência cardíaca uma doença que prevalece entre pessoas idosas (Lloyd-Jones et al., 2009). Em 2001, a American Heart Association e a American College of Cardiology identificaram quatro estágios específicos da insuficiência cardíaca. O estágio A está presente quando o paciente não tem o diagnóstico ou os sintomas da insuficiência cardíaca, mas tem um alto risco de apresentar. O estágio B está presente quando o paciente é diagnosticado como tendo uma fração de ejeção inferior a 40%, embora não tenha sintomas anteriores. A fração de ejeção é uma medida da quantidade de sangue bombeada para fora do ventrículo esquerdo, sendo uma medida normal maior que 55%. O estágio C ocorre quando o paciente é diagnosticado com insuficiência cardíaca, com sintomas anteriores ou atuais, incluindo falta de ar, fadiga e tolerância reduzida ao exercício. O estágio D é diagnosticado, quando o paciente apresenta sintomas avançados de insuficiência cardíaca, depois de receber cuidados médicos otimizados (Diepenbrock, 2008).

O tratamento concentra-se em melhorar, de forma significativa, os sintomas, porque, na maior parte dos casos, os danos ao coração são irreversíveis. Em alguns pacientes, a causa subjacente pode ser tratada, como a taquicardia. Prescrever os medicamentos apropriados, seguir uma dieta específica e controlar a ingestão hídrica podem diminuir os sintomas presentes. Muitos pacientes, porém, continuam a ter dispneia de esforço e fadiga generalizada que causam impacto no trabalho e nas relações interpessoais (Goodlin, 2009). Em muitos casos, os tratamentos concentram-se em mudanças no estilo de vida e a utilização de medicamentos, embora intervenções transcateter, dispositivos médicos e cirurgia podem também ser considerados, com base na condição do paciente. Esses tratamentos costumam aumentar a expectativa de vida e a qualidade de vida do paciente. As pesquisas mostram que o planejamento completo da alta melhora o autocontrole da insuficiência cardíaca e reduz o número de readmissões hospitalares (Phillips *et al.*, 2004). Os enfermeiros são os principais colaboradores do planejamento da alta desses pacientes (Raman, DeVine e Lau, 2008), embora haja evidências que descrevam como limitada essa colaboração (Coster e Norman, 2009). Essa falta de evidências a respeito da contribuição da enfermagem no plano de alta de pacientes com insuficiência cardíaca subestima a necessidade do uso de nomenclaturas padronizadas de enfermagem, no planejamento eletrônico de cuidados hospitalares e nos sistemas de documentação.

USO DA NOC E DA NIC PARA PACIENTES COM INSUFICIÊNCIA CARDÍACA

Para auxiliar no desenvolvimento e no uso de linguagens padronizadas de enfermagem nos sistemas eletrônicos dos hospitais e oferecer algum apoio decisório para as práticas de enfermagem baseadas em evidências, são oferecidas as ligações a seguir da Classificação das Intervenções de Enfermagem (NIC) e a Classificação dos Resultados de Enfermagem (NOC). Constituem um reflexo da complexidade dos cuidados necessários para os pacientes com insuficiência cardíaca, dependendo do estágio da doença. A escolha criteriosa dos resultados deve ser feita pelos enfermeiros, de modo a maximizar o atendimento aos pacientes com insuficiência cardíaca. Com a evolução da doença, os cuidados precisam ser modificados de modo a tratar os problemas com que se deparam esses pacientes. Os resultados específicos de conhecimento (p. ex., dieta, medicamentos e atividade) podem precisar ser aplicados se o paciente estiver encontrando dificuldade especial para incorporar os conhecimentos de uma dessas áreas para o controle da insuficiência cardíaca.

REFERÊNCIAS

Coster, S., & Norman, I. (2009). Cochrane reviews of educational and self-management interventions to guide nursing practice: A review. *International Journal of Nursing Studies, 46*(4), 508-528.

Diepenbrock, N. H. (2008). *Quick reference to critical care* (3rd ed.). Philadelphia: Lippincott Williams & Wilkins.

Goodlin, S. J. (2009). Palliative care in congestive heart failure. *Journal of the American College of Cardiology, 54*(5), 386-396.

Hunt, S. A., Baker, D. W., Chin, M. H., Feldman, A. M., Francis, G. S., Ganiats, T. G., et al. (2001). ACC/AHA guidelines for the evaluation and management of chronic heart failure in the adult: Executive summary. *Circulation, 104*(24), 2996-3007.

Lloyd-Jones, D., Adams, R. J., Brown, T. M., Carnethon, M., Dai, S., De Simone, G., et al. (2010). Heart disease and stroke statistics 2010 update. A report from the American Heart Association. *Circulation, 121*(17), e46-e215.

Lloyd-Jones, D., Adams, R., Carnethon, M., De Simone, G., Ferguson, T. B., Flegal, K., et al. (2009). Heart disease and stroke statistics-2009 update: A report for the American Heart Association Statistics Committee and Stroke Statistics Subcommittee. *Circulation*, 119(3), e21-e181.

Moser, D. K., & Mann, D. L. (2002). Improving outcomes in heart failure: It's not unusual beyond usual care. *Circulation, 105*(24), 2810-2812.

Phillips, C. O., Wright, S. M., Kern, D. E., Singa, R. M., Shepperd, S., & Rubin, H. R. (2004). Comprehensive discharge planning with post discharge support for older patients with congestive heart failure. *The Journal of the American Medical Association, 291*(11), 1358-1367.

Raman, G., DeVine, D., & Lau, J. (2008). *Technology assessment, non-pharmacological interventions for post-discharge care in heart failure.* Rockville, MD: Agency for Healthcare Research and Quality.

Smeltzer, S. C., Bare, B. G., Hinkle, J. L., & Cheever, K. H. (2008). *Brunner and Suddarth's textbook of medical-surgical nursing* (11th ed., pp. 946-965). Philadelphia: Lippincott Williams & Wilkins.

U.S. New & World Report, 2006, p. 318.

LIGAÇÕES NOC-NIC PARA INSUFICIÊNCIA CARDÍACA

Resultado	Intervenções Principais	Intervenções Sugeridas	
Aceitação: Estado de Saúde Definição: Aceitação de mudança significativa no estado de saúde	Melhora do Enfrentamento Melhora da Autoestima	Escutar Ativamente Orientação Antecipada Aconselhamento Apoio Emocional Facilitação do Processo de Pesar Promoção de Esperança Controle do Humor Presença	Melhora da Autopercepção Apoio Espiritual Grupo de Apoio Melhora do Sistema de Apoio Dizer a Verdade Esclarecimento de Valores
Adaptação à Deficiência Física Definição: Resposta adaptativa a um desafio funcional importante decorrente de deficiência física	Modificação do Comportamento Melhora do Enfrentamento	Assistência no Controle da Raiva Orientação Antecipada Redução da Ansiedade Controle do Comportamento: Autoagressão Melhora da Imagem Corporal Aconselhamento Apoio à Tomada de Decisão	Apoio Emocional Aumento da Segurança Assistência no Autocuidado Assistência no Autocuidado: Atividades Instrumentais da Vida Diária Melhora do Sono Prevenção do Uso de Drogas Grupo de Apoio
Adaptação Psicossocial: Mudança de Vida Definição: Resposta psicossocial de adaptação de um indivíduo a uma mudança de vida significativa	Orientação Antecipada Melhora do Enfrentamento	Apoio à Tomada de Decisão Apoio Emocional Controle do Humor Estabelecimento de Metas Mútuas Redução do Estresse por Mudança Terapia de Reminiscências Melhora do Papel Aumento da Segurança	Melhora da Autoestima Melhora do Sono Melhora da Socialização Prevenção do Uso de Drogas Grupo de Apoio Melhora do Sistema de Apoio
Autocontrole da Depressão Definição: Ações pessoais para minimizar a melancolia e manter o interesse pelos eventos de vida	Controle do Humor Promoção da Capacidade de Resiliência Assistência na Automodificação	Terapia com Animais Arteterapia Modificação do Comportamento Melhora do Enfrentamento Apoio Emocional Controle da Energia Promoção do Exercício Facilitação do Processo de Pesar Facilitação do Processo de Culpa Promoção de Esperança Musicoterapia	Estabelecimento de Metas Mútuas Contrato com o Paciente Presença Terapia Recreacional Melhora da Autopercepção Melhora da Socialização Brinquedo Terapêutico Terapia de Grupo

(Continua)

LIGAÇÕES NOC-NIC PARA INSUFICIÊNCIA CARDÍACA

Resultado	Intervenções Principais	Intervenções Sugeridas	
Autocontrole da Doença Cardíaca Definição: Ações pessoais para controle de doença cardíaca, seu tratamento e prevenção da progressão da doença	Ensino: Processo da Doença Ensino: Atividade/Exercício Prescritos Ensino: Dieta Prescrita Ensino: Medicamentos Prescritos	Cuidados Cardíacos: Reabilitação Precauções Cardíacas Controle da Energia Promoção do Exercício Controle de Imunização/Vacinação Controle de Medicamentos Controle da Nutrição	Melhora da Autocompetência Assistência na Automodificação Aconselhamento Sexual Assistência para Parar de Fumar Monitoração de Sinais Vitais Controle do Peso
Comportamento de Aceitação Definição: Ações pessoais de promoção do bem-estar, da recuperação e da reabilitação recomendadas por um profissional de saúde	Estabelecimento de Metas Mútuas Contrato com o Paciente	Modificação do Comportamento Gerenciamento de Caso Melhora do Enfrentamento Aconselhamento Intermediação Cultural Apoio à Tomada de Decisão Plano de Alta Orientação quanto ao Sistema de Saúde Melhora da Disposição para Aprender Assistência na Automodificação Facilitação da Autorresponsabilidade	Grupo de Apoio Ensino: Processo da Doença Ensino: Indivíduo Ensino: Atividade/Exercício Prescritos Ensino: Dieta Prescrita Ensino: Medicamentos Prescritos Ensino: Procedimento/Tratamento Ensino: Habilidades Psicomotoras Esclarecimento de Valores
Comportamento de Aceitação: Dieta Prescrita Definição: Ações pessoais para atendimento da ingestão de alimentos e líquidos recomendadas por um profissional de saúde para uma condição de saúde específica	Aconselhamento Nutricional Ensino: Dieta Prescrita	Modificação do Comportamento Intermediação Cultural Orientação quanto ao Sistema de Saúde Melhora da Disposição para Aprender Monitoração Nutricional	Melhora da Autocompetência Facilitação da Autor-responsabilidade Melhora do Sistema de Apoio
Comportamento de Aceitação: Medicamentos Prescritos Definição: Ações pessoais de administração segura de medicamentos de modo a atender às metas terapêuticas recomendadas por um profissional de saúde	Ensino: Medicamentos Prescritos	Melhora da Disposição para Aprender Administração de Medicamentos Administração de Medicamentos: Intramuscular (IM) Administração de Medicamentos: Endovenosa (EV) Administração de Medicamentos: Tópica	Administração de Medicamentos: Subcutânea Controle de Medicamentos Melhora da Autocompetência Facilitação da Autor-responsabilidade Ensino: Habilidades Psicomotoras

LIGAÇÕES NOC-NIC PARA INSUFICIÊNCIA CARDÍACA

Resultado	Intervenções Principais	Intervenções Sugeridas	
Comportamento de Promoção da Saúde Definição: Ações pessoais para manter ou aumentar o bem-estar	Educação em Saúde Assistência na Automodificação	Melhora do Enfrentamento Promoção do Exercício Avaliação da Saúde Aconselhamento Nutricional Identificação de Risco Melhora da Autopercepção	Assistência para Parar de Fumar Prevenção do Uso de Drogas Grupo de Apoio Melhora do Sistema de Apoio Controle do Peso
Comportamento de Tratamento: Doença ou Lesão Definição: Ações pessoais para reduzir ou eliminar uma patologia	Facilitação da Autor-responsabilidade Ensino: Processo da Doença Ensino: Procedimento/Tratamento	Modificação do Comportamento Melhora do Enfrentamento Plano de Alta Apoio Emocional Promoção do Envolvimento Familiar Facilitação da Aprendizagem Estabelecimento de Metas Mútuas Grupo de Apoio Melhora do Sistema de Apoio	Ensino: Indivíduo Ensino: Atividade/Exercício Prescritos Ensino: Dieta Prescrita Ensino: Medicamentos Prescritos Ensino: Habilidades Psicomotoras Consulta por Telefone Acompanhamento por Telefone
Conhecimento: Atividade Prescrita Definição: Alcance da compreensão transmitida sobre atividade e exercício prescritos	Ensino: Atividade/Exercício Prescritos	Controle da Energia Promoção do Exercício Terapia com Exercício: Deambulação	Terapia com Exercício: Controle Muscular Ensino: Grupo
Conhecimento: Conservação de Energia Definição: Alcance da compreensão transmitida sobre técnicas de conservação de energia	Controle da Energia Ensino: Atividade/Exercício Prescritos	Promoção da Mecânica Corporal Cuidados Cardíacos: Reabilitação	Educação em Saúde Ensino: Grupo
Conhecimento: Controle da Doença Cardíaca Definição: Alcance da compreensão transmitida sobre doença cardíaca, seu tratamento e a prevenção de complicações	Precauções Cardíacas Ensino: Processo da Doença	Redução da Ansiedade Cuidados Cardíacos: Reabilitação Intermediação Cultural Controle da Energia Promoção do Envolvimento Familiar Orientação quanto ao Sistema de Saúde Aconselhamento Nutricional Terapia de Relaxamento Promoção da Capacidade de Resiliência Identificação de Risco Aconselhamento Sexual	Assistência para Parar de Fumar Grupo de Apoio Ensino: Atividade/Exercício Prescritos Ensino: Dieta Prescrita Ensino: Medicamentos Prescritos Ensino: Procedimento/Tratamento Controle do Peso Assistência para Reduzir o Peso

(Continua)

LIGAÇÕES NOC-NIC PARA INSUFICIÊNCIA CARDÍACA

Resultado	Intervenções Principais	Intervenções Sugeridas	
Conhecimento: Controle do Peso Definição: Alcance da compreensão transmitida sobre a promoção e a manutenção de um excelente peso corporal e um percentual de gordura coerente com a altura, a compleição física, o gênero e a idade	Aconselhamento Nutricional Controle do Peso	Modificação do Comportamento Promoção do Exercício Orientação quanto ao Sistema de Saúde Controle de Medicamentos	Ensino: Grupo Assistência para Aumentar o Peso Assistência para Reduzir o Peso
Conhecimento: Dieta Definição: Alcance da compreensão transmitida sobre a dieta recomendada	Aconselhamento Nutricional Ensino: Dieta Prescrita	Assistência na Automodificação	Ensino: Grupo Controle do Peso
Conhecimento: Medicação Definição: Alcance da compreensão transmitida sobre uso seguro de medicações	Ensino: Medicamentos Prescritos	Administração de Analgésicos	Controle de Imunização/Vacinação
Conhecimento: Regime de Tratamento Definição: Alcance da compreensão transmitida sobre um determinado regime de tratamento	Ensino: Processo da Doença Ensino: Procedimento/Tratamento	Orientação quanto ao Sistema de Saúde Controle de Medicamentos Aconselhamento Nutricional Ensino: grupo	Ensino: Atividade/Exercício Prescritos Ensino: Dieta Prescrita Ensino: Medicamentos Prescritos
Eficácia da Bomba Cardíaca Definição: Adequação do volume de sangue ejetado do ventrículo esquerdo para manter a pressão de perfusão sistêmica	Cuidados Cardíacos Cuidados Cardíacos: Fase Aguda Controle do Choque: Cardíaco	Controle Ácido-Básico Monitoração Ácido-Básica Controle de Vias Aéreas Cuidados Cardíacos: Reabilitação Precauções Cardíacas Gerenciamento do Protocolo de Emergência Controle de Arritmias Controle de Eletrólitos Monitoração de Eletrólitos Controle da Energia Controle Hidroeletrolítico Controle Hídrico Monitoração Hídrica Regulação Hemodinâmica Inserção Endovenosa (EV) Terapia Endovenosa (EV)	Monitoração Hemodinâmica Invasiva Administração de Medicamentos Controle de Medicamentos Controle do Marca-passo: Definitivo Controle do Marca-passo: Temporário Punção de Vaso: Amostra de Sangue Arterial Punção de Vaso Cateterizado: Amostra de Sangue Punção de Vaso: Amostra de Sangue Venoso Reanimação Cardiopulmonar Reanimação Cardiopulmonar: Neonato Monitoração de Sinais Vitais

Ligações NOC e NIC para Condições Clínicas: Insuficiência Cardíaca

LIGAÇÕES NOC-NIC PARA INSUFICIÊNCIA CARDÍACA

Resultado	Intervenções Principais	Intervenções Sugeridas	
Equilíbrio Hídrico Definição: Equilíbrio hídrico nos compartimentos intracelulares e extracelulares do organismo	Controle Hídrico	Controle Hidroeletrolítico Monitoração Hídrica	Monitoração de Sinais Vitais Controle do Peso
Estado Circulatório Definição: Fluxo sanguíneo sem obstrução e unidirecional, a uma pressão apropriada, através de grandes vasos do circuito sistêmico e pulmonar	Cuidados Circulatórios: Insuficiência Arterial Cuidados Circulatórios: Equipamentos de Suporte Circulatório Mecânico Cuidados Circulatórios: Insuficiência Venosa	Testes Laboratoriais à Beira do Leito Precauções Circulatórias Monitoração Hídrica Reposição Rápida de Líquidos Regulação Hemodinâmica Controle da Hipervolemia Controle da Hipovolemia Inserção Endovenosa (EV) Terapia Endovenosa (EV) Monitoração Hemodinâmica Invasiva	Interpretação de Dados Laboratoriais Monitoração das Extremidades Inferiores Controle de Medicamentos Cuidados com o Cateter Central de Inserção Periférica (PICC) Precauções no Uso do Torniquete Pneumático Controle do Choque: Vasogênico Prevenção do Choque Supervisão Monitoração de Sinais Vitais
Estado de Saúde Pessoal Definição: Funcionamento geral físico, psicológico, social e espiritual de um adulto com 18 anos de idade ou mais	Controle de Medicamentos Supervisão Monitoração de Sinais Vitais	Precauções Circulatórias Controle da Energia Promoção do Exercício Proteção contra Infecção Monitoração Neurológica Controle da Nutrição Monitoração Nutricional	Controle da Dor Controle da Sensibilidade Periférica Monitoração Respiratória Assistência no Autocuidado Assistência no Autocuidado: Atividades Instrumentais da Vida Diária Controle do Peso
Estado Respiratório Definição: Movimento de ar que entra nos pulmões e sai deles e troca de dióxido de carbono e oxigênio no nível dos alvéolos	Monitoração Respiratória Assistência Ventilatória	Controle de Vias Aéreas Redução da Ansiedade Precauções contra Aspiração Fisioterapia Respiratória Estimulação à Tosse	Controle da Energia Controle da Ventilação Mecânica: Não Invasiva Oxigenoterapia
Nível de Depressão Definição: Gravidade do humor melancólico e perda de interesse pelos eventos de vida	Promoção de Esperança Controle do Humor	Terapia com Animais Redução da Ansiedade Assistência ao Morrer Apoio Emocional Facilitação do Processo de Pesar Controle de Medicamentos	Musicoterapia Terapia de Reminiscências Melhora do Sono Apoio Espiritual Melhora do Sistema de Apoio

(Continua)

LIGAÇÕES NOC-NIC PARA INSUFICIÊNCIA CARDÍACA

Resultado	Intervenções Principais	Intervenções Sugeridas	
Nível de Dor Definição: Gravidade da dor observada ou relatada	Controle da Dor Supervisão	Escutar Ativamente Administração de Analgésicos Redução da Ansiedade Apoio Emocional	Massagem Posicionamento Toque Terapêutico Monitoração de Sinais Vitais
Nível de Fadiga Definição: Gravidade da fadiga generalizada prolongada que foi observada ou relatada	Controle da Energia Prevenção contra Quedas	Redução da Ansiedade Controle do Ambiente Interpretação de Dados Laboratoriais Controle de Medicamentos Controle do Humor Monitoração Nutricional	Controle da Dor Assistência no Autocuidado Assistência no Autocuidado: Atividades Instrumentais da Vida Diária Melhora do Sono Supervisão
Participação nas Decisões sobre Cuidados de Saúde Definição: Envolvimento pessoal na escolha e na avaliação das opções de cuidados de saúde para alcançar o resultado desejado	Melhora do Enfrentamento Apoio à Tomada de Decisão Facilitação da Autor-responsabilidade	Treinamento da Assertividade Modificação do Comportamento Plano de Alta Melhora da Educação em Saúde	Orientação quanto ao Sistema de Saúde Estabelecimento de Metas Mútuas Melhora da Autocompetência
Perfusão Tissular: Cardíaca Definição: Adequação do fluxo de sangue através da vasculatura coronariana para manter a função cardíaca	Cuidados Circulatórios: Insuficiência Arterial Controle do Choque: Cardiogênico	Redução da Ansiedade Cuidados Cardíacos: Fase Aguda Cuidados Circulatórios: Insuficiência Venosa Gerenciamento do Protocolo de Emergência Controle de Arritmias Controle de Eletrólitos Controle Hídrico Monitoração Hídrica Monitoração Hemodinâmica Invasiva Controle de Medicamentos	Controle da Náusea Oxigenoterapia Controle do Marca-passo: Temporário Controle da Dor Controle do Choque: Vasogênico Controle do Choque: Hipovolêmico Supervisão Monitoração de Sinais Vitais
Perfusão Tissular: Órgãos Abdominais Definição: Adequação do fluxo de sangue através dos pequenos vasos das vísceras abdominais para manter a função do órgão	Cuidados Circulatórios: Insuficiência Arterial Cuidados Circulatórios: Insuficiência Venosa	Controle Ácido-Básico Controle Ácido-Básico: Acidose Metabólica Controle Ácido-Básico: Alcalose Metabólica Monitoração Ácido-Básica Testes Laboratoriais à Beira do Leito Precauções contra Sangramento Controle de Eletrólitos Monitoração de Eletrólitos Cuidados de Emergência Controle Hídrico	Monitoração Hídrica Controle da Hipovolemia Inserção Endovenosa (EV) Terapia Endovenosa (EV) Interpretação de Dados Laboratoriais Controle da Náusea Controle da Dor Prevenção do Choque Supervisão Monitoração de Sinais Vitais

Ligações NOC e NIC para Condições Clínicas: Insuficiência Cardíaca

LIGAÇÕES NOC-NIC PARA INSUFICIÊNCIA CARDÍACA

Resultado	Intervenções Principais	Intervenções Sugeridas	
Perfusão Tissular: Periférica Definição: Adequação do fluxo de sangue através dos pequenos vasos das extremidades para manter a função dos tecidos	Cuidados Circulatórios: Insuficiência Venosa Cuidados na Embolia: Periférica Monitoração das Extremidades Inferiores	Cuidados Cardíacos: Fase Aguda Cuidados Circulatórios: Insuficiência Arterial Cuidados Circulatórios: Equipamentos de Suporte Circulatório Mecânico Precauções Circulatórias Controle Hídrico Monitoração Hídrica Reposição Rápida de Líquidos Regulação Hemodinâmica Controle da Hipovolemia Inserção Endovenosa (EV)	Terapia Endovenosa (EV) Controle da Dor Precauções no Uso do Torniquete Pneumático Reanimação Cardiopulmonar Reanimação Cardiopulmonar: Neonato Prevenção do Choque Cuidados da Pele: Tratamentos Tópicos Supervisão da Pele Supervisão Monitoração de Sinais Vitais
Resistência Definição: Capacidade de sustentar a atividade	Controle da Energia	Monitoração de Eletrólitos Promoção do Exercício Promoção do Exercício: Treino para Fortalecimento Controle de Medicamentos	Controle da Nutrição Melhora do Sono Ensino: Atividade/Exercício Prescritos
Sinais Vitais Definição: O quanto a temperatura, o pulso, a respiração e a pressão sanguínea estão dentro de uma variação normal	Regulação Hemodinâmica Monitoração de Sinais Vitais	Controle Ácido-Básico Redução da Ansiedade Administração de Hemoderivados Cuidados Cardíacos Controle de Arritmias Controle de Eletrólitos Cuidados de Emergência Controle Hídrico Monitoração Hídrica Reposição Rápida de Líquidos Controle da Hipovolemia	Terapia Endovenosa (EV) Administração de Medicamentos Controle de Medicamentos Prescrição de Medicamentos Oxigenoterapia Reanimação Cardiopulmonar Controle do Choque Prevenção do Choque Supervisão
Sobrecarga Líquida Severa Definição: Gravidade no excesso de líquidos nos compartimentos intracelulares e extracelulares do organismo	Controle Hidroeletrolítico Controle da Hipervolemia	Redução da Ansiedade Controle de Edema Cerebral Controle de Eletrólitos Monitoração de Eletrólitos Controle Hídrico Monitoração Hídrica Administração de Medicamentos	Controle de Medicamentos Monitoração Neurológica Monitoração Respiratória Supervisão da Pele Regulação da Temperatura Controle da Eliminação Urinária Monitoração de Sinais Vitais

Pneumonia

A pneumonia é uma inflamação de um ou dos dois pulmões, causada por agente microbiano, como bactérias, vírus ou fungos. Os alvéolos se inflamam e podem se encher com líquido ou pus, causando sintomas como tosse produtiva, febre, calafrios e dispneia. A classificação da pneumonia mais utilizada baseia-se no local em que a doença é adquirida. A pneumonia adquirida na comunidade (PAC) ocorre fora dos hospitais e de outros locais de atendimento de saúde; a pneumonia adquirida em hospital (PAH), comumente chamada de nosocomial, tende a ser mais grave, porque o paciente já se encontra doente; a pneumonia associada a serviços de saúde pode ser adquirida em instituições de cuidados especiais, centros de diálise e clínicas para pacientes externos (National Heart Lung and Blood Institute [NHLBI], 2008). Outros tipos de pneumonia incluem a pneumonia aspirativa, que pode ocorrer após inalação de alimentos, bebida, saliva ou êmese. Com isto, pode causar acúmulo de pus no pulmão e a formação de uma cavidade ou abscesso pulmonar. A pneumonia atípica é rapidamente passada de pessoa para pessoa e inclui formas bacterianas de pneumonia, como *Legionella*, *Micoplasma* e *Clamídia*. A pneumonia pode variar de leve a severa; costuma ser mais grave nos bebês, nas crianças pequenas, nos idosos e em pessoas com problemas crônicos de saúde e/ou sistemas imunes comprometidos.

PREVALÊNCIA, MORTALIDADE E CUSTOS

Cerca de quatro milhões de norte-americanos são afetados por PAC, anualmente, sendo que a minoria tem de três a quatro vezes mais probabilidade de serem infectados e, os idosos, uma probabilidade a mais de 60% quando comparado com a população em geral (Stanton, 2002). A pneumonia adquirida em hospitais não é uma doença relatada, embora dados disponíveis indiquem que entre cinco e 10 casos ocorrem a cada mil admissões hospitalares, com aumento da incidência por volta de seis a 20 vezes, em pacientes em ventiladores. Cerca de 25% das infecções nas unidades de terapia intensiva (UTI) são devido à PAH e cerca de 50% dos antibióticos prescritos são para tratar esta pneumonia (American Thoracic Society, 2005).

Dados de mortalidade variam com o tipo de pneumonia, idade do paciente e outros fatores. O National Center for Vital Statistics relatou que a gripe e a pneumonia foram a oitava causa de morte em 2006 (American Lung Association, 2007). A quantidade de mortes ocorridas em 2006 foi de 55.477, ou 18,5 a cada 100.000 pessoas (Centers for Disease Control and Prevention, 2009). A taxa anual de mortalidade para pacientes de baixo risco, tratados em casa, é inferior a 1% e a de casos mais graves, tratados em hospitais, fica entre 2% e 30% (Stanton, 2002). Em 2006, 1,2 milhão de pessoas foram hospitalizadas com pneumonia, com uma média de permanência hospitalar de 5,1 dias (Centers for Disease Control and Prevention, 2009). Globalmente, a pneumonia mata quatro milhões de pessoas a cada ano — metade das mortes é de crianças com menos de cinco anos de idade; sendo este número de mortes maior do que qualquer outro agente infeccioso (Centers for Disease Control and Prevention, 2009).

Os custos diretos devidos à pneumonia e gripe em 2005 foram avaliados em cerca de 34,2 bilhões de dólares (American Lung Association, 2007). Calcula-se que cerca de 10 bilhões de dólares por ano sejam gastos em cuidados de pacientes com PAC, e os custos da terapia antimicrobiana para pacientes ambulatoriais ficam em cerca de 100 bilhões de dólares /ano (Stanton, 2002). Calcula-se que a PAH aumente a permanência hospitalar em cerca de sete a nove dias por paciente e produz um excesso de custos de 40.000 de dólares por paciente (American Thoracic Society, 2005).

FATORES DE RISCO

Os fatores associados a risco aumentado de pneumonia (Mayo Clinic Staff, 2009; Smeltzer, Bare, Hinkle e Cheever, 2008) incluem:
1. Idade — pessoas com 65 anos ou mais e crianças muito pequenas.
2. Etnicidade — nativos do Alasca e algumas tribos de índios norte-americanos

3. Doenças por deficiência imune e doenças crônicas, como doença cardiovascular, diabetes, enfisema e outras doenças pulmonares.
4. Abuso de cigarro e álcool — fumar reduz a ação ciliar e causa acúmulo de secreções nos pulmões; o abuso crônico de álcool interfere na ação dos leucócitos que combatem as infecções.
5. A hospitalização em unidade de terapia intensiva, em especial, com paciente em ventilador — as defesas normais do trato respiratório superior são desviadas, a tosse é evitada e pode ocorrer aspiração.
6. Uso de corticosteroides inalatórios por mais de 24 semanas para doença pulmonar obstrutiva crônica (DPOC), ou outras condições pulmonares crônicas.
7. Exposição a alguns químicos e poluentes do ar, em especial, os encontrados na agricultura, na construção civil ou em substâncias industriais ou animais.
8. Cirurgias ou algumas lesões graves, que tornam mais difícil tossir e limpar os pulmões.

Existem vacinas para prevenir a pneumonia pneumocócica e a gripe, devendo ser administradas se a pessoa estiver em grupo de alto risco. A vacina pneumocócica é efetiva por, pelo menos, cinco anos. A vacina para o *Haemophilus influenzae* tipo b deve ser administrada em todas as crianças com menos de cinco anos de idade para prevenir pneumonia e meningite. Outros passos que a previnem incluem lavagem correta das mãos, abster-se do fumo e de poluentes e manutenção de um sistema imune forte, assegurando repouso, exercícios e nutrição adequados (NHLBI, 2008).

CURSO DA DOENÇA

Os sintomas de pneumonia podem variar de leves a severos e podem incluir (1) febre, (2) calafrios com tremor, (3) tosse produtiva, (4) falta de ar ao esforço e (5) dor no peito ao respirar ou tossir. Os bebês podem não mostrar esses sinais, mas podem vomitar e parecer inquietos ou letárgicos. Se o sistema imune está suprimido, os sintomas podem ser mais leves e não indicar a gravidade da infecção.

O tratamento médico depende da causa e da gravidade da infecção, além da idade e do estado geral de saúde do paciente. Muitas pessoas com sintomas leves podem ser tratadas em casa. As metas do tratamento envolvem eliminar a infecção e prevenir as complicações (NHLBI, 2008). Pneumonias bacterianas e micoplasmáticas são tratadas com antibióticos; pneumonias por fungos são tratadas com antifúngicos.

Pneumonia viral é tratada com repouso e líquidos; entretanto, se a condição for severa, pode ser administrado medicamento antiviral. Se a infecção for severa e/ou o paciente apresentar outros problemas de saúde, ele pode precisar de tratamento hospitalar, com medicamento endovenoso e, se necessário, oxigênio (Mayo Clinic Staff, 2009). As complicações da pneumonia, em especial a bacteremia, podem colocar a vida do paciente em risco. Outras complicações incluem o aparecimento de abscesso pulmonar ou derrame pleural.

USO DA NOC E DA NIC PARA PACIENTES COM PNEUMONIA

A enfermagem desempenha papel fundamental ao assegurar que o paciente aceite o regime medicamentoso, em especial, se tratado em casa. Monitorar a condição do paciente e os sintomas é importante para a detecção de possível piora da infecção, ou se o paciente não está respondendo ao medicamento. Deve ser monitorado: mudanças na temperatura e no pulso; quantidade, odor e cor das secreções; frequência e gravidade da tosse; grau de falta de ar e mudanças nos sons pulmonares mediante a ausculta (Smeltzer, Bare, Hinkle e Cheever, 2008). Auxiliar o paciente a permanecer confortável, em casa ou no hospital, costuma ser uma das responsabilidades do enfermeiro. O paciente precisará de ajuda para lidar com a febre, a tosse e as dores e incômodos generalizados, que podem acompanhar uma pneumonia. Pode demandar certo tempo até que o paciente se recupere de uma pneumonia; alguns podem ter fadiga durante um mês ou mais, após a infecção.

REFERÊNCIAS

American Lung Association. 2007. *Pneumonia fact sheet.* <http://www.lungusa.org/lung-disease/pneumonia/pneumonia-influenza/resources/pneumonia-fact-sheet.html> Acessado em 04.05.10.

American Thoracic Society. (2005). Guidelines for the management of adults with hospital-acquired, ventilator-associated, and healthcare-associated pneumonia. *American Journal of Respiratory and Critical Care Medicine, 171*(4), 388-416.

Centers for Disease Control and Prevention. (2009). *Pneumonia can be prevented – vaccines can help.* <http://www.cdc.gov/Features/Pneumonia> Acessado em 07.04.10.

Mayo Clinic Staff. (2009). *Pneumonia: Risk factors.* <http://www.mayoclinic.com/health/pneumonia/DS00135> Acessado em 07.04.10.

National Heart Lung and Blood Institute [NHLBI]. (2008). *What is pneumonia?* <http://www.nhlbi.nih.gov/health/dci/Diseases/pnu/pnu_whatis.html> Acessado em 29.03.10.

Smeltzer, S. C., Bare, B. G., Hinkle, J. L., & Cheever, K. H. (2008). *Brunner and Suddarth's textbook of medical-surgical nursing* (11th ed., pp. 1020-1033). Philadelphia: Lippincott Williams & Wilkins.

Stanton, M. W. (2002). *Improving treatment decisions for patients with community-acquired pneumonia*. Rockville, MD: Agency for Healthcare Research and Quality [AHRQ Pub. No. 02-0033].

LIGAÇÕES NOC-NIC PARA PNEUMONIA

Resultado	Intervenções Principais		Intervenções Sugeridas	
Conhecimento: Medicação Definição: Alcance da compreensão transmitida sobre uso seguro de medicações	Ensino: Medicamentos Prescritos	Plano de Alta Controle de Imunização/Vacinação	Controle de Medicamentos Ensino: Indivíduo	
Conhecimento: Processo da Doença Definição: Alcance da compreensão transmitida sobre um processo específico de doença e a prevenção de complicações	Ensino: Processo da Doença	Plano de Alta Controle de Medicamentos	Identificação de Risco Ensino: Indivíduo	
Conhecimento: Regime de Tratamento Definição: Alcance da compreensão transmitida sobre um determinado regime de tratamento	Ensino: Procedimento/Tratamento	Controle da Energia Ensino: Atividade/Exercício Prescritos	Ensino: Indivíduo	
Controle de Sintomas Definição: Ações pessoais para minimizar mudanças adversas percebidas na função física e emocional	Estimulação à Tosse Tratamento da Febre	Redução da Ansiedade Fisioterapia Respiratória Controle da Energia Controle do Ambiente: Conforto Massagem Administração de Medicamentos	Controle da Náusea Monitoração Nutricional Controle da Dor Melhora do Sono Controle do Vômito	
Estado de Conforto: Físico Definição: Relaxamento físico relacionado com sensações corporais e mecanismos homeostáticos	Controle do Ambiente: conforto	Controle da Energia Tratamento da Febre	Massagem Posicionamento	
Estado Respiratório: Troca Gasosa Definição: Troca alveolar de dióxido de carbono e oxigênio para manter as concentrações de gases do sangue arterial	Oxigenoterapia	Redução da Ansiedade Testes Laboratoriais à Beira do Leito Fisioterapia Respiratória	Estimulação à Tosse Monitoração Respiratória	

LIGAÇÕES NOC-NIC PARA PNEUMONIA

Resultado	Intervenções Principais	Intervenções Sugeridas	
Estado Respiratório: Ventilação Definição: Movimento de ar que entra nos pulmões e sai deles	Controle de Vias Aéreas	Aspiração de Vias Aéreas Redução da Ansiedade Fisioterapia Respiratória Estimulação à Tosse Controle Hídrico	Posicionamento Monitoração Respiratória Assistência para Parar de Fumar
Gravidade da Infecção Definição: Gravidade de infecção e sintomas associados	Proteção contra Infecção Administração de Medicamentos	Tratamento da Febre Controle Hídrico Administração de Medicamentos: Inalatória	Administração de Medicamentos: Endovenosa (EV) Administração de Medicamentos: Oral
Gravidade da Infecção: Recém-Nascido Definição: Gravidade de infecção e sintomas associados, durante os primeiros 28 dias de vida			
Hidratação Definição: Água adequada nos compartimentos intracelulares e extracelulares do organismo	Monitoração Hídrica	Tratamento da Febre Controle Hídrico Terapia Endovenosa (EV)	Regulação da Temperatura Controle do Vômito
Nível de Fadiga Definição: Gravidade de fadiga generalizada prolongada que foi observada ou relatada	Melhora do Sono	Controle da Energia Controle de Medicamentos	Massagem Posicionamento
Sinais Vitais Definição: O quanto a temperatura, o pulso, a respiração e a pressão sanguínea estão dentro de uma variação normal	Monitoração de Sinais Vitais	Monitoração Respiratória	Supervisão
Termorregulação Definição: Equilíbrio entre a produção, o aumento e a perda de calor	Tratamento da Febre Regulação da Temperatura	Controle Hídrico Monitoração Hídrica Proteção contra Infecção	Administração de Medicamentos
Termorregulação: Recém-Nascido Definição: Equilíbrio entre a produção, o aumento e a perda de calor, durante os primeiros 28 dias de vida			
Tolerância à Atividade Definição: Respostas fisiológicas a movimentos que consomem energia nas atividades da vida diária	Ensino: Atividade/ Exercício Prescritos	Controle da Energia	Assistência para Parar de Fumar

APÊNDICE A

Conceitos e Definições dos Resultados NOC

Conceito do Resultado NOC		Definição
1300	Aceitação: Estado de Saúde	Aceitação de mudança significativa no estado de saúde
1105	Acesso para Hemodiálise	Funcionalidade de um local de acesso para hemodiálise
1308	Adaptação à Deficiência Física	Resposta adaptativa a um desafio funcional importante decorrente de deficiência física
1301	Adaptação da Criança à Hospitalização	Resposta adaptativa de uma criança de 3 a 17 anos de idade à hospitalização
2200	Adaptação do Cuidador à Institucionalização do Paciente	Resposta de adaptação de cuidador familiar, quando o receptor dos cuidados é levado a uma instituição
0118	Adaptação do Recém-Nascido	Resposta de adaptação do recém-nascido, fisiologicamente imaturo, ao ambiente extrauterino, durante os primeiros 28 dias de vida
1305	Adaptação Psicossocial: Mudança de Vida	Resposta psicossocial de adaptação de um indivíduo a uma mudança de vida significativa
1910	Ambiente Domiciliar Seguro	Providências físicas para minimizar fatores ambientais capazes de causar prejuízo ou lesão física em casa
1014	Apetite	Desejo de comer quando doente ou recebendo tratamento
2609	Apoio da Família durante o Tratamento	Presença e apoio emocional da família a indivíduo submetido a tratamento
1504	Apoio Social	Assistência confiável de outras pessoas
2004	Aptidão Física	Desempenho de atividades físicas com vigor
1400	Autocontenção de Comportamento Abusivo	Autocontenção de comportamentos abusivos e negligentes com relação aos outros
1408	Autocontenção do Suicídio	Ações pessoais para refrear gestos e tentativas de matar-se
1402	Autocontrole da Ansiedade	Ações pessoais para eliminar ou reduzir sensações de apreensão, tensão ou desconforto, decorrentes de fontes não identificadas
0704	Autocontrole da Asma	Ações pessoais para prevenir ou reverter condição inflamatória que resulta em constrição dos brônquios das vias aéreas
1409	Autocontrole da Depressão	Ações pessoais para minimizar a melancolia e manter o interesse pelos eventos de vida
1617	Autocontrole da Doença Cardíaca	Ações pessoais para controle de doença cardíaca, seu tratamento e prevenção da progressão da doença
1631	Autocontrole da Esclerose Múltipla	Ações pessoais para controlar a esclerose múltipla e para prevenção da progressão da doença
1401	Autocontrole de Agressividade	Autocontenção de comportamentos agressivos, combativos ou destrutivos com relação aos outros
1405	Autocontrole de Comportamento Impulsivo	Autocontrole quanto a comportamentos compulsivos ou impulsivos

Apêndice A: Conceitos e Definições dos Resultados NOC

Conceito do Resultado NOC		Definição
1619	Autocontrole do Diabetes	Ações pessoais de controle do diabetes melito, seu tratamento e prevenção de evolução da doença
1404	Autocontrole do Medo	Ações pessoais para eliminar ou reduzir sentimentos incapacitantes de apreensão, tensão ou desconforto de uma fonte identificável
1403	Autocontrole do Pensamento Distorcido	Autocontenção de rupturas na percepção, nos processos de pensamento e no conteúdo das ideias
1615	Autocuidado da Ostomia	Ações pessoais para manter a ostomia para a eliminação
0303	Autocuidado: Alimentação	Capacidade de preparar e ingerir alimentos e líquidos, de forma independente, com ou sem dispositivos auxiliares
0300	Autocuidado: Atividades da Vida Diária (AVD)	Capacidade de desempenhar as tarefas físicas mais básicas e as atividades de cuidado pessoal, de forma independente, com ou sem dispositivos auxiliares
0306	Autocuidado: Atividades Instrumentais da Vida Diária (AIVD)	Capacidade de realizar as atividades necessárias para funcionar em casa ou na comunidade, de forma independente, com ou sem dispositivos auxiliares
0301	Autocuidado: Banho	Capacidade de limpar o próprio corpo, de forma independente, com ou sem dispositivos auxiliares
0305	Autocuidado: Higiene	Capacidade de manter o próprio asseio pessoal e a aparência organizada, de forma independente, com ou sem dispositivos auxiliares
0308	Autocuidado: Higiene Oral	Capacidade de cuidar da própria boca e dos dentes de forma independente, com ou sem dispositivos auxiliares
0307	Autocuidado: Medicação Não Parenteral	Capacidade de administração de medicações orais e tópicas para alcançar objetivos terapêuticos de forma independente, com ou sem dispositivos auxiliares
0309	Autocuidado: Medicação Parenteral	Capacidade de administrar medicamentos parenterais para atingir as metas terapêuticas de forma independente, com ou sem dispositivos auxiliares
0310	Autocuidado: Uso do Banheiro	Capacidade de usar o banheiro, de forma independente, com ou sem dispositivos auxiliares
0302	Autocuidado: Vestir-se	Capacidade de vestir-se, com independência, com ou sem dispositivos auxiliares
1613	Autodireção dos Cuidados	Ações do receptor de cuidados realizadas para direcionar os outros que auxiliam nas tarefas físicas e nos cuidados de saúde pessoal, ou que as realizam
1205	Autoestima	Julgamento pessoal do autovalor
1614	Autonomia Pessoal	Ações pessoais de indivíduo competente para o exercício do governo nas decisões de vida
2508	Bem-Estar do Cuidador	Alcance da percepção positiva do estado de saúde do provedor de cuidados primários
2601	Bem-Estar Familiar	Ambiente de apoio, conforme caracterizado pelas relações e metas dos membros da família
2002	Bem-Estar Pessoal	Alcance da percepção positiva da própria condição de saúde
2513	Cessação da Negligência	Evidência de que a vítima não está mais recebendo cuidados abaixo do padrão
2500	Cessação de Abuso	Evidências de que a vítima não é mais ferida ou abusada
1102	Cicatrização de Feridas: Primeira Intenção	Alcance da regeneração de células e tecidos após fechamento intencional

(Continua)

Conceito do Resultado NOC		Definição
1103	Cicatrização de Feridas: Segunda Intenção	Alcance da regeneração de células e tecidos em ferimento aberto
1106	Cicatrização de Queimaduras	Extensão da cicatrização de local queimado
0409	Coagulação Sanguínea	Coagulação do sangue dentro de período normal
0900	Cognição	Capacidade de executar processos mentais complexos
2700	Competência da Comunidade	Capacidade de uma comunidade para, de forma coletiva, solucionar problemas para alcançar as próprias metas
1601	Comportamento de Aceitação	Ações pessoais de promoção do bem-estar, da recuperação e da reabilitação recomendadas por um profissional de saúde
1622	Comportamento de Aceitação: Dieta Prescrita	Ações pessoais para atendimento da ingestão de alimentos e líquidos recomendadas por profissional de saúde para uma condição de saúde específica
1623	Comportamento de Aceitação: Medicação Prescrita	Ações pessoais de administração segura de medicamentos, de modo a atender às metas terapêuticas recomendadas por um profissional de saúde
1600	Comportamento de Adesão	Ações autoiniciadas para promover bem-estar, recuperação e reabilitação excelentes
1621	Comportamento de Adesão: Dieta Saudável	Ações pessoais para monitorar e otimizar um regime alimentar saudável e nutritivo
1603	Comportamento de Busca da Saúde	Ações pessoais para promover bem-estar, recuperação e reabilitação excelentes
1625	Comportamento de Cessação de Fumar	Ações pessoais para eliminar o uso do tabaco
1610	Comportamento de Compensação da Audição	Ações pessoais para identificar, monitorar e compensar perda auditiva
1611	Comportamento de Compensação da Visão	Ações pessoais para compensar prejuízo visual
1626	Comportamento de Ganho de Peso	Ações pessoais para ganhar peso, após perda significativa de peso voluntária ou involuntária
1900	Comportamento de Imunização	Ações pessoais para obter imunizações de modo a prevenir uma doença transmissível
1628	Comportamento de Manutenção do Peso	Ações pessoais para manter um ótimo peso corporal
1627	Comportamento de Perda de Peso	Ações pessoais para perder peso, por meio de dieta, exercícios e modificação do comportamento
1909	Comportamento de Prevenção de Quedas	Ações pessoais ou de cuidador da família para minimizar fatores de risco capazes de precipitar quedas no ambiente pessoal
1602	Comportamento de Promoção da Saúde	Ações pessoais para manter ou aumentar o bem-estar
1624	Comportamento de Saúde Materna Pós-Parto	Ações pessoais para promover a saúde de uma mãe no período após o nascimento do bebê
1607	Comportamento de Saúde Pré-Natal	Ações pessoais para promover uma gravidez saudável e um recém-nascido saudável
1911	Comportamento de Segurança Pessoal	Ações pessoais que previnem lesão física a si mesmo
1629	Comportamento de Suspensão do Abuso de Álcool	Ações pessoais para eliminar o uso de álcool que constitui uma ameaça à saúde
1609	Comportamento de Tratamento: Doença ou Lesão	Ações pessoais para reduzir ou eliminar uma patologia

Apêndice A: Conceitos e Definições dos Resultados NOC

Conceito do Resultado NOC		Definição
1630	Comportamento para Cessação do Abuso de Drogas	Ações pessoais para eliminar o uso de drogas que representem uma ameaça à saúde
0902	Comunicação	Recepção, interpretação e expressão de mensagens faladas, escritas e não verbais
0903	Comunicação: Expressão	Expressão de mensagens verbais e/ou não verbais significativas
0904	Comunicação: Recepção	Recepção e interpretação de mensagens verbais e/ou não verbais
0905	Concentração	Capacidade de focalizar um estímulo específico
0312	Condição para a Alta: Vida com Apoio	Condição do paciente para mudar de uma instituição de cuidados de saúde para um nível mais inferior de vida com apoio
0311	Condição para a Alta: Vida Independente	Condição de um paciente para mudar de uma instituição de cuidados de saúde para local de vida independente
1800	Conhecimento: Amamentação	Alcance da compreensão transmitida sobre a lactação e a nutrição do bebê por meio da amamentação
1811	Conhecimento: Atividade Prescrita	Alcance da compreensão transmitida sobre atividade e exercício prescritos
1805	Conhecimento: Comportamento de Saúde	Alcance da compreensão transmitida sobre a promoção e a proteção da saúde
1804	Conhecimento: Conservação de Energia	Alcance da compreensão transmitida sobre técnicas de conservação de energia
1831	Conhecimento: Controle da Artrite	Alcance da compreensão transmitida sobre artrite, seu tratamento e a prevenção de complicações
1832	Conhecimento: Controle da Asma	Alcance da compreensão transmitida sobre asma, seu tratamento e a prevenção de complicações
1836	Conhecimento: Controle da Depressão	Alcance da compreensão transmitida sobre depressão e as inter-relações entre causas, efeitos e tratamentos
1830	Conhecimento: Controle da Doença Cardíaca	Alcance da compreensão transmitida sobre doença cardíaca, seu tratamento e a prevenção de complicações
1843	Conhecimento: Controle da Dor	Alcance da compreensão transmitida sobre as causas, os sintomas e o tratamento da dor
1838	Conhecimento: Controle da Esclerose Múltipla	Alcance da compreensão transmitida sobre esclerose múltipla, seu tratamento e a prevenção de recaídas ou exacerbações
1837	Conhecimento: Controle da Hipertensão	Alcance da compreensão transmitida sobre pressão sanguínea elevada, seu tratamento e a prevenção de complicações
1835	Conhecimento: Controle da Insuficiência Cardíaca Congestiva	Alcance da compreensão transmitida sobre insuficiência cardíaca, seu tratamento e a prevenção de exacerbações
1842	Conhecimento: Controle de Infecção	Alcance da compreensão transmitida sobre infecção, seu tratamento e a prevenção de complicações
1833	Conhecimento: Controle do Câncer	Alcance da compreensão transmitida sobre a causa, o tipo, a evolução, os sintomas e o tratamento do câncer
1820	Conhecimento: Controle do Diabetes	Alcance da compreensão transmitida sobre o diabetes, seu tratamento e a prevenção de complicações
1841	Conhecimento: Controle do Peso	Alcance da compreensão transmitida sobre a promoção e a manutenção de um excelente peso corporal e um percentual de gordura, coerentes com a altura, a compleição física, o gênero e a idade

(Continua)

Conceito do Resultado NOC		Definição
1812	Conhecimento: Controle do Uso de Substâncias	Alcance da compreensão transmitida sobre o controle do uso de drogas aditivas, substâncias químicas tóxicas, tabaco ou álcool
1826	Conhecimento: Criação de Filhos	Alcance da compreensão transmitida sobre provisão de um ambiente de cuidados que seja construtivo para uma criança de 1 a 17 anos de idade
1819	Conhecimento: Cuidados com o Bebê	Alcance da compreensão transmitida sobre cuidados de um bebê, do nascimento ao primeiro aniversário
1840	Conhecimento: Cuidados com o Bebê Pré-Termo	Alcance da compreensão transmitida sobre cuidados de um bebê pré-termo, nascido com 24 a 37 (a termo) semanas gestacionais
1829	Conhecimento: Cuidados da Ostomia	Alcance da compreensão transmitida sobre a manutenção de uma ostomia para eliminação
1824	Conhecimento: Cuidados na Doença	Alcance da compreensão transmitida sobre informações relacionadas com a doença para alcançar e manter uma saúde excelente
1802	Conhecimento: Dieta	Alcance da compreensão transmitida sobre a dieta recomendada
1815	Conhecimento: Funcionamento Sexual	Alcance da compreensão transmitida sobre o desenvolvimento sexual e práticas sexuais responsáveis
1839	Conhecimento: Funcionamento Sexual na Gravidez e no Pós-Parto	Alcance da compreensão transmitida sobre a função sexual durante a gravidez e após o parto
1810	Conhecimento: Gravidez	Alcance da compreensão transmitida sobre a promoção de uma gravidez saudável e a prevenção de complicações
1827	Conhecimento: Mecânica Corporal	Alcance da compreensão transmitida sobre alinhamento corporal correto, equilíbrio e movimentos coordenados
1808	Conhecimento: Medicação	Alcance da compreensão transmitida sobre uso seguro de medicações
1821	Conhecimento: Prevenção da Concepção	Alcance da compreensão transmitida sobre a prevenção de gravidez não planejada
1828	Conhecimento: Prevenção de Quedas	Alcance da compreensão transmitida sobre a prevenção de quedas
1814	Conhecimento: Procedimentos de Tratamento	Alcance da compreensão transmitida sobre um procedimento necessário como parte de um regime de tratamento
1803	Conhecimento: Processo da Doença	Alcance da compreensão transmitida sobre um processo específico de doença e a prevenção de complicações
1816	Conhecimento: Promoção da Fertilidade	Alcance da compreensão transmitida sobre testes de fertilidade e as condições que afetam a concepção
1823	Conhecimento: Promoção da Saúde	Alcance da compreensão transmitida sobre as informações necessárias à obtenção e manutenção de uma saúde excelente
1806	Conhecimento: Recursos de Saúde	Alcance da compreensão transmitida sobre recursos relevantes de cuidados de saúde
1834	Conhecimento: Redução da Ameaça de Câncer	Alcance da compreensão transmitida sobre as causas, a prevenção e a detecção precoce do câncer
1813	Conhecimento: Regime de Tratamento	Alcance da compreensão transmitida sobre um determinado regime de tratamento
1818	Conhecimento: Saúde Materna no Pós-Parto	Alcance da compreensão transmitida sobre saúde materna no período após o nascimento do bebê

Apêndice A: Conceitos e Definições dos Resultados NOC

Conceito do Resultado NOC		Definição
1822	Conhecimento: Saúde Materna Pré-Concepção	Alcance da compreensão transmitida sobre saúde materna antes da concepção para assegurar uma gravidez saudável
1801	Conhecimento: Segurança Física da Criança	Alcance da compreensão transmitida sobre cuidados seguros de uma criança, de 1 a 17 anos de idade
1809	Conhecimento: Segurança Pessoal	Alcance da compreensão transmitida sobre prevenção de lesões sem intenção
1817	Conhecimento: Trabalho de Parto e Expulsão	Alcance da compreensão transmitida sobre trabalho de parto e expulsão vaginal
1407	Consequências da Dependência de Substâncias	Gravidade da mudança no estado de saúde e nas funções sociais por adição a substância
0204	Consequências da Imobilidade: Fisiológicas	Gravidade do comprometimento na função fisiológica em decorrência de mobilidade física prejudicada
0205	Consequências da Imobilidade: Psicocognitivas	Gravidade do comprometimento no funcionamento psicocognitivo decorrente de mobilidade física prejudicada
0002	Conservação de Energia	Ações pessoais para o manejo da energia para começar e manter as atividades
1104	Consolidação Óssea	Alcance da regeneração de células e tecidos após lesão óssea
1406	Contenção da Automutilação	Ações pessoais para evitar lesão (não letal) intencional autoinfligida
0500	Continência Intestinal	Controle da passagem de fezes do intestino
0502	Continência Urinária	Controle da eliminação de urina da bexiga
1605	Controle da Dor	Ações pessoais para controlar a dor
1620	Controle de Convulsões	Ações pessoais para reduzir ou minimizar a ocorrência de episódios convulsivos
1618	Controle de Náusea e Vômitos	Ações pessoais para controle da náusea, da ânsia de vômito e de sintomas do vômito
1902	Controle de Riscos	Ações pessoais para prevenir, eliminar ou reduzir ameaças à saúde passíveis de modificação
1917	Controle de Riscos: Câncer	Ações pessoais para detectar ou reduzir a ameaça de câncer
1915	Controle de Riscos: Deficiência Auditiva	Ações pessoais para prevenir, eliminar ou reduzir ameaças à função auditiva
1916	Controle de Riscos: Deficiência Visual	Ações pessoais para prevenir, eliminar ou reduzir ameaças à função visual
1905	Controle de Riscos: Doenças Sexualmente Transmissíveis (DST)	Ações pessoais para prevenir, eliminar ou reduzir comportamentos associados à doença sexualmente transmissível
1925	Controle de Riscos: Exposição ao Sol	Ações pessoais para prevenir ou reduzir ameaças à pele e aos olhos em decorrência de exposição ao sol
1907	Controle de Riscos: Gravidez não Planejada	Ações pessoais para prevenir ou reduzir a possibilidade de gravidez não desejada
1922	Controle de Riscos: Hipertermia	Ações pessoais para prevenir, detectar ou reduzir a ameaça de temperatura corporal aumentada
1923	Controle de Riscos: Hipotermia	Ações pessoais para prevenir, detectar ou reduzir a ameaça de temperatura corporal reduzida
1924	Controle de Riscos: Processo Infeccioso	Ações pessoais para prevenir, eliminar ou reduzir a ameaça de infecção
1914	Controle de Riscos: Saúde Cardiovascular	Ações pessoais para eliminar ou reduzir ameaças à saúde cardiovascular

(Continua)

Conceito do Resultado NOC		Definição
1903	Controle de Riscos: Uso de Álcool	Ações pessoais para prevenir, eliminar ou reduzir o uso do álcool que constitua uma ameaça à saúde
1904	Controle de Riscos: Uso de Drogas	Ações pessoais para prevenir, eliminar ou reduzir o uso de drogas que constitua ameaça à saúde
1906	Controle de Riscos: Uso de Tabaco	Ações pessoais para prevenir o uso de tabaco
2801	Controle de Riscos Comunitário: Doença Crônica	Ações da comunidade para reduzir o risco de doenças crônicas e complicações associadas
2802	Controle de Riscos Comunitário: Doenças Contagiosas	Ações da comunidade para eliminar ou reduzir a disseminação de agentes infecciosos que ameaçam a saúde pública
2803	Controle de Riscos Comunitário: Exposição ao Chumbo	Ações da comunidade para reduzir a exposição e o envenenamento associado ao chumbo
2805	Controle de Riscos Comunitário: Violência	Ações da comunidade para eliminar ou reduzir atos violentos intencionais que resultam em danos físicos ou psicológicos
1608	Controle de Sintomas	Ações pessoais para minimizar mudanças adversas percebidas na função física e emocional
1700	Crenças de Saúde	Condições pessoais que influenciam comportamentos de saúde
1701	Crenças de Saúde: Percepção da Capacidade de Desempenho	Convicções pessoais de que um indivíduo é capaz de realizar determinado comportamento de saúde
1704	Crenças de Saúde: Percepção de Ameaça	Convicção pessoal de que um problema que ameaça a saúde é grave, com potencial para consequências negativas ao estilo de vida
1702	Crenças de Saúde: Percepção de Controle	Convicção pessoal de que a pessoa é capaz de influenciar resultados de saúde
1703	Crenças de Saúde: Percepção de Recursos	Convicção pessoal de que o indivíduo possui os meios adequados para realizar um comportamento de saúde
0110	Crescimento	Aumento normal no tamanho dos ossos e no peso do corpo, durante os anos de crescimento
2211	Criação de Filhos: Desempenho dos Pais	Ações dos pais para proporcionar ao filho um ambiente de cuidados e de construção física, emocional e social
2901	Criação de Filhos: Segurança Física da Criança na Primeira e Segunda Infância	Ações dos pais para prevenir lesão física a uma criança dos 3 aos 11 anos de idade
2902	Criação de Filhos: Segurança Física do Adolescente	Ações dos pais para prevenir lesão física em um adolescente, dos 12 aos 17 anos de idade
2900	Criação de Filhos: Segurança Física do Bebê	Ações dos pais para prevenir lesão física em uma criança, do nascimento aos 2 anos de idade
1901	Criação de Filhos: Segurança Psicossocial	Ações dos pais para proteger um filho contra contatos sociais capazes de causar prejuízo ou lesão
0918	Cuidado com o Lado Afetado	Ações pessoais para admitir, proteger e integrar, cognitivamente, parte(s) do corpo afetada(s) a si mesmo
1616	Desempenho da Mecânica Corporal	Ações pessoais para manter o alinhamento correto do corpo e prevenir tensão musculoesquelética
2205	Desempenho do Cuidador: Cuidados Diretos	Oferecimento de cuidado pessoal e de saúde adequados a um membro da família por um provedor de cuidados
2206	Desempenho do Cuidador: Cuidados Indiretos	Organização e supervisão por provedor de cuidados da família de cuidados adequados a membro da família
1501	Desempenho do Papel	Coerência do comportamento do papel de um indivíduo com as expectativas do papel

Apêndice A: Conceitos e Definições dos Resultados NOC

Conceito do Resultado NOC		Definição
0210	Desempenho na Transferência	Capacidade de trocar o corpo de lugar, de forma independente, com ou sem dispositivo auxiliar
0120	Desenvolvimento Infantil: 1 Mês	Marcos do progresso físico, cognitivo e psicossocial por volta de 1 mês de idade
0104	Desenvolvimento Infantil: 2 Anos	Marcos do progresso físico, cognitivo e psicossocial por volta de 2 anos de idade
0100	Desenvolvimento Infantil: 2 Meses	Marcos do progresso físico, cognitivo e psicossocial por volta de 2 meses de idade
0105	Desenvolvimento Infantil: 3 Anos	Marcos do progresso físico, cognitivo e psicossocial por volta de 3 anos de idade
0106	Desenvolvimento Infantil: 4 Anos	Marcos do progresso físico, cognitivo e psicossocial por volta de 4 anos de idade
0101	Desenvolvimento Infantil: 4 Meses	Marcos do progresso físico, cognitivo e psicossocial por volta de 4 meses de idade
0107	Desenvolvimento Infantil: 5 Anos	Marcos do progresso físico, cognitivo e psicossocial por volta de 5 anos de idade
0102	Desenvolvimento Infantil: 6 Meses	Marcos do progresso físico, cognitivo e psicossocial por volta dos 6 meses de vida
0103	Desenvolvimento Infantil: 12 Meses	Marcos do progresso físico, cognitivo e psicossocial por volta dos 12 meses de idade
0109	Desenvolvimento Infantil: Adolescência	Marcos do progresso físico, cognitivo e psicossocial dos 12 aos 17 anos de idade
0108	Desenvolvimento Infantil: Segunda Infância	Marcos do progresso físico, cognitivo e psicossocial dos 6 aos 11 anos de idade
0122	Desenvolvimento: Adulto de Meia-Idade	Progressão cognitiva, psicossocial e moral dos 40 aos 64 anos de idade
0123	Desenvolvimento: Adulto Jovem	Progressão cognitiva, psicossocial e moral dos 18 aos 39 anos de idade
0121	Desenvolvimento: Adulto na Terceira Idade	Progressão cognitiva, psicossocial e moral a partir dos 65 anos de idade
1926	Deslocamento Seguro	Movimentação segura e socialmente aceitável pela vizinhança sem finalidade aparente, de indivíduo com prejuízo cognitivo
1003	Desmamando o Bebê	Descontinuação progressiva da amamentação de um neonato/lactente
1908	Detecção do Risco	Ações pessoais para identificar ameaças pessoais à saúde
2202	Disposição do Cuidador para o Cuidado Domiciliar	Preparo de um cuidador para assumir a responsabilidade pelos cuidados de saúde de membro da família em casa
2101	Dor: Efeitos Nocivos	Gravidade dos efeitos nocivos, observados ou relatados, decorrentes da dor crônica no funcionamento diário
1306	Dor: Resposta Psicológica Adversa	Gravidade das respostas adversas cognitivas e emocionais, observadas ou relatadas, à dor física
0400	Eficácia da Bomba Cardíaca	Adequação do volume de sangue ejetado do ventrículo esquerdo para manter a pressão de perfusão sistêmica
0501	Eliminação Intestinal	Formação e evacuação de fezes
0503	Eliminação Urinária	Armazenamento e eliminação de urina
0006	Energia Psicomotora	Impulso e energia pessoais para manter as atividades da vida diária, a nutrição e a segurança pessoal
1302	Enfrentamento	Ações pessoais para o controle de estressores que acabam com os recursos individuais

(Continua)

Parte IV ■ Apêndice A: Conceitos e Definições dos Resultados NOC

Conceito do Resultado NOC		Definição
2600	Enfrentamento Familiar	Ações da família para manejo de estressores que exaurem os recursos da família
0113	Envelhecimento Físico	Mudanças físicas normais que ocorrem com o processo natural de envelhecimento
1503	Envolvimento Social	Interações sociais com pessoas, grupos ou organizações
0202	Equilíbrio	Capacidade para manter o equilíbrio do corpo
1204	Equilíbrio de Humor	Adaptação adequada do tom emocional prevalente em resposta às circunstâncias
0600	Equilíbrio Eletrolítico e Ácido-Base	Equilíbrio de eletrólitos e não eletrólitos nos compartimentos intracelular e extracelular do organismo
0601	Equilíbrio Hídrico	Equilíbrio hídrico nos compartimentos intracelulares e extracelulares do organismo
1201	Esperança	Otimismo que, pessoalmente, satisfaz e oferece apoio à vida
1000	Estabelecimento da Amamentação: Bebê	Pegada do bebê no seio materno e sucção do seio materno para nutrição durante as três primeiras semanas de aleitamento
1001	Estabelecimento da Amamentação: Mãe	Estabelecimento materno da pegada do bebê à mama e da sucção da mama pelo bebê para alimentação, durante as três primeiras semanas de aleitamento
0414	Estado Cardiopulmonar	Adequação do volume de sangue ejetado dos ventrículos e troca de dióxido de carbono e oxigênio, no nível alveolar
0401	Estado Circulatório	Fluxo sanguíneo sem obstrução e unidirecional, a uma pressão apropriada, através de grandes vasos do circuito sistêmico e pulmonar
1010	Estado da Deglutição	Passagem segura de líquidos e/ou sólidos da boca até o estômago
1011	Estado da Deglutição: Fase Esofágica	Passagem segura de líquidos e/ou sólidos da faringe até o estômago
1013	Estado da Deglutição: Fase Faríngea	Passagem segura de líquidos e/ou sólidos da boca até o esôfago
1012	Estado da Deglutição: Fase Oral	Preparo, contenção e movimento posterior de líquidos e/ou sólidos na boca
0313	Estado de Autocuidados	Capacidade de desempenhar atividades de cuidado pessoal básicas e atividades instrumentais da vida diária
2008	Estado de Conforto	Conforto geral físico, psicoespiritual, sociocultural e ambiental e segurança de um indivíduo
2009	Estado de Conforto: Ambiente	Relaxamento ambiental, conforto e segurança do ambiente
2010	Estado de Conforto: Físico	Relaxamento físico relacionado com sensações corporais e mecanismos homeostáticos
2011	Estado de Conforto: Psicoespiritual	Relaxamento psicoespiritual relacionado com autoconceito, bem-estar emocional, fonte de inspiração e sentido e finalidade da própria vida
2012	Estado de Conforto: Sociocultural	Relaxamento social associado a relações interpessoais, familiares e sociais, dentro de um contexto cultural
2701	Estado de Saúde da Comunidade	Estado geral de bem-estar de uma comunidade ou população
2800	Estado de Saúde da Comunidade: Imunidade	Resistência de membros de uma comunidade à invasão e disseminação de um agente infeccioso que pode ameaçar a saúde pública

Apêndice A: Conceitos e Definições dos Resultados NOC

Conceito do Resultado NOC		Definição
2606	Estado de Saúde da Família	Saúde geral e competência social da unidade familiar
2005	Estado de Saúde do Estudante	Condição física, cognitiva, emocional e social de uma criança em idade escolar
2006	Estado de Saúde Pessoal	Funcionamento geral físico, psicológico, social e espiritual de um adulto com 18 anos de idade ou mais
0112	Estado do Feto: Intraparto	Alcance em que os sinais fetais estão dentro de limites normais, do início do trabalho de parto ao nascimento
0111	Estado do Feto: Pré-Parto	Alcance em que os sinais fetais estão dentro de limites normais, da concepção ao começo do trabalho de parto
0702	Estado Imunológico	Resistência natural e adquirida, adequadamente, voltada a antígenos internos e externos
2510	Estado Materno: Intraparto	O quanto o bem-estar materno encontra-se dentro de limites normais, do começo do trabalho de parto até a expulsão
2511	Estado Materno: Pós-Parto	O quanto o bem-estar materno encontra-se dentro dos limites normais, da expulsão da placenta ao término da involução
2509	Estado Materno: Pré-Parto	O quanto o bem-estar materno encontra-se dentro dos limites normais, da concepção ao início do trabalho de parto
0909	Estado Neurológico	Capacidade do sistema nervoso periférico e do central de receber, processar e reagir a estímulos internos e externos
0910	Estado Neurológico: Autônomo	Capacidade do sistema nervoso autônomo para coordenar a função visceral e a homeostática
0912	Estado Neurológico: Consciência	Despertar, orientação e atenção ao ambiente
0911	Estado Neurológico: Controle Motor Central	Capacidade do sistema nervoso autônomo para coordenar a atividade musculoesquelética para os movimentos do corpo
0913	Estado Neurológico: Função Sensório-Motora Craniana	Capacidade dos nervos cranianos em transmitir impulsos sensoriais e motores
0914	Estado Neurológico: Função Sensório-Motora Espinal	Capacidade dos nervos espinhais para transmitir impulsos sensoriais e motores
0917	Estado Neurológico: Periférico	Capacidade do sistema nervoso periférico para transmitir e receber impulsos do sistema nervoso central
1004	Estado Nutricional	Alcance da disponibilidade de nutrientes para atendimento das necessidades metabólicas
1007	Estado Nutricional: Energia	Alcance da disponibilidade de nutrientes e oxigênio para oferecimento de energia às células
1005	Estado Nutricional: Indicadores Bioquímicos	Componentes dos líquidos corporais e índices químicos do estado nutricional
1009	Estado Nutricional: Ingestão Alimentar	Ingestão de nutrientes para atendimento das necessidades metabólicas
1008	Estado Nutricional: Ingestão de Alimentos e Líquidos	Quantidade de alimentos e líquidos levados para dentro do organismo em 24 horas
0415	Estado Respiratório	Movimento de ar que entra nos pulmões e sai deles e troca de dióxido de carbono e oxigênio no nível dos alvéolos
0410	Estado Respiratório: Permeabilidade das Vias Aéreas	Vias traqueobrônquicas abertas e desobstruídas para a troca de ar
0402	Estado Respiratório: Troca Gasosa	Troca alveolar de dióxido de carbono e oxigênio para manter as concentrações de gases do sangue arterial
0403	Estado Respiratório: Ventilação	Movimento de ar que entra nos pulmões e sai deles

(Continua)

Conceito do Resultado NOC		Definição
2208	Estressores do Cuidador	Gravidade da pressão biopsicossocial sobre o provedor de cuidados da família nos cuidados de outro indivíduo por período de tempo prolongado
0211	Função Esquelética	Capacidade dos ossos de oferecer suporte ao corpo e facilitar os movimentos
1015	Função Gastrointestinal	O quanto os alimentos (ingeridos ou passados por sonda) movimentam-se da ingestão à excreção
0504	Função Renal	Filtragem do sangue e eliminação de produtos metabólicos residuais pela formação de urina
2405	Função Sensorial	O quanto um indivíduo, de forma correta, sente estímulos na pele, sons, propriocepção, paladar, cheiro e imagens visuais
2401	Função Sensorial: Auditiva	O quanto os sons são sentidos de forma correta
2400	Função Sensorial: Cutânea	O quanto a estimulação da pele é sentida de forma correta
2403	Função Sensorial: Paladar e Olfato	O quanto as substâncias químicas inaladas ou dissolvidas na saliva são sentidas de forma correta
2402	Função Sensorial: Propriocepção	O quanto a posição e os movimentos da cabeça e do corpo são sentidos de forma correta
2404	Função Sensorial: Visão	O quanto as imagens visuais são sentidas de forma correta
2602	Funcionamento Familiar	Capacidade da família em atender às necessidades de seus membros durante transições de desenvolvimento
0119	Funcionamento Sexual	Integração de aspectos físicos, socioemocionais e intelectuais da expressão e do desempenho sexuais
0703	Gravidade da Infecção	Gravidade de infecção e sintomas associados
0708	Gravidade da Infecção: Recém-Nascido	Gravidade de infecção e sintomas associados durante os primeiros 28 dias de vida
1913	Gravidade da Lesão Física	Gravidade das lesões decorrentes de acidentes e traumatismos
0413	Gravidade da Perda de Sangue	Gravidade de sangramento/hemorragia interna ou externa
2108	Gravidade da Retirada da Substância	Gravidade dos sinais ou sintomas físicos e psicológicos causados pela retirada de drogas aditivas, substâncias tóxicas, tabaco ou álcool
1203	Gravidade da Solidão	Gravidade da reação a isolamento emocional, social ou existencial
2107	Gravidade de Náusea e Vômitos	Gravidade da náusea, da ânsia de vômito e de sintomas do vômito
2003	Gravidade do Sofrimento	Gravidade da angústia associada a um sintoma de sofrimento, lesão ou perda, com potencial de efeitos a longo prazo
2103	Gravidade dos Sintomas	Gravidade de mudanças adversas percebidas nas funções física, emocional e social
2104	Gravidade dos Sintomas: Perimenopausa	Gravidade dos sintomas causados por declínio dos níveis hormonais
2105	Gravidade dos Sintomas: Síndrome Pré-Menstrual	Gravidade dos sintomas causados por oscilações do ciclo hormonal
1502	Habilidades de Interação Social	Comportamentos pessoais que promovem relações eficientes
0602	Hidratação	Água adequada nos compartimentos intracelulares e extracelulares do organismo
1100	Higiene Oral	Condição da boca, dos dentes, das gengivas e da língua

Apêndice A: Conceitos e Definições dos Resultados NOC

Conceito do Resultado NOC		Definição
1202	Identidade	Distingue entre o eu e o não eu e caracteriza a própria essência
1207	Identidade Sexual	Reconhecimento e aceitação da própria identidade sexual
1200	Imagem Corporal	Percepção da própria aparência e funções do corpo
2603	Integridade Familiar	Comportamentos dos membros da família que, de forma coletiva, demonstram coesão, força e vínculo emocional
1101	Integridade Tissular: Pele e Mucosas	Integridade estrutural e função fisiológica normal da pele e das mucosas
0201	Locomoção: Cadeira de Rodas	Capacidade de ir de um lugar a outro em cadeira de rodas
0200	Locomoção: Caminhar	Capacidade de caminhar de um lugar a outro, de modo independente, com ou sem dispositivo auxiliar
1002	Manutenção da Amamentação	Continuação da amamentação do estabelecimento ao desmame, para nutrição de um neonato/lactente
0115	Maturidade Física: Homem	Mudanças físicas normais no homem ocorridas com a transição da infância para a vida adulta
0114	Maturidade Física: Mulher	Mudanças físicas normais na mulher, que ocorrem com a transição da infância à vida adulta
0908	Memória	Capacidade de recuperar e relatar, cognitivamente, informações antes armazenadas
0208	Mobilidade	Capacidade de movimentar-se, propositadamente, pelo próprio ambiente, de forma independente, com ou sem dispositivo auxiliar
0220	Mobilidade Articular: Coluna Vertebral	Amplitude ativa de movimentos da coluna vertebral, com movimentos autoiniciados
0214	Mobilidade Articular: Cotovelos	Amplitude ativa de movimentos dos cotovelos, com movimentos autoiniciados
0215	Mobilidade Articular: Dedos	Amplitude ativa de movimentos dos dedos, com movimentos autoiniciados
0217	Mobilidade Articular: Joelhos	Amplitude ativa de movimentos dos joelhos, com movimentos autoiniciados
0219	Mobilidade Articular: Ombros	Amplitude ativa de movimentos dos ombros, com movimentos autoiniciados
0207	Mobilidade Articular: Passivo	Movimento das articulações, com assistência
0218	Mobilidade Articular: Pescoço	Amplitude ativa de movimentos do pescoço, com movimentos autoiniciados
0221	Mobilidade Articular: Punhos	Amplitude ativa de movimentos dos punhos, com movimentos autoiniciados
0216	Mobilidade Articular: Quadril	Amplitude ativa de movimentos do quadril, com movimentos autoiniciados
0213	Mobilidade Articular: Tornozelos	Amplitude ativa de movimentos dos tornozelos, com movimentos autoiniciados
2007	Morte Confortável	Relaxamento físico, psicoespiritual, sociocultural e ambiental com o fim iminente da vida
1209	Motivação	Urgência interna que leva ou incita o indivíduo a ação(ões) positiva(s)
0206	Movimento Articular	Amplitude ativa de movimentos de todas as articulações, com movimentos autoiniciados
0212	Movimento Coordenado	Capacidade dos músculos para trabalhar em conjunto e de forma voluntária para o movimento pretendido
2106	Náusea e Vômitos: Efeitos Nocivos	Gravidade dos efeitos perturbadores observados ou relatados da náusea, da ânsia de vômito e do vômito no funcionamento diário

(Continua)

Apêndice A: Conceitos e Definições dos Resultados NOC

Conceito do Resultado NOC		Definição
1214	Nível de Agitação	Gravidade de manifestações fisiológicas e comportamentais de ruptura por estresse ou elementos bioquímicos
1211	Nível de Ansiedade	Gravidade de apreensão, tensão ou desassossego manifestado, decorrente de uma fonte não identificada
0916	Nível de Confusão Aguda	Gravidade do transtorno na consciência e na cognição que se desenvolve ao longo de período curto
1208	Nível de Depressão	Gravidade do humor melancólico e perda de interesse pelos eventos de vida
2109	Nível de Desconforto	Gravidade do desconforto mental ou físico observado ou relatado
2102	Nível de Dor	Gravidade da dor observada ou relatada
1212	Nível de Estresse	Gravidade da tensão física ou mental manifestada, resultante de fatores que alteram um equilíbrio existente
0007	Nível de Fadiga	Gravidade da fadiga generalizada prolongada que foi observada ou relatada
2300	Nível de Glicemia	Extensão da manutenção da variação normal dos níveis de glicose no plasma e na urina
0915	Nível de Hiperatividade	Gravidade dos padrões de desatenção e impulsividade em uma criança de 1 a 17 anos de idade
1210	Nível de Medo	Gravidade da apreensão, da tensão ou do desequilíbrio, advindo de fonte identificável
1213	Nível de Medo: Criança	Gravidade da apreensão, da tensão ou do desequilíbrio explícitos, advindos de fonte identificável, em uma criança de 1 a 17 anos de idade
2702	Nível de Violência da Comunidade	Incidência de atos violentos comparada a valores locais, estaduais ou nacionais
2604	Normalização da Família	Capacidade do sistema familiar para desenvolver estratégias de funcionamento excelente quando um dos membros tem uma doença crônica ou deficiência
1919	Ocorrência de Evasão	Quantidade de vezes, nas últimas 24 horas/uma semana/um mês (escolher um), que um indivíduo com prejuízo cognitivo foge de área segura
1912	Ocorrência de Quedas	Quantidade de vezes que um indivíduo cai
0117	Organização do Bebê Pré-Termo	Adaptação extrauterina da função fisiológica e comportamental pelo bebê nascido com 24 a 37 (termo) semanas gestacionais
0901	Orientação Cognitiva	Capacidade para identificar pessoa, lugar e tempo com exatidão
1705	Orientação para a Saúde	Compromisso pessoal com comportamentos de saúde como prioridades no estilo de vida
0116	Participação em Brincadeiras	Uso de atividades por uma criança de 1 a 11 anos de idade para promover satisfação, diversão e desenvolvimento
2605	Participação Familiar no Cuidado Profissional	Envolvimento da família na tomada de decisões, no oferecimento e na avaliação dos cuidados oferecidos por profissional do atendimento de saúde
1606	Participação nas Decisões sobre Cuidados de Saúde	Envolvimento pessoal na escolha e na avaliação das opções de cuidados de saúde para alcançar o resultado desejado
1604	Participação no Lazer	Uso de atividades relaxantes, interessantes e agradáveis para promover bem-estar
0405	Perfusão Tissular: Cardíaca	Adequação do fluxo de sangue através da vasculatura coronariana para manter a função cardíaca

Apêndice A: Conceitos e Definições dos Resultados NOC

Conceito do Resultado NOC		Definição
0416	Perfusão Tissular: Celular	Adequação do fluxo de sangue através da vasculatura para manter a função no nível das células
0406	Perfusão Tissular: Cerebral	Adequação do fluxo de sangue através da vasculatura cerebral para manter a função cerebral
0404	Perfusão Tissular: Órgãos Abdominais	Adequação do fluxo de sangue através dos pequenos vasos das vísceras abdominais para manter a função do órgão
0407	Perfusão Tissular: Periférica	Adequação do fluxo de sangue através dos pequenos vasos das extremidades para manter a função dos tecidos
0408	Perfusão Tissular: Pulmonar	Adequação do fluxo de sangue através da vasculatura pulmonar para perfundir alvéolos/unidade capilar
1006	Peso: Massa Corporal	O quanto o peso do corpo, os músculos e a gordura são coerentes com a altura, a estrutura, o gênero e a idade
0203	Posicionamento do Corpo: Autoiniciado	Capacidade de mudar a posição do próprio corpo, de forma independente, com ou sem acessório auxiliar
2804	Preparo da Comunidade para Catástrofes	Preparo da comunidade para reagir à calamidade natural ou causada pelo homem
1921	Preparo Pré-Procedimento	Preparação de um paciente para, em segurança, ser submetido a procedimento que exija anestesia ou sedação
1918	Prevenção da Aspiração	Atos pessoais para prevenir a passagem de líquido e partículas sólidas para os pulmões
0907	Processamento de Informações	Capacidade de adquirir, organizar e usar informações
2501	Proteção contra Abuso	Proteção a si e/ou outros dependentes contra abuso
2000	Qualidade de Vida	Alcance da percepção positiva das atuais circunstâncias de vida
0700	Reação à Transfusão de Sangue	Gravidade de complicações com reação à transfusão de sangue
2512	Recuperação da Negligência	Alcance da cura física, emocional e espiritual após suspensão de cuidados abaixo do padrão
2514	Recuperação de Abuso	Extensão da cura após abuso físico ou psicológico que pode incluir exploração sexual ou financeira
2502	Recuperação de Abuso: Emocional	Extensão da cura de lesões psicológicas decorrentes de abuso
2503	Recuperação de Abuso: Financeiro	Extensão do controle dos assuntos financeiros e legais após exploração financeira
2504	Recuperação de Abuso: Físico	Extensão da cura de lesões físicas por abuso
2505	Recuperação de Abuso: Sexual	Extensão da cura de lesões físicas e psicológicas por abuso ou exploração sexual
1107	Recuperação de Queimaduras	Extensão de recuperação física e psicológica geral após grande lesão por queimadura
2303	Recuperação Pós-Procedimento	Alcance do retorno de um indivíduo ao funcionamento inicial após procedimento(s) que exija(m) anestesia ou sedação
2204	Relacionamento Cuidador-Paciente	Interações e conexões positivas entre o cuidador e o receptor dos cuidados
2302	Remoção de Toxinas Sistêmicas: Diálise	Eliminação de toxinas do organismo, com diálise peritoneal ou hemodiálise
0003	Repouso	Quantidade e padrão da atividade diminuída para o rejuvenescimento mental e físico
2608	Resiliência Familiar	Adaptação e funcionamento positivos do sistema familiar após adversidade ou crise importante
1309	Resiliência Pessoal	Adaptação e funcionamento positivos de um indivíduo após crise adversa significativa

(Continua)

Conceito do Resultado NOC		Definição
0001	Resistência	Capacidade de sustentar a atividade
2210	Resistência no Papel de Cuidador	Fatores que promovem a capacidade do provedor de cuidados da família de manter essa função por período de tempo prolongado
1304	Resolução do Pesar	Ajustes a perda real ou iminente
2301	Resposta à Medicação	Efeitos terapêuticos e adversos da medicação prescrita
0411	Resposta à Ventilação Mecânica: Adulto	Troca alveolar e perfusão tissular estão eficientemente atendidas pela ventilação mecânica
0705	Resposta Alérgica: Localizada	Gravidade da resposta imunológica localizada hipersensível a um determinado antígeno ambiental (exógeno)
0706	Resposta Alérgica: Sistêmica	Gravidade da resposta imunológica sistêmica hipersensível a determinado antígeno ambiental (exógeno)
0412	Resposta ao Desmame da Ventilação Mecânica: Adulto	Adaptação respiratória e psicológica ao desmame da ventilação mecânica
2806	Resposta Comunitária a Catástrofes	Resposta da comunidade após evento calamitoso, natural ou causado pelo homem
0707	Resposta de Hipersensibilidade Imune	Gravidade das respostas imunes inadequadas
1920	Risco de Propensão à Evasão	A propensão de indivíduo com prejuízo cognitivo de escapar de área segura
2203	Ruptura no Estilo de Vida do Cuidador	Gravidade dos transtornos no estilo de vida de membro da família decorrentes do oferecimento dos cuidados
3014	Satisfação do Cliente	Alcance da percepção positiva dos cuidados oferecidos pelos enfermeiros
3000	Satisfação do Cliente: Acesso a Recursos de Cuidados	Alcance da percepção positiva do acesso a enfermeiros, suprimentos e equipamento necessários aos cuidados
3007	Satisfação do Cliente: Ambiente Físico	Alcance da percepção positiva do ambiente em que mora, em que é tratado, do equipamento e dos suprimentos, em locais de atendimento agudo, ou por tempo prolongado
3013	Satisfação do Cliente: Aspectos Técnicos dos Cuidados	Alcance da percepção positiva dos conhecimentos e especialização da equipe usados no oferecimento dos cuidados
3005	Satisfação do Cliente: Assistência Funcional	Alcance da percepção positiva da assistência de enfermagem para obtenção de mobilidade e auto autocuidado
3004	Satisfação do Cliente: Atendimento das Necessidades Culturais	Alcance da percepção positiva da integração de crenças culturais, valores e estruturas sociais nos cuidados de enfermagem
3002	Satisfação do Cliente: Comunicação	Alcance da percepção positiva de informações trocadas entre o cliente e a equipe de enfermagem
3003	Satisfação do Cliente: Continuidade dos Cuidados	Alcance da percepção positiva da coordenação dos cuidados, quando o cliente vai de um local de atendimento a outro
3016	Satisfação do Cliente: Controle da Dor	Alcance da percepção positiva dos cuidados de enfermagem para aliviar a dor
3011	Satisfação do Cliente: Controle dos Sintomas	Alcance da percepção positiva dos cuidados de enfermagem para aliviar os sintomas da doença
3006	Satisfação do Cliente: Cuidado Físico	Alcance da percepção positiva dos cuidados de enfermagem para manter as funções e a higiene corporais

Apêndice A: Conceitos e Definições dos Resultados NOC

Conceito do Resultado NOC		Definição
3009	Satisfação do Cliente: Cuidado Psicológico	Alcance da percepção positiva da assistência de enfermagem para enfrentar as questões emocionais e desempenhar as atividades mentais
3001	Satisfação do Cliente: Cuidados	Alcance da percepção positiva da preocupação dos enfermeiros com o cliente
3012	Satisfação do Cliente: Ensino	Alcance da percepção positiva das instruções dadas pela equipe de enfermagem para melhorar o conhecimento, a compreensão e a participação nos cuidados
3015	Satisfação do Cliente: Gerenciamento de Serviços	Alcance da percepção positiva dos serviços de conduta de caso
3008	Satisfação do Cliente: Proteção dos Direitos	Alcance da percepção positiva da proteção dos direitos legais e morais de um cliente, oferecida pela equipe de enfermagem
3010	Satisfação do Cliente: Segurança	Alcance da percepção positiva de procedimentos, informações e cuidados de enfermagem para evitar prejuízo ou lesão
2506	Saúde Emocional do Cuidador	Bem-estar emocional do provedor de cuidados da família enquanto cuida de familiar
2001	Saúde Espiritual	Conexão consigo mesmo, com os outros, com um poder mais alto, com toda a vida, com a natureza e com o universo, que transcende e fortalece seu eu
2507	Saúde Física do Cuidador	Bem-estar físico de um provedor de cuidados da família enquanto cuida de membro da família
0802	Sinais Vitais	O quanto a temperatura, o pulso, a respiração e a pressão sanguínea estão dentro de uma variação normal
0603	Sobrecarga Líquida Severa	Gravidade no excesso de líquidos nos compartimentos intracelulares e extracelulares do organismo
0004	Sono	Suspensão periódica natural da consciência, durante a qual o corpo se recupera
1307	Término de Vida com Dignidade	Ações pessoais para manter o controle durante o fim da vida que se aproxima
0800	Termorregulação	Equilíbrio entre a produção, o aumento e a perda de calor
0801	Termorregulação: Recém-Nascido	Equilíbrio entre a produção, o aumento e a perda de calor, durante os primeiros 28 dias de vida
0005	Tolerância à Atividade	Respostas fisiológicas a movimentos que consomem energia nas atividades da vida diária
0906	Tomada de Decisão	Capacidade de fazer julgamentos e escolher entre duas ou mais alternativas
1500	Vínculo Pais-Bebê	Comportamentos dos pais e do bebê que demonstram um elo afetivo duradouro
1206	Vontade de Viver	Desejo, determinação e esforço para sobreviver

APÊNDICE B

Conceitos e Definições das Intervenções NIC

Conceito da Intervenção NIC		Definição
8190	Acompanhamento por Telefone	Oferecimento de resultados de exames e avaliação da reação do paciente, além de determinação do potencial de problemas, em consequência de tratamento, exames ou testes anteriores, usando o telefone
5240	Aconselhamento	Uso de um processo interativo de ajuda, com foco nas necessidades, problemas ou sentimentos do paciente e pessoas importantes para melhorar ou apoiar o enfrentamento, a solução de problemas e as relações interpessoais
5242	Aconselhamento Genético	Uso de processo interativo de ajuda no enfrentamento, com foco na assistência ao indivíduo, família ou grupo que apresenta, ou corre risco de desenvolver ou transmitir um defeito de nascença, ou uma condição genética
5247	Aconselhamento na Pré-Concepção	Triagem e oferecimento de informações e apoio a indivíduos em idade de criar filhos antes da gravidez, promovendo saúde e a redução de riscos
5246	Aconselhamento Nutricional	Uso de processo interativo de ajuda com foco na necessidade de modificação da dieta
5244	Aconselhamento para Lactação	Uso de um processo interativo de ajuda para auxiliar na manutenção de um aleitamento materno bem-sucedido
5248	Aconselhamento Sexual	Uso de um processo interativo de ajuda com foco na necessidade de fazer ajustes na prática sexual ou na melhoria do enfrentamento de evento/distúrbio sexual
1320	Acupressão	Aplicação de pressão firme e contínua em pontos especiais do corpo para reduzir a dor, produzir relaxamento e prevenir ou reduzir a náusea
2210	Administração de Analgésicos	Uso de agentes farmacológicos para reduzir ou eliminar a dor
2214	Administração de Analgésicos: Intraespinhal	Administração de agentes farmacológicos no espaço epidural ou intratecal para reduzir ou eliminar a dor
2840	Administração de Anestesia	Preparo e administração de agentes anestésicos e monitoração da reação do paciente durante a administração
4030	Administração de Hemoderivados	Administração de sangue ou derivados do sangue e monitoramento da reação do paciente durante a administração
2300	Administração de Medicamentos	Preparo, oferta e avaliação da eficácia de medicamentos prescritos e não prescritos
2314	Administração de Medicamentos: Endovenosa (EV)	Preparo e aplicação de medicamentos pela via endovenosa
2301	Administração de Medicamentos: Enteral	Oferta de medicamentos através de sonda inserida no sistema gastrointestinal
2311	Administração de Medicamentos: Inalatória	Preparo e administração de medicamentos inalados

Apêndice B: Conceitos e Definições das Intervenções NIC

Conceito da Intervenção NIC		Definição
2302	Administração de Medicamentos: Interpleural	Administração de medicamento através de um cateter interpleural para reduzir a dor
2312	Administração de Medicamentos: Intradérmica	Preparo e aplicação de medicamentos pela via intradérmica
2319	Administração de Medicamentos: Intraespinhal	Administração e monitoramento de medicação através de via epidural ou intratecal estabelecida
2313	Administração de Medicamentos: Intramuscular (IM)	Preparo e aplicação de medicamento pela via intramuscular
2303	Administração de Medicamentos: Intraóssea	Inserção de agulha na cavidade medular, através do córtex ósseo, para administração de emergência e em curto prazo de líquidos, sangue ou medicamento
2320	Administração de Medicamentos: Nasal	Preparo e administração de medicamentos pelas vias nasais
2310	Administração de Medicamentos: Oftálmica	Preparo e instilação de medicamentos oftalmológicos
2304	Administração de Medicamentos: Oral	Preparo e administração de medicamentos pela boca
2308	Administração de Medicamentos: Otológica	Preparo e instilação de medicamentos otológicos
2307	Administração de Medicamentos: Reservatório Ventricular	Administração e monitoramento de medicamentos através de cateter de demora inserido no ventrículo lateral do cérebro
2315	Administração de Medicamentos: Retal	Preparo e inserção de supositórios retais
2317	Administração de Medicamentos: Subcutânea	Preparo e aplicação de medicamentos por via subcutânea
2316	Administração de Medicamentos: Tópica	Preparo e aplicação de medicamentos na pele
2318	Administração de Medicamentos: Vaginal	Preparo e inserção de medicamentos vaginais
1200	Administração de Nutrição Parenteral Total (NPT)	Preparo e oferecimento de nutrientes intravenosos e monitoramento da resposta do paciente
1050	Alimentação	Oferecimento de ingestão nutricional para paciente que não consegue se alimentar
1052	Alimentação por Mamadeira	Preparo e administração de líquidos para um bebê, por meio de mamadeira
1056	Alimentação por Sonda Enteral	Oferecimento de nutrientes e água através de uma sonda gastrointestinal
6700	Amnioinfusão	Infusão de líquido no útero, durante trabalho de parto, para aliviar a compressão do cordão umbilical ou diluir líquido com mecônio
4035	Amostra de Sangue Capilar	Obter amostra arteriovenosa de local periférico do corpo, como calcanhar, dedo da mão ou outro local transcutâneo
1380	Aplicação de Calor/Frio	Estimulação da pele e tecidos subjacentes, com calor ou frio, para reduzir dor, espasmos musculares ou inflamação
7280	Apoio a Irmãos	Assistência a um irmão para enfrentar doença/condição crônica/deficiência de irmão ou irmã
6400	Apoio à Proteção Contra Abuso	Identificação de relações e ações de alto risco para prevenir sofrimento por dano físico ou emocional

(Continua)

Conceito da Intervenção NIC		Definição
6404	Apoio à Proteção Contra Abuso: Idoso	Identificação de relações de alto risco do idoso e ações para prevenir possível sofrimento por dano físico, sexual ou emocional; negligência de necessidades básicas vitais, ou exploração
6402	Apoio à Proteção Contra Abuso: Infantil	Identificação de alto risco nas relações da criança e ações para prevenir possível sofrimento por dano físico, sexual ou emocional, ou negligência quanto às necessidades básicas vitais
6403	Apoio à Proteção Contra Abuso: Parceiro no Lar	Identificação de alto risco nas relações domésticas e ações para prevenir possível sofrimento por dano físico, sexual ou emocional, ou exploração de um parceiro no lar
6408	Apoio à Proteção Contra Abuso: Religioso	Identificação de alto risco de controle nas relações religiosas e ações para prevenir sofrimento físico, sexual ou emocional
5250	Apoio à Tomada de Decisão	Fornecimento de informações e apoio a paciente que está tomando uma decisão sobre cuidados de saúde
7040	Apoio ao Cuidador	Oferecimento das informações necessárias, defesa e apoio para facilitar o cuidado primário ao paciente por pessoa que não seja um profissional de saúde
7710	Apoio ao Médico	Colaboração com os médicos para oferecer cuidado qualificado ao paciente
7500	Apoio ao Sustento	Ajuda a indivíduo/família que necessita encontrar comida, roupas ou abrigo
5270	Apoio Emocional	Oferecimento de tranquilidade, aceitação e encorajamento durante períodos de estresse
5420	Apoio Espiritual	Assistência ao paciente para que tenha equilíbrio e conexão com um poder superior
7140	Apoio Familiar	Promoção dos valores, interesses e metas da família
1330	Aromaterapia	Administração de óleos essenciais por meio de massagem, unguentos ou loções tópicas, banhos, inalação, duchas ou compressas (quentes ou frias) para acalmar, propiciar alívio à dor e intensificar o relaxamento e o conforto
4330	Arteterapia	Promoção da comunicação por meio de desenhos ou outras formas de arte
3160	Aspiração de Vias Aéreas	Remoção de secreções das vias aéreas por meio de inserção de cateter de aspiração na via oral aérea e/ou traqueal do paciente
2400	Assistência à Analgesia Controlada pelo Paciente (PCA)	Facilitação da administração e regulação da analgesia pelo paciente
5260	Assistência ao Morrer	Promoção de conforto físico e da paz psicológica na fase final da vida
2900	Assistência Cirúrgica	Assistência ao cirurgião/dentista em procedimentos cirúrgicos e cuidados do paciente cirúrgico
7680	Assistência em Exames	Oferecer assistência ao paciente e a outros provedores de cuidado à saúde, durante um procedimento ou exame
1054	Assistência na Amamentação	Preparo da mãe novata para amamentar seu bebê
4470	Assistência na Automodificação	Reforço de uma mudança autodirigida, iniciada pelo paciente, em busca de metas de importância pessoal
1800	Assistência no Autocuidado	Assistência ao outro na realização de atividades da vida diária
1803	Assistência no Autocuidado: Alimentação	Assistência a paciente na alimentação

Apêndice B: Conceitos e Definições das Intervenções NIC

Conceito da Intervenção NIC		Definição
1805	Assistência no Autocuidado: Atividades Essenciais da Vida Diária	Assistência e instruções à pessoa para que faça as atividades instrumentais da vida diária (AIVD) necessárias ao funcionamento em casa ou na comunidade
1801	Assistência no Autocuidado: Banho/Higiene	Assistência a paciente para que faça a higiene pessoal
1806	Assistência no Autocuidado: Transferência	Assistência a paciente com limitações aos movimentos independentes para aprender a mudar a localização do corpo
1804	Assistência no Autocuidado: Uso de Vaso Sanitário	Assistência a outra pessoa nas eliminações
1802	Assistência no Autocuidado: Vestir/Arrumar-se	Assistência a paciente com relação às roupas e à aparência
4640	Assistência no Controle da Raiva	Facilitação da manifestação de raiva de forma adequada e não violenta
1240	Assistência para Aumentar o Peso	Facilitação do aumento do peso corporal
7180	Assistência para Manutenção do Lar	Auxílio a paciente/família para manutenção da casa como um local limpo, seguro e agradável para se viver
4490	Assistência para Parar de Fumar	Ajuda a outra pessoa para parar de fumar
1280	Assistência para Reduzir o Peso	Facilitação da redução de peso e/ou gordura corporal
7380	Assistência quanto a Recursos Financeiros	Assistência a indivíduo/família para garantir e controlar os recursos financeiros de modo a atender às necessidades de cuidados de saúde
3390	Assistência Ventilatória	Promoção de um padrão respiratório espontâneo excelente que maximize a troca de oxigênio e dióxido de carbono nos pulmões
5380	Aumento da Segurança	Intensificação de uma sensação de segurança física e psicológica pelo paciente
7410	Autorização do Seguro	Auxílio a paciente e provedor para garantir o pagamento por terceiros dos serviços ou equipamento de saúde
2860	Autotransfusão	Coleta e reinfusão de sangue perdido em período intraoperatório ou pós-operatório, de feridas limpas
6520	Avaliação da Saúde	Detectar riscos ou problemas de saúde por meio de histórico, exame e outros procedimentos
7700	Avaliação de Desempenho	Avaliação sistemática do desempenho de um colega, comparado aos padrões profissionais de prática
7760	Avaliação de Produto	Determinação da eficácia de novos produtos ou equipamento
1610	Banho	Limpeza do corpo com o propósito de relaxamento, asseio e restabelecimento
4680	Biblioterapia	Uso terapêutico da literatura para intensificar a expressão de sentimentos, resolução ativa de problemas, enfrentamento ou *insight*
5860	*Biofeedback*	Ajuda ao paciente para que obtenha controle voluntário das reações fisiológicas, utilizando o *feedback* de equipamento eletrônico, que monitora os processos fisiológicos
4430	Brinquedo Terapêutico	Uso proposital e orientado de brinquedos, ou outros materiais, para ajudar as crianças a comunicar sua percepção e conhecimento do mundo e auxiliar a dominar seu ambiente
6260	Captação de Órgãos	Orientação às famílias durante processo de doação de órgãos para assegurar a retirada, em momento certo, de órgãos vitais e tecidos para transplante

(Continua)

Conceito da Intervenção NIC		Definição
8120	Coleta de Dados de Pesquisa	Coleta de dados de pesquisa
7940	Coleta de Dados Forenses	Coleta e registro de dados pertinentes ao paciente para relatório forense
6600	Conduta da Radioterapia	Assistência ao paciente para que entenda e minimize os efeitos secundários dos tratamentos radioterápicos
0490	Conduta no Prolapso Retal	Prevenção e/ou redução manual de prolapso retal
5000	Construção de Relação Complexa	Estabelecimento de uma relação terapêutica com o paciente para promover *insight* e mudança de comportamento
7910	Consulta	Uso de conhecimentos especializados para trabalhar com pessoas que buscam ajuda na solução de problemas, de modo a habilitar indivíduos, famílias, grupos ou instituições a atingirem as metas identificadas
8180	Consulta por Telefone	Provocação das preocupações do paciente, ouvir e oferecer apoio, informações ou ensino, em resposta a preocupações expressas pelo paciente, usando o telefone
7630	Contenção de Custos	Controle e facilitação de um uso eficiente e real dos recursos
6580	Contenção Física	Aplicação, monitoramento e remoção de dispositivos de contenção mecânica, ou contenção manual, utilizados para limitar a mobilidade física do paciente
6430	Contenção Química	Administração, monitoramento e interrupção de agentes psicotrópicos usados para controle de comportamento extremado de um indivíduo
4420	Contrato com o Paciente	Negociação e acordo com um paciente reforçando uma mudança específica de comportamento
1910	Controle Ácido-Básico	Promoção do equilíbrio ácido-básico e prevenção de complicações resultantes de desequilíbrio ácido-básico
1911	Controle Ácido-Básico: Acidose Metabólica	Promoção do equilíbrio ácido-básico e prevenção de complicações resultantes de níveis de HCO_3 séricos mais baixos do que o desejado
1913	Controle Ácido-Básico: Acidose Respiratória	Promoção do equilíbrio ácido-básico e prevenção de complicações resultantes de níveis séricos de PCO_2 superiores ao desejado
1912	Controle Ácido-Básico: Alcalose Metabólica	Promoção do equilíbrio ácido-básico e prevenção de complicações resultantes de níveis séricos de HCO_3 superiores ao desejado
1914	Controle Ácido-Básico: Alcalose Respiratória	Promoção do equilíbrio ácido-básico e prevenção de complicações resultantes de níveis séricos de PCO_2 mais baixos do que o desejado
6412	Controle da Anafilaxia	Promoção de ventilação e perfusão tissular adequadas para indivíduo com reação alérgica grave (antígeno-anticorpo)
3210	Controle da Asma	Identificação, tratamento e prevenção de reações a inflamação/constrição das vias aéreas
6460	Controle da Demência	Provisão de um ambiente modificado para paciente em estado de confusão crônica
6462	Controle da Demência: Banho	Redução do comportamento agressivo durante a higiene do corpo
0460	Controle da Diarreia	Controle e alívio de diarreia
2560	Controle da Disreflexia	Prevenção e eliminação de estímulos que causam reflexos hiperativos e reações autonômicas inadequadas, em paciente com lesão cervical ou torácica superior

Apêndice B: Conceitos e Definições das Intervenções NIC

Conceito da Intervenção NIC		Definição
1400	Controle da Dor	Alívio da dor ou sua redução a um nível de conforto aceito pelo paciente
0590	Controle da Eliminação Urinária	Manutenção de um padrão excelente de eliminação urinária
4160	Controle da Hemorragia	Redução ou eliminação de perda de sangue rápida e excessiva
2120	Controle da Hiperglicemia	Prevenção e tratamento de níveis de glicose sanguínea acima do normal
4170	Controle da Hipervolemia	Redução no volume do líquido extracelular e/ou intracelular e prevenção de complicações, em paciente com sobrecarga hídrica
2130	Controle da Hipoglicemia	Prevenção e tratamento de níveis baixos de glicose no sangue
4180	Controle da Hipovolemia	Expansão de volume hídrico intravascular em paciente com depleção de volume
1450	Controle da Náusea	Prevenção e alívio da náusea
2760	Controle da Negligência Unilateral	Proteção e reintegração segura da parte do corpo afetada, ao mesmo tempo auxiliando o paciente a adaptar-se a alteração na capacidade de percepção
1100	Controle da Nutrição	Auxílio ou oferta de ingestão nutricional equilibrada de alimentos e líquidos
3500	Controle da Pressão	Minimização da pressão sobre partes do corpo
2240	Controle da Quimioterapia	Assistência ao paciente e aos familiares para que compreendam a ação e a minimização dos efeitos colaterais dos agentes antineoplásicos
2260	Controle da Sedação	Administração de sedativos, monitoramento da resposta do paciente e oferecimento do suporte fisiológico necessário, durante procedimento diagnóstico ou terapêutico
2660	Controle da Sensibilidade Periférica	Prevenção ou minimização de lesão ou desconforto em paciente com alteração da sensibilidade
1440	Controle da Síndrome Pré-Menstrual (TPM)	Alívio/atenuação dos sintomas físicos e/ou comportamentais que ocorrem durante a fase lútea do ciclo menstrual
7880	Controle da Tecnologia	Uso de equipamento e dispositivos tecnológicos para monitorar a condição do paciente ou manter sua vida
7886	Controle da Tecnologia Reprodutiva	Assistência a paciente por meio das etapas de tratamento complexo para infertilidade
4270	Controle da Terapia Tromboembolítica	Coleta e análise de dados do paciente para dar origem à provisão segura e adequada de um agente que dissolva o trombo
3300	Controle da Ventilação Mecânica: Invasiva	Assistência a paciente que recebe suporte respiratório artificial através de dispositivo inserido na traqueia
3302	Controle da Ventilação Mecânica: Não Invasiva	Assistência ao paciente que recebe suporte respiratório artificial que não necessita de dispositivo inserido na traqueia
6410	Controle de Alergias	Identificação, tratamento e prevenção de reações alérgicas a alimentos, medicamentos, picada de insetos, material de contraste, sangue e outras substâncias
6510	Controle de Alucinações	Promoção de segurança, conforto e orientação para a realidade do paciente com alucinações
7820	Controle de Amostras para Exames	Obtenção, preparo e conservação de uma amostra para exame laboratorial
4090	Controle de Arritmias	Prevenção, reconhecimento e facilitação do tratamento de ritmos cardíacos anormais

(Continua)

Conceito da Intervenção NIC		Definição
0450	Controle de Constipação/Impactação	Prevenção e alívio de constipação/impactação
2680	Controle de Convulsões	Cuidados a paciente durante uma convulsão e estado pós-convulsivo
1030	Controle de Distúrbios Alimentares	Prevenção e tratamento de restrição alimentar grave e excesso de exercícios, ou período de excesso alimentar e provocação de vômito de alimentos e líquidos
8820	Controle de Doenças Transmissíveis	Trabalhar com a comunidade para reduzir e controlar a incidência e a prevalência de doenças contagiosas em uma população específica
2540	Controle de Edema Cerebral	Limitação de lesão cerebral secundária resultante de edema do tecido cerebral
2570	Controle de Eletroconvulsoterapia	Assistência com oferecimento seguro e eficiente de eletroconvulsoterapia no tratamento de doença psiquiátrica
2000	Controle de Eletrólitos	Promoção do equilíbrio eletrolítico e prevenção de complicações resultantes de níveis de eletrólitos séricos anormais ou indesejados
2001	Controle de Eletrólitos: Hipercalcemia	Promoção do equilíbrio de cálcio e prevenção de complicações que resultam de níveis séricos de cálcio superiores aos desejados
2002	Controle de Eletrólitos: Hipercalemia	Promoção do equilíbrio de potássio e prevenção de complicações resultantes de níveis séricos de potássio superiores aos desejados
2005	Controle de Eletrólitos: Hiperfosfatemia	Promoção do equilíbrio de fosfato e prevenção de complicações resultantes de níveis séricos de fosfato superiores aos desejados
2003	Controle de Eletrólitos: Hipermagnesemia	Promoção do equilíbrio de magnésio e prevenção de complicações resultantes de níveis séricos de magnésio superiores aos desejados
2004	Controle de Eletrólitos: Hipernatremia	Promoção do equilíbrio de sódio e prevenção de complicações resultantes de níveis séricos de sódio superiores aos desejados
2006	Controle de Eletrólitos: Hipocalcemia	Promoção do equilíbrio de cálcio e prevenção de complicações decorrentes de níveis séricos de cálcio abaixo dos desejados
2007	Controle de Eletrólitos: Hipocalemia	Promoção do equilíbrio de potássio e prevenção de complicações resultantes de níveis séricos de potássio abaixo dos desejados
2010	Controle de Eletrólitos: Hipofosfatemia	Promoção do equilíbrio de fosfato e prevenção de complicações resultantes de níveis séricos de fosfato abaixo dos desejados
2008	Controle de Eletrólitos: Hipomagnesemia	Promoção do equilíbrio de magnésio e prevenção de complicações resultantes de níveis séricos de magnésio abaixo dos desejados
2009	Controle de Eletrólitos: Hiponatremia	Promoção do equilíbrio de sódio e prevenção de complicações resultantes de níveis séricos de sódio abaixo dos desejados
0180	Controle de Energia	Regulação do uso da energia para tratamento ou prevenção de fadiga e otimização de funções
6450	Controle de Ideias Delirantes	Promoção de conforto, segurança e orientação para a realidade de paciente com crenças falsas e arraigadas, com pouco ou nenhum embasamento na realidade
6530	Controle de Imunização/Vacinação	Monitoração do estado de imunização, facilitando o acesso a imunizações e provisão de imunizações para prevenir doenças transmissíveis

Apêndice B: Conceitos e Definições das Intervenções NIC

Conceito da Intervenção NIC		Definição
6540	Controle de Infecção	Minimizar a aquisição e a transmissão de agentes infecciosos
6545	Controle de Infecção: Intra-Operatório	Prevenção de infecção hospitalar na sala de cirurgia
2380	Controle de Medicamentos	Facilitação do uso seguro e eficaz de medicamentos prescritos e não prescritos
3550	Controle de Prurido	Prevenção e tratamento de prurido
7800	Controle de Qualidade	Coleta e análise sistemáticas dos indicadores de qualidade de uma organização para melhorar o atendimento do paciente
7840	Controle de Suprimentos	Garantia de aquisição e manutenção de itens apropriados para o oferecimento de cuidados ao paciente
3140	Controle de Vias Aéreas	Facilitação da desobstrução das passagens de ar
3180	Controle de Vias Aéreas Artificiais	Manutenção de tubos endotraqueais e de traqueostomia e prevenção de complicações associadas ao seu uso
6480	Controle do Ambiente	Manipulação do ambiente ao redor do paciente visando benefício terapêutico, apelo sensorial e bem-estar psicológico
6484	Controle do Ambiente: Comunidade	Monitoramento e alteração das condições físicas, sociais, culturais, econômicas e políticas que afetam a saúde de grupos e comunidades
6482	Controle do Ambiente: Conforto	Manipulação do ambiente ao redor do paciente para promover o máximo de conforto
6485	Controle do Ambiente: Preparo do Lar	Preparação da casa para oferecer cuidados seguros e eficientes
6487	Controle do Ambiente: Prevenção de Violência	Monitoramento e manipulação do ambiente físico para reduzir o potencial de comportamento violento voltado a si mesmo, aos outros ou ao ambiente
6481	Controle do Ambiente: Processo para o Estabelecimento de Vínculo	Manipulação do ambiente em torno do paciente para facilitar o desenvolvimento da relação pais/bebê
6486	Controle do Ambiente: Segurança	Monitoramento e manipulação do ambiente físico para promoção da segurança
6489	Controle do Ambiente: Segurança do Trabalhador	Monitoramento e manipulação do ambiente no local de trabalho para promoção da segurança e da saúde dos trabalhadores
4250	Controle do Choque	Facilitação do oferecimento de oxigênio e nutrientes a tecidos sistêmicos, com excreção de produtos de degradação celulares, em paciente com perfusão tissular alterada com gravidade
4254	Controle do Choque: Cardiogênico	Promoção de perfusão tissular adequada a paciente com função de bombeamento para o coração gravemente comprometida
4258	Controle do Choque: Hipovolêmico	Promoção de perfusão tissular adequada para paciente com volume intravascular gravemente comprometido
4256	Controle do Choque: Vasogênico	Promoção de uma perfusão tissular adequada para paciente com perda grave de tônus vascular
4350	Controle do Comportamento	Ajuda a paciente para controle de comportamento negativo
4354	Controle do Comportamento: Autoagressão	Assistência ao paciente para reduzir ou eliminar comportamentos de automutilação ou autoabuso
4352	Controle do Comportamento: Hiperatividade/Desatenção	Oferecimento de um meio terapêutico que, com segurança, acomode o paciente com déficit de atenção e/ou hiperatividade, ao mesmo tempo que promova um funcionamento excelente

(Continua)

Conceito da Intervenção NIC		Definição
4356	Controle do Comportamento: Sexual	Delineamento e prevenção de comportamentos sexuais socialmente inaceitáveis
6440	Controle do Delírio	Provisão de um ambiente seguro e terapêutico a paciente em estado agudo de confusão
4095	Controle do Desfibrilador: Externo	Cuidado de paciente que recebe desfibrilação para controle de distúrbios do ritmo cardíaco que são uma ameaça à vida
4096	Controle do Desfibrilador: Interno	Cuidado do paciente que está sendo monitorado permanentemente para detecção de arritmias de distúrbios cardíacos com risco de morte por meio da inserção e do uso do desfibrilador cardíaco interno
5330	Controle do Humor	Oferta de segurança, estabilização, recuperação e manutenção de paciente com humor disfuncionalmente deprimido ou elevado
4091	Controle do Marca-passo: Definitivo	Cuidado de paciente que recebe suporte permanente de bombeamento cardíaco por inserção e uso de marca-passo definitivo
4092	Controle do Marca-passo: Temporário	Suporte temporário para bombeamento cardíaco, por meio da inserção e do uso de marcapasso temporário
1260	Controle do Peso	Facilitação da manutenção de peso corporal adequado e porcentagem de gordura corporal ideal
0630	Controle do Pessário	Colocação e monitoramento de dispositivo vaginal para tratamento de incontinência urinária de esforço, retroversão uterina, prolapso genital ou cérvice incompetente
1570	Controle do Vômito	Prevenção e alívio do vômito
4120	Controle Hídrico	Promoção do equilíbrio hídrico e prevenção de complicações decorrentes de níveis anormais ou indesejados de líquidos
2080	Controle Hidroeletrolítico	Regulação e prevenção de complicações decorrentes de níveis alterados de líquidos e/ou eletrólitos
0430	Controle Intestinal	Estabelecimento e manutenção de um padrão regular de eliminação intestinal
2880	Coordenação Pré-Operatória	Facilitação de exames diagnósticos pré-admissionais e preparo do paciente cirúrgico
1680	Cuidado com as Unhas	Promoção de unhas limpas, bem cuidadas e atraentes e prevenção de lesões de pele relacionadas ao cuidado inadequado das unhas
6840	Cuidado Neonatal: no Método Canguru	Promoção da aproximação entre os pais e o bebê prematuro fisiologicamente estável pelo preparo dos pais e oferecimento de ambiente para contato pele com pele
4040	Cuidados Cardíacos	Limitação de complicações resultantes de um desequilíbrio entre o suprimento e a demanda de oxigênio ao miocárdio para paciente com sintomas de função cardíaca prejudicada
4044	Cuidados Cardíacos: Fase Aguda	Limitação de complicações em paciente que, recentemente, apresentou um episódio de desequilíbrio entre o suprimento e a demanda de oxigênio ao miocárdio, resultando em função cardíaca prejudicada
4046	Cuidados Cardíacos: Reabilitação	Promoção do nível máximo de atividade funcional em paciente que sofreu episódio de função cardíaca prejudicada em consequência de desequilíbrio entre o suprimento e a demanda de oxigênio ao miocárdio

Apêndice B: Conceitos e Definições das Intervenções NIC

Conceito da Intervenção NIC — Definição

Código	Conceito da Intervenção NIC	Definição
4064	Cuidados Circulatórios: Equipamentos de Suporte Circulatório Mecânico	Suporte temporário da circulação com o uso de dispositivos ou bombas mecânicas
4062	Cuidados Circulatórios: Insuficiência Arterial	Promoção da circulação arterial
4066	Cuidados Circulatórios: Insuficiência Venosa	Promoção da circulação venosa
3000	Cuidados com a Circuncisão	Apoio pré-procedimento e pós-procedimento a homens submetidos à circuncisão
0940	Cuidados com a Tração/ Imobilização	Controle de paciente em tração e/ou dispositivo para imobilizar e estabilizar uma parte do corpo
0762	Cuidados com Aparelho Gessado: Manutenção	Cuidado com o aparelho gessado após o período de secagem
0764	Cuidados com Aparelho Gessado: Úmido	Cuidado de aparelho gessado novo durante o período de secagem
1875	Cuidados com Cateter: Linha Umbilical	Conduta com recém-nascido com um cateter umbilical
1872	Cuidados com Drenos: Torácico	Conduta com paciente com dispositivo externo impermeável de drenagem que sai da cavidade torácica
1878	Cuidados com Drenos: Ventriculostomia/ Dreno Lombar	Conduta com paciente com sistema externo de drenagem do líquido cerebroespinhal
6820	Cuidados com Bebês	Provisão de cuidados centrados na família e adequados ao desenvolvimento da criança com menos de um ano de idade
1620	Cuidados com Lentes de Contato	Prevenção de lesão ocular e danos a lentes pelo uso correto de lentes de contato
3660	Cuidados com Lesões	Prevenção de complicações em feridas e promoção da cicatrização
3662	Cuidados com Lesões: Drenagem Fechada	Manutenção de um sistema de drenagem por pressão no local da lesão
3661	Cuidados com Lesões: Queimaduras	Prevenção de complicações em lesões devido a queimaduras e facilitação de sua cicatrização
4220	Cuidados com o Cateter Central de Inserção Periférica (PICC)	Inserção e manutenção de um cateter inserido perifericamente, localizado na linha intermediária ou central
8250	Cuidados com o Desenvolvimento	Estruturação do ambiente e oferecimento de cuidados em resposta a indicadores comportamentais e ao estado do bebê prematuro
3440	Cuidados com o Local de Incisão	Higienização, monitoramento e promoção da cicatrização da ferida fechada por suturas, clipes ou grampos
1750	Cuidados com o Períneo	Manutenção da integridade da pele do períneo e alívio do desconforto perineal
6880	Cuidados com o Recém-Nascido	Cuidados com o recém-nascido durante a transição para a vida extrauterina e o período subsequente de estabilização
0740	Cuidados com o Repouso no Leito	Promoção de conforto, segurança e prevenção de complicações em paciente incapaz de sair do leito
1670	Cuidados com os Cabelos	Promoção de cabelos limpos, arrumados e bonitos
1650	Cuidados com os Olhos	Prevenção ou minimização de riscos aos olhos ou à integridade visual
1640	Cuidados com os Ouvidos	Prevenção ou minimização de riscos ao ouvido ou à audição
1660	Cuidados com os Pés	Higienização e inspeção dos pés com fins de relaxamento, limpeza e saúde da pele
0480	Cuidados com Ostomias	Manutenção da eliminação mediante um estoma e cuidados com o tecido circunjacente

(Continua)

Conceito da Intervenção NIC		Definição
1780	Cuidados com Próteses	Cuidados de dispositivo removível usado por paciente e prevenção de complicações associadas ao uso
1870	Cuidados com Sondas/Drenos	Conduta com o paciente com dispositivo externo de drenagem que sai do corpo
1874	Cuidados com Sondas: Gastrointestinal	Conduta com paciente com sonda gastrointestinal
1876	Cuidados com Sondas: Urinário	Conduta com paciente com equipamento de drenagem urinária
3520	Cuidados com Úlceras de Pressão	Facilitação da cicatrização em úlceras de pressão
3582	Cuidados da Pele: Local de Doação	Prevenção de complicações de ferimento e promoção da cicatrização no local da doação
3583	Cuidados da Pele: Local do Enxerto	Prevenção de complicações em ferimento e promoção da cicatrização no local do enxerto
3584	Cuidados da Pele: Tratamentos Tópicos	Aplicação de substâncias tópicas ou manipulação de dispositivos para a promoção da integridade da pele e minimização de degradação da pele
6200	Cuidados de Emergência	Provisão de medidas para salvar a vida em situações de emergência
6830	Cuidados durante o Parto	Monitoramento e controle do primeiro e do segundo estágio do processo de nascimento
6834	Cuidados durante o Parto: Parto de Alto Risco	Assistência ao parto vaginal de múltiplos fetos ou mal-posicionados
7260	Cuidados durante o Repouso do Cuidador	Oferecimento de cuidados de curto prazo para proporcionar descanso ao cuidador da família
7310	Cuidados na Admissão	Facilitação a admissão de um paciente na instituição de prestação de cuidados de saúde
3420	Cuidados na Amputação	Promoção do bem-estar físico e psicológico antes e depois da amputação de parte do corpo
4104	Cuidados na Embolia: Periférica	Limitação de complicações para um paciente que apresenta ou está em risco de apresentar oclusão da circulação periférica
4106	Cuidados na Embolia: Pulmonar	Limitação de complicações para um paciente que apresenta ou está em risco de apresentar oclusão da circulação pulmonar
6800	Cuidados na Gravidez de Alto Risco	Identificação e controle de uma gravidez de alto risco, para promover resultados saudáveis à mãe e ao bebê
0410	Cuidados na Incontinência Intestinal	Promoção da continência intestinal e manutenção da integridade da pele perianal
0412	Cuidados na Incontinência Intestinal: Encoprese	Promoção da continência intestinal em crianças
0610	Cuidados na Incontinência Urinária	Auxílio na promoção da continência e na manutenção da integridade da pele do períneo
0612	Cuidados na Incontinência Urinária: Enurese	Promoção da continência urinária em crianças
6950	Cuidados na Interrupção da Gravidez	Manejo das necessidades físicas e psicológicas da mulher que passa por aborto espontâneo ou eletivo
0620	Cuidados na Retenção Urinária	Assistência no alívio de distensão vesical
6750	Cuidados no Parto Cesário	Preparo e apoio de paciente que dá à luz um bebê por cesariana
6960	Cuidados no Pré-Natal	Monitoração e controle de paciente, durante a gestação, para prevenir complicações e promover um resultado saudável à mãe e à criança

Apêndice B: Conceitos e Definições das Intervenções NIC

Conceito da Intervenção NIC		Definição
2870	Cuidados Pós-Anestesia	Monitoração e tratamento de paciente que, recentemente, recebeu anestesia geral ou local
1770	Cuidados Pós-Morte	Oferecimento de cuidados físicos do corpo de paciente que morreu e apoio à família diante da visão do corpo
6930	Cuidados Pós-Parto	Monitoração e controle da paciente que, recentemente, deu à luz
7650	Delegação	Transferência de responsabilidade pela realização dos cuidados do paciente, ao mesmo tempo que mantém a responsabilidade pelos resultados
7930	Depoimento/Testemunho	Oferecimento de testemunho escrito e sob juramento para fins legais com base em conhecimentos sobre o caso
8500	Desenvolvimento da Saúde Comunitária	Dar assistência a membros de uma comunidade para identificar preocupações comuns de saúde da comunidade, mobilizar recursos e implementar soluções
7850	Desenvolvimento de Funcionários	Desenvolvimento, manutenção e monitoração da competência da equipe
7640	Desenvolvimento de Protocolos de Cuidados	Elaboração e uso de uma sequência programada de atividades de cuidado para melhorar os resultados desejados para o paciente a um custo-efetivo
8700	Desenvolvimento do Programa de Saúde	Planejamento, implementação e avaliação de um conjunto coordenado de atividades criadas para melhorar o bem-estar, ou prevenir, reduzir ou eliminar um ou mais problemas de saúde para um grupo ou uma comunidade
3310	Desmame da Ventilação Mecânica	Assistência para o paciente respirar sem a ajuda de um ventilador mecânico
5900	Distração	Foco proposital de atenção longe de sensações indesejadas
5470	Dizer a Verdade	Uso de toda a verdade, da verdade parcial ou retardo de decisão para promover a autodeterminação e o bem-estar do paciente
7920	Documentação	Registro de dados pertinentes do paciente em prontuário clínico
5510	Educação em Saúde	Desenvolvimento e disponibilização de instruções e experiências de aprendizagem para facilitar a adaptação voluntária de comportamento que promova a saúde de indivíduos, famílias, grupos ou comunidades
8100	Encaminhamento	Organização de serviços por outro provedor ou agência de cuidados
5612	Ensino: Atividade/Exercício Prescritos	Preparo do paciente para atingir e/ou manter um nível de atividade prescrito
5603	Ensino: Cuidados com os Pés	Preparo de paciente de risco e/ou pessoa significativa para oferecer cuidados preventivos dos pés
5614	Ensino: Dieta Prescrita	Preparação do paciente para seguir corretamente uma dieta prescrita
5655	Ensino: Estimulação do Bebê 0-4 Meses	Ensino aos pais e cuidadores para que proporcionem atividades sensoriais adequadas do ponto de vista do desenvolvimento para a promoção do desenvolvimento e dos movimentos durante os primeiros quatro meses de vida
5656	Ensino: Estimulação do Bebê 5-8 Meses	Ensino aos pais e cuidadores para que proporcionem atividades sensoriais adequadas do ponto de vista do desenvolvimento para a promoção do desenvolvimento e dos movimentos do quinto ao oitavo mês de vida

(Continua)

Conceito da Intervenção NIC		Definição
5657	Ensino: Estimulação do Bebê 9-12 Meses	Ensino aos pais e cuidadores para que proporcionem atividades sensoriais adequadas do ponto de vista do desenvolvimento para a promoção do desenvolvimento e dos movimentos do nono ao décimo segundo mês de vida
5604	Ensino: Grupo	Desenvolvimento, implementação e avaliação de programa de ensino do paciente para um grupo de pessoas com a mesma condição de saúde
5620	Ensino: Habilidades Psicomotoras	Preparo do paciente para desempenhar uma habilidade psicomotora
5606	Ensino: Indivíduo	Planejamento, implementação e avaliação de um programa de ensino criado para atender a necessidades específicas do paciente
5616	Ensino: Medicamentos Prescritos	Preparo de um paciente para, com segurança, tomar os medicamentos prescritos e monitorar seus efeitos
5640	Ensino: Nutrição do Bebê 0-3 Meses	Instruções sobre nutrição e práticas alimentares durante os três primeiros meses de vida
5641	Ensino: Nutrição do Bebê 4-6 Meses	Instruções sobre nutrição e práticas alimentares do quarto ao sexto mês de vida
5642	Ensino: Nutrição do Bebê 7-9 Meses	Instruções sobre nutrição e práticas alimentares do sétimo ao nono mês de vida
5643	Ensino: Nutrição do Bebê 10-12 Meses	Instruções sobre nutrição e práticas alimentares do décimo ao décimo segundo mês de vida
5660	Ensino: Nutrição Infantil 13-18 Meses	Instrução sobre nutrição e práticas alimentares do décimo terceiro ao décimo oitavo mês de vida
5661	Ensino: Nutrição Infantil 19-24 Meses	Instrução sobre nutrição e práticas alimentares do décimo nono ao vigésimo quarto mês de vida
5662	Ensino: Nutrição Infantil 25-36 Meses	Instrução sobre nutrição e práticas alimentares do vigésimo quinto ao trigésimo sexto mês de vida
5610	Ensino: Pré-Operatório	Assistência ao paciente para que compreenda e se prepare mentalmente para a cirurgia e o período de recuperação pós-operatório
5618	Ensino: Procedimento/ Tratamento	Preparo do paciente para compreender e preparar-se mentalmente para procedimento ou tratamento prescrito
5602	Ensino: Processo da Doença	Assistência ao paciente para que compreenda as informações relativas a determinado processo de doença
5645	Ensino: Segurança do Bebê 0-3 Meses	Instrução sobre segurança durante os três primeiros meses de vida
5646	Ensino: Segurança do Bebê 4-6 Meses	Instrução sobre segurança do quarto ao sexto mês de vida
5647	Ensino: Segurança do Bebê 7-9 Meses	Instrução sobre segurança do sétimo ao nono mês de vida
5648	Ensino: Segurança do Bebê 10-12 Meses	Instrução sobre segurança do décimo ao décimo segundo mês de vida
5665	Ensino: Segurança Infantil 13-18 Meses	Instruções sobre segurança do décimo terceiro ao décimo oitavo mês de vida
5666	Ensino: Segurança Infantil 19-24 Meses	Instruções sobre segurança do décimo nono ao vigésimo quarto mês de vida
5667	Ensino: Segurança Infantil 25-36 Meses	Instruções sobre segurança do vigésimo quinto ao trigésimo sexto mês de vida
5622	Ensino: Sexo Seguro	Oferecimento de instruções sobre proteção sexual durante atividade sexual

Apêndice B: Conceitos e Definições das Intervenções NIC

Conceito da Intervenção NIC		Definição
5624	Ensino: Sexualidade	Assistência a indivíduos para que compreendam a dimensão física e psicossocial do crescimento e desenvolvimento sexuais
5634	Ensino: Treinamento dos Esfíncteres	Instruções sobre como determinar a prontidão da criança e estratégias que a ajudem a aprender habilidades de independência no uso do sanitário
5480	Esclarecimento de Valores	Assistência ao outro para esclarecer seus próprios valores, de modo a facilitar uma tomada de decisão eficiente
4920	Escutar Ativamente	Atenção criteriosa e atribuição de significado às mensagens verbais e não verbais de um paciente
4380	Estabelecimento de Limites	Estabelecimento de parâmetros de comportamento desejáveis ou aceitáveis para o paciente
4410	Estabelecimento de Metas Mútuas	Colaboração com o paciente para identificar e priorizar metas de cuidado, desenvolvendo, então, um plano para o alcance de tais metas
3250	Estimulação à Tosse	Promoção de inspiração profunda pelo paciente, com a geração subsequente de pressões intratorácicas elevadas e compressão do parênquima pulmonar subjacente para a expulsão forçada do ar
4720	Estimulação Cognitiva	Promoção da percepção e compreensão do ambiente por meio do uso de estímulos planejados
1340	Estimulação Cutânea	Estimulação da pele e tecidos subjacentes para reduzir sinais e sintomas indesejáveis, como dor, espasmo muscular ou inflamação
6000	Estimulação da Imaginação	Uso proposital da imaginação para chegar a determinado estado, resultado ou ação, ou direcionar a atenção para longe de sensações indesejadas
1540	Estimulação Elétrica Nervosa Transcutânea (TENS)	Estimulação da pele e tecidos subjacentes com vibração elétrica controlada, de baixa voltagem, via eletrodos
5424	Estímulo a Rituais Religiosos	Facilitação da participação em práticas religiosas
6522	Exame das Mamas	Inspeção e palpação das mamas e das áreas relacionadas
0560	Exercícios para a Musculatura Pélvica	Fortalecimento e treinamento dos músculos levantador do ânus e urogenital, pela contração voluntária e repetitiva para reduzir a incontinência urinária de esforço, de urgência ou ambos
3270	Extubação Endotraqueal	Remoção proposital do sonda endotraqueal da via aérea nasofaríngea ou orofaríngea
5520	Facilitação da Aprendizagem	Promoção da capacidade de processar e entender informações
5922	Facilitação da Auto-Hipnose	Ensino e monitoramento do uso de um estado hipnótico autoiniciado para benefício terapêutico
4480	Facilitação da Autorresponsabilidade	Encorajamento a um paciente para assumir mais responsabilidade pelo próprio comportamento
7440	Facilitação da Licença	Providências para a saída temporária de um paciente de uma instituição de cuidados de saúde
7170	Facilitação da Presença da Família	Facilitação da presença da família em apoio a uma pessoa submetida a procedimentos de reanimação e/ou invasivos
7560	Facilitação da Visita	Promoção de visitas benéficas da família e amigos
5426	Facilitação do Crescimento Espiritual	Facilitação do crescimento da capacidade de pacientes para identificar, fazer uma conexão e chamar a fonte de sentido, finalidade, conforto, fortalecimento e esperança em suas vidas

(Continua)

Conceito da Intervenção NIC — Definição

Código	Conceito da Intervenção NIC	Definição
5300	Facilitação do Processo de Culpa	Ajudar a outra pessoa a enfrentar sentimentos de dor ou responsabilidade real ou percebida
5960	Facilitação do Processo de Meditação	Facilitação do processo pelo qual uma pessoa altera seu nível de percepção por meio da focalização específica de uma imagem ou pensamento
5280	Facilitação do Processo de Perdão	Assistência a uma pessoa que deseja substituir sentimentos de raiva e ressentimento a outra pessoa, a si mesmo ou a um poder maior por algo positivo, empatia e humildade
5290	Facilitação do Processo de Pesar	Assistência para superar uma perda importante
5294	Facilitação do Processo de Pesar: Morte Perinatal	Assistência para superar uma perda perinatal
3230	Fisioterapia Respiratória	Auxílio ao paciente para movimentar secreções das vias aéreas periféricas até as vias aéreas mais centrais para expectoração e/ou aspiração
6924	Fototerapia: Recém-Nascido	Uso de terapia com luz para reduzir níveis de bilirrubina em bebês recém-nascidos
6926	Fototerapia: Regulação do Humor/Sono	Administração de sessões de luz forte para melhorar o humor e/ou normalizar o relógio biológico do organismo
7320	Gerenciamento de Caso	Coordenação dos cuidados e amparo a determinados indivíduos e populações de diferentes locais para reduzir custos e o uso de recursos, melhorar a qualidade dos cuidados de saúde e alcançar os resultados desejados
8550	Gerenciamento de Recursos Financeiros	Obtenção e direcionamento do uso de recursos financeiros que garantam o desenvolvimento e a continuação de programas e serviços
6140	Gerenciamento do Protocolo de Emergência	Coordenação de medidas de emergência para manter a vida
5430	Grupo de Apoio	Uso de um ambiente de grupo para o oferecimento de suporte emocional e informações a seus membros relativas à saúde
5920	Hipnose	Assistência ao paciente para atingir um estado de concentração atento e focalizado, com alteração da consciência, de modo a criar mudanças nas sensações, pensamentos ou comportamentos
5320	Humor	Facilitação para o paciente para que perceba, valorize e expresse o que é engraçado, divertido ou lúdico, a fim de estabelecer relações, aliviar tensões, liberar a raiva, facilitar a aprendizagem ou enfrentar sentimentos dolorosos
6610	Identificação de Risco	Análise de fatores potenciais de risco, determinação de riscos à saúde e priorização de estratégias de redução de riscos para indivíduo ou grupo
6612	Identificação de Risco: Família que Espera um Filho	Identificação de indivíduo ou família com possibilidades de passar por dificuldades de paternidade/maternidade e priorização de estratégias de prevenção de problemas parentais
6614	Identificação de Risco: Genético	Identificação e análise de fatores potenciais de risco genético em indivíduo, família ou grupo
0910	Imobilização	Estabilização, imobilização e/ou proteção de parte do corpo lesionada com dispositivo de apoio
3790	Indução de Hipotermia	Alcance e manutenção da temperatura central do corpo abaixo de 35°C e monitoração dos efeitos secundários e/ou prevenção de complicações

Apêndice B: Conceitos e Definições das Intervenções NIC

Conceito da Intervenção NIC		Definição
6850	Indução do Trabalho de Parto	Início ou intensificação do trabalho de parto por meio de métodos mecânicos ou farmacológicos
5580	Informações Sensoriais Preparatórias	Descrição, em termos concretos e objetivos, das experiências sensoriais e dos eventos típicos associados a um procedimento/tratamento de cuidado de saúde estressante iminente
3120	Inserção e Estabilização de Vias Aéreas Artificiais	Inserção ou assistência na inserção e estabilização de vias aéreas artificiais
7330	Intermediação Cultural	Uso deliberado de estratégias com competência cultural para aproximar ou intermediar a cultura do paciente e o sistema biomédico de cuidados de saúde
7690	Interpretação de Dados Laboratoriais	Análise crítica de dados laboratoriais pertinentes para auxiliar a tomada de decisão clínica
6160	Intervenção na Crise	Uso de aconselhamento em curto prazo para ajudar o paciente a enfrentar uma crise e a retornar a um estado funcional comparável ao melhor que o estado pré-crise
3680	Irrigação de Lesões	Irrigar a lesão aberta para garantir a higienização e remoção de resíduos e drenagem excessiva
0550	Irrigação Vesical	Instilação de solução na bexiga para limpeza ou medicação
0420	Lavagem Intestinal	Instilação de uma substância no interior do trato gastrointestinal inferior
1710	Manutenção da Saúde Oral	Manutenção e promoção de higiene oral e saúde dentária a paciente com risco de desenvolver lesões orais ou dentárias
4240	Manutenção de Acesso para Diálise	Conservação de locais de acesso vascular (arteriovenoso)
2440	Manutenção de Dispositivos para Acesso Venoso (DAV)	Controle de paciente com acesso venoso prolongado via cateter tunelizado e não tunelizado (percutâneo) e por cateteres implantados
7130	Manutenção do Processo Familiar	Minimização dos efeitos de rompimento de processos familiares
8750	Marketing Social	Uso dos princípios do *marketing* para influenciar crenças, atitudes e comportamentos de saúde em benefício de uma população-alvo
1480	Massagem	Estimulação da pele e tecidos subjacentes, com graus variados de pressão manual para reduzir dores, produzir relaxamento e/ou melhorar a circulação
5020	Mediação de Conflitos	Facilitação de diálogo construtivo entre as partes oponentes com o objetivo de resolução das controvérsias de forma mutuamente aceitável
5395	Melhora da Autocompetência	Fortalecimento da confiança do indivíduo em sua capacidade de desempenhar um comportamento de saúde
5400	Melhora da Autoestima	Assistência a paciente para melhorar o julgamento do próprio valor
5390	Melhora da Autopercepção	Assistência a paciente para investigar e entender seus pensamentos, sentimentos, motivações e comportamentos
4974	Melhora da Comunicação: Déficit Auditivo	Assistência para aceitar e aprender métodos alternativos para viver com a audição diminuída
4976	Melhora da Comunicação: Déficit da Fala	Assistência para aceitar e aprender métodos alternativos para viver com deficiência de fala
4978	Melhora da Comunicação: Déficit Visual	Assistência para aceitar e aprender métodos alternativos de vida com a visão diminuída

(Continua)

Conceito da Intervenção NIC		Definição
5540	Melhora da Disposição para Aprender	Promoção de melhora da capacidade e do desejo de receber informações
5515	Melhora da Educação em Saúde	Assistência a indivíduos com capacidade limitada para conseguir, processar e entender informações relacionadas à saúde e à doença
5220	Melhora da Imagem Corporal	Melhorar as percepções e as atitudes conscientes e inconscientes do paciente em relação a seu corpo
5100	Melhora da Socialização	Facilitação da capacidade de outra pessoa para interagir com os outros
8272	Melhora do Desenvolvimento: Adolescente	Facilitação de um excelente crescimento físico, cognitivo, social e emocional das pessoas durante a transição da infância para a vida adulta
8274	Melhora do Desenvolvimento: Infantil	Facilitação ou ensino aos pais/cuidadores para facilitar um excelente crescimento da motricidade ampla e fina, da cognição, das habilidades sociais e emocionais da criança em idade pré-escolar e escolar
5230	Melhora do Enfrentamento	Assistência ao paciente para adaptar-se a estressores, mudanças ou ameaças percebidos que interfiram na satisfação das exigências da vida e no desempenho de papéis
5370	Melhora do Papel	Assistência a paciente, pessoa importante e/ou família para melhorar as relações, com o esclarecimento e suplementação de comportamentos específicos de papéis
5440	Melhora do Sistema de Apoio	Facilitação de suporte ao paciente pela família, os amigos e a comunidade
1850	Melhora do Sono	Facilitação de ciclos regulares de sono/vigília
0640	Micção Induzida	Promoção da continência urinária com o uso de lembretes verbais e cronometrados para usar o vaso sanitário e *feedback* social positivo relativo ao uso bem-sucedido do vaso sanitário
7120	Mobilização Familiar	Utilização dos pontos fortes da família para influenciar a saúde do paciente numa direção positiva
4360	Modificação do Comportamento	Promoção de uma mudança de comportamento
4362	Modificação do Comportamento: Habilidades Sociais	Auxiliar o paciente a desenvolver ou melhorar habilidades sociais interpessoais
1920	Monitoração Ácido-Básica	Coleta e análise de dados do paciente para regular o equilíbrio ácido-básico
2590	Monitoração da Pressão Intracraniana (PIC)	Medida e interpretação de dados do paciente para regular a pressão intracraniana
3480	Monitoração das Extremidades Inferiores	Coleta, análise e uso de dados do paciente para categorizar riscos e prevenir lesão às extremidades inferiores
2020	Monitoração de Eletrólitos	Coleta e análise de dados do paciente para regular o equilíbrio eletrólitos
7970	Monitoração de Políticas de Saúde	Supervisão e influência de regulamentos, regras e padrões governamentais e organizacionais que influenciam os sistemas e as práticas de enfermagem para garantir um atendimento qualificado aos pacientes
6680	Monitoração de Sinais Vitais	Verificação e análise de dados cardiovasculares, respiratórios e da temperatura corporal para determinar e prevenir complicações
6890	Monitoramento do Recém-Nascido	Mensuração e interpretação do estado fisiológico do recém-nascido durante as primeiras 24 horas após o nascimento

Apêndice B: Conceitos e Definições das Intervenções NIC

Conceito da Intervenção NIC		Definição
6772	Monitoração Eletrônica do Feto: Durante o Parto	Avaliação eletrônica da resposta da frequência cardíaca fetal a contrações uterinas no atendimento durante o parto
6771	Monitoração Eletrônica do Feto: Pré-Parto	Avaliação eletrônica da resposta da frequência cardíaca fetal a movimentos, estímulos externos ou contrações uterinas, durante teste no pré-parto
4210	Monitoração Hemodinâmica Invasiva	Mensuração e interpretação de parâmetros hemodinâmicos invasivos para determinar a função cardiovascular e ajustar a terapia, conforme apropriado
4130	Monitoração Hídrica	Coleta e análise de dados do paciente para regulação do equilíbrio hídrico
2620	Monitoração Neurológica	Coleta e análise de dados do paciente para prevenir ou minimizar complicações neurológicas
1160	Monitoração Nutricional	Coleta e análise de dados do paciente para prevenir ou minimizar a desnutrição
3550	Monitoração Respiratória	Coleta e análise de dados do paciente para garantir a desobstrução de vias aéreas e troca adequada de gases
4400	Musicoterapia	Uso da música para ajudar a alcançar uma mudança específica no comportamento, sentimentos ou fisiologia
6720	Nascimento	Assistência no nascimento de um bebê
5210	Orientação Antecipada	Preparo do paciente para uma crise de desenvolvimento e/ou situacional prevista
5562	Orientação aos Pais: Adolescentes	Assistência aos pais para compreenderem e ajudarem os filhos adolescentes
5568	Orientação aos Pais: Bebês	Orientação sobre a criação e cuidados alimentares e físicos durante o primeiro ano de vida do bebê
5566	Orientação aos Pais: Educando os Filhos	Assistência aos pais para compreenderem e promoverem o crescimento e o desenvolvimento psicológico, físico, e social do filho pequeno, do pré-escolar e do filho/ filhos em idade escolar
4820	Orientação para a Realidade	Promoção da percepção que tem o paciente da identidade pessoal, do tempo e do ambiente
7400	Orientação quanto ao Sistema de Saúde	Facilitação do acesso e uso pelo paciente dos serviços de saúde adequados
3320	Oxigenoterapia	Administração de oxigênio e monitoração de sua eficácia
8140	Passagem de Plantão	Troca de informações essenciais sobre cuidados do paciente entre os profissionais de enfermagem na mudança do turno
1020	Planejamento da Dieta	Instituição de restrições alimentares necessárias, com progressão subsequente da dieta conforme tolerância
6784	Planejamento Familiar: Contracepção	Facilitação da prevenção da gravidez, oferecendo informações sobre a fisiologia da reprodução e os métodos de controle da concepção
6788	Planejamento Familiar: Gravidez Não Planejada	Facilitação da tomada de decisão em relação ao resultado da gravidez
6786	Planejamento Familiar: Infertilidade	Controle, educação e apoio a paciente e pessoa significativa que se submetem a avaliação e tratamento da infertilidade
7370	Plano de Alta	Preparo para a transferência de um paciente de um nível de cuidado a outro, no âmbito da mesma instituição de saúde ou para outro local
0840	Posicionamento	Posicionamento deliberado do paciente, ou de parte do corpo do paciente, para promover bem-estar fisiológico e/ou psicológico

(Continua)

Parte IV ■ Apêndice B: Conceitos e Definições das Intervenções NIC

Conceito da Intervenção NIC		Definição
0846	Posicionamento: Cadeira de Rodas	Colocação de paciente em cadeira de rodas adequadamente escolhida para melhorar o conforto, promover a integridade da pele e favorecer a independência
0842	Posicionamento: Intra-operatório	Movimentação do paciente ou de parte do corpo para promover exposição cirúrgica e reduzir o risco de desconforto e complicações
0844	Posicionamento: Neurológico	Obtenção de um excelente e adequado alinhamento corporal do paciente que apresenta ou está em risco de lesão ou irritabilidade à medula ou à coluna vertebral
4050	Precauções Cardíacas	Prevenção de um episódio agudo de função cardíaca prejudicada por meio de redução do consumo de oxigênio pelo miocárdio, ou aumento do suprimento de oxigênio ao miocárdio
4070	Precauções Circulatórias	Proteção de uma área localizada com perfusão limitada
2920	Precauções Cirúrgicas	Minimização do potencial de lesão iatrogênica em paciente relativa a um procedimento cirúrgico
3200	Precauções contra Aspiração	Prevenção ou redução de fatores de risco em paciente com risco de aspiração
2690	Precauções contra Convulsões	Prevenção ou redução de possíveis lesões sofridas por um paciente com doença convulsiva
4110	Precauções contra Embolia	Redução do risco de embolia em paciente com trombos ou risco de formação de trombos
6470	Precauções contra Fuga	Minimização do risco de o paciente sair do local do tratamento sem autorização, quando a partida representar uma ameaça à sua segurança ou à de outras pessoas
2720	Precauções contra Hemorragia Subaracnoide	Redução de estímulos ou estressores internos e externos para minimizar o risco de novo sangramento, antes de uma cirurgia ou procedimento endovascular, para proteger aneurisma rompido
3840	Precauções contra Hipertermia Maligna	Prevenção ou redução da reação hipermetabólica a agentes farmacológicos utilizados durante uma cirurgia
6500	Precauções contra Incêndio	Prevenção de comportamentos provocadores de incêndio
4010	Precauções contra Sangramento	Redução de estímulos que possam induzir a sangramento ou hemorragia em pacientes de risco
6570	Precauções no Uso de Artigos de Látex	Redução do risco de uma reação sistêmica ao látex
6560	Precauções no Uso do Laser	Limitação do risco de lesão no paciente relacionada ao laser
6590	Precauções no Uso do Torniquete Pneumático	Aplicação de um torniquete pneumático minimizando o potencial de lesão ao paciente devido ao uso do dispositivo
7726	Preceptor: Estudante	Assistência e apoio a experiências de aprendizagem de um estudante
7722	Preceptor: Funcionário	Assistência, apoio e orientação planejada a empregado novo ou transferido em relação a uma área clínica específica
2930	Preparo Cirúrgico	Oferecimento de cuidados a paciente logo antes de uma cirurgia e confirmação dos procedimentos/exames necessários e a documentação no prontuário clínico
8810	Preparo contra o Bioterrorismo	Preparo para uma resposta efetiva a eventos ou desastres bioterroristas
8840	Preparo da Comunidade para Catástrofes	Preparo para uma reação eficaz a desastre em grande escala

Apêndice B: Conceitos e Definições das Intervenções NIC

Conceito da Intervenção NIC		Definição
6760	Preparo para o Nascimento	Oferecer informações e apoio para facilitar o nascimento de filho e intensificar a capacidade da pessoa para desenvolver e desempenhar o papel de pai/mãe
2390	Prescrição de Medicamentos	Prescrição de medicamentos para um problema de saúde
5340	Presença	Estar com o outro, física ou psicologicamente, em períodos de necessidade
7160	Preservação da Fertilidade	Oferecimento de informações, conselhos e tratamento que facilitem a saúde reprodutiva e a capacidade de conceber
6490	Prevenção contra Quedas	Instituição de precauções especiais para paciente com risco de lesão em decorrência de quedas
5422	Prevenção de Dependência Religiosa	Prevenção de um estilo de vida religioso controlado e autoimposto
6648	Prevenção de Lesões Desportivas: Jovens	Redução do risco de lesão relacionada ao esporte em atletas jovens
3540	Prevenção de Úlceras de Pressão	Prevenção de úlceras de pressão em indivíduo com alto risco de desenvolvê-las
4260	Prevenção do Choque	Detecção e tratamento de paciente com risco de choque iminente
6340	Prevenção do Suicídio	Redução do risco de dano autoinduzido com intenção de dar fim à vida
4500	Prevenção do Uso de Drogas	Prevenção de um estilo de vida com o uso de álcool ou drogas
6240	Primeiros Socorros	Oferecimento de cuidados iniciais em lesão de menor gravidade
8340	Promoção da Capacidade de Resiliência	Assistência a indivíduos, famílias e comunidades para o desenvolvimento, uso e fortalecimento de fatores de proteção a serem usados no enfrentamento de estressores ambientais e sociais
7100	Promoção da Integridade Familiar	Promoção da coesão e da unidade familiares
7104	Promoção da Integridade Familiar: Família que Espera um Filho	Facilitação do crescimento de pessoas ou famílias que estejam acrescentando um bebê à unidade familiar
0140	Promoção da Mecânica Corporal	Facilitar o uso de postura e movimentos nas atividades diárias para prevenir fadiga e tensão ou lesão musculoesquelética
7200	Promoção da Normalidade	Auxílio aos pais e a outros membros da família, de crianças com doenças crônicas ou incapacitantes no oferecimento de experiências normais de vida aos filhos e às famílias
8300	Promoção da Paternidade/Maternidade	Oferecimento de informações e apoio aos pais e coordenação de todos os serviços às famílias de alto risco
2550	Promoção da Perfusão Cerebral	Promoção da perfusão adequada e limitação de complicações para paciente com ou em risco de perfusão cerebral inadequada
1720	Promoção da Saúde Oral	Promoção da higiene oral e do cuidado dentário para paciente com saúde dentária e oral normal
9050	Promoção da Segurança em Veículos	Assistência a indivíduos, famílias e comunidades para aumentar a conscientização quanto a medidas de redução de lesões não intencionais em veículo motorizado e não motorizado

(Continua)

Conceito da Intervenção NIC · Definição

5310	Promoção de Esperança	Melhora da crença na própria capacidade de iniciar e manter ações
6710	Promoção de Vínculo	Facilitação do desenvolvimento da relação entre os pais e o bebê
7110	Promoção do Envolvimento Familiar	Facilitação da participação dos membros da família no cuidado físico e emocional do paciente
0200	Promoção do Exercício	Facilitação de atividades físicas regulares para manter ou elevar o nível de aptidão física e de saúde
0202	Promoção do Exercício: Alongamento	Facilitação de exercícios musculares sistemáticos de alongamento lento e permanência na posição para induzir relaxamento, preparar músculos/articulações para exercícios mais vigorosos, aumentar ou manter a flexibilidade do corpo
0201	Promoção do Exercício: Treino para Fortalecimento	Facilitação de treinamento regular da resistência muscular para manter ou aumentar a força muscular
6550	Proteção contra Infecção	Prevenção e detecção precoce de infecção em paciente de risco
8880	Proteção contra Riscos Ambientais	Prevenção e detecção de doenças e lesões em populações de risco, em ambientes perigosos
7460	Proteção dos Direitos do Paciente	Proteção dos direitos de cuidado à saúde do paciente, em especial se for menor, incapacitado ou incompetente, para tomar decisões
4235	Punção de Vaso Cateterizado: Amostra de Sangue	Aspiração de amostra de sangue através de cateter vascular já inserido para exames laboratoriais
4232	Punção de Vaso: Amostra de Sangue Arterial	Coleta de amostra de sangue de uma artéria não canulada para levantar dados sobre níveis de oxigênio e dióxido de carbono e do equilíbrio ácido-básico
4238	Punção de Vaso: Amostra de Sangue Venoso	Coleta de amostra de sangue venoso de uma veia não canulada
4234	Punção de Vaso: Doação de Sangue	Coleta de sangue e seus derivados de doadores
4190	Punção Venosa	Inserção de agulha em veia periférica para administração de líquidos, sangue ou medicamentos
6320	Reanimação Cardiopulmonar	Administração de medidas de emergência para manutenção da vida
6972	Reanimação Cardiopulmonar: Feto	Administração de medidas de emergência para melhorar a perfusão placentária ou corrigir o estado ácido-básico do feto
6974	Reanimação Cardiopulmonar: Neonato	Administração de medidas de emergência em apoio à adaptação do neonato à vida extrauterina
6630	Reclusão	Contenção solitária, em ambiente totalmente protegido, com vigilância atenta por enfermeiros para o manejo da segurança ou do comportamento
2395	Reconciliação de Medicamentos	Comparação entre os medicamentos que o paciente tem em casa com as prescrições médicas no momento da admissão, transferência e/ou alta hospitalar de modo a garantir a exatidão e a segurança do paciente
5820	Redução da Ansiedade	Redução da apreensão, do receio, do pressentimento ou do desassossego relacionados a uma fonte não identificada de perigo antecipado
0470	Redução da Flatulência	Prevenção da formação de flatos e facilitação da eliminação de gases em excesso
5350	Redução do Estresse por Mudança	Assistência a indivíduo no preparo e enfrentamento de mudança de um ambiente para outro

Apêndice B: Conceitos e Definições das Intervenções NIC

Conceito da Intervenção NIC		Definição
4020	Redução do Sangramento	Limitação da perda de volume de sangue durante um episódio de sangramento
4028	Redução do Sangramento: Ferimento	Limitação da perda de sangue de um ferimento em consequência de trauma, incisões ou colocação de sonda ou cateter
4022	Redução do Sangramento: Gastrointestinal	Limitação da quantidade da perda de sangue do trato gastrointestinal superior e inferior e complicações relacionadas
4024	Redução do Sangramento: Nasal	Limitação da quantidade da perda de sangue da cavidade nasal
4026	Redução do Sangramento: Útero Pós-Parto	Limitação da quantidade de perda de sangue do útero após o parto
4021	Redução do Sangramento: Útero Pré-Parto	Limitação da quantidade da perda de sangue de útero grávido durante o terceiro trimestre da gestação
0570	Reeducação Vesical	Melhora do funcionamento da bexiga para pessoas com incontinência urinária, aumentando a capacidade da bexiga para conter a urina e a capacidade do paciente para interromper o ato urinário
4700	Reestruturação Cognitiva	Desafio ao paciente para alterar padrões distorcidos de pensamento e perceber a si mesmo e o mundo de forma mais realista
4740	Registro de Ações	Promoção da escrita como forma de oportunizar a reflexão e a análise de eventos, experiências, ideias e sentimentos anteriores
3900	Regulação da Temperatura	Obtenção e/ou manutenção da temperatura do corpo dentro de uma variação normal
3902	Regulação da Temperatura: Transoperatória	Obtenção e/ou manutenção da temperatura corporal intraoperatória desejada
4150	Regulação Hemodinâmica	Otimização da frequência, pré-carga, pós-carga e capacidade de contração cardíaca
7980	Relato de Incidentes	Relato escrito ou verbal de qualquer evento, no processo de cuidado do paciente, que seja inconsistente com os resultados desejados para ele, ou com as operações de rotina da instituição de cuidados de saúde
1460	Relaxamento Muscular Progressivo	Facilitação da tensão e relaxamento de grupos musculares sucessivos ao mesmo tempo que presta atenção às diferenças consequentes nas sensações
4140	Reposição Rápida de Líquidos	Administração rápida de líquidos intravenosos prescritos
1730	Restauração da Saúde Oral	Promoção da cicatrização em paciente com lesão na mucosa oral ou nos dentes
6420	Restrição de Área	Limitação da mobilidade do paciente a uma área específica, com fins de segurança ou controle de comportamento
8020	Reunião para Avaliação dos Cuidados Multidisciplinares	Planejamento e avaliação dos cuidados do paciente por profissionais de saúde de outras disciplinas
1080	Sondagem Gastrointestinal	Inserção de uma sonda no trato gastrointestinal
0580	Sondagem Vesical	Inserção de uma sonda na bexiga para drenagem temporária ou permanente de urina
0582	Sondagem Vesical: Intermitente	Uso periódico regular de um cateter para esvaziar a bexiga
6900	Sucção Não Nutritiva	Oferecimento de oportunidades de sucção ao bebê
6650	Supervisão	Aquisição, interpretação e síntese contínuas e com uma finalidade de dados do paciente para a tomada de decisão clínica

(Continua)

Conceito da Intervenção NIC		Definição
3590	Supervisão da Pele	Coleta e análise de dados do paciente para manter a integridade da pele e das mucosas
7830	Supervisão de Funcionários	Facilitação do oferecimento de cuidados altamente qualificados ao paciente por outras pessoas
6652	Supervisão: Comunidade	Aquisição, interpretação e síntese proposital e contínua de dados para a tomada de decisão na comunidade
6658	Supervisão: Eletrônica Remota	Aquisição proposital e contínua de dados do paciente por meio de modalidades eletrônicas (telefone, vídeo, conferência, e-mail) de locais distantes, além da interpretação e síntese desses dados para a tomada de decisão clínica com indivíduos ou populações
6656	Supervisão: Gravidez Tardia	Aquisição, interpretação e síntese proposital e contínua de dados materno-infantis para tratamento, observação ou baixa hospitalar
6654	Supervisão: Segurança	Coleta e análise proposital e contínua de informações sobre o paciente e o ambiente, para uso na promoção e manutenção da segurança do paciente
6870	Supressão da Lactação	Facilitação da cessação da produção de leite e minimização do engurgitamento das mamas após dar à luz
6860	Supressão do Trabalho de Parto	Controle das contrações uterinas antes de 37 semanas de gestação para prevenir nascimento prematuro
3620	Sutura	Aproximação das margens de um ferimento usando material estéril de sutura e uma agulha
5880	Técnica para Acalmar	Redução da ansiedade em paciente com sofrimento agudo
4390	Terapia Ambiental	Uso de pessoas, recursos e eventos do ambiente do paciente para promover um adequado funcionamento psicossocial
4320	Terapia com Animais	Uso proposital de animais para proporcionar afeto, atenção, lazer e relaxamento
0226	Terapia com Exercício: Controle Muscular	Uso de protocolos específicos de atividade ou exercício para melhorar ou restaurar movimentos controlados do corpo
0221	Terapia com Exercício: Deambulação	Promoção e assistência com a deambulação para manter ou restaurar as funções autonômicas e voluntárias do organismo durante tratamento e recuperação de doença ou lesão
0222	Terapia com Exercício: Equilíbrio	Uso de atividades, posturas e movimentos específicos para manter, melhorar ou restaurar o equilíbrio
0224	Terapia com Exercício: Mobilidade Articular	Uso de movimento ativo e passivo do corpo para manter ou restaurar a flexibilidade articular
3460	Terapia com Sanguessugas	Aplicação de sanguessugas medicinais para ajudar a drenar tecido reimplantado ou transplantado que esteja obstruído com sangue venoso
2150	Terapia de Diálise Peritoneal	Administração e monitoração da solução da diálise ao entrar e sair da cavidade peritoneal
5450	Terapia de Grupo	Aplicação de técnicas psicoterapêuticas a um grupo, inclusive com a utilização de interações entre seus membros
6040	Terapia de Relaxamento	Uso de técnicas de encorajamento e provocação de relaxamento para reduzir sinais e sintomas indesejados, como dor, tensão muscular ou ansiedade
4860	Terapia de Reminiscências	Uso de lembrança de eventos passados, sentimentos e pensamentos para facilitar o prazer, a qualidade de vida, ou a adaptação às atuais circunstâncias

Conceito da Intervenção NIC — Definição

Código	Conceito da Intervenção NIC	Definição
2280	Terapia de Reposição Hormonal	Facilitação do uso seguro e eficiente da terapia de reposição hormonal
6670	Terapia de Validação	Uso de um método de comunicação terapêutica com pessoas idosas com demência, focalizada mais no conteúdo emocional que no factual
4200	Terapia Endovenosa (EV)	Administração e monitoração de líquidos e medicamentos endovenosos
7150	Terapia Familiar	Assistência aos familiares para conduzirem a família para uma forma mais produtiva de vida
1120	Terapia Nutricional	Administração de alimentos e líquidos para sustentar os processos metabólicos de paciente desnutrido ou com alto risco para desnutrição
4310	Terapia Ocupacional	Prescrição e assistência de atividades físicas, cognitivas, sociais e espirituais específicas para aumentar o alcance, a frequência ou a duração da atividade de um indivíduo (ou grupo)
1860	Terapia para Deglutição	Facilitação da deglutição e prevenção de complicações de uma deglutição prejudicada
5410	Terapia para Trauma: Infantil	Uso de processo interativo de ajuda para resolver trauma vivido por uma criança
2100	Terapia por Hemodiálise	Manejo de passagem extracorpórea do sangue do paciente através de um dialisador
2110	Terapia por Hemofiltração	Higienização do sangue do paciente gravemente doente, por meio de hemofiltro, controlado pela pressão hidrostática do paciente
5360	Terapia Recreacional	Uso propositado da recreação para promover relaxamento e melhorar habilidades sociais
7610	Testes Laboratoriais à Beira do Leito	Realização de testes laboratoriais à beira do leito ou no local de cuidado
5460	Toque	Oferecimento de conforto e comunicação, por meio do contato tátil com um propósito
5465	Toque Terapêutico	Sintonia com o campo de cura universal, buscando agir como instrumento de influência curativa e usando a sensibilidade natural das mãos para, com delicadeza, focalizar e direcionar o processo de intervenção
8060	Transcrição de Prescrições	Transferência de informações de folhas de prescrição para o plano de cuidados de enfermagem do paciente e o sistema de documentação
0970	Transferência	Movimentação de paciente com limitação de movimentos independentes
7890	Transporte: Inter-Hospitalar	Mudança de paciente de uma instituição para outra
7892	Transporte: Intra-Hospitalar	Mudança de paciente de uma área da instituição para outra
3740	Tratamento da Febre	Controle do paciente com hiperpirexia causada por fatores não ambientais
3800	Tratamento da Hipotermia	Reaquecimento e vigilância de paciente cuja temperatura central está abaixo de 35 °C
3780	Tratamento de Exposição ao Calor	Manejo da sobrecarga do paciente causada por calor em decorrência de exposição ao calor do ambiente
6300	Tratamento do Trauma de Estupro	Oferecimento de apoio físico e emocional logo após informação de estupro
4510	Tratamento do Uso de Drogas	Cuidados de apoio a paciente/familiares com problemas físicos e psicossociais associados ao uso de álcool ou drogas

(Continua)

Conceito da Intervenção NIC		Definição
4514	Tratamento do Uso de Drogas: Abstinência	Cuidado do paciente que passa por desintoxicação devido a drogas
4512	Tratamento do Uso de Drogas: Abstinência de Álcool	Cuidado do paciente que passa pela suspensão repentina de consumo de álcool
4516	Tratamento do Uso de Drogas: *Overdose*	Monitoração, tratamento e suporte emocional a paciente que ingere drogas prescritas ou não prescritas além da variação terapêutica
4340	Treinamento da Assertividade	Auxílio na expressão efetiva dos sentimentos, necessidades e ideias, ao mesmo tempo que respeita os direitos dos outros
4760	Treinamento da Memória	Facilitação da memória
5840	Treinamento de Autossugestão	Assistir o paciente com autossugestões sobre sensações de peso e calor com o propósito de induzir ao relaxamento
0600	Treinamento do Hábito Urinário	Estabelecimento de um padrão previsível de esvaziamento da bexiga para prevenir incontinência em pessoas com capacidade cognitiva limitada, com incontinência urinária funcional, por pressão ou urgência
0440	Treinamento Intestinal	Assistência a paciente para treinar o intestino a evacuar a intervalos específicos
4370	Treinamento para Controle de Impulsos	Assistência ao paciente para mediar comportamento impulsivo, com a aplicação de estratégias de resolução de problemas a situações sociais e interpessoais
6362	Triagem: Catástrofe	Estabelecimento de prioridades de cuidado do paciente para tratamento urgente enquanto são alocados recursos escassos
6364	Triagem: Centro de Emergência	Estabelecimento de prioridades e início de tratamento para pacientes em centro de emergência
6366	Triagem: Telefone	Determinar a natureza e a urgência de problema(s) e dar diretrizes para o nível de cuidados necessário, através do telefone
7960	Troca de Informações sobre Cuidados de Saúde	Oferecimento de informações de cuidados do paciente a outros profissionais da saúde
6982	Ultrassonografia: Obstétrica	Realização de exames com ultrassom para determinar o estado dos ovários, útero ou feto
7620	Verificação de Substância Controlada	Promoção do uso adequado e manutenção da segurança de substâncias controladas
7660	Verificação do Carrinho de Emergências	Revisão e manutenção sistemáticas dos conteúdos de um carrinho de emergência a intervalos de tempo estabelecidos
1630	Vestir	Escolha, colocação e retirada de roupas em pessoa que não consegue fazê-lo sozinha

Índice

A

Aceitação: Estado de Saúde, como resultado, 370
  com Ansiedade Relacionada à Morte, 49
  com Câncer Colorretal, 332
  com Câncer Colorretal, Risco de, 329
  com Comportamento de Saúde, Propenso a Risco, 67
  com Enfrentamento, Defensivo, 124
  com Enfrentamento, Disposição para Aumentado, 129
  com Insuficiência Cardíaca, 359
  com Negação, Ineficaz, 185
Aceitação: Medicação Prescrita, como resultado,
    com Falta de Adesão, 147
Acesso para Hemodiálise, como resultado, 370
Acidente Vascular Encefálico
  curso, 317
  fatores de risco, 316
  NIC ligada a, 316-319
    uso de, 317
  NOC ligado a, 316-319
    uso de, 317
  prevalência, mortalidade e custos, 316
Acompanhamento por Telefone, como intervenção, 386
Aconselhamento Genético, como intervenção, 386
Aconselhamento na Pré-Concepção, como intervenção, 386
  para Conhecimento, Deficiente, 85
  para Processo de Criação de Filhos, Disposição para Melhorado, 101
Aconselhamento Nutricional, como intervenção, 386
  para Autocontrole da Saúde, Ineficaz, 231
  para Câncer Colorretal, 333, 335
  para Câncer Colorretal, Risco de, 330
  para Conhecimento, Deficiente, 81, 87
  para Diabetes Melito, 347
  para DPOC, 351
  para Falta de Adesão, 146
  para Hipertensão, 355
  para Insuficiência Cardíaca, 360, 362, 363
  para Nutrição, Disposição para Melhorada, 190
  para Nutrição: Desequilibrada, Mais do que as Necessidades Corporais, 189
  para Nutrição: Desequilibrada, Menos do que as Necessidades Corporais, 187
  para Processo de Criação de Filhos, Disposição para Melhorado, 39, 40
  para Proteção, Ineficaz, 217
Aconselhamento para Lactação, como intervenção, 386
  para Amamentação, Eficaz, 44, 45
  para Amamentação, Ineficaz, 45, 46
  para Amamentação, Interrompida, 47
  para Conhecimento, Deficiente, 79, 85
Aconselhamento Sexual, como intervenção, 386
  para Conhecimento, Deficiente, 86
  para Disfunção Sexual, 236, 237
  para Padrões de Sexualidade, Ineficazes, 237, 238
  para Síndrome do Trauma de Estupro, 246
Aconselhamento, como intervenção, 386
  para Comportamento de Saúde, Propenso a Risco, 68
  para Disfunção Sexual, 236
  para Enfrentamento, Defensivo, 125
  para Hipertensão, 356

Aconselhamento, como intervenção (cont.)
  para Padrões de Sexualidade, Ineficazes, 237
  para Síndrome do Trauma de Estupro, 245
  para Síndrome Pós-Trauma, 243, 244
Acupressão, como intervenção, 386
Adaptação à Deficiência Física, como resultado, 315, 370
  com Autoestima: situacional baixa, 61
  com Comportamento de Saúde, Propenso a Risco, 67
  com DPOC, 349
  com Enfrentamento, Defensivo, 124
  com Enfrentamento, Disposição para Aumentado, 129
  com Enfrentamento, Ineficaz, 126
  com Imagem Corporal, Distúrbio na, 156
  com Insuficiência Cardíaca, 359
  com Pesar, 212
Adaptação da Criança à Hospitalização, como resultado, 370
  com Enfrentamento, Ineficaz, 127
  com Síndrome do Estresse por Mudança, 142-143
Adaptação do Cuidador à Institucionalização do Paciente,
    como resultado, 370
  com Enfrentamento, Ineficaz, 127
Adaptação do Recém-Nascido, como resultado, 370
  com Comportamento do Bebê: Disposição para Aumento da Competência, 66
  com Icterícia Neonatal, 155
Adaptação Psicossocial: mudança de vida, como resultado, 315, 370
  com Autoestima: Situacional Baixa, 61
  com Comportamento de Saúde, Propenso a Risco, 68
  com Desempenho de Papel, Ineficaz, 196
  com Enfrentamento, Ineficaz, 128
  com Insuficiência Cardíaca, 363
  com Pesar, 212
  com Síndrome do Estresse por Mudança, 143
Administração de Analgésicos, como intervenção, 386
Administração de Analgésicos: intraespinhal, como intervenção, 386
Administração de Anestesia, como intervenção, 386
Administração de Hemoderivados, como intervenção, 386
Administração de Medicamentos, como intervenção, 386
  para Conforto, Prejudicado, 74
  para Dor, Aguda, 117
  para Pneumonia, 368
Administração de Medicamentos: Endovenosa (EV),
    como intervenção, 386
Administração de Medicamentos: Enteral, como intervenção, 386
Administração de Medicamentos: Inalatória, como intervenção, 386
Administração de Medicamentos: Interpleural, como intervenção, 387
Administração de Medicamentos: Intradérmica,
    como intervenção, 387
Administração de Medicamentos: Intraespinhal,
    como intervenção, 387
Administração de Medicamentos: Intramuscular (IM),
    como intervenção, 387
Administração de Medicamentos: Intraóssea, como intervenção, 387
Administração de Medicamentos: Nasal, como intervenção, 387
Administração de Medicamentos: Oftálmica, como intervenção, 387
Administração de Medicamentos: Oral, como intervenção, 387
Administração de Medicamentos: Otológica, como intervenção, 387
Administração de Medicamentos: Reservatório ventricular,
    como intervenção, 387
Administração de Medicamentos: Retal, como intervenção, 387

Administração de Medicamentos: Subcutânea, como intervenção, 387
Administração de Medicamentos: Tópica, como intervenção, 387
Administração de Medicamentos: Vaginal, como intervenção, 387
Administração de Nutrição Parenteral Total (NPT), como intervenção, 387
ADPIE. *Ver* Investigação, diagnóstico, planejamento, intervenção e avaliação
Alimentação por Mamadeira, como intervenção, 387
    para Amamentação, Interrompida, 47
Alimentação por Sonda Enteral, como intervenção, 387
Alimentação, como intervenção, 387
Amamentação, Eficaz, 44-45
Amamentação, Ineficaz, 45-46
Amamentação, Interrompida, 47
Ambiente Domiciliar Seguro, como resultado, 370
    com Deambulação, Prejudicada, 205
    com Paternidade ou Maternidade, Prejudicada, 202
American Nurses Association (ANA), 1, 8
American Recovery and Reinvestment Act, de 2009 (ARRA), 14
Amnioinfusão, como intervenção, 387
Amostra de Sangue Capilar, como intervenção, 387
ANA. *Ver* American Nurses Association
Ansiedade Relacionada à Morte, 49-51
Ansiedade, 48-49, 315
Apetite, como resultado, 370
    com Depressão, 341
    com Insuficiência na Capacidade do Adulto para Melhorar, 164
    com Náusea, 184
    com Nutrição: Desequilibrada, Menos do que as Necessidades Corporais, 187
    com Percepção Sensorial: Gustativa, Perturbada, 206
    com Percepção Sensorial: Olfativa, Perturbada, 208
Aplicação de Calor/Frio, como intervenção, 387
Apoio a Irmãos, como intervenção, 387
Apoio à Proteção contra Abuso, como intervenção, 387
    para Disfunção Sexual, 236
    para Enfrentamento Familiar, Incapacitado, 134
    para Padrões de Sexualidade, Ineficazes, 237
    para Síndrome do Trauma de Estupro, 245
Apoio à Proteção contra Abuso: Idoso, como intervenção, 388
    para Síndrome do Trauma de Estupro, 245
Apoio à Proteção contra Abuso: Infantil, como intervenção, 388
    para Paternidade/Maternidade Prejudicada, 201
    para Síndrome do Trauma de Estupro, 245
Apoio à Proteção contra Abuso: Parceiro no Lar, como intervenção, 388
    para Síndrome do Trauma de Estupro, 245
Apoio à Proteção contra Abuso: Religioso, como intervenção, 388
Apoio à Tomada de Decisão, como intervenção, 388
    para Ansiedade Relacionada à Morte, 49
    para Autocontrole da Saúde, Ineficaz, 232, 233
    para Câncer Colorretal, 339
    para Câncer Colorretal, Risco de, 331
    para Comunicação, Verbal Prejudicada, 72
    para Conflito de Decisão, 110
    para Conflito no Desempenho do Papel de Pai/Mãe, 194
    para Conforto, Disposição para Aumentado, 75
    para Confusão, Crônica, 77
    para Controle do Regime Terapêutico, Disposição para Aumentado, 94
    para Enfrentamento, Ineficaz, 127
    para Esperança, Disposição para Aumento da, 137-138
    para Insuficiência Cardíaca, 363
    para Insuficiência na Capacidade para Melhorar, do Adulto, 164
    para Manutenção da Saúde, Ineficaz, 228, 229
    para Planejamento de Atividade, Ineficaz, 54
    para Poder de Decisão, Disposição para Aumentado, 215, 216
    para Sofrimento Espiritual, 138-139
    para Sofrimento Moral, 181-182
    para Tensão do Papel de Cuidador, 191
    para Tomada de Decisão, Disposição para Aumentado, 241
Apoio ao Cuidador, como intervenção, 388
    para Conflito no Desempenho do Papel de Pai/Mãe, 195
    para Controle Familiar do Regime Terapêutico, Ineficaz, 92
    para Enfrentamento Familiar, Comprometido, 131, 132
    para Enfrentamento Familiar, Disposição para Aumentado, 135

Apoio ao Cuidador, como intervenção *(cont.)*
    para Enfrentamento Familiar, Incapacitado, 133
    para Falta de Adesão, 145, 146
    para Tensão do Papel de Cuidador, 190, 193
Apoio ao Médico, como intervenção, 388
Apoio ao Sustento, como intervenção, 388
Apoio da Família durante o Tratamento, como resultado, 370
    com Processos Familiares, Interrompidos, 151
Apoio Emocional, como intervenção, 388
    para Enfrentamento, Ineficaz, 127
Apoio Espiritual, como intervenção, 388
    para Sofrimento Moral, 181-182
    para Ansiedade Relacionada à Morte, 51
    para Bem-Estar Espiritual, Disposição para Aumentado, 139-140
    para Câncer Colorretal, 337
    para Conforto, Prejudicado, 72-73, 74
    para Insuficiência na Capacidade para Melhorar, do Adulto, 165
    para Religiosidade, Prejudicada, 222
    para Sofrimento Espiritual, 138-139
Apoio Familiar, como intervenção, 388
    para Enfrentamento Familiar, Disposição para Aumentado, 135
    para Enfrentamento Familiar, Incapacitado, 134
    para Processos Familiares, Interrompidos, 151
Apoio Social, como resultado, 370
    com Isolamento Social, 173
    com Manutenção da Saúde, Ineficaz, 229
    com Paternidade ou Maternidade, Prejudicada, 202
Aptidão Física, como resultado, 370
    com Estilo de Vida, Sedentário, 140
Aromaterapia, como intervenção, 388
    para Percepção Sensorial: olfativa, perturbada, 208
ARRA. *Ver* American Recovery and Reinvestment Act, de 2009
Arteterapia, como intervenção, 388
Artroplastia Total de Quadril/Joelho, indicações para cirurgia, 321
    fatores de risco, 320-321
    NIC ligada a, 320-323
        uso de, 321
    NOC ligado a, 320-323
        uso de, 321
    prevalência, mortalidade e custos, 320
Asma
    curso, 324-325
    fatores de risco, 324
    NIC ligada à, 324-325
    NOC ligado à, 324-325
    prevalência, mortalidade e custos, 324
Aspiração de Vias Aéreas, como intervenção, 388
    para Desobstrução de Vias Aéreas, Ineficaz, 114
    para Padrão Respiratório, Ineficaz, 226
Aspiração, Risco de, 261
Assistência à Analgesia Controlada pelo Paciente (PCA), como intervenção, 388
    para Dor, Aguda, 117
Assistência ao Morrer, como intervenção, 388
    para Ansiedade Relacionada à Morte, 51
Assistência Cirúrgica, como intervenção, 388
Assistência em Exames, como intervenção, 388
Assistência na Amamentação, como intervenção, 388
    para Amamentação, Eficaz, 44
    para Amamentação, Ineficaz, 45, 46
    para Conhecimento, Deficiente, 79
    para Padrão de Alimentação do Bebê, Ineficaz, 44
Assistência na Automodificação, como intervenção, 388
    para Atividade de Recreação, Deficiente, 218
    para Autocontrole da Saúde, Ineficaz, 230, 232, 235
    para Câncer Colorretal, 333
    para Câncer Colorretal, Risco de, 329
    para Conforto, Disposição para Aumentado, 75
    para Conforto, Prejudicado, 74
    para Controle do Regime Terapêutico, Disposição para Aumentado, 94, 95
    para Depressão, 341
    para Desesperança, 113
    para Enfrentamento Familiar, Disposição para Aumentado, 136
    para Estilo de Vida, Sedentário, 140

Índice

Assistência na Automodificação, como intervenção *(cont.)*
    para Insuficiência Cardíaca, 361, 362
    para Negação, Ineficaz, 185, 186
    para Poder de Decisão, Disposição para Aumentado, 214
Assistência no Autocuidado, como intervenção, 388
    para Acidente Vascular Encefálico, 317
    para Artroplastia Total de Quadril/Joelho, 323
    para Autocontrole da Saúde, Ineficaz, 234
    para Autonegligência, 63
    para Depressão, 342
    para DPOC, 351
    para Insuficiência na Capacidade para Melhorar, do Adulto, 165
    para Intolerância à Atividade, 53
    para Negligência Unilateral, 186, 187
Assistência no Autocuidado: alimentação, como intervenção, 388
    para Acidente Vascular Encefálico, 317
    para Déficit no Autocuidado: Alimentação, 57
Assistência no Autocuidado: atividades essenciais da vida diária, como intervenção, 389
    para Autonegligência, 63
    para Intolerância à Atividade, 53
    para Manutenção do Lar, Prejudicada, 173
Assistência no Autocuidado: banho/higiene, como intervenção, 389
    para Autonegligência, 63
    para Déficit no Autocuidado: Banho, 56
Assistência no Autocuidado: Transferência, como intervenção, 389
    para Capacidade de Transferência, Prejudicada, 242
    para Mobilidade: com Cadeira de Rodas, Prejudicada, 180
    para Mobilidade: física, Prejudicada, 179
Assistência no Autocuidado: Uso de Vaso Sanitário, como intervenção, 389
    para Acidente Vascular Encefálico, 318
    para Autonegligência, 64
    para Déficit no Autocuidado: Higiene Íntima, 38, 57-58
    para Incontinência Urinária: de Urgência, 162-163
    para Incontinência Urinária: Funcional, 160-161
Assistência no Autocuidado: Vestir/Arrumar-se, como intervenção, 389
    para Autonegligência, 63
    para Déficit no Autocuidado: Vestir-se, 56
Assistência no Controle da Raiva, como intervenção, 389
    para Sobrecarga de Estresse, 141
Assistência para Manutenção do Lar, como intervenção, 389
    para Intolerância à Atividade, 53
    para Manutenção do Lar, Prejudicada, 173
Assistência para Parar de Fumar, como intervenção, 389
    para Asma, 326
    para Autocontrole da Saúde, Ineficaz, 234
    para DPOC, 352
    para Hipertensão, 356
Assistência para Reduzir o Peso, como intervenção, 389
    para Hipertensão, 356
    para Nutrição: Desequilibrada, Mais do que as Necessidades Corporais, 189
Assistência para Reduzir o Peso, como intervenção, 389
    para Insuficiência na Capacidade para Melhorar, do Adulto, 165
    para Nutrição: Desequilibrada, Menos do que as Necessidades Corporais, 189
Assistência quanto a Recursos Financeiros, como intervenção, 389
    para Manutenção da Saúde, Ineficaz, 227
    para Síndrome Pós-Trauma, 243
Assistência Ventilatória, como intervenção, 389
    para Contaminação, 91
    para Desobstrução de Vias Aéreas, Ineficaz, 114
    para DPOC, 351
    para Insuficiência Cardíaca, 364
    para Padrão Respiratório, Ineficaz, 226
    para Proteção, Ineficaz, 217
Atividade de Recreação, Deficiente, 218
Autoconceito, Disposição para Melhorado, 55
Autocontenção de Comportamento Abusivo, como resultado, 370
Autocontenção do Suicídio, como resultado, 370
    com Depressão, 342
Autocontrole da Agressividade, como resultado, 370
Autocontrole da Ansiedade, como resultado, 370
    com Ansiedade, 48, 314

Autocontrole da Asma, como resultado, 325, 370
    com Autocontrole da Saúde, Ineficaz, 230
Autocontrole da Depressão, como resultado, 370
    com Câncer Colorretal, 332
    com Depressão, 341
    com Desesperança, 112
    com Insuficiência Cardíaca, 361
    com Sentimento de Impotência, 158
Autocontrole da Doença Cardíaca, como resultado, 370
    com Autocontrole da Saúde, Ineficaz, 230
    com Insuficiência Cardíaca, 360
Autocontrole da Esclerose Múltipla, como resultado, 370
    com Autocontrole da Saúde, Ineficaz, 233
Autocontrole da Saúde, Ineficaz, 230-235
Autocontrole do Comportamento Impulsivo, como resultado, 370
    com Automutilação, 62
    com Enfrentamento, Ineficaz, 128
    com Síndrome Pós-Trauma, 244
Autocontrole do Diabetes, como resultado, 371
    com Autocontrole da Saúde, Ineficaz, 232
    com Diabetes Melito, 346
Autocontrole do Medo, como resultado, 371
    com Medo, 174
Autocontrole do Pensamento Distorcido, como resultado, 371
    com Confusão, Aguda, 76
    com Confusão, Crônica, 77
    com Identidade Pessoal, Distúrbios da, 155
Autocuidado, Disposição para Aumento, 58-59
Autocuidado: alimentação, como resultado, 371
    com Déficit no Autocuidado: alimentação, 57
Autocuidado: atividades da vida diária (AVD), como resultado, 371
    com Acidente Vascular Encefálico, 318
    com Artroplastia Total de Quadril/Joelho, 323
    com Autocuidado, Disposição para Aumentado, 58
    com Autonegligência, 63
    com Insuficiência na Capacidade para Melhorar, do Adulto, 165
    com Intolerância à Atividade, 53
    com Negligência Unilateral, 187
Autocuidado: Atividades Instrumentais da Vida Diária (AIVD), como resultado, 371
    com Autocuidado, Disposição para Aumento, 58
    com Autonegligência, 63
    com Intolerância à Atividade, 53
    com Manutenção do Lar, Prejudicada, 173
Autocuidado: Banho, como resultado, 371
    com Autonegligência, 63
    com Déficit no Autocuidado: Banho, 56
Autocuidado: Higiene Oral, como resultado, 371
    com Autonegligência, 63
    com Dentição, Prejudicada, 112
Autocuidado: Higiene, como resultado, 371
    com Autonegligência, 63
    com Déficit no Autocuidado: Banho, 56
Autocuidado: Medicação não Parenteral, como resultado, 371
    com Autocontrole da Saúde, Ineficaz, 234
    com Autocuidado, Disposição para Aumento, 58
    com DPOC, 352
Autocuidado: Medicação Parenteral, como resultado, 371
    com Autocontrole da Saúde, Ineficaz, 234
    com Autocuidado, Disposição para Aumento, 59
Autocuidado: Uso do Banheiro, como resultado, 371
    com Autonegligência, 63
    com Déficit no Autocuidado: Higiene Íntima, 38, 57-58
    com Incontinência Urinária: de Urgência, 162-3
    com Incontinência Urinária: Funcional, 160-161
Autocuidado: Vestir-se, como resultado, 371
    com Autonegligência, 63
    com Déficit no Autocuidado: Vestir-se, 56
Autocuidado da Ostomia, como resultado, 371
    com Câncer Colorretal, 335
    com Constipação, 88
    com Déficit no Autocuidado: Higiene Íntima, 57-58
    com Integridade Tissular, Prejudicada, 167
Autodireção dos Cuidados, como resultado, 371

Índice

Autoestima, como resultado, 315, 371
    com Autoconceito, Disposição para Melhorado, 55
    com Autoestima: Crônica Baixa, 60
    com Autoestima: Situacional Baixa, 61
    com Depressão, 342
    com Enfrentamento, Defensivo, 125
    com Imagem Corporal, Distúrbio na, 157
Autoestima: Baixa, 315
Autoestima: Crônica Baixa, 60
Autoestima: Situacional Baixa, 2, 61
Autoestima: Situacional Baixa, Risco de, 263
Automutilação, 62
Automutilação, Risco de, 264
Autonegligência, 63-64
Autonomia Pessoal, como resultado, 371
    com Conflito de Decisão, 110
    com Conforto, Disposição para Aumentado, 75
    com Poder de Decisão, Disposição para Aumentado, 215
    com Sentimento de Impotência, 159
    com Sofrimento Moral, 181-182
    com Tomada de Decisão, Disposição para Aumento, 241
Autonômica, Disreflexia, Risco de, 273
Autorização do Seguro, como intervenção, 389
Autotransfusão, como intervenção, 389
Avaliação da Saúde, como intervenção, 389
    Crescimento e Desenvolvimento, Atraso no, 99
    para Câncer Colorretal, 336
    para Câncer Colorretal, Risco de, 330
    para Conhecimento, Deficiente, 79, 81
    para Manutenção da Saúde, Ineficaz, 228, 229
    para Processos Familiares, Disposição para Melhorados, 151
    para Síndrome do Trauma de Estupro, 245
Avaliação de Desempenho, como intervenção, 389
Avaliação de Produto, como intervenção, 389

B

Banho, como intervenção, 389
Bases de dados, 14-15
Bem-Estar do Cuidador, como resultado, 371
    com Enfrentamento Familiar, Disposição para Aumentado, 135
    com Enfrentamento Familiar, Incapacitado, 134
Bem-Estar Espiritual, Disposição para Aumentado, 139-140
Bem-Estar Familiar, como resultado, 371
    com Interação Social, Prejudicada, 169
    com Isolamento Social, 171
    com Processos Familiares, Disfuncionais, 149
    com Processos Familiares, Disposição para Melhorados, 152
    com Processos Familiares, Interrompidos, 151
Bem-Estar Pessoal, como resultado, 371
    com Autoconceito, Disposição para Melhorado, 55
    com Bem-Estar Espiritual, Disposição para Aumentado, 139-140
    com Campo de Energia, Perturbado, 65
    com Enfrentamento, Disposição para Aumentado, 130
    com Insônia, 163
Biblioterapia, como intervenção, 389
Biofeedback, como intervenção, 389
Brinquedo Terapêutico, como intervenção, 389
    para Atividade de Recreação, Deficiente, 218
    para Interação Social, Prejudicada, 169

C

Campo de Energia, Perturbado, 64-65
Câncer Colorretal, 332-339
Câncer Colorretal, Risco de, 329-331
Câncer de Cólon e Reto
    curso, 328
    fatores de risco, 327-328
    NIC ligada a, 327-339
        uso de, 328
    NOC ligado a, 327-339
        uso de, 328
    prevalência, mortalidade e custos, 327

Capacidade Adaptativa Intracraniana, Diminuída, 41
Capacidade de Transferência, Prejudicada, 241-242
Captação de Órgãos, como intervenção, 389
CCC. *Ver* Classificação de Cuidados Clínicos
Cessação da Negligência, como resultado, 371
    com Enfrentamento Familiar, Incapacitado, 134
Cessação de Abuso, como resultado, 371
Choque, Risco de, 265
Cicatrização de Feridas: Primeira Intenção, como resultado, 371
    com Artroplastia Total de Quadril/Joelho, 323
    com Integridade da Pele, Prejudicada, 166
    com Integridade Tissular, Prejudicada, 168
    com Proteção, Ineficaz, 217
Cicatrização de Feridas: Segunda Intenção, como resultado, 372
    com Integridade da Pele, Prejudicada, 166
    com Integridade Tissular, Prejudicada, 168
Cicatrização de Queimaduras, como resultado, 372
    com Integridade da Pele, Prejudicada, 165-166
CINAHL. *Ver* Cumulative Index to Nursing Literature
CIS. *Ver* Sistemas de Informação Computadorizados
Classificação das Intervenções de Enfermagem (NIC), 1, 3
    acidente vascular encefálico, 316-319
    artroplastia total de quadril/joelho, 320-323
    asma, 324-325
    câncer de cólon e reto, 327-339
    conceitos e definições de intervenções, 386-410
    depressão, 340-342
    diabetes melito, 344-347
    DPOC, 348-352
    hipertensão, 353-356
    insuficiência cardíaca, 357-365
    intervenções, exemplo de, 4
    pneumonia, 366-369
Classificação dos Resultados de Enfermagem (NOC), 1, 3-5
    acidente vascular encefálico, 316-319
    artroplastia total de quadril/joelho, 320-323
    asma, 324-325
    câncer de cólon e reto, 327-339
    conceitos e definições de resultados, 370-385
    depressão, 340-342
    diabetes melito, 344-347
    DPOC, 348-352
    hipertensão, 353-356
    insuficiência cardíaca, 357-365
    pneumonia, 366-369
    resultado, exemplo de, 6
Clinical Care Classification (CCC), 15
Coagulação Sanguínea, como resultado, 372
    com Proteção, Ineficaz, 216
Cognição, como resultado, 372
    com Acidente Vascular Encefálico, 318
    com Comunicação, Verbal Prejudicada, 72
    com Confusão, Aguda, 308
    com Confusão, Crônica, 77
    com Depressão, 341
    com Insuficiência na Capacidade para Melhorar, do Adulto, 164
Coleta de Dados de Pesquisa, como intervenção, 389
Coleta de Dados Forenses, como intervenção, 390
Competência da Comunidade, como resultado, 372
    com Enfrentamento Comunitário, Disposição para Aumentado, 123
    com Enfrentamento Comunitário, Ineficaz, 121
Comportamento de Aceitação, como resultado, 372
    com Autocontrole da Saúde, Ineficaz, 231
    com Câncer Colorretal, 332
    com Câncer Colorretal, Risco de, 329
    com Comportamento de Saúde, Propenso a Risco, 67
    com Controle do Regime Terapêutico, Disposição para Aumentado, 94
    com Diabetes Melito, 346
    com DPOC, 350
    com Falta de Adesão, 146
    com Insuficiência Cardíaca, 360
    com Negação, Ineficaz, 185

Comportamento de Aceitação: dieta prescrita, como
    resultado, 372
  com Autocontrole da Saúde, Ineficaz, 231
  com Câncer Colorretal, 333
  com Falta de Adesão, 146
  com Hipertensão, 355
  com Insuficiência Cardíaca, 360
  com Nutrição: Desequilibrada, Menos do que as Necessidades
    Corporais, 187
Comportamento de Aceitação: Medicação Prescrita,
    como resultado, 372
  com Autocontrole da Saúde, Ineficaz, 231
  com Câncer Colorretal, 333
  com Insuficiência Cardíaca, 360
Comportamento de Adesão, como resultado
  com Controle do Regime Terapêutico,
    Disposição para Aumentado, 94
  com Tomada de Decisão, Disposição para Aumento, 241
Comportamento de Adesão: dieta saudável, como resultado, 372
  com Nutrição, Disposição para Melhorada, 190
Comportamento de Busca da Saúde, como resultado, 372
  com Câncer Colorretal, 333
  com Comportamento de Saúde, Propenso a Risco, 68
  com Enfrentamento Familiar, Disposição para Aumentado, 136
Comportamento de Busca da Saúde, como resultado, com
    Manutenção da Saúde, Ineficaz, 228
Comportamento de Cessação de Fumar, como resultado, 372
  com Asma, 326
  com Autocontrole da Saúde, Ineficaz, 234
  com DPOC, 352
  com Hipertensão, 356
Comportamento de Compensação da Audição, como resultado, 372
  com Percepção Sensorial: Auditiva, Perturbada, 205-206
Comportamento de Compensação da Visão, como resultado, 372
  com Percepção Sensorial: Visual, Perturbada, 209
Comportamento de Imunização, como resultado, 372
  com DPOC, 350
  com Estado de Imunização, Disposição para Melhorado, 159
  com Proteção, Ineficaz, 216
Comportamento de Manutenção do Peso, como resultado, 372
  com Nutrição, Disposição para Melhorada, 190
Comportamento de Perda de Peso, como resultado, 372
  com Hipertensão, 355
  com Nutrição: Desequilibrada, Menos do que as Necessidades
    Corporais, 188
Comportamento de Prevenção de Quedas, como resultado, 372
  com Deambulação, Prejudicada, 205
  com Quedas, Risco de, 258
Comportamento de Promoção da Saúde, como resultado, 372
  com Câncer Colorretal, 333
  com Câncer Colorretal, Risco de, 329
  com Enfrentamento Familiar, Disposição para Aumentado, 136
  com Insuficiência Cardíaca, 362
  com Poder de Decisão, Disposição para Aumentado, 214
Comportamento de Promoção da Saúde, como resultado, com
    Manutenção da Saúde, Ineficaz, 228
Comportamento de Saúde Materna Pós-Parto, como resultado, 372
  com Autocontrole da Saúde, Ineficaz, 233
  com Processo de Criação de Filhos, Disposição para Melhorado,
    102
Comportamento de Saúde Pré-Natal, como resultado, 372
  com Autocontrole da Saúde, Ineficaz, 233
  com Processo de Criação de Filhos, Disposição para Melhorado,
    40, 103
Comportamento de Saúde, Propenso a Risco, 67-68
Comportamento de Segurança Pessoal, como resultado, 372
Comportamento de Suspensão do Abuso de Álcool,
    como resultado, 372
  com Autocontrole da Saúde, Ineficaz, 230
Comportamento de Tratamento: Doença ou Lesão, como resultado,
    372
  com Autocontrole da Saúde, Ineficaz, 235
  com Câncer Colorretal, 334
  com Controle do Regime Terapêutico,
    Disposição para Aumentado, 95
  com Insuficiência Cardíaca, 365

Comportamento de Tratamento: Doença ou Lesão,
    como resultado, com Falta de Adesão, 147
Comportamento do Bebê, Desorganizado, 69-70
Comportamento do Bebê, Risco de Desorganizado, 266
Comportamento do Bebê: Disposição
    para Aumento da Competência Comportamental, 65-66
Comportamento para Aumentar o Peso, como resultado, 372
  com Nutrição: Desequilibrada, Menos do que as Necessidades
    Corporais, 189
  para Insuficiência na Capacidade para Melhorar,
    do Adulto, 165
Comportamento para Cessação do Abuso de Drogas,
    como resultado, 372
  com Autocontrole da Saúde, Ineficaz, 232
Comunicação, como resultado, 373
  com Acidente Vascular Encefálico, 318
  com Comunicação, Disposição para Aumentada, 71
  com Comunicação, Verbal Prejudicada, 72
Comunicação, Disposição para Aumentada, 71
Comunicação, Prejudicada, 312
Comunicação, Verbal Prejudicada, 72
Comunicação: expressão, como resultado, 373
  com Comunicação, Disposição para Aumentada, 71
  com Comunicação, Verbal Prejudicada, 72
Comunicação: Recepção, como resultado, 373
  com Comunicação, Disposição para Aumentada, 71
  com Comunicação, Verbal Prejudicada, 72
  com Percepção Sensorial: Auditiva, Perturbada, 205-206
Concentração, como resultado, 373
  com Ansiedade, 48
  com Perfusão Tissular: cerebral, 310
  com Síndrome da Interpretação Ambiental, Prejudicada,
    170-171
Condição para a Alta: vida com apoio, como resultado, 373
  com Artroplastia Total de Quadril/Joelho, 322
Condição para a Alta: vida independente, como resultado, 373
  com Artroplastia Total de Quadril/Joelho, 322
  com Autocuidado, Disposição para Aumento do, 58
Conduta da Radioterapia, como intervenção, 390
Conduta no Prolapso Retal, como intervenção, 390
Conflito de Decisão, 109
Conflito no Desempenho do Papel de Pai/Mãe, 194-195
Conforto, Disposição para Aumentado, 75
Conforto, Prejudicado, 72-74
Confusão, Aguda, 75-76, 308-309
Confusão, Crônica, 77-78
Confusão, Risco de Aguda, 267
Conhecimento, Deficiente, 78-87
Conhecimento, Disposição para Aumentado, 88
Conhecimento: Amamentação, como resultado, 373
  com Amamentação, Ineficaz, 46
  com Amamentação, Interrompida, 47
  com Conhecimento, Deficiente, 78
Conhecimento: Atividade Prescrita, como resultado, 373
  com Artroplastia Total de Quadril/Joelho, 322
  com Conhecimento, Deficiente, 86
  com Insuficiência Cardíaca, 362
Conhecimento: Comportamento de Saúde, como resultado, 373
  com Câncer Colorretal Risco de, 330
  com Câncer Colorretal, 334
  com Conhecimento, Deficiente, 82
  com Conhecimento, Disposição para Aumentado, 88
  com Constipação, Percebida, 90
  com Manutenção da Saúde, Ineficaz, 228
Conhecimento: Conservação de Energia, como resultado, 373
  com Câncer Colorretal, 334
  com Conhecimento, Deficiente, 81
  com DPOC, 350
  com Insuficiência Cardíaca, 362
Conhecimento: Controle da Asma, como resultado, 373
  com Asma, 326
  com Conhecimento, Deficiente, 79
Conhecimento: Controle da Atrite, como resultado, 373
Conhecimento: Controle da Depressão, como resultado, 373
  com Conhecimento, Deficiente, 81
  com Depressão, 341

Conhecimento: Controle da Doença Cardíaca, como resultado, 373
  com Conhecimento, Deficiente, 80
  com Insuficiência Cardíaca, 362
Conhecimento: Controle da Dor, como resultado, 373
  com Câncer Colorretal, 334
  com Conhecimento, Deficiente, 84
Conhecimento: Controle da Esclerose Múltipla, como resultado, 373
  com Conhecimento, Deficiente, 84
Conhecimento: Controle da Hipertensão, como resultado, 373
  com Conhecimento, Deficiente, 83
  com Hipertensão, 355
Conhecimento: Controle da Insuficiência Cardíaca Congestiva, como resultado, 373
  com Conhecimento, Deficiente, 80
Conhecimento: Controle de Infecção, como resultado, 373
  com Conhecimento, Deficiente, 83
Conhecimento: Controle do Câncer, como resultado, 373
  com Câncer Colorretal, 335
  com Conhecimento, Deficiente, 79
Conhecimento: Controle do Diabetes, como resultado, 373
  com Conhecimento, Deficiente, 81
  com Diabetes Melito, 346
Conhecimento: Controle do Peso, como resultado, 373
  com Câncer Colorretal, 335
  com Câncer Colorretal, Risco de, 330
  com Conhecimento, Deficiente, 87
  com Hipertensão, 355
  com Insuficiência Cardíaca, 363
Conhecimento: Controle do Uso de Substâncias, como resultado, 374
  com Conhecimento, Deficiente, 86
Conhecimento: Criação de Filhos, como resultado, 374
  com Conflito no Desempenho do Papel de Pai/Mãe, 194
  com Conhecimento, Deficiente, 85
  com Paternidade ou Maternidade, Disposição para Melhorada, 203
Conhecimento: Cuidados com o Bebê, como resultado, 374
  com Conhecimento, Deficiente, 83
  com Paternidade ou Maternidade, Disposição par Melhorada, 203
  com Processo de Criação de Filhos, Disposição para Melhorado, 100
Conhecimento: Cuidados com o Bebê Pré-Termo, como resultado, 374
  com Conhecimento, Deficiente, 86
Conhecimento: Cuidados da Ostomia, como resultado, 374
  com Câncer Colorretal, 335
  com Conhecimento, Deficiente, 84
Conhecimento: Cuidados na Doença, como resultado, 374
  com Conhecimento, Deficiente, 83
Conhecimento: Dieta, como resultado, 374
  com Câncer Colorretal, 335
  com Conhecimento, Deficiente, 81
  com Hipertensão, 355
  com Insuficiência Cardíaca, 362
  com Nutrição, Disposição para Melhorada, 190
Conhecimento: Funcionamento Sexual na Gravidez e no Pós-Parto, como resultado, 374
  com Conhecimento, Deficiente, 86
  com Disfunção Sexual, 236
  com Processo de Criação de Filhos, Disposição para Melhorado, 101
Conhecimento: Funcionamento Sexual, como resultado, 374
  com Conhecimento, Deficiente, 86
Conhecimento: Gravidez, como resultado, 374
  com Conhecimento, Deficiente, 86
  com Processo de Criação de Filhos, Disposição para Melhorado, 39, 101
Conhecimento: Mecânica Corporal, como resultado, 374
  com Conhecimento, Deficiente, 79
Conhecimento: Medicação Prescrita, como resultado,
  com Incontinência Urinária: de Urgência, 38
Conhecimento: Medicação, como resultado, 374
  com Câncer Colorretal, 335
  com Conhecimento, Deficiente, 84
  com Depressão, 342

Conhecimento: Medicação, como resultado *(cont.)*
  com DPOC, 351
  com Hipertensão, 355
  com Insuficiência Cardíaca, 362
  com Pneumonia, 369
Conhecimento: Prevenção da Concepção, como resultado, 374
  com Conhecimento, Deficiente, 80
Conhecimento: Prevenção de Quedas, como resultado, 374
  com Artroplastia Total de Quadril/Joelho, 322
  com Conhecimento, Deficiente, 81
Conhecimento: Procedimentos de Tratamento, como resultado, 374
  com Conhecimento, Deficiente, 87
  com DPOC, 351
Conhecimento: Processo da Doença, como resultado, 374
  com Câncer Colorretal, 335
  com Câncer Colorretal, Risco de, 330
  com Conhecimento, Deficiente, 81
  com DPOC, 350
  com Pneumonia, 368
Conhecimento: Promoção da Fertilidade, como resultado, 374
  com Conhecimento, Deficiente, 82
Conhecimento: Promoção da Saúde, como resultado, 374
  com Conhecimento, Deficiente, 82
  com Conhecimento, Disposição para Aumentado, 88
  com Manutenção da Saúde, Ineficaz, 229
  com Poder de Decisão, Disposição para Aumentado, 214
Conhecimento: Recursos de Saúde, como resultado, 374
  com Conhecimento, Deficiente, 82
  com Conhecimento, Disposição para Aumentado, 88
  com Enfrentamento, Ineficaz, 128
  com Manutenção da Saúde, Ineficaz, 229
Conhecimento: Redução da Ameaça de Câncer, como resultado, 374
  com Câncer Colorretal, Risco de, 330
  com Conhecimento, Deficiente, 79
Conhecimento: Regime de Tratamento, como resultado, 374
  com Câncer Colorretal, 336
  com Câncer Colorretal, Risco de, 330
  com Conhecimento, Deficiente, 87
  com Controle do Regime Terapêutico, Disposição para Aumentado, 94
  com DPOC, 351
  com Insuficiência Cardíaca, 363
  com Pneumonia, 369
Conhecimento: Saúde Materna no Pós-Parto, como resultado, 374
  com Conhecimento, Deficiente, 85
  com Processo de Criação de Filhos, Disposição para Melhorado, 101
Conhecimento: Saúde Materna Pré-Concepção, como resultado
  com Conhecimento, Deficiente, 85
  com Processo de Criação de Filhos, Disposição para Melhorado, 101
Conhecimento: Segurança Física da Criança, como resultado, 375
  com Conhecimento, Deficiente, 80
  com Paternidade ou Maternidade, Disposição para Melhorada, 203
Conhecimento: Segurança Pessoal, como resultado, 375
  com Conhecimento, Deficiente, 85
Conhecimento: Trabalho de Parto e Expulsão, como resultado, 375
  com Conhecimento, Deficiente, 84
  com Processo de Criação de Filhos, Disposição para Melhorado, 101
Consequências da Dependência de Substâncias, como resultado, 375
  com Processos Familiares, Disfuncionais, 149
Consequências da Imobilidade: Fisiológicas, como resultado, 375
Consequências da Imobilidade: Psicocognitivas, como resultado, 375
Conservação de Energia, como resultado, 375
  com DPOC, 350
  com Fadiga, 144
  com Intolerância à Atividade, 52
Consolidação Óssea, como resultado, 374
Constipação, 88
Constipação, Percebida, 89
Constipação, Risco de, 268
Construção de Relação Complexa, como intervenção, 390
  para Comunicação, Disposição para Aumentada, 71
Consulta, como intervenção, 390
Consulta por Telefone, como intervenção, 390
Contaminação, 90-92

Índice

Contaminação, Risco de, 269
Contenção da Automutilação, como resultado, 375
    com Automutilação, 62
    com Síndrome Pós-Trauma, 244
Contenção de Custos, como intervenção, 390
Contenção Física, como intervenção, 390
Contenção Química, como intervenção, 390
Continência Intestinal, como resultado, 375
    com Acidente Vascular Encefálico, 318
    com Câncer Colorretal, 336
    com Diarreia, 115
    com Incontinência Intestinal, 160
Continência Urinária, como resultado, 375
    com Acidente Vascular Encefálico, 319
    com Eliminação Urinária, Prejudicada, 311
    com Incontinência Urinária: de Esforço, 162
    com Incontinência Urinária: de Urgência, 38, 162-163
    com Incontinência Urinária: Funcional, 160-161
    com Incontinência Urinária: por Transbordamento, 161
    com Incontinência Urinária: Reflexa, 161-162
Contrato com o Paciente, como intervenção, 390
    para Automutilação, 62
    para Câncer Colorretal, Risco de, 329
    para Comportamento de Saúde, Propenso a Risco, 67
    para Insuficiência Cardíaca, 360
Controle Ácido-Básico, como intervenção, 390
Controle Ácido-Básico: Acidose Metabólica, como intervenção, 390
Controle Ácido-Básico: Acidose Respiratória, como intervenção, 390
Controle Ácido-Básico: Alcalose Metabólica, como intervenção, 390
Controle Ácido-Básico: Alcalose Respiratória, como intervenção, 390
Controle da Anafilaxia, como intervenção, 390
    para Padrão Respiratório, Ineficaz, 224
    para Resposta Alérgica ao Látex, 43
Controle da Asma, como intervenção, 390
    para Asma, 326
    para Autocontrole da Saúde, Ineficaz, 230
    para Conhecimento, Deficiente, 79
    para Padrão Respiratório, Ineficaz, 226
Controle da Demência, como intervenção, 390
    para Conforto, Prejudicado, 72-73
    para Confusão, Crônica, 77
    para Insuficiência na Capacidade para Melhorar, do Adulto, 164
    para Memória, Prejudicada, 175
    para Perambulação, 205
    para Síndrome da Interpretação Ambiental, Prejudicada, 170, 171
Controle da Demência: Banho, como intervenção, 390
    para Conforto, Prejudicado, 72-73
Controle da Diarreia, como intervenção, 390
    para Câncer Colorretal, 336, 336
    para Diarreia, 115
    para Nutrição: Desequilibrada, Menos do que as Necessidades Corporais, 187
Controle da Disreflexia, como intervenção, 390
    para Disreflexia Autonômica, 116
Controle de Dor, como intervenção, 391
    para Acidente Vascular Encefálico, 318
    para Artroplastia Total de Quadril/Joelho, 323
    para Câncer Colorretal, 338, 334, 334, 338
    para Conforto, Prejudicado, 74
    para Conhecimento, Deficiente, 81
    para Dor, Aguda, 117, 118
    para Dor, Crônica, 118, 119
    para DPOC, 349
    para Insuficiência Cardíaca, 363
    para Recuperação Cirúrgica, Retardada, 219
Controle da Dor, como resultado, 375
    com Dor, Aguda, 117
    com Dor, Crônica, 119
Controle da Eliminação Urinária, como intervenção, 391
    para Déficit no Autocuidado: Higiene Íntima, 38
    para Eliminação Urinária, Disposição para Melhorada, 120
    para Eliminação Urinária, Prejudicada, 120
Controle da Hiperglicemia, como intervenção, 391

Controle da Hipervolemia, como intervenção, 391
    para Conhecimento, Deficiente, 80
    para Insuficiência Cardíaca, 361
    para Perfusão Tissular: periférica, Ineficaz, 210
Controle da Hipoglicemia, como intervenção, 391
Controle da Hipovolemia, como intervenção, 391
Controle da Náusea, como intervenção, 391
    para Câncer Colorretal, 337
    para Náusea, 184
    para Percepção Sensorial: Gustativa, Perturbada, 206
    para Percepção Sensorial: Olfativa, Perturbada, 208
    para Recuperação Cirúrgica, Retardada, 219
Controle da Negligência Unilateral, como intervenção, 391
    para Imagem Corporal, Distúrbio da, 157
    para Negligência Unilateral, 186, 187
Controle da Pressão, como intervenção, 391
    para Acidente Vascular Encefálico, 319
    para Integridade da Pele, Prejudicada, 166
    para Integridade Tissular, Prejudicada, 168
    para Proteção, Ineficaz, 217
Controle da Quimioterapia, como intervenção, 391
Controle da Sedação, como intervenção, 391
Controle da Sensibilidade Periférica, como intervenção, 391
    para Percepção Sensorial: Tátil, Perturbada, 208
    para Perfusão Tissular: Periférica, Ineficaz, 210
    para Proteção, Ineficaz, 217
Controle da Síndrome Pré-Menstrual (TPM), como intervenção, 391
Controle da Tecnologia, como intervenção, 391
Controle da Tecnologia Reprodutiva, como intervenção, 391
Controle da Terapia Tromboembolítica, como intervenção, 391
Controle da Ventilação Mecânica: invasiva, como intervenção, 391
    para Padrão Respiratório, Ineficaz, 224
Controle da Ventilação Mecânica: não invasiva, como intervenção, 391
Controle de Alergias, como intervenção, 391
    para Padrão Respiratório, Ineficaz, 224
    para Resposta Alérgica ao Látex, 42
Controle de Alucinações, como intervenção, 391
    para Confusão, Aguda, 76
    para Confusão, Crônica, 77
    para Identidade Pessoal, Distúrbios da, 155
Controle de Amostras para Exames, como intervenção, 391
    para Contaminação, 91
Controle de Arritmias, como intervenção, 391
Controle de Constipação/Impactação, como intervenção, 391
    para Câncer Colorretal, 336
    para Câncer Colorretal, Risco de, 331
    para Constipação, 89
Controle de Convulsões, como intervenção, 391
    para Capacidade Adaptativa Intracraniana, Diminuída, 41
Controle de Convulsões, como resultado, 375
    com Autocontrole da Saúde, Ineficaz, 234
    com Capacidade Adaptativa Intracraniana, Diminuída, 41
Controle de Distúrbios Alimentares, como intervenção, 392
    para Proteção, Ineficaz, 217
Controle de Doenças Transmissíveis, como intervenção, 392
    para Enfrentamento Comunitário, Disposição para Aumentado, 123
    para Enfrentamento Comunitário, Ineficaz, 121, 122
Controle de Edema Cerebral, como intervenção, 392
    para Capacidade Adaptativa Intracraniana, Diminuída, 41
    para Acidente Vascular Encefálico, 318
Controle de Eletroconvulsoterapia, 392
Controle de Eletrólitos, como intervenção, 392
Controle de Eletrólitos: Hipercalcemia, como intervenção, 392
Controle de Eletrólitos: hipercalemia, como intervenção, 392
Controle de Eletrólitos: Hiperfosfatemia, como intervenção, 392
Controle de Eletrólitos: Hipermagnesemia, como intervenção, 392
Controle de Eletrólitos: Hipernatremia, como intervenção, 392
Controle de Eletrólitos: Hipocalcemia, como intervenção, 392
Controle de Eletrólitos: Hipocalemia, como intervenção, 392
Controle de Eletrólitos: Hipofosfatemia, como intervenção, 392
Controle de Eletrólitos: Hipomagnesemia, como intervenção, 392
Controle de Eletrólitos: Hiponatremia, como intervenção, 392
Controle de Energia, como intervenção, 392
    para Artroplastia Total de Quadril/Joelho, 323
    para Câncer Colorretal, 338, 334, 338

Controle de Energia, como intervenção *(cont.)*
  para Conhecimento, Deficiente, 81, 84
  para Contaminação, 91
  para Deambulação, Prejudicada, 104
  para DPOC, 350
  para Fadiga, 144
  para Insônia, 163
  para Insuficiência Cardíaca, 361, 362
  para Intolerância à Atividade, 52
  para Processo de Criação de Filhos, Disposição para Melhorado, 39
  para Proteção, Ineficaz, 216, 217
  para Recuperação Cirúrgica, Retardada, 219
  para Tensão do Papel de Cuidador, 193
Controle de Hemorragia, como intervenção, 392
  para Débito Cardíaco, Diminuído, 105
Controle de Ideias Delirantes, como intervenção, 392
  para Confusão, Aguda, 76
  para Confusão, Crônica, 77
  para Identidade Pessoal, Distúrbios da, 155
Controle de Imunização/Vacinação, como intervenção, 392
  para DPOC, 350
  para Enfrentamento Comunitário, Disposição para Aumentado, 123
  para Enfrentamento Comunitário, Ineficaz, 121
  para Estado de Imunização, Disposição para Melhorado, 159
  para Proteção, Ineficaz, 216
Controle de Infecção, como intervenção, 392
  para Asma, 326
  para Conhecimento, Deficiente, 83
  para Disfunção Sexual, 236
  para DPOC, 350
  para Recuperação Cirúrgica, Retardada, 219
Controle de Infecção: Transoperatória, como intervenção, 393
Controle de Medicamentos, como intervenção, 393
  para Autocontrole da Saúde, Ineficaz, 234
  para Câncer Colorretal, 338, 335
  para Dor, Aguda, 117
  para Dor, Crônica, 119
  para Falta de Adesão, 147
  para Incontinência Urinária: de Urgência, 162-163
  para Insuficiência Cardíaca, 363
  para Processo de Criação de Filhos, Disposição para Melhorado, 39, 40
Controle de Náusea e Vômitos, como resultado, 375
  com Náusea, 184
Controle de Náusea e Vômitos: Efeitos Nocivos, como resultado, 375
Controle de Prurido, como intervenção, 393
  para Integridade da Pele, Prejudicada, 165-166
Controle de Qualidade, como intervenção, 393
Controle de Riscos, como resultado, 375
  com Asma, 326
  com Autocontrole da Saúde, Disposição para Aumentado, 95
  com Câncer Colorretal, 338
  com Câncer Colorretal, Risco de, 330
  com Comportamento de Saúde, Propenso a Risco, 67
  com Estado de Imunização, Disposição para Melhorado, 159
Controle de Riscos: câncer, como resultado, 375
Controle de Riscos: Deficiência Auditiva, como resultado, 375
Controle de Riscos: Deficiência Visual, como resultado, 375
Controle de Riscos: Doenças Sexualmente Transmissíveis (DST), como resultado, 375
  com Disfunção Sexual, 236
Controle de Riscos: Exposição ao Sol, como resultado, 375
Controle de Riscos: Gravidez não Planejada, como resultado, 376
Controle de Riscos: Hipertermia, como resultado, 376
Controle de Riscos: Hipotermia, como resultado, 376
Controle de Riscos: Processo Infeccioso, como resultado, 376
Controle de Riscos: Saúde Cardiovascular, como resultado, 376
Controle de Riscos: Uso de Álcool, como resultado, 376
  com Enfrentamento, Ineficaz, 128
Controle de Riscos: Uso de Drogas, como resultado, 376
  com Enfrentamento, Ineficaz, 128
Controle de Riscos: Uso de Tabaco, como resultado, 376
Controle de Riscos Comunitário: Doença Crônica, como resultado, 375
  com Enfrentamento Comunitário, Ineficaz, 122
Controle de Riscos Comunitário: Doenças Contagiosas, como resultado, 375
  com Enfrentamento Comunitário, Disposição para Aumentado, 123
  com Enfrentamento Comunitário, Ineficaz, 122
Controle de Riscos Comunitário: Exposição ao Chumbo, como resultado, 375
  com Enfrentamento Comunitário, Disposição para Aumentado, 123
  com Enfrentamento Comunitário, Ineficaz, 122
Controle de Riscos Comunitário: Violência, como resultado, 375
Controle de Sintomas, como resultado, 376
  com Autocontrole da Saúde, Ineficaz, 235
  com Campo de Energia, Perturbado, 65
  com Conforto, Prejudicado, 74
  com Negação, Ineficaz, 186
  com Pneumonia, 369
  com Proteção, Ineficaz, 217
Controle de Suprimentos, como intervenção, 393
Controle de Vias Aéreas, como intervenção, 393
  para Asma, 326
  para Desobstrução de Vias Aéreas, Ineficaz, 114
  para DPOC, 351
  para Padrão Respiratório, Ineficaz, 226
  para Pneumonia, 369
Controle de Vias Aéreas Artificiais, como intervenção, 393
  para Padrão Respiratório, Ineficaz, 224
Controle do Ambiente, como intervenção, 393
  para Conforto, Prejudicado, 72-73
  para Fadiga, 144
  para Incontinência Urinária: Funcional, 160-161
  para Intolerância à Atividade, 53
  para Manutenção do Lar, Prejudicada, 173
Controle do Ambiente: Comunidade, como intervenção, 393
  para Enfrentamento Comunitário, Disposição para Aumentado, 123
  para Enfrentamento Comunitário, Ineficaz, 121, 122
Controle do Ambiente: Conforto, como intervenção, 393
  para Acidente Vascular Encefálico, 318
  para Conforto, Prejudicado, 72-73, 74
  para DPOC, 349
  para Padrão de Sono, Prejudicado, 239
  para Pneumonia, 368
Controle do Ambiente: Preparo do Lar, como intervenção, 393
  para Autocuidado, Disposição para Aumento do, 58
  para Enfrentamento Familiar, Incapacitado, 133
Controle do Ambiente: Prevenção de Violência, como intervenção, 393
  para Enfrentamento Comunitário, Disposição para Aumentado, 123
  para Enfrentamento Comunitário, Ineficaz, 122
Controle do Ambiente: Processo para o Estabelecimento de Vínculo, como intervenção, 393
  para Amamentação, Interrompida, 47
  para Paternidade ou Maternidade, Prejudicada, 198
  para Processo de Criação de Filhos, Disposição para Melhorado, 103
Controle do Ambiente: Segurança, como intervenção, 393
  para Conforto, Prejudicado, 72-73
  para Conhecimento, Deficiente, 81, 85
  para Paternidade ou Maternidade, Prejudicada, 199, 202
  para Perambulação, 205
  para Percepção Sensorial: visual, Perturbada, 209
  para Processo de Criação de Filhos, Disposição para Melhorado, 40
Controle do Ambiente: Segurança do Trabalhador, como intervenção, 393
Controle do Choque, como intervenção, 393
Controle do Choque: Cardiogênico, como intervenção, 393
  para Débito Cardíaco, Diminuído, 105, 106
  para Insuficiência Cardíaca, 359, 364
Controle do Choque: Hipovolêmico, como intervenção, 393
  para Débito Cardíaco, Diminuído, 105
Controle do Choque: Vasogênico, como intervenção, 393
Controle do Comportamento, como intervenção, 393
Controle do Comportamento: Autoagressão, como intervenção, 393
  para Automutilação, 62
  para Síndrome Pós-Trauma, 244

Controle do Comportamento: Hiperatividade/Desatenção, como intervenção, 393
Controle do Comportamento: Sexual, como intervenção, 394
    para Síndrome do Trauma de Estupro, 246
Controle do Delírio, como intervenção, 394
    para Confusão, Aguda, 76
    para Memória, Prejudicada, 175
    para Privação de Sono, 238
Controle do Desfibrilador: Externo, como intervenção, 394
Controle do Desfibrilador: Interno, como intervenção, 394
Controle do Humor, como intervenção, 394
    para Ansiedade Relacionada à Morte, 49
    para Autoestima: Crônica Baixa, 60
    para Câncer Colorretal, 332
    para Depressão, 341, 342
    para Desempenho de Papel, Ineficaz, 196
    para Desesperança, 112, 113
    para Dor, Crônica, 119
    para DPOC, 350
    para Fadiga, 144
    para Insônia, 163
    para Insuficiência Cardíaca, 361
    para Interação Social, Prejudicada, 172
    para Intolerância à Atividade, 53
    para Resiliência, Individual Prejudicada, 224
    para Síndrome do Estresse por Mudança, 142-143
    para Síndrome Pós-Trauma, 244
Controle do Marca-Passo: Definitivo, como intervenção, 394
Controle do Marca-Passo: Temporário, como intervenção, 394
Controle do Peso, como intervenção, 394
    para Câncer Colorretal, 335
    para Câncer Colorretal, Risco de, 330
    para Conhecimento, Deficiente, 87
    para Hipertensão, 355
    para Insuficiência Cardíaca, 363
    para Nutrição, Disposição para Melhorada, 190
    para Processo de Criação de Filhos, Disposição para Melhorado, 39, 40
Controle do Pessário, como intervenção, 394
Controle do Regime Terapêutico, Disposição para Aumentado, 94-95
Controle do Vômito, como intervenção, 394
    para Câncer Colorretal, 337
    para Recuperação Cirúrgica, Retardada, 219
Controle Familiar do Regime Terapêutico, Ineficaz, 92
Controle Hídrico, como intervenção, 394
    para Contaminação, 91
    para Diabetes Melito, 346
    para Equilíbrio de Líquidos, Disposição para Aumentado, 137
    para Insuficiência Cardíaca, 361
    para Perfusão Tissular: periférica, Ineficaz, 210
Controle Hidroeletrolítico, como intervenção, 394
    para Insuficiência Cardíaca, 361
    para Perfusão Tissular: Periférica, Ineficaz, 210
Controle Intestinal, como intervenção, 394
    para Acidente Vascular Encefálico, 318
    para Câncer Colorretal, 336
    para Câncer Colorretal, Risco de, 331
    para Constipação, 89
    para Constipação, Percebida, 89
    para Déficit no Autocuidado: higiene íntima, 57-58
    para Diarreia, 115
    para Motilidade Gastrointestinal, Disfuncional, 182-183
Controle Nutricional, como intervenção, 394
    para Acidente Vascular Encefálico, 318
    para Depressão, 341
    para Fadiga, 144
    para Insuficiência na Capacidade para Melhorar, do Adulto, 164
    para Nutrição, Disposição para Melhorada, 190
    para Nutrição: Desequilibrada, Mais do que as Necessidades Corporais, 189
    para Percepção Sensorial, Olfativa, Perturbada, 208
    para Tensão do Papel de Cuidador, 191
Controle Nutricional, como intervenção, Crescimento e Desenvolvimento, Atraso no, 99
Coordenação Pré-Operatória, 394

Crenças de Saúde, como resultado, 376
    com Constipação, Percebida, 89
    com Tomada de Decisão, Disposição para Aumento da, 49–50
Crenças de Saúde: Percepção da Capacidade de Desempenho, como resultado, 376
    com Planejamento de Atividade, Ineficaz, 54
    com Sentimento de Impotência, 158
Crenças de Saúde: Percepção de Ameaça, como resultado, 376
    com Negação, Ineficaz, 185
Crenças de Saúde: Percepção de Controle, como resultado, 376
    com Autocontrole da Saúde, Ineficaz, 232
    com Poder de Decisão, Disposição para Aumentado, 214
    com Sentimento de Impotência, 158
Crenças de Saúde: Percepção de Recursos, como resultado, 376
    com Manutenção da Saúde, Ineficaz, 227
    com Sentimento de Impotência, 158
Crescimento, como resultado, 376
    Crescimento e Desenvolvimento, Atraso no, 99
Crescimento, Risco de Desproporcional, 270
Crescimento e Desenvolvimento, Atraso no, 95-100
Criação de Filhos: Desempenho dos Pais, como resultado, 376
    com Conflito no Desempenho do Papel de Pai/Mãe, 195
    com Desempenho de Papel, Ineficaz, 196
    com Paternidade ou Maternidade, Disposição para Melhorada, 202
    com Paternidade ou Maternidade, Prejudicada, 201
    com Tensão do Papel de Cuidador, 193
Criação de Filhos: Segurança Física da Criança na Primeira e Segunda Infância, como resultado, 376
    com Paternidade ou Maternidade, Disposição para Melhorada, 203
Criação de Filhos: Segurança Física do Adolescente, como resultado, 376
    com Paternidade ou Maternidade, Disposição para Melhorada, 203
Criação de Filhos: Segurança Física do Bebê, como resultado, 376
    com Paternidade ou Maternidade, Disposição para Melhorada, 204
Criação de Filhos: Segurança Psicossocial, como resultado, 376
    com Paternidade ou Maternidade, Disposição para Melhorada, 204
    com Paternidade ou Maternidade, Prejudicada, 201
Cuidado com o Lado Afetado, como resultado, 376
    com Imagem Corporal, Distúrbio na, 157
    com Negligência Unilateral, 187
Cuidado Neonatal: no Método Canguru, como intervenção, 394
    para Paternidade ou Maternidade, Prejudicada, 201
Cuidados Cardíacos, como intervenção, 394
    para Débito Cardíaco, Diminuído, 106
    para Insuficiência Cardíaca, 321
Cuidados Cardíacos: Fase Aguda, como intervenção, 394
    para Débito Cardíaco, Diminuído, 106
    pra Insuficiência Cardíaca, 359
Cuidados Cardíacos: Reabilitação, como intervenção, 394
    para Intolerância à Atividade, 51
Cuidados Circulatórios: Equipamento de Suporte Circulatório Mecânico, como intervenção, 395
    para Insuficiência Cardíaca, 360
Cuidados Circulatórios: Insuficiência Arterial, como intervenção, 395
    para Débito Cardíaco, Diminuído, 106, 108
    para Insuficiência Cardíaca, 360, 364
    para Perfusão Tissular: Periférica, Ineficaz, 210, 211
Cuidados Circulatórios: Insuficiência Venosa, como intervenção, 395
    para Débito Cardíaco, Diminuído, 106, 108
    para Insuficiência Cardíaca, 360, 364
Cuidados com a Circuncisão, como intervenção, 395
Cuidados com a Tração/Imobilização, como intervenção, 395
Cuidados com Aparelho Gessado: manutenção, como intervenção, 395
Cuidados com Aparelho Gessado: úmido, como intervenção, 395
Cuidados com as Lentes de Contato, como intervenção, 395
Cuidados com as Unhas, como intervenção, 395
Cuidados com Bebês, como intervenção, 395
    para Comportamento do Bebê, Desorganizado, 69
    para Comportamento do Bebê: Disposição para Aumento da Competência Comportamental, 65, 66
Cuidados com Drenos: Torácico, como intervenção, 395

Cuidados com Drenos: Ventriculostomia/Dreno Lombar, como intervenção, 395
Cuidados com Lesões, como intervenção, 395
  par Integridade Tissular, Prejudicada, 168
  para Automutilação, 62
  para Câncer Colorretal, 337
  para Integridade da Pele, Prejudicada, 166
  para Proteção, Ineficaz, 217
Cuidados com Lesões: Drenagem Fechada, como intervenção, 395
  para Recuperação Cirúrgica, Retardada, 219
Cuidados com Lesões: Queimaduras, como intervenção, 395
  para Integridade da Pele, Prejudicada, 165-166
Cuidados com Local de Incisão, como intervenção, 395
  para Artroplastia Total de Quadril/Joelho, 323
  para Integridade da Pele, Prejudicada, 166
  para Integridade Tissular, Prejudicada, 168
  para Proteção, Ineficaz, 217
  para Recuperação Cirúrgica, Retardada, 219
Cuidados com o Cateter Central de Inserção Periférica (PICC), como intervenção, 395
Cuidados com o Desenvolvimento, como intervenção, 395
  Crescimento e Desenvolvimento, Atraso no, 100
  para Comportamento do Bebê, Desorganizado, 69
  para Conhecimento, Deficiente, 86
Cuidados com o Períneo, como intervenção, 395
  para Incontinência Intestinal, 160
Cuidados com o Recém-Nascido, como intervenção, 395
  para Comportamento do Bebê, Desorganizado, 69
  para Comportamento do Bebê: Disposição para Aumento da Competência, 65, 66
Cuidados com o Repouso no Leito, como intervenção, 395
Cuidados com os Cabelos, como intervenção, 395
Cuidados com os Olhos, como intervenção, 395
Cuidados com os Ouvidos, como intervenção, 395
Cuidados com os Pés, como intervenção, 395
Cuidados com Ostomias, como intervenção, 395
  para Câncer Colorretal, 335, 335
  para Conhecimento, Deficiente, 84
  para Constipação, 88
  para Déficit no Autocuidado: Higiene Íntima, 57-58
  para Integridade Tissular, Prejudicada, 167
Cuidados com Próteses, como intervenção, 395
Cuidados com Sondas: Gastrointestinal, como intervenção, 396
Cuidados com Sondas: Linha Umbilical, como intervenção, 396
Cuidados com Sondas: Urinário, como intervenção, 396
Cuidados com Sondas/Drenos, como intervenção, 396
Cuidados com Úlceras de Pressão, como intervenção, 396
  para Integridade da Pele, Prejudicada, 166
  para Integridade Tissular, Prejudicada, 168
Cuidados da Pele: Local de Doação, como intervenção, 396
Cuidados da Pele: Local do Enxerto, como intervenção, 396
Cuidados da Pele: Tratamentos Tópicos, como intervenção, 396
  para Contaminação, 90
  para Integridade da Pele, Prejudicada, 165-166
  para Integridade Tissular, Prejudicada, 167
Cuidados de Emergência, como intervenção, 396
  para Resposta Alérgica ao Látex, 43
Cuidados de Enfermagem
  base de dados, 14-15
  estruturação, 12-13
Cuidados durante o Parto, como intervenção, 396
  para Processo de Criação de Filhos, Disposição para Melhorado, 101
Cuidados durante o Parto: Parto de Alto Risco, como intervenção, 396
Cuidados durante o Repouso do Cuidador, como intervenção, 396
  para Enfrentamento Familiar, Comprometido, 131, 132
  para Enfrentamento Familiar, Disposição para Aumentado, 135
  para Enfrentamento Familiar, Incapacitado, 134
  para Tensão do Papel de Cuidador, 190, 193
Cuidados na Admissão, como intervenção, 396
Cuidados na Amputação, como intervenção, 396
Cuidados na Embolia, como intervenção, para Débito Cardíaco, Diminuído, 108

Cuidados na Embolia: Periférica, como intervenção, 396
  para Insuficiência Cardíaca, 364
Cuidados na Embolia: Pulmonar, como intervenção, 396
Cuidados na Gravidez de Alto Risco, como intervenção, 396
Cuidados na Incontinência Intestinal, como intervenção, 396
  para Incontinência Intestinal, 160
Cuidados na Incontinência Intestinal: Encoprese, como intervenção, 396
Cuidados na Incontinência Urinária, como intervenção, 396
  para Acidente Vascular Encefálico, 319
  para Déficit no Autocuidado: Higiene Íntima, 38
  para Incontinência Urinária: de Urgência, 38
  para Incontinência Urinária: Reflexa, 161-162
Cuidados na Incontinência Urinária: Enurese, como intervenção, 396
Cuidados na Interrupção da Gravidez, como intervenção, 396
Cuidados na Retenção Urinária, como intervenção, 396
  para Incontinência Urinária: por Transbordamento, 161
  para Retenção Urinária, 226
Cuidados no Parto Cesáreo, como intervenção, 396
Cuidados no Pré-Natal, como intervenção, 396
  para Autocontrole da Saúde, Ineficaz, 233
  para Conhecimento, Deficiente, 86
  para Disfunção Sexual, 236
  para Processo de Criação de Filhos, Disposição para Melhorado, 40, 101, 103
Cuidados Pós-Anestesia, como intervenção, 397
Cuidados Pós-Morte, como intervenção, 397
Cuidados Pós-Parto, como intervenção, 397
  para Autocontrole da Saúde, Ineficaz, 233
  para Conhecimento, Deficiente, 85
  para Disfunção Sexual, 236
  para Processo de Criação de Filhos, Disposição para Melhorado, 100-103
Cumulative Index to Nursing Literature (CINAHL), 8

D

Dados de enfermagem
  almoxarifado, 26-27
    criação de, 27-31
    estudo-piloto de, 30-31
    questões referentes à, 32-34
  CIS, características dos, 25-26
  estudo-piloto, 29
  recuperação
    estudo-piloto de, 30-31
    limitações, 27-31
    questões relativas à, 31-34
  repositórios, 26-27
Data Use and Reciprocal Support Agreement (DURSA), 25
DDC. Ver Diagnosis Development Committee
Deambulação, Prejudicada, 103-105
Débito Cardíaco, Diminuído, 105-109
Déficit no Autocuidado: Alimentação, 57
Déficit no Autocuidado: Banho, 56
Déficit no Autocuidado: Higiene Íntima, 57-58
  estudo de caso, 36-38
Déficit no Autocuidado: Vestir-se, 56
Déficits no Autocuidado, 314
Deglutição, Prejudicada, 110-111
Delegação, como intervenção, 397
Dentição, Prejudicada, 111
Depoimento/Testemunho, como intervenção, 397
Depressão
  NIC ligada à, 340-342
  uso de, 341
  NOC ligado à, 340-342
  uso de, 341
  prevalência, mortalidade e custos, 340
  sintomas, 340-341
Desempenho da Mecânica Corporal, como resultado, 376
  com Mobilidade: física, Prejudicada, 177
Desempenho de Papel, Ineficaz, 196-197

Desempenho do Cuidador: Cuidados Diretos, como resultado, 376
　com Desempenho de Papel, Ineficaz, 196
　com Enfrentamento Familiar, Comprometido, 131
　com Enfrentamento Familiar, Incapacitado, 133
　com Falta de Adesão, 145
　com Tensão do Papel de Cuidador, 193
Desempenho do Cuidador: Cuidados Indiretos, como resultado, 376
　com Desempenho de Papel, Ineficaz, 196
　com Enfrentamento Familiar, Comprometido, 131
　com Enfrentamento Familiar, Incapacitado, 133
　com Falta de Adesão, 146
　com Tensão do Papel de Cuidador, 193
Desempenho do Papel, como resultado, 377
　com Conflito no Desempenho do Papel de Pai/Mãe, 195
　com Desempenho de Papel, Ineficaz, 197
　com Enfrentamento, Disposição para Aumentado, 130
　com Enfrentamento, Ineficaz, 129
　com Paternidade ou Maternidade, Prejudicada, 202
　com Pesar, Complicado, 213
　com Relacionamento, Disposição para Melhorado, 221
　com Tensão do Papel de Cuidador, 193
Desempenho na Transferência, como resultado, 377
　com Capacidade de Transferência, Prejudicada, 242
　com Mobilidade, Prejudicada, 313
　com Mobilidade: com Cadeira de Rodas, Prejudicada, 180
　com Mobilidade: Física, Prejudicada, 179
Desenvolvimento: Adulto de Meia-Idade, como resultado, 377
　com Relacionamento, Disposição para Melhorado, 221
　Crescimento e Desenvolvimento, Atraso no, 99
Desenvolvimento: adulto Jovem, como resultado, 377
　com Relacionamento, Disposição para Melhorado, 221
　Crescimento e Desenvolvimento, Atraso no, 98-99
Desenvolvimento: Adulto na Terceira Idade, como resultado, 377
　com Insuficiência na Capacidade para Melhorar, do Adulto, 164
　com Relacionamento, Disposição para Melhorado, 221
Desenvolvimento da Saúde Comunitária, como intervenção, 397
　para Enfrentamento Comunitário, Ineficaz, 121
Desenvolvimento de Programa de Saúde, como intervenção, 397
　para Enfrentamento Comunitário, Disposição para Aumentado, 123
　para Enfrentamento Comunitário, Ineficaz, 122
Desenvolvimento de Protocolos de Cuidados, como intervenção, 397
Desenvolvimento do Conhecimento, 20-21
Desenvolvimento Infantil: 1 Mês, como resultado, 377
　com Comportamento do Bebê, Desorganizado, 69
　com Comportamento do Bebê: Disposição
　　para Aumento da Competência Comportamental, 65–66
　com Paternidade ou Maternidade, Prejudicada, 198
　Crescimento e Desenvolvimento, Atraso no, 96
Desenvolvimento Infantil: 2 Anos, como resultado, 377
　com Paternidade ou Maternidade, Prejudicada, 199
　Crescimento e Desenvolvimento, Atraso no, 97
Desenvolvimento Infantil: 2 Meses, como resultado, 377
　com Comportamento do Bebê, Desorganizado, 69
　com Comportamento do Bebê, Disposição
　　para Aumento da Competência Comportamental, 65
　com Paternidade ou Maternidade, Prejudicada, 198
　Crescimento e Desenvolvimento, Atraso no, 96
Desenvolvimento Infantil: 3 Anos, como resultado, 377
　com Paternidade ou Maternidade, Prejudicada, 199
　Crescimento e Desenvolvimento, Atraso no, 97
Desenvolvimento Infantil: 4 Anos, como resultado, 377
　com Paternidade ou Maternidade, Prejudicada, 200
　Crescimento e Desenvolvimento, Atraso no, 97
Desenvolvimento Infantil: 4 Meses, como resultado, 377
　com Comportamento do Bebê: Disposição
　　para Aumento da Competência Comportamental, 65
　com Paternidade ou Maternidade, Prejudicada, 199
　Crescimento e Desenvolvimento, Atraso no, 96
Desenvolvimento Infantil: 5 Anos, como resultado, 377
　com Paternidade ou Maternidade, Prejudicada, 200
　Crescimento e Desenvolvimento, Atraso no, 97
Desenvolvimento Infantil: 6 Meses, como resultado, 377
　com Comportamento do Bebê, Disposição
　　para Aumento da Competência Comportamental, 65
　com Paternidade ou Maternidade, Prejudicada, 198
　Crescimento e Desenvolvimento, Atraso no, 96

Desenvolvimento Infantil: 12 Meses, como resultado, 377
　com Comportamento do Bebê: Disposição para Aumento
　　da Competência Comportamental, 66
　com Paternidade ou Maternidade, Prejudicada, 199
　Crescimento e Desenvolvimento, Atraso no, 96
Desenvolvimento Infantil: Adolescência, como resultado, 377
　Crescimento e Desenvolvimento, Atraso no, 98
　Imagem Corporal, Distúrbio na, 157
　Interação Social, Prejudicada, 169
　Paternidade ou Maternidade, Prejudicada, 200
Desenvolvimento Infantil: Segunda Infância, como resultado, 377
　com Interação Social, Prejudicada, 169
　com Paternidade ou Maternidade, Prejudicada, 200
　Crescimento e Desenvolvimento, Atraso no, 98
　Imagem Corporal, Distúrbio na, 156
Desenvolvimento, Risco de Atraso no, 271
Desesperança, 112-113
Desmamando o Bebê, como resultado, 377
　com Amamentação, Eficaz, 44
　com Amamentação, Ineficaz, 45
Desmame da Ventilação Mecânica, como intervenção, 397
　para Padrão Respiratório, Ineficaz, 224
　para Resposta ao Desmame Ventilatório, Disfuncional, 240
Desobstrução de Vias Aéreas, Ineficaz, 114, 315
Detecção do Risco, como resultado, 377
　com Câncer Colorretal, 336
　com Câncer Colorretal, Risco de, 331
　com Manutenção da Saúde, Ineficaz, 229
Diabetes Melito
　curso, 344-345
　fatores de risco, 344
　NIC ligada ao, 344-347
　　uso de, 345
　NOC ligado ao, 344-347
　　uso de, 345
　prevalência, mortalidade e custos, 344
Díade Mãe/Feto, Risco de Perturbada, 284
Diagnosis Development Committee, 2
Diagnósticos de Enfermagem
　de promoção da saúde, ligações para, 35-40
　reais, ligações para, 35-40
　risco de, 260-303
Diarreia, 115
Dignidade Humana, Risco de Comprometida, 272
Disfunção Neurovascular Periférica, Risco de, 286
Disfunção Sexual, 236-237
Disposição do Cuidador para o Cuidado Domiciliar,
　como resultado, 377
　com Conflito no Desempenho do Papel de Pai/Mãe, 194
　com Controle Familiar do Regime Terapêutico, Ineficaz, 93
Disreflexia Autonômica, 115-116
Distração, como intervenção, 397
Dizer a Verdade, como intervenção, 397
Documentação, como intervenção, 397
Doença Pulmonar Obstrutiva Crônica (DPOC)
　curso, 348-349
　fatores de risco, 348
　NIC ligada a, 348-352
　NOC ligado a, 348-352
　prevalência, mortalidade e custos, 348
Dor, 312
Dor, Aguda, 116-118
Dor, Crônica, 118-119
Dor: Efeitos Nocivos, como resultado, 377
　com Dor, Crônica, 243
Dor: Resposta Psicológica Adversa, como resultado, 377
　com Dor, Crônica, 119
Drucker, Pete, 11
DURSA. *Ver* Data Use and Reciprocal Support Agreement

E

Educação em Saúde, como intervenção, 397
　para Câncer Colorretal, 334
　para Câncer Colorretal, Risco de, 329

Educação em Saúde, como intervenção *(cont.)*
　　para Comportamento de Saúde, Propenso a Risco, 67
　　para Conforto, Disposição para Aumentado, 75
　　para Conhecimento, Deficiente, 78, 81
　　para Conhecimento, Disposição para Aumentado, 88
　　para Constipação, Percebida, 89
　　para Controle do Regime Terapêutico,
　　　　Disposição para Aumentado, 94, 95
　　para Enfrentamento Comunitário, Ineficaz, 122
　　para Enfrentamento Familiar,
　　　　Disposição para Aumentado, 136
　　para Insuficiência Cardíaca, 362
　　para Manutenção da Saúde, Ineficaz, 228, 229
　　para Nutrição, Disposição para Melhorada, 190
　　para Poder de Decisão, Disposição para Aumentado, 214
　　para Processos Familiares, Disposição para Melhorados, 151
　　para Tomada de Decisão, Disposição para Aumento da, 241
Educação em Saúde: Ensino, Indivíduo, como intervenção,
　　para Enfrentamento Familiar, Disposição para Aumentado, 136
Eficácia da Bomba Cardíaca, como resultado, 377
　　com Débito Cardíaco, Diminuído, 106
　　com Insuficiência Cardíaca, 321
Eletrolítico, Risco de Desequilíbrio, 274
Eliminação Intestinal, como resultado, 377
　　com Câncer Colorretal, 336
　　com Câncer Colorretal, Risco de, 331
　　com Constipação, 88
　　com Constipação, Percebida, 89
　　com Diarreia, 115
　　com Eliminação Intestinal, Prejudicada, 311
　　com Motilidade Gastrointestinal, Disfuncional, 182-183
Eliminação Urinária, como resultado, 377
　　com Eliminação Urinária, Disposição para Melhorada, 120
　　com Eliminação Urinária, Prejudicada, 120
　　com Retenção Urinária, 226
Eliminação Urinária, Disposição para Melhorada, 120
Eliminação Urinária, Prejudicada, 120, 311
Encaminhamento, como intervenção, 397
Energia Psicomotora, como resultado, 377
　　com Depressão, 342
　　com Desesperança, 113
　　com Fadiga, 144
　　com Intolerância à Atividade, 52
Enfrentamento, como resultado, 378
　　com Ansiedade, 48, 314
　　com Câncer Colorretal, 336
　　com Comportamento de Saúde, Propenso a Risco, 67
　　com Depressão, 341
　　com Desempenho de Papel, Ineficaz, 196
　　com DPOC, 350
　　com Enfrentamento, Defensivo, 124
　　com Enfrentamento, Disposição para Aumentado, 129
　　com Enfrentamento, Ineficaz, 127
　　com Pesar, 212
　　com Pesar, Complicado, 213
　　com Resiliência, Disposição para Aumentada, 224
　　com Resiliência, Individual Prejudicada, 224
　　com Síndrome do Estresse por Mudança, 142-143
　　com Síndrome Pós-Trauma, 244
Enfrentamento, Defensivo, 124-125
Enfrentamento, Disposição para Aumentado, 129-130
Enfrentamento, Ineficaz, 126-129
Enfrentamento Comunitário, Disposição para Aumentado,
　　123-124
Enfrentamento Comunitário, Ineficaz, 121-122
Enfrentamento Familiar, como resultado, 315, 378
　　com Enfrentamento Familiar, Comprometido, 132
　　com Enfrentamento Familiar, Disposição para Aumentado, 135
　　com Enfrentamento Familiar, Incapacitado, 134
　　com Pesar, 212
　　com Processos Familiares, Disfuncionais, 148
　　com Processos Familiares, Interrompidos, 151
Enfrentamento Familiar, Comprometido, 130-132
Enfrentamento Familiar, Disposição para Aumentado, 135-136
Enfrentamento Familiar, Incapacitado, 132-134
Enquadramento, 17-18

Ensino: Atividade/Exercício Prescritos, como intervenção, 397
　　para Artroplastia Total de Quadril/Joelho, 322
　　para Autocontrole da Saúde, Ineficaz, 230, 233
　　para Câncer Colorretal, 336
　　para Conhecimento, Deficiente, 79, 81, 86
　　para DPOC, 350
　　para Insuficiência Cardíaca, 359, 362
　　para Pneumonia, 368
Ensino: Cuidados com os Pés, como intervenção, 397
Ensino: Dieta Prescrita, como intervenção, 397
　　para Autocontrole da Saúde, Ineficaz, 230-233
　　para Câncer Colorretal, 333, 335
　　para Conhecimento, Deficiente, 80
　　para Diabetes Melito, 346
　　para Falta de Adesão, 146
　　para Hipertensão, 355
　　para Insuficiência Cardíaca, 359, 360, 362
　　para Nutrição, Disposição para Melhorada, 190
　　para Nutrição: Desequilibrada, Menos do que as Necessidades
　　　　Corporais, 187
　　para Tensão do Papel de Cuidador, 191
Ensino: Estimulação do Bebê 0-4 Meses, como intervenção, 397
　　Crescimento e Desenvolvimento, Atraso no, 96
Ensino: Estimulação do Bebê 5-8 Meses, como intervenção, 397
　　Crescimento e Desenvolvimento, Atraso no, 96
Ensino: Estimulação do Bebê 9-12 Meses, como intervenção, 398
　　Crescimento e Desenvolvimento, Atraso no, 96
Ensino: Grupo, como intervenção, 398
　　para Processo de Criação de Filhos,
　　　　Disposição para Melhorado, 39
Ensino: Habilidades Psicomotoras, como intervenção, 398
　　para Autocontrole da Saúde, Ineficaz, 234
　　para Conhecimento, Deficiente, 78
Ensino: Indivíduo, como intervenção, 398
　　para Artroplastia Total de Quadril/Joelho, 322
　　para Autocontrole da Saúde, Ineficaz, 232
　　para Autocuidado, Disposição para Aumento do, 58
　　para Câncer Colorretal, 330
　　para Câncer Colorretal, Risco de, 329
　　para Constipação, Percebida, 89
　　para Controle do Regime Terapêutico,
　　　　Disposição para Aumentado, 94
　　para Nutrição, Disposição para Melhorada, 190
　　para Processo de Criação de Filhos, Disposição para
　　　　Melhorado, 39
Ensino: Medicação Prescrita, como intervenção, 398
　　para Asma, 326
　　para Autocontrole da Saúde, Ineficaz, 230-234
　　para Autocuidado, Disposição para Aumento, 58, 59
　　para Câncer Colorretal, 333, 333
　　para Conhecimento, Deficiente, 37, 78, 80, 84
　　para Depressão, 341, 342
　　para Diabetes Melito, 346, 347
　　para DPOC, 351, 352
　　para Falta de Adesão, 147
　　para Hipertensão, 355
　　para Incontinência Urinária: de Urgência, 38
　　para Incontinência Urinária: por Transbordamento, 161
　　para Insuficiência Cardíaca, 359, 360, 362
　　para Pneumonia, 369
　　para Tensão do Papel de Cuidador, 191
Ensino: Nutrição do Bebê 0-3 Meses, como intervenção, 398
Ensino: Nutrição do Bebê 4-6 Meses, como intervenção, 398
Ensino: Nutrição do Bebê 7-9 Meses, como intervenção, 398
Ensino: Nutrição do Bebê 10-12 Meses, como intervenção, 398
Ensino: Nutrição Infantil 13-18 Meses, como intervenção, 398
Ensino: Nutrição Infantil 19-24 Meses, como intervenção, 398
Ensino: Nutrição Infantil 25-36 Meses, como
　　intervenção, 398
Ensino: Pré-Operatório, como intervenção, 398
Ensino: Procedimento/Tratamento, como intervenção, 398
　　para Asma, 326
　　para Autocontrole da Saúde, Ineficaz, 231, 232, 235
　　para Câncer Colorretal, 334, 335, 334
　　para Câncer Colorretal, Risco de, 330
　　para Conhecimento, Deficiente, 78-82, 86, 87

Ensino: Procedimento/Tratamento, como intervenção *(cont.)*
    para Controle do Regime Terapêutico, Disposição
        para Aumentado, 94
    para DPOC, 351
    para Falta de Adesão, 147
    para Hipertensão, 355
    para Insuficiência Cardíaca, 363, 365
    para Pneumonia, 369
Ensino: Processo da Doença, como intervenção, 398
    para Asma, 326
    para Autocontrole da Saúde, Ineficaz, 230, 232, 233, 235
    para Câncer Colorretal, 334, 335, 334
    para Câncer Colorretal, Risco de, 330
    para Conhecimento, Deficiente, 78-84, 87
    para Depressão, 341
    para Diabetes Melito, 346
    para DPOC, 11
    para Hipertensão, 355
    para Insuficiência Cardíaca, 359, 361, 363, 365
    para Pneumonia, 368
    para Tensão do Papel de Cuidador, 191
Ensino: Segurança do Bebê 0-3 Meses, como intervenção, 398
Ensino: Segurança do Bebê 4-6 Meses, como intervenção, 398
Ensino: Segurança do Bebê 7-9 Meses, como intervenção, 398
Ensino: Segurança do Bebê 10-12 Meses, como intervenção, 398
Ensino: Segurança Infantil 13-18 Meses, como intervenção, 398
    para Conhecimento, Deficiente, 80
    para Paternidade ou Maternidade,
        Disposição para Melhorada, 203
Ensino: Segurança Infantil 19-24 Meses, como intervenção, 398
    para Conhecimento, Deficiente, 80
    para Paternidade ou Maternidade, Disposição para Melhorada, 203
Ensino: Segurança Infantil 25-36 Meses, como intervenção, 398
    para Conhecimento, Deficiente, 80
    para Paternidade ou Maternidade, Disposição para Melhorada, 203
Ensino: Sexo Seguro, como intervenção, 398
    para Conhecimento, Deficiente, 86
    para Disfunção Sexual, 236
    para Padrões de Sexualidade, Ineficazes, 237
Ensino: Sexualidade, como intervenção, 399
    para Conhecimento, Deficiente, 86
    para Identidade Pessoal, Distúrbios da, 155
    para Padrões de Sexualidade, Ineficazes, 237
Ensino: Treinamento dos Esfíncteres, como intervenção, 399
Envelhecimento Físico, como resultado, 378
    Crescimento e Desenvolvimento, Atraso no, 100
    com Disfunção Sexual, 236
Envenenamento, Risco de, 274
Envolvimento Social, como resultado, 378
    com Atividade de Recreação, Deficiente, 218
    com Depressão, 342
    com Interação Social, Prejudicada, 170
    com Isolamento Social, 173
    com Sofrimento Espiritual, 138
Equilíbrio de Líquidos, Disposição para Aumentado, 137
Equilíbrio do Humor, como resultado, 378
    com Desesperança, 113
    com Isolamento Social, 172
    com Tristeza, Crônica, 221
Equilíbrio Eletrolítico e Ácido-Básico, como resultado, 378
Equilíbrio Hídrico, como resultado, 378
    com Diabetes Melito, 346
    com Equilíbrio de Líquidos, Disposição para Aumentado, 137
    com Insuficiência Cardíaca, 361
Equilíbrio, como resultado, 378
    com Capacidade de Transferência, Prejudicada, 241
    com Deambulação, Prejudicada, 104
    com Mobilidade: com Cadeira de Rodas, Prejudicada, 180
    com Mobilidade: física, Prejudicada, 177
    com Percepção Sensorial: Cinestésica, perturbada, 207
Esclarecimento de Valores, como intervenção, 399
    para Bem-Estar Espiritual, Disposição para Aumentado, 139-140
    para Câncer Colorretal, 333
    para Comportamento de Saúde, Propenso a Risco, 68
    para Conflito de Decisão, 109
    para Desesperança, 113

Esclarecimento de Valores, como intervenção *(cont.)*
    para Síndrome do Estresse por Mudança, 143
    para Sofrimento Espiritual, 138-139
    para Tomada de Decisão, Disposição para Aumentado, 241
Escutar Ativamente, como intervenção, 399
    para Comunicação, Verbal Prejudicada, 72
    para Constipação, Percebida, 89
Esperança, como resultado, 378
    com Ansiedade Relacionada à Morte, 49
    com Bem-Estar Espiritual, Disposição para Aumentado, 139-140
    com Câncer Colorretal, 337
    com Depressão, 341
    com Desesperança, 113
    com Religiosidade, Disposição para Aumentada, 222
    com Religiosidade, Prejudicada, 222
    com Sofrimento Espiritual, 138-139
Esperança, Disposição para Aumentado da, 137-138
Estabelecimento da Amamentação: Bebê, como resultado, 378
    com Amamentação, Eficaz, 43
    com Amamentação, Ineficaz, 45
Estabelecimento da Amamentação: Mãe, como resultado, 378
    com Amamentação, Eficaz, 44
    com Amamentação, Ineficaz, 45
Estabelecimento de Limites, como intervenção, 399
    para Automutilação, 62
Estabelecimento de Metas Mútuas, como intervenção, 399
    para Câncer Colorretal, 332
    para Câncer Colorretal, Risco de, 329
    para Comportamento de Saúde, Propenso a Risco, 67
    para Controle do Regime Terapêutico,
        Disposição para Aumentado, 94
    para Falta de Adesão, 146
    para Insuficiência Cardíaca, 360
    para Manutenção da Saúde, Ineficaz, 229
    para Planejamento de Atividade, Ineficaz, 54
Estado Cardiopulmonar, como resultado, 378
Estado Circulatório, como resultado, 378
    com Débito Cardíaco, Diminuído, 106
    com Insuficiência Cardíaca, 360
    com Perfusão Tissular: periférica Ineficaz, 210
Estado da Deglutição, como resultado, 378
    com Acidente Vascular Encefálico, 319
    com Déficit no Autocuidado: Alimentação, 57
    com Deglutição, Prejudicada, 111
    com Estado Nutricional, Alterado, 310
    com Volume de Líquidos, Deficiente, 310
Estado da Deglutição: Fase Esofágica, como resultado, 378
    com Deglutição, Prejudicada, 111
Estado da Deglutição: Fase Faríngea, como resultado, 378
    com Deglutição, Prejudicada, 111
Estado da Deglutição: Fase Oral, como resultado, 378
    com Deglutição, Prejudicada, 111
    com Padrão de Alimentação do Bebê, Ineficaz, 133
Estado de Autocuidado, como resultado, 378
    com Autocuidado, Disposição para Aumento, 58
    com Déficits no Autocuidado, 314
    com Depressão, 342
    com DPOC, 351
Estado de Conforto, como resultado, 378
    com Acidente Vascular Encefálico, 318
    com Conforto, Disposição para Aumentado, 75
    com Conforto, Prejudicado, 72-73
    com DPOC, 349
Estado de Conforto: Ambiente, como resultado, 378
    com Conforto, Prejudicado, 72-73
Estado de Conforto: Físico, como resultado, 378
    com Conforto, Prejudicado, 73
    com Pneumonia, 368
Estado de Conforto: Psicoespiritual, como resultado, 378
    com Conforto, Prejudicado, 74
    com Religiosidade, Prejudicada, 222
    com Sofrimento Moral, 181-182
Estado de Conforto: Sociocultural, como resultado, 378
    com Conforto, Prejudicado, 74

Estado de Imunização, Disposição para Melhorado, 159
Estado de Saúde da Comunidade, como resultado, 378
  com Enfrentamento Comunitário, Ineficaz, 121
Estado de Saúde da Comunidade: Imunidade, como resultado, 379
  com Enfrentamento Comunitário, Disposição para Aumentado, 123
  com Enfrentamento Comunitário, Ineficaz, 121
Estado de Saúde da Família, como resultado, 379
  com Processos Familiares, Disposição para Melhorados, 151
Estado de Saúde do Estudante, como resultado, 379
Estado de Saúde Pessoal, como resultado, 379
  com Câncer Colorretal, 337
  com Contaminação, 91
  com Insuficiência Cardíaca, 363
Estado do Feto: Intraparto, como resultado, 379
Estado do Feto: Pré-Parto, como resultado, 379
Estado do Resultado, 19
Estado Imunológico, como resultado, 379
  com Contaminação, 91
  com Proteção, Ineficaz, 216
Estado Materno: Intraparto, como resultado, 379
  com Processo de Criação de Filhos, Disposição para Melhorado, 102
Estado Materno: Pós-Parto, como resultado, 379
  com Processo de Criação de Filhos, Disposição para Melhorado, 103
Estado Materno: Pré-Parto, como resultado, 379
  com Processo de Criação de Filhos, Disposição para Melhorado, 102
Estado Neurológico, como resultado, 379
  com Capacidade Adaptativa Intracraniana, Diminuída, 41
  com Comportamento do Bebê, Desorganizado, 69
  com Contaminação, 91
  com Disreflexia Autonômica, 116
  com Memória, Prejudicada, 175
  com Proteção, Ineficaz, 217
Estado Neurológico: Autônomo, como resultado, 379
  com Disreflexia Autonômica, 116
Estado Neurológico: Consciência, como resultado, 379
  com Confusão, Aguda, 309
Estado Neurológico: Controle Motor Central, como resultado, 379
  com Mobilidade, Prejudicada, 313
  com Mobilidade: Física, Prejudicada, 178
Estado Neurológico: Função Sensório-Motora Craniana, como resultado, 379
  com Percepção Sensorial: Auditiva, Perturbada, 205-206
  com Percepção Sensorial: Olfativa, Perturbada, 208
  com Percepção Sensorial: Visual, Perturbada, 209
  com Perfusão Tissular: Cerebral, 309
Estado Neurológico: Função Sensório-Motora Espinal, como resultado, 379
  com Percepção Sensorial: Gustativa, Perturbada, 206
  com Percepção Sensorial: Tátil, Perturbada, 208
Estado Neurológico: Periférico, como resultado, 379
  com Proteção, Ineficaz, 217
Estado Nutricional, Alterado, 310-311
Estado Nutricional, como resultado, 379
  com Acidente Vascular Encefálico, 318
  com Diabetes Melito, 347
  com DPOC, 351
  com Estado Nutricional, Alterado, 310
  com Insuficiência na Capacidade para Melhorar, do Adulto, 165
  com Nutrição, Disposição para Melhorada, 190
  com Nutrição: Desequilibrada, Menos do que as Necessidades Corporais, 187
  com Volume de Líquidos, Deficiente, 310
Estado Nutricional: Energia, como resultado, 379
  com Fadiga, 144
Estado Nutricional: Indicadores Bioquímicos, como resultado, 379
  com Nutrição: Desequilibrada, Menos do que as Necessidades Corporais, 187
Estado Nutricional: Ingestão Alimentar, como resultado, 379
  com Nutrição: Desequilibrada, Menos do que as Necessidades Corporais, 189
  com Nutrição, Disposição para Melhorada, 190

Estado Nutricional: Ingestão de Alimentos e Líquidos, como resultado, 379
  com Déficit no Autocuidado: Alimentação, 57
  com Insuficiência na Capacidade para Melhorar, do Adulto, 165
  com Nutrição: Desequilibrada, Mais do que as Necessidades Corporais, 189
  com Percepção Sensorial: Gustativa, Perturbada, 206
Estado Presente, 19
Estado Respiratório, como resultado, 379
  com Contaminação, 91
  com DPOC, 351
  com Insuficiência Cardíaca, 363
  com Proteção, Ineficaz, 217
Estado Respiratório: Permeabilidade das Vias Aéreas, como resultado, 379
  com Asma, 326
  com Padrão Respiratório, Ineficaz, 226
  para Desobstrução de Vias Aéreas, Ineficaz, 114, 315
Estado Respiratório: Troca Gasosa, como resultado, 380
  com DPOC, 351
  com Pneumonia, 369
Estado Respiratório: Ventilação, como resultado, 380
  com Asma, 326
  com Desobstrução de Vias Aéreas, Ineficaz, 114
  com DPOC, 351
  com Padrão Respiratório, Ineficaz, 226
  com Pneumonia, 369
Estilo de Vida, Sedentário, 140
Estimulação a Tosse, como intervenção, 399
  para Pneumonia, 369
Estimulação Cognitiva, como intervenção, 399
  para Confusão, Aguda, 76
  para Síndrome da Interpretação Ambiental, Prejudicada, 170
Estimulação Cutânea, como intervenção, 399
Estimulação da Imaginação, como intervenção, 399
Estimulação Elétrica Transcutânea de Nervos (TENS), como intervenção, 399
Estímulo a Rituais Religiosos, como intervenção, 399
  para Ansiedade Relacionada à Morte, 51
  para Religiosidade, Disposição para Aumentada, 222
  para Religiosidade, Prejudicada, 222
Estressores do Cuidador, como resultado, 380
Exame das Mamas, como intervenção, 399
Exercícios para a Musculatura Pélvica, como intervenção, 399
  para Incontinência Urinária: de Esforço, 162
  para Incontinência Urinária: de Urgência, 38
Extubação Endotraqueal, como Intervenção, 399

F

Facilitação da Aprendizagem, como intervenção, 399
  para Conhecimento, Disposição para Aumentado, 88
  para Enfrentamento Familiar, Comprometido, 131
  para Falta de Adesão, 145
Facilitação da Auto-Hipnose, como intervenção, 399
Facilitação da Autorresponsabilidade, como intervenção, 399
  Crescimento e Desenvolvimento, Atraso no, 99
  pala Planejamento de Atividade, Ineficaz, 54
  para Atividade de Recreação, Deficiente, 218
  para Autocontrole da Saúde, Ineficaz, 231, 235
  para Câncer Colorretal, 334, 334
  para Câncer Colorretal, Risco de, 331
  para Comportamento de Saúde, Propenso a Risco, 67
  para Diabetes Melito, 346
  para DPOC, 350
  para Enfrentamento, Defensivo, 125
  para Estilo de Vida, Sedentário, 140
  para Falta de Adesão, 147
  para Hipertensão, 356
  para Insuficiência Cardíaca, 363, 365
  para Negação, Ineficaz, 186
  para Poder de Decisão, Disposição para Aumentado, 215
Facilitação da Licença, como intervenção, 399
Facilitação da Presença da Família, como intervenção, 399
  para Processos Familiares, Interrompidos, 151

Facilitação da Visita, como intervenção, 399
Facilitação do Crescimento Espiritual, como intervenção, 399
    para Ansiedade Relacionada à Morte, 50
    para Bem-Estar Espiritual, Disposição para Aumentado, 139-140
    para Religiosidade, Disposição para Aumentada, 222
    para Sofrimento Espiritual, 138-139
    para Sofrimento Moral, 181-182
Facilitação do Processo de Culpa, como intervenção, 400
Facilitação do Processo de Meditação, como intervenção, 400
Facilitação do Processo de Meditação, como intervenção,
    para Hipertensão, 356
Facilitação do Processo de Perdão, como intervenção, 400
Facilitação do Processo de Pesar, como intervenção, 400
    para Autoestima: situacional Baixa, 61
    para Depressão, 341
    para Pesar, 212
    para Pesar, Complicado, 213
Facilitação do Processo de Pesar: Morte Perinatal, como
    intervenção, 400
    par Autoestima: Situacional Baixa, 61
    para Pesar, 212
    para Pesar, Complicado, 213
Fadiga, 144
Falta de Adesão, 145-147
Fisioterapia Respiratória, 400
Fototerapia: Recém-Nascido, como intervenção, 400
    para Icterícia Neonatal, 155
Função Esquelética, como resultado, 380
    com Mobilidade: física, Prejudicada, 179
Função Gastrointestinal, como resultado, 380
    com Contaminação, 91
    com Motilidade Gastrointestinal, Disfuncional, 182-183
    com Nutrição: Desequilibrada, Menos do que as Necessidades Corporais, 187
Função Hepática, Risco de Prejudicada, 278
Função Renal, como resultado, 380
    com Contaminação, 92
    com Diabetes Melito, 346
    com Equilíbrio de Líquidos, Disposição para Aumentado, 137
Função Sensorial, como resultado, 380
    com Integridade da Pele, Prejudicada, 308
Função Sensorial: Auditiva, como resultado, 380
    com Percepção Sensorial: Auditiva, Perturbada, 205-206
Função Sensorial: Cutânea, como resultado, 380
    com Percepção Sensorial: Tátil, Perturbada, 208
    com Perfusão Tissular: Periférica, Ineficaz, 210
Função Sensorial: Paladar e Olfato, como resultado, 380
    com Percepção Sensorial: Gustativa, Perturbada, 206
    com Percepção Sensorial: Olfativa, Perturbada, 208
Função Sensorial: Propriocepção, como resultado, 380
    com Percepção Sensorial: Gustativa, Perturbada, 206
Função Sensorial: Visão, como resultado, 380
    com Percepção Sensorial: Visual, Perturbada, 209
Funcionamento Familiar, como resultado, 380
    com Enfrentamento Familiar, Disposição para Aumentado, 135
    com Paternidade ou Maternidade, Disposição para Melhorada, 202
    com Processos Familiares, Disfuncionais, 148
    com Processos Familiares, Disposição para Melhorados, 151
    com Processos Familiares, Interrompidos, 151
Funcionamento Sexual, como resultado, 380
    com Disfunção Sexual, 237
    com Síndrome do Trauma de Estupro, 246

G

Gardner, Howard, 11
Gerenciamento de Caso, como intervenção, 400
    para Enfrentamento Comunitário, Ineficaz, 122
    para Manutenção da Saúde, Ineficaz, 227
Gerenciamento de Recursos Financeiros, como intervenção, 400
Gerenciamento do Protocolo de Emergência, como intervenção, 400
Glicemia, Risco de Instável, 277
Gravidade da Infecção, como resultado, 380
    com Asma, 326
    com DPOC, 350

Gravidade da Infecção, como resultado *(cont.)*
    com Pneumonia, 368
    com Recuperação Cirúrgica, Retardada, 219
Gravidade da Infecção: recém-nascido, como resultado, 380
    com Pneumonia, 368
Gravidade da Lesão Física, como resultado, 380
Gravidade da Perda de Sangue, como resultado, 380
    com Débito Cardíaco, Diminuído, 106
Gravidade da Retirada da Substância, como resultado, 380
    com Confusão, Aguda, 76
Gravidade da Solidão, como resultado, 380
    com Síndrome do Estresse por Mudança, 143
    com Isolamento Social, 172
Gravidade de Náusea e Vômitos, como resultado, 380
    com Câncer Colorretal, 337
    com Náusea, 184
    com Recuperação Cirúrgica, Retardada, 219
Gravidade do Sofrimento, como resultado, 380
Gravidade dos Sintomas, como resultado, 380
    com Conforto, Prejudicado, 74
    com Diarreia, 115
    com Privação de Sono, 238
Gravidade dos Sintomas: Perimenopausa, como resultado, 380
Gravidade dos Sintomas: Síndrome Pré-Menstrual, como resultado, 380
Grupo de Apoio, como intervenção, 400
    para Manutenção da Saúde, Ineficaz, 229
    para Paternidade ou Maternidade, Prejudicada, 202

H

Habilidades de Interação Social, como resultado, 380
    com Enfrentamento, Defensivo, 125
    com Interação Social, Prejudicada, 170
    com Isolamento Social, 172
Hands-on Automate Nursing Data System (HANDS), 15
Health Information Security and Privacy Collaborative (HISPC), 25
Health information technology (HIT), 25
Health Insurance Portability and Accountability Act (HIPAA), 25
Health Level 7 (HL7), 8
Hidratação, como resultado, 381
    com Equilíbrio de Líquidos, Disposição para Aumentado, 137
    com Estado Nutricional, Alterado, 310
    com Pneumonia, 368
    com Volume de Líquidos, Deficiente, 110, 310
Higiene Oral, como resultado, 381
    com Dentição, Prejudicada, 111
    com Mucosa Oral, Prejudicada, 183
HIPAA. *Ver* Health Insurance Portability and Accountability Act
Hipertensão
    curso, 354
    fatores de risco, 354
    NIC ligada à, 353-356
        uso de, 354
    NOC ligado à, 353-356
        uso de, 354
    prevalência, mortalidade e custos, 353
Hipertermia, 153
Hipnose, como intervenção, 400
Hipotermia, 154
HISPC. *Ver* Health Information Security and Privacy Collaborative
História do cliente no contexto, 16-17
HIT. *Ver* Health information technology
Humor, como intervenção, 400

I

ICD. *Ver* International Classification of Diseases
Icterícia Neonatal, 154-155
Identidade Pessoal, Distúrbios da, 155
Identidade Sexual, como resultado, 381
    com Identidade Pessoal, Distúrbios da, 155
    com Padrões de Sexualidade, Ineficazes, 238

Identidade, como resultado, 381
  com Automutilação, 62
  com Confusão, Crônica, 77
  com Identidade Pessoal, Distúrbios da, 155
Identificação de Risco, como intervenção, 400
  para Asma, 326
  para Câncer Colorretal, 336
  para Câncer Colorretal, Risco de, 330, 330
  para Conhecimento, Deficiente, 79, 84, 85
  para Controle do Regime Terapêutico,
    Disposição para Aumentado, 95
  para Manutenção da Saúde, Ineficaz, 228, 229
  para Processo de Criação de Filhos, Disposição para
    Melhorado, 40
  para Proteção, Ineficaz, 216
  para Síndrome da Interpretação Ambiental, Prejudicada, 170
  para Síndrome do Trauma de Estupro, 245
Identificação de Risco: Família que Espera um Filho,
    como intervenção, 400
  para Câncer Colorretal, 336
  para Câncer Colorretal, Risco de, 330
  para Manutenção da Saúde, Ineficaz, 229
  pra Paternidade ou Maternidade, Prejudicada, 201
Identificação de Risco: Genético, como intervenção, 400
Imagem Corporal, como resultado, 315, 381
  com Autoconceito, Disposição para Melhorado, 55
  com Imagem Corporal, Distúrbio na, 156
Imagem Corporal, Distúrbio na, 156-157, 315
Imobilização, como intervenção, 400
Incontinência Intestinal, 160
Incontinência Urinária: de Esforço, 162
Incontinência Urinária: de Urgência, 162-163
  estudo de caso, 36-38
Incontinência Urinária: de Urgência, Risco de, 279
Incontinência Urinária: Funcional, 160-161
  estudo de caso, 37
Incontinência Urinária: por Transbordamento, 161
Incontinência Urinária: Reflexa, 161-162
  estudo de caso, 37
Indução de Hipotermia, como intervenção, 400
Indução do Trabalho de Parto, como intervenção, 401
Infecção, Risco de, 280
Informações Sensoriais Preparatórias, como intervenção, 401
Inserção e Estabilização de Vias Aéreas, como intervenção, 401
Inserção Endovenosa (EV) Punção Venosa, como intervenção,
    401
Insônia, 163
Insuficiência Cardíaca
  curso, 357-358
  fatores de risco, 357
  NIC ligada a, 357-365
  NOC ligado a, 357-365
  prevalência, mortalidade e custos, 357
Insuficiência na Capacidade para Melhorar, do Adulto, 164-165
Integridade da Pele, Prejudicada, 165-167
Integridade da Pele, Risco de Prejudicada, 281, 308
Integridade Familiar, como resultado, 381
  com Processos Familiares, Disfuncionais, 148
  com Processos Familiares, Disposição para Melhorados, 152
Integridade Tissular, Prejudicada, 167-168
Integridade Tissular: Pele e Mucosas, como resultado, 381
  com Acidente Vascular Encefálico, 319
  com Câncer Colorretal, 337
  com Contaminação, 92
  com Incontinência Intestinal, 160
  com Incontinência Urinária: Reflexa, 161-162
  com Integridade da Pele, Prejudicada, 166
  com Integridade da Pele, Risco de Prejudicada, 308
  com Integridade Tissular, Prejudicada, 168
  com Mucosa Oral, Prejudicada, 183
  com Perfusão Tissular: Periférica, Ineficaz, 211
  com Proteção, Ineficaz, 217
  com Resposta Alérgica ao Látex, 43
Interação Social, Prejudicada, 169
Intermediação Cultural, como intervenção, 401
  para Conforto, Prejudicado, 72-73, 74

International Classification of Diseases (ICD), 15
Interpretação de Dados Laboratoriais,
    como intervenção, 401
  para Autocontrole da Saúde, Ineficaz, 230
  para Diabetes Melito, 346
  para Nutrição: Desequilibrada, Menos do que as
    Necessidades Corporais, 187
Intervenção na Crise, como intervenção, 401
Intervenção, definida, 3
Intolerância à Atividade, 51-53
Intolerância à Atividade, Risco de, 262
Investigação, diagnóstico, planejamento, intervenção
    e avaliação (ADPIE), 15-16
Irrigação de Lesões, como intervenção, 401
Irrigação Vesical, como intervenção, 401
Isolamento Social, 171-173

J

Julgamento, 19

L

Lavagem Intestinal, como intervenção, 401
Lesão por Posicionamento Perioperatório, Risco de, 283
Lesão, Risco de, 282
Ligação(ões)
  apresentação de, 35
  construção de, 35
  descrição de, 5-7
  desenvolvimento de, 5-8
  diagnósticos de enfermagem de risco, 256-259
    apresentação de, 257
    construção de, 256-257
  estudo de caso, 1, 2, 36-40
  linguagens, 1-5
  para condições clínicas, 306
    desenvolvimento de, 8
  para diagnósticos de promoção da saúde, 35-40
    estudo de caso de, 39-40
  para diagnósticos reais, 35-40
    estudo de caso de, 36-38
  para melhoria da qualidade, 11-21
  para NANDA-I, desenvolvimento de, 7
  para raciocínio clínico, 11-21
  revisão e atualização da terceira edição, 7-8
Linguagem das ligações, 1-5
Locomoção: Cadeira de Rodas, como resultado, 381
  com Mobilidade: Cadeira de Rodas, prejudicada, 180
Locomoção: Caminhar, como resultado, 381
  com Artroplastia Total de Quadril/Joelho, 322
  com Deambulação, Prejudicada, 104
  com Mobilidade, Prejudicada, 313
  com Mobilidade: Física, Prejudicada, 177
  com Recuperação Cirúrgica, Retardada, 219
Lógica de Indicadores, 18

M

Manutenção da Amamentação, como resultado, 381
  com Amamentação, Eficaz, 44
  com Amamentação, Ineficaz, 45
  com Amamentação, Interrompida, 47
Manutenção da Saúde Oral, como intervenção
  para Autonegligência, 64
  para Dentição, Prejudicada, 111
Manutenção da Saúde, Ineficaz, 227-229
Manutenção de Acesso para Diálise, como intervenção, 401
Manutenção de Dispositivos para Acesso Venoso (DAV),
    como intervenção, 401
Manutenção do Lar, Prejudicada, 173
Manutenção do Processo Familiar, como intervenção, 401
  para Enfrentamento Familiar, Comprometido, 132
  para Interação Social, Prejudicada, 169

Manutenção do Processo Familiar, como intervenção *(cont.)*
  para Processos Familiares, Disfuncionais, 148
  para Processos Familiares, Disposição para Melhorados, 152
  para Processos Familiares, Interrompidos, 151
Marketing Social, como intervenção, 401
Massagem, como intervenção, 401
Maturidade Física: homem, como resultado, 381
  com Padrões de Sexualidade, Ineficazes, 237
  Crescimento e Desenvolvimento, Atraso no, 100
Maturidade Física: mulher, como resultado, 381
  com Padrões de Sexualidade, Ineficazes, 237
  Crescimento e Desenvolvimento, Atraso no, 100
Mediação de Conflitos, como intervenção, 401
Medo, 174-175
Melhora da Autoeficácia, como intervenção, 401
  para Autocontrole da Saúde, Ineficaz, 231, 232
  para Autocuidado, Disposição para Aumento, 58, 59
  para Comportamento de Saúde, Propenso a Risco, 67
  para Conforto, Disposição para Aumentado, 75
  para Conforto, Prejudicado, 74
  para Controle Familiar do Regime Terapêutico, Ineficaz, 92
  para Desempenho de Papel, Ineficaz, 196
  para Diabetes Melito, 346
  para DPOC, 350
  para Falta de Adesão, 147
  para Manutenção da Saúde, Ineficaz, 228
  para Negação, Ineficaz, 185
  para Planejamento de Atividade, Ineficaz, 54
  para Poder de Decisão, Disposição para Aumentado, 214
Melhora da Autoestima, como intervenção, 4, 401
  para Autoconceito, Disposição para Melhorado, 55
  para Autoestima: crônica, Baixa, 60
  para Autoestima: situacional, Baixa, 61
  para Câncer Colorretal, 332
  para Câncer Colorretal, Risco de, 329
  para Depressão, 341, 342
  para Enfrentamento, Defensivo, 124, 125
  para Identidade Pessoal, Distúrbios da, 155
  para Insuficiência Cardíaca, 359
Melhora da Autopercepção, como intervenção, 401
  para Autoconceito, Disposição para Melhorado, 55
  para Autocontrole da Saúde, Ineficaz, 232
  para Automutilação, 62
  para Campo de Energia, Perturbado, 65
  para Conforto, Disposição para Aumentado, 75
  para Depressão, 342
  para Enfrentamento, Disposição para Aumentado, 130
  para Identidade Pessoal, Distúrbios da, 155
  para Negação, Ineficaz, 185
  para Pesar, Complicado, 214
Melhora da Comunicação: déficit auditivo, como intervenção, 401
  para Comunicação, Disposição para Aumentada, 71
  para Comunicação, Verbal Prejudicada, 72
  para Percepção Sensorial: auditiva, Perturbada, 205-206
Melhora da Comunicação: déficit da fala, como intervenção, 401
  para Acidente Vascular Encefálico, 318
  para Comunicação, Disposição para Aumentada, 71
  para Comunicação, Verbal Prejudicada, 72
Melhora da Comunicação: déficit visual, como intervenção, 402
  para Comunicação, Verbal Prejudicada, 72
  para Percepção Sensorial: visual, Perturbada, 209
Melhora da Disposição para Aprender, como intervenção, 402
  para Conhecimento, Disposição para Aumentado, 88, 89
Melhora da Educação em Saúde, como intervenção, 402
  para Conflito de Decisão, 110
  para Manutenção da Saúde, Ineficaz, 229
Melhora da Imagem Corporal, como intervenção, 402
  para Autoconceito, Disposição para Melhorado, 55
  para Autoestima, Situacional Baixa, 61
  para Imagem Corporal, Distúrbio na, 156, 157
Melhora da qualidade, ligações para, 11-21
Melhora da Segurança, como intervenção, 402
  para Medo, 174
  para Síndrome do Estresse por Mudança, 142-143

Melhora da Socialização, como intervenção, 402
  para Atividade de Recreação, Deficiente, 218
  para Comunicação, Disposição para Aumentada, 71
  para Depressão, 342
  para Interação Social, Prejudicada, 169
  para Síndrome do Estresse por Mudança, 143
  para Sofrimento Espiritual, 138-139
Melhora do Desenvolvimento: Adolescente, como intervenção, 402
  Crescimento e Desenvolvimento, Atraso no, 98, 100
  para Conflito no Desempenho do Papel de Pai/Mãe, 195
  para Imagem Corporal, Distúrbio na, 157
  para Interação Social, Prejudicada, 169
  para Paternidade ou Maternidade, Disposição para Melhorada, 202
  para Paternidade ou Maternidade, Prejudicada, 200
Melhora do Desenvolvimento: Infantil, como intervenção, 402
  Crescimento e Desenvolvimento, Atraso no, 97, 98
  para Conflito no Desempenho do Papel de Pai/Mãe, 195
  para Imagem Corporal, Distúrbio na, 156
  para Interação Social, Prejudicada, 169
  para Paternidade ou Maternidade, Disposição para Melhorada, 202
  para Paternidade ou Maternidade, Prejudicada, 199, 200
Melhora do Enfrentamento, como intervenção, 402
  Crescimento e Desenvolvimento, Atraso no, 98
  para Ansiedade, 48
  para Ansiedade Relacionada à Morte, 50, 51
  para Autoestima: Situacional Baixa, 61
  para Câncer Colorretal, 336
  para Câncer Colorretal, Risco de, 329
  para Comportamento de Saúde, Propenso a Risco, 67, 68
  para Depressão, 341
  para Desempenho de Papel, Ineficaz, 196
  para Desesperança, 113
  para Dor, Crônica, 119
  para DPOC, 349, 350
  para Enfrentamento, Defensivo, 124
  para Enfrentamento, Disposição para Aumentado, 49, 129
  para Enfrentamento, Ineficaz, 126-129
  para Enfrentamento Familiar, Comprometido, 132
  para Enfrentamento Familiar, Disposição para Aumentado, 136
  para Enfrentamento Familiar, Incapacitado, 133, 134
  para Insuficiência Cardíaca, 359, 363
  para Medo, 174
  para Negação, Ineficaz, 185
  para Pesar, 212, 213
  para Pesar, Complicado, 213
  para Poder de Decisão, Disposição para Aumentado, 215
  para Processos Familiares, Disfuncionais, 148
  para Processos Familiares, Interrompidos, 151
  para Resiliência, Disposição para Aumentada, 224
  para Resiliência, Prejudicada Individual, 224
  para Síndrome do Estresse por Mudança, 142, 143
  para Síndrome Pós-Trauma, 243
  para Sobrecarga de Estresse, 224
  para Sofrimento Espiritual, 138-139
  para Tensão do Papel de Cuidador, 191, 193
Melhora do Papel, como intervenção, 402
  Crescimento e Desenvolvimento, Atraso no, 99
  para Conflito no Desempenho do Papel de Pai/Mãe, 194
  para Desempenho de Papel, Ineficaz, 196
  para Enfrentamento, Disposição para Aumentado, 49
  para Enfrentamento, Ineficaz, 129
  para Paternidade ou Maternidade, Prejudicada, 201, 202
  para Pesar, Complicado, 213
  para Relacionamento, Disposição para Melhorado, 221
  para Tensão do Papel de Cuidador, 191, 193
Melhora do Sistema de Apoio, como intervenção, 402
  para Conforto, Prejudicado, 72-73, 74
  para Interação Social, Prejudicada, 218
  para Manutenção da Saúde, Ineficaz, 227, 229
  para Paternidade ou Maternidade, Prejudicada, 202
  para Síndrome Pós-Trauma, 243
Melhora do Sono, como intervenção, 402
  para Comportamento do Bebê: Disposição para Aumento da Competência Comportamental, 66
  para Depressão, 342
  para Insônia, 163

Melhora do Sono, como intervenção *(cont.)*
    para Intolerância à Atividade, 52
    para Padrão de Sono, Prejudicado, 239
    para Pneumonia, 368
    para Privação de Sono, 238
    para Sono, Disposição para Melhorado, 240
Memória, como resultado, 381
    com Confusão, Crônica, 78
    com Memória, Prejudicada, 175
    com Perfusão Tissular: cerebral, 310
    com Síndrome da Interpretação Ambiental, Prejudicada, 164
Memória, Prejudicada, 175
Micção Induzida, como intervenção, 402
    para Incontinência Urinária: funcional, 160-161
Mobilidade, como resultado, 381
    com Acidente Vascular Encefálico, 318
    com Artroplastia Total de Quadril/Joelho, 323
    com Deambulação, Prejudicada, 105
    com Mobilidade, Prejudicada, 313
    com Mobilidade: com Cadeira de Rodas, Prejudicada, 180
    com Mobilidade: Física, Prejudicada, 178
    com Mobilidade: no Leito, Prejudicada, 176
    com Proteção, Ineficaz, 217
Mobilidade, Prejudicada, 313
Mobilidade: com Cadeira de Rodas, Prejudicada, 180-181
Mobilidade: Física, Prejudicada, 177-179
Mobilidade: no Leito, Prejudicada, 176
Mobilidade Articular, como resultado, 381
Mobilidade Articular: coluna vertebral, como resultado, 381
Mobilidade Articular: cotovelos, como resultado, 381
Mobilidade Articular: dedos, como resultado, 381
Mobilidade Articular: joelhos, como resultado, 381
    com Artroplastia Total de Quadril/Joelho, 322
Mobilidade Articular: ombros, como resultado, 381
Mobilidade Articular: passivo, como resultado, 381
    com Mobilidade, Física, Prejudicada, 178
Mobilidade Articular: punhos, como resultado, 381
Mobilidade Articular: quadril, como resultado, 381
    com Artroplastia Total de Quadril/Joelho, 322
Mobilidade Articular: tornozelos, como resultado, 381
Mobilidade Articular: tornozelos, quadril, joelhos, como resultado
    com Deambulação, Prejudicada, 104
Mobilização Familiar, como intervenção, 402
Modelo OPT. *Ver* Modelo Resultado-Estado Atual
    (Outcome-Present State Model)
Modelo Resultado-Estado Atual (OPT), 16-17
Modificação do Comportamento, como intervenção, 402
    para Depressão, 342
    para Enfrentamento, Defensivo, 124
    para Enfrentamento, Ineficaz, 126
    para Insuficiência Cardíaca, 359
    para Nutrição: Desequilibrada, Mais do que as Necessidades Corporais, 189
Modificação do Comportamento: Habilidades Sociais, como intervenção, 402
    para Depressão, 342
    para Enfrentamento, Defensivo, 125
    para Interação Social, Prejudicada, 170
Monitoração Ácido-Básica, como intervenção, 402
Monitoração da Pressão Intracraniana (PIC), como intervenção, 402
    para Capacidade Adaptativa Intracraniana, Diminuída, 41
Monitoração das Extremidades Inferiores, como intervenção, 402
    para Débito Cardíaco, Diminuído, 108
    para Insuficiência Cardíaca, 363
Monitoração de Eletrólitos, como intervenção, 402
Monitoração de Políticas de Saúde, como intervenção, 402
    para Enfrentamento Comunitário, Disposição para Aumentado, 123
Monitoração de Sinais Vitais, como intervenção, 403
    com Padrão Respiratório, Ineficaz, 226
    para Câncer Colorretal, 331
    para Câncer Colorretal, Risco de, 331
    para Contaminação, 91
    para Débito Cardíaco, Diminuído, 108, 109
    para Disreflexia Autonômica, 116

Monitoração de Sinais Vitais, como intervenção *(cont.)*
    para Hipertermia, 153
    para Hipotermia, 154
    para Insuficiência Cardíaca, 363, 365
    para Pneumonia, 369
Monitoração do Recém-Nascido, como intervenção, 403
    para Comportamento do Bebê, Desorganizado, 70
    para Comportamento do Bebê: Disposição para Aumento da Competência, 66
    para Hipertermia, 153
    para Hipotermia, 154
    para Termorregulação, Ineficaz, 240
Monitoração Eletrônica do Feto: durante o parto, como intervenção, 403
Monitoração Eletrônica do Feto: pré-parto, como intervenção, 403
Monitoração Hemodinâmica Invasiva, como intervenção, 403
Monitoração Hídrica, como intervenção, 403
    para Déficit no Autocuidado: higiene íntima, 38
    para Insuficiência na Capacidade para Melhorar, do Adulto, 165
    para Percepção Sensorial: gustativa, Perturbada, 206
    para Pneumonia, 368
    para Volume de Líquidos, Disposição para Aumentado, 137
Monitoração Neurológica, como intervenção, 403
    para Acidente Vascular Encefálico, 318
    para Capacidade Adaptativa Intracraniana, Diminuída, 41
    para Comportamento do Bebê, Desorganizado, 69
    para Contaminação, 92
    para Débito Cardíaco, Diminuído, 108
    para Memória, Prejudicada, 175
    para Percepção Sensorial: Olfativa, Perturbada, 208
    para Percepção Sensorial: Visual, Perturbada, 209
Monitoração Nutricional, como intervenção, 403
    para Acidente Vascular Encefálico, 318
    para Déficit no Autocuidado: alimentação, 57
    para Diabetes Melito, 347
    para Hipertensão, 356
    para Insuficiência na Capacidade para Melhorar, do Adulto, 164, 165
    para Nutrição, Disposição para Melhorada, 190
    para Nutrição: Desequilibrada, Mais do que as Necessidades Corporais, 189
    para Nutrição: Desequilibrada, Menos do que as Necessidades Corporais, 187, 189
    para Percepção Sensorial: Gustativa, Perturbada, 206
Monitoração Respiratória, como intervenção
    para Contaminação, 92
    para Desobstrução de Vias Aéreas, Ineficaz, 114
    para DPOC, 349
    para Insuficiência Cardíaca, 363
    para Padrão Respiratório, Ineficaz, 226
    para Proteção, Ineficaz, 217
    para Resposta Alérgica ao Látex, 43
Morte Confortável, como resultado, 381
    com Ansiedade Relacionada à Morte, 50
Motilidade Gastrointestinal, Disfuncional, 182-183
Motilidade Gastrointestinal, Risco de Disfuncional, 285
Motivação, como resultado, 381
    com Atividade de Recreação, Deficiente, 218
    com Comportamento de Saúde, Propenso a Risco, 68
    com Estilo de Vida, Sedentário, 140
    com Falta de Adesão, 147
    com Planejamento de Atividade, Ineficaz, 54
Movimento Articular: (especificar a articulação), como resultado
    com Mobilidade: Física, Prejudicada, 178
Movimento Coordenado, como resultado, 381
    com Deambulação, Prejudicada, 104
    com Mobilidade: com Cadeira de Rodas, Prejudicada, 180
    com Mobilidade: Física, Prejudicada, 177
    com Mobilidade: no Leito, Prejudicada, 176
    com Negligência Unilateral, 186
Movimento Coordenado, como resultado, com Capacidade de Transferência, Prejudicada, 241
Mucosa Oral, Prejudicada, 183
Musicoterapia, como intervenção, 403

Índice

N

NANDA International (NANDA-I), 1-3. *Ver também* Diagnósticos de enfermagem
    diagnóstico, exemplo de, 2
    ligações para, desenvolvimento de, 7
NANDA-I. *Ver* NANDA International
NANDA-I/NIC/NOC (NNN), 2, 15
    em CIS, uso de, 24-34
Nascimento, como intervenção, 403
    para Processo de Criação de Filhos, Disposição para Melhorado, 102
National Health Information Network (NHIN), 25
Náusea, 184
Náusea e Vômitos: efeitos nocivos, como resultado, com Náusea, 184
Negação, Ineficaz, 185-186
Negligência Unilateral, 186-187
NHIN. *Ver* National Health Information Network
NIC. *Ver* Classificação das Intervenções de Enfermagem
Nível de Agitação, como resultado, 382
    com Conforto, Prejudicado, 72-73
    com Sobrecarga de Estresse, 141
Nível de Ansiedade, como resultado, 382
    com Ansiedade Relacionada à Morte, 49
    com Ansiedade, 48, 314
    com Câncer Colorretal, 337
    com Câncer Colorretal, Risco de, 331
    com Negação, Ineficaz, 185
    com Planejamento de Atividade, Ineficaz, 54
    com Síndrome do Estresse por Mudança, 144
    com Síndrome Pós-Trauma, 244
    com Sofrimento Moral, 181-182
Nível de Confusão Aguda, como resultado, 382
    com Confusão, Aguda, 76
    com Privação de Sono, 238
Nível de Depressão, como resultado, 382
    com Ansiedade Relacionada à Morte, 51
    com Autoestima: Crônica Baixa, 60
    com Câncer Colorretal, 338
    com Depressão, 341
    com Desempenho de Papel, Ineficaz, 196
    com Desesperança, 112
    com DPOC, 350
    com Insuficiência Cardíaca, 361
    com Resiliência, Individual Prejudicada, 224
    com Síndrome do Estresse por Mudança, 143
    com Síndrome Pós-Trauma, 244
    com Tristeza, crônica, 247
Nível de Desconforto, como resultado, 382
    com Câncer Colorretal, 338
    com Dor, Aguda, 117
Nível de Dor, como resultado, 382
    com Artroplastia Total de Quadril/Joelho, 323
    com Câncer Colorretal, 338
    com Dor, 312
    com Dor, Aguda, 118
    com Dor, Crônica, 119
    com Insuficiência Cardíaca, 363
    com Recuperação Cirúrgica, Retardada, 220
Nível de Estresse, como resultado, 382
    com Enfrentamento, Disposição para Aumentado, 130
    com Hipertensão, 356
    com Síndrome do Estresse por Mudança, 143
Nível de Fadiga, como resultado, 382
    com Câncer Colorretal, 338
    com Fadiga, 144
    com Insônia, 163
    com Insuficiência Cardíaca, 361
    com Intolerância à Atividade, 53
    com Pneumonia, 368
    com Proteção, Ineficaz, 216
Nível de Glicemia, como resultado, 382
    com Autocontrole da Saúde, Ineficaz, 230
    com Diabetes Melito, 346
Nível de Hiperatividade, como resultado, 382
Nível de Medo, como resultado, 382
    com Ansiedade Relacionada à Morte, 51
    com Medo, 174
    com Planejamento de Atividade, Ineficaz, 54
    com Síndrome Pós-Trauma, 244
    com Sofrimento Moral, 181-182
Nível de Medo: Criança, como resultado, 382
    com Ansiedade Relacionada à Morte, 51
    com Medo, 174
    com Síndrome Pós-Trauma, 244
Nível de Violência da Comunidade, como resultado, 382
    com Enfrentamento Comunitário, Disposição para Aumentado, 76
    com Enfrentamento Comunitário, Ineficaz, 122
NNN. *Ver* NANDA-I/NIC/NOC
NOC. *Ver* Classificação dos Resultados de Enfermagem
Normalização da Família, como resultado, 382
    com Controle Familiar do Regime Terapêutico, Ineficaz, 93
    com Enfrentamento Familiar, Comprometido, 132
    com Enfrentamento Familiar, Disposição para Aumentado, 135
    com Enfrentamento Familiar, Incapacitado, 134
    com Processos Familiares, Interrompidos, 151
Nutrição, Disposição para Melhorada, 190
Nutrição: Desequilibrada, Mais do que as Necessidades Corporais, 189
Nutrição: Desequilibrada, risco de Mais do que as Necessidades Corporais, 286

O

Ocorrência de Evasão, como resultado, 382
    com Perambulação, 205
Ocorrência de Quedas, como resultado, 382
Organização do Bebê Pré-Termo, como resultado, 382
    Crescimento e Desenvolvimento, Atraso no, 100
    com Comportamento do Bebê, Desorganizado, 69
Orientação Antecipada, como intervenção, 403
    Crescimento e Desenvolvimento, Atraso no, 98
    para Autoestima: situacional baixa, 61
    para Comportamento de Saúde, Propenso a Risco, 67, 68
    para Controle do Regime Terapêutico, Disposição para Aumentado, 95
    para Desempenho de Papel, Ineficaz, 196
    para DPOC, 349
    para Enfrentamento, Disposição para Aumentado, 129
    para Enfrentamento, Ineficaz, 128
    para Insuficiência Cardíaca, 363
    para Pesar, 212
    para Processo de Criação de Filhos, Disposição para Melhorado, 39
Orientação aos Pais: Adolescentes, como intervenção, 403
    Crescimento e Desenvolvimento, Atraso no, 98
    para Conflito no Desempenho do Papel de Pai/Mãe, 195
    para Conhecimento, Deficiente, 83
    para Paternidade ou Maternidade, Disposição para Melhorada, 202
    para Paternidade ou Maternidade, Prejudicada, 200, 202
Orientação aos Pais: Bebês, como intervenção, 403
    Crescimento e Desenvolvimento, Atraso no, 96
    para Comportamento do Bebê: Disposição para Aumento da Competência Comportamental, 65, 66
    para Conhecimento, Deficiente, 78
    para Paternidade ou Maternidade, Disposição para Melhorada, 203
    para Paternidade ou Maternidade, Prejudicada, 197, 202
    para Processo de Criação de Filhos, Disposição para Melhorado, 100
Orientação aos Pais: Educando os Filhos, como intervenção, 403
    Crescimento e Desenvolvimento, Atraso no, 96, 97
    para Conflito no Desempenho do Papel de Pai/Mãe, 195
    para Conhecimento, Deficiente, 78
    para Imagem Corporal, Distúrbio na, 156
    para Paternidade ou Maternidade, Disposição para Melhorada, 202, 203
    para Paternidade ou Maternidade, Prejudicada, 200, 202
Orientação Cognitiva, como resultado, 382
    com Confusão, Aguda, 76, 308
    com Confusão, Crônica, 77
    com Memória, Prejudicada, 175
    com Proteção, Ineficaz, 216
    com Síndrome da Interpretação Ambiental, Prejudicada, 170-171

Orientação para a Realidade, como intervenção, 403
    para Confusão, Aguda, 76
    para Confusão, Crônica, 77
    para Memória, Prejudicada, 175
    para Privação de Sono, 238
    para Proteção, Ineficaz, 216
    para Síndrome da Interpretação Ambiental, Prejudicada, 170-171
Orientação para a Saúde, como resultado, 382
    com Controle do Regime Terapêutico,
        Disposição para Aumentado, 94
Orientação quanto Sistema de Saúde, como intervenção, 403
    para Artroplastia Total de Quadril/Joelho, 322
    para Autocontrole da Saúde, Ineficaz, 233
    para Conflito de Decisão, 110
    para Conhecimento, Deficiente, 78
    para Conhecimento, Disposição para Aumentado, 88
    para Controle do Regime Terapêutico,
        Disposição para Aumentado, 94
    para Enfrentamento Familiar, Comprometido, 131
    para Enfrentamento Familiar, Incapacitado, 133
    para Enfrentamento, Ineficaz, 128
    para Falta de Adesão, 146
    para Manutenção da Saúde, Ineficaz, 229
    para Tensão do Papel de Cuidador, 191
Oxigenoterapia, como intervenção, 403
    para DPOC, 351
    para Pneumonia, 369

P

Padrão de Alimentação do Bebê, Ineficaz, 44
Padrão de Sono, Prejudicado, 239
Padrão Respiratório, Ineficaz, 224-226
Padrões de Sexualidade, Ineficazes, 237-238
Participação em Brincadeiras, como resultado, 382
    com Atividade de Recreação, Deficiente, 218
    com Interação Social, Prejudicada, 169
    com Isolamento Social, 172
Participação Familiar no Cuidado Profissional, como resultado, 382
    com Controle Familiar do Regime Terapêutico, Ineficaz, 92
Participação nas Decisões sobre Cuidados de Saúde,
    como resultado, 382
    com Autocontrole da Saúde, Ineficaz, 233
    com Câncer Colorretal, 339
    com Câncer Colorretal, Risco de, 331
    com Conflito de Decisão, 110
    com Controle do Regime Terapêutico,
        Disposição para Aumentado, 94
    com Enfrentamento, Defensivo, 124
    com Insuficiência Cardíaca, 363
    com Manutenção da Saúde, Ineficaz, 229
    com Poder de Decisão, Disposição para Aumentado, 215
    com Sentimento de Impotência, 158
Participação no Lazer, como resultado, 383
    com Atividade de Recreação, Deficiente, 218
    com Interação Social, Prejudicada, 169
    com Isolamento Social, 172
Passagem de Plantão, como intervenção, 403
Paternidade ou Maternidade, Disposição para Melhorada, 202-204
Paternidade ou Maternidade, Prejudicada, 198-202
Paternidade ou Maternidade, Risco de Prejudicada, 288
Perambulação Segura, como resultado
    com Deambulação, Prejudicada, 205
    com Síndrome da Interpretação Ambiental, Prejudicada, 171
Perambulação, 204-205
Percepção Sensorial: auditiva, Perturbada, 205-206
Percepção Sensorial: cinestésica, Perturbada, 207
Percepção Sensorial: gustativa, Perturbada, 206
Percepção Sensorial: olfativa, Perturbada, 208
Percepção Sensorial: tátil, Perturbada, 208
Percepção Sensorial: visual, Perturbada, 209
Perfusão Renal, Risco de Ineficaz, 291
Perfusão Tissular: cardíaca, como resultado, 383
    com Débito Cardíaco, Diminuído, 107
    com Insuficiência Cardíaca, 364

Perfusão Tissular: cardíaca, Risco de Diminuída, 289
Perfusão Tissular: celular, como resultado, 383
    com Débito Cardíaco, Diminuído, 108
Perfusão Tissular: cerebral, 309-310
Perfusão Tissular: cerebral, como resultado, 383
    com Capacidade Adaptativa Intracraniana, Diminuída, 41
Perfusão Tissular: cerebral, Risco de Ineficaz, 289
Perfusão Tissular: gastrointestinal, Risco de Ineficaz, 290
Perfusão Tissular: órgãos abdominais, como resultado, 383
    com Débito Cardíaco, Diminuído, 107
    com Insuficiência Cardíaca, 364
Perfusão Tissular: periférica, como resultado, 383
    com Débito Cardíaco, Diminuído, 108
    com Insuficiência Cardíaca, 364
    com Perfusão Tissular: periférica, Ineficaz, 211
Perfusão Tissular: periférica, Ineficaz, 210-211
Perfusão Tissular: pulmonar, como resultado, 383
    com Débito Cardíaco, Diminuído, 108
Perioperative Nursing Data Set (PNDS), 15
Pesar Complicado, 213
Pesar, 212-213, 315
Pesar, Complicado, Risco de, 292
Peso: massa corporal, como resultado, 383
    com Nutrição: desequilibrada, menos
        do que as necessidades corporais, 189
Pesquisa, 20-21
Pink, Daniel, 11
Planejamento da Dieta, como intervenção, 403
Planejamento de Atividade, Ineficaz, 54
Planejamento Familiar: contracepção, como intervenção, 403
    para Conhecimento, Deficiente, 78
Planejamento Familiar: gravidez não planejada, como intervenção, 403
Planejamento Familiar: infertilidade, como intervenção, 403
    para Conhecimento, Deficiente, 80
Plano de Alta, como intervenção, 404
    para Artroplastia Total de Quadril/Joelho, 322
    para Autocuidado, Disposição para Aumento do, 58
    para Conflito no Desempenho do Papel de Pai/Mãe, 194
PNDS. *Ver* Perioperative Nursing Data Set
Pneumonia
    curso, 367
    fatores de risco, 366-367
    NIC ligada a, 366-369
    uso de, 367
    NOC ligado a, 366-369
    uso de, 367
    prevalência, mortalidade e custos, 366
Poder de Decisão, Disposição para Aumentado, 214-215
Posicionamento do Corpo: autoiniciado, como resultado
    com Mobilidade: no leito, Prejudicada, 176
Posicionamento do Corpo: autoiniciado, como resultado, 383
    com Capacidade de Transferência, Prejudicada, 241
    com Negligência Unilateral, 186
Posicionamento, como intervenção, 404
    para Acidente Vascular Encefálico, 318, 319
    para Conforto, Prejudicado, 72-74
    para Deglutição, Prejudicada, 111
    para Desobstrução de Vias Aéreas, Ineficaz, 114
Posicionamento: cadeira de rodas, como intervenção, 404
    para Mobilidade: com cadeira de rodas, Prejudicada, 180, 181
Posicionamento: neurológico, como intervenção, 404
Posicionamento: transoperatório, como intervenção, 404
Precauções Cardíacas, como intervenção, 404
    para Conhecimento, Deficiente, 78
    para Insuficiência Cardíaca, 362
Precauções Circulatórias, como intervenção, 404
    pra Perfusão Tissular: periférica, Ineficaz, 211
Precauções Cirúrgicas, como intervenção, 404
Precauções contra Aspiração, como intervenção, 404
    para Deglutição, Prejudicada, 111
    para Desobstrução de Vias Aéreas, Ineficaz, 114
Precauções contra Convulsões, como intervenção, 404
    para Capacidade Adaptativa Intracraniana, Diminuída, 41
Precauções contra Embolia, como intervenção, 404

Índice

Precauções contra Fuga, como intervenção, 404
    para Perambulação, 204, 205
    para Síndrome da Interpretação Ambiental, Prejudicada, 170, 171
Precauções Contra Hemorragia Subaracnoide, como intervenção, 404
Precauções contra Hipertermia Maligna, como intervenção, 404
Precauções contra Incêndio, como intervenção, 404
Precauções contra Sangramento, como intervenção, 404
    para Proteção, Ineficaz, 216
Precauções no Uso de Artigos de Látex, como intervenção, 404
    para Resposta Alérgica ao Látex, 43
Precauções no Uso do Laser, como intervenção, 404
Precauções no Uso do Torniquete Pneumático, como intervenção, 404
Preceptor: estudante, como intervenção, 404
Preceptor: funcionário, como intervenção, 404
Preparo Cirúrgico, como intervenção, 405
Preparo contra o Bioterrorismo, como intervenção, 405
    para Enfrentamento Comunitário, Disposição para Aumentado, 123
    para Enfrentamento Comunitário, Ineficaz, 121
Preparo da Comunidade para Catástrofes, como intervenção, 405
    para Contaminação, 90
    para Enfrentamento Comunitário, Disposição para Aumentado, 123
    para Enfrentamento Comunitário, Ineficaz, 121
Preparo da Comunidade para Catástrofes, como resultado, 383
    com Contaminação, 90
    com Enfrentamento Comunitário, Disposição para Aumentado, 123
    com Enfrentamento Comunitário, Ineficaz, 121
Preparo para o Nascimento, como intervenção, 405
    para Conhecimento, Deficiente, 86, 87
    para Processo de Criação de Filhos, Disposição para Melhorado, 39, 101, 102
Preparo Pré-Procedimento, como resultado, 383
Prescrição de Medicamentos, como intervenção, 405
Presença, como intervenção, 405
    para Medo, 174
Preservação da Fertilidade, como intervenção, 405
    para Conhecimento, Deficiente, 81
Prevenção contra Quedas, como intervenção, 405
    para Câncer Colorretal, 338
    para Conhecimento, Deficiente, 63
    para Insuficiência Cardíaca, 361
    para Perambulação, 205
    para Quedas, Risco de, 258
Prevenção da Aspiração, como resultado, com Deglutição, Prejudicada, 110
Prevenção de Aspiração, como resultado, 383
    com Deglutição Prejudicada, 110
    com Desobstrução de Vias Aéreas, Ineficaz, 114
Prevenção de Dependência Religiosa, como intervenção, 405
Prevenção de Lesões Desportivas: jovens, como intervenção, 405
Prevenção de Úlceras de Pressão, como intervenção, 405
Prevenção do Choque, como intervenção, 405
Prevenção do Suicídio, como intervenção, 405
    para Depressão, 342
    para Síndrome Pós-Trauma, 244
Prevenção do Uso de Substância, como intervenção, 405
    para Enfrentamento, Ineficaz, 128
    para Conhecimento, Deficiente, 78
Primeiros Socorros, como intervenção, 405
Privação de Sono, 238
Processamento de Informações, como resultado, 383
    com Comunicação, Verbal Prejudicada, 72
    com Conflito de Decisão, 110
Processamento de Informações, como resultado, com Confusão, Aguda, 76
Processo de Criação de Filhos, Disposição para Melhorado, 100-103
    estudo de caso, 39-40
Processos Familiares, Disfuncionais, 136-149
Processos Familiares, Disposição para Melhorados, 151-152
Processos Familiares, Interrompidos, 150-151
Promoção da Capacidade de Resiliência, como intervenção
    Crescimento e Desenvolvimento, Atraso no, 99
    para Autoestima: situacional Baixa, 61

Promoção da Capacidade de Resiliência, como intervenção *(cont.)*
    para Câncer Colorretal, 339, 339
    para Depressão, 341
    para Desesperança, 113
    para Enfrentamento Familiar, Disposição para Aumentado, 136
    para Enfrentamento, Disposição para Aumentado, 129
    para Insuficiência Cardíaca, 361
    para Insuficiência na Capacidade para Melhorar, do Adulto, 164
    para Poder de Decisão, Disposição para Aumentado, 215
    para Processos Familiares, Disfuncionais, 148
    para Processos Familiares, Disposição para Melhorados, 152
    para Processos Familiares, Interrompidos, 151
    para Resiliência, Disposição para Aumentada, 224
    para Resiliência, Individual Prejudicada, 224
Promoção da Integridade Familiar, como intervenção, 405
    com Processos Familiares, Interrompidos, 151
    para Interação Social, Prejudicada, 169
    para Isolamento Social, 171
    para Paternidade ou Maternidade, Disposição para Melhorada, 202
    para Processos Familiares, Disfuncionais, 148, 149
    para Processos Familiares, Disposição para Melhorados, 151, 152
Promoção da Integridade Familiar: família que espera um filho, como intervenção, 405
    com Processos Familiares, Interrompidos, 151
    para Processos Familiares, Disposição para Melhorados, 151, 152
    para Paternidade ou Maternidade, Disposição para Melhorada, 202
    para Paternidade ou Maternidade, Prejudicada, 198, 199
    para Processos Familiares, Disfuncionais, 148, 149
Promoção da Mecânica Corporal, como intervenção, 405
    Crescimento e Desenvolvimento, Atraso no, 100
    para Conhecimento, Deficiente, 79
    para Mobilidade: física, Prejudicada, 177-179
    para Processo de Criação de Filhos, Disposição para Melhorado, 39-40
Promoção da Normalidade, como intervenção, 405
    para Enfrentamento Familiar, Comprometido, 132
    para Enfrentamento Familiar, Disposição para Aumentado, 135
    para Enfrentamento Familiar, Incapacitado, 134
    para Processos Familiares, Interrompidos, 151
Promoção da Paternidade/Maternidade, como intervenção, 405
    para Conflito no Desempenho do Papel de Pai/Mãe, 194
    para Desempenho de Papel, Ineficaz, 196
    para Paternidade ou Maternidade, Disposição para Melhorada, 203, 204
    para Paternidade ou Maternidade, Prejudicada, 197-201
    para Tensão do Papel de Cuidador, 193
Promoção da Perfusão Cerebral, como intervenção, 405
    para Acidente Vascular Encefálico, 318
    para Capacidade Adaptativa Intracraniana, Diminuída, 41
    para Débito Cardíaco, Diminuído, 108
    para Memória, Prejudicada, 175
Promoção da Saúde Oral, como intervenção, 406
Promoção da Segurança em Veículos, como intervenção, 406
    para Processo de Criação de Filhos, Disposição para Melhorado, 40
Promoção de Esperança, como intervenção, 406
    com Câncer Colorretal, 337, 337
    para Ansiedade Relacionada à Morte, 49, 50
    para Autoestima: crônica, Baixa, 60
    para Bem-Estar Espiritual, Disposição para Aumentado, 139-140
    para Depressão, 341
    para Desempenho de Papel, Ineficaz, 196
    para Desesperança, 112-113
    para Insuficiência Cardíaca, 361
    para Insuficiência na Capacidade para Melhorar, do Adulto, 165
    para Religiosidade, Disposição para Aumentada, 222
    para Síndrome do Estresse por Mudança, 142-143
    para Sofrimento Espiritual, 138-139
    pra Religiosidade, Prejudicada, 222
Promoção de Vínculo, como intervenção, 406
    Crescimento e Desenvolvimento, Atraso no, 96
    para Amamentação, Interrompida, 47
    para Paternidade/Maternidade, Prejudicada, 197, 201
    para Processo de Criação de Filhos, Disposição para Melhorado, 100, 102
    para Tensão do Papel de Cuidador, 193

Promoção do Envolvimento Familiar, como intervenção, 406
  para Confusão, Crônica, 77
  para Enfrentamento Familiar, Comprometido, 132
  para Enfrentamento Familiar, Disposição para Aumentado, 135
  para Enfrentamento Familiar, Incapacitado, 134
  para Manutenção da Saúde, Ineficaz, 229
  para Processos Familiares, Interrompidos, 151
  para Síndrome do Estresse por Mudança, 142
Promoção do Exercício, como intervenção, 406
  Crescimento e Desenvolvimento, Atraso no, 100
  para Artroplastia Total de Quadril/Joelho, 323
  para Estilo de Vida, Sedentário, 140
  para Hipertensão, 356
  para Mobilidade: Física, Prejudicada, 177
  para Processo de Criação de Filhos, Disposição para Melhorado, 40
  para Recuperação Cirúrgica, Retardada, 219
Promoção do Exercício: alongamento, como intervenção, 406
Promoção do Exercício: treino para fortalecimento, como intervenção, 406
  para Capacidade de Transferência, Prejudicada, 241, 242
  para Intolerância à Atividade, 51, 52
  para Mobilidade: com cadeira de rodas, Prejudicada, 180, 181
  para Mobilidade: física, Prejudicada, 177
  para Mobilidade: no Leito, Prejudicada, 176
Proteção contra Abuso, como resultado, 383
  com Síndrome do Trauma de Estupro, 245
Proteção contra Infecção, como intervenção, 406
  para Asma, 326
  para Contaminação, 90
  para DPOC, 350
  para Integridade Tissular, Prejudicada, 167
  para Pneumonia, 368
  para Proteção, Ineficaz, 216, 217
Proteção contra Riscos Ambientais, como intervenção, 406
  para Contaminação, 90
  para Enfrentamento Comunitário, Disposição para Aumentado, 123
  para Enfrentamento Comunitário, Ineficaz, 122
Proteção dos Direitos do Paciente, como intervenção, 406
  para Poder de Decisão, Disposição para Aumentado, 216
  para Sofrimento Moral, 181-182
Proteção, Ineficaz, 216-217
Punção de Vaso Cateterizado: amostra de sangue, como intervenção, 406
Punção de Vaso: amostra de sangue arterial, como intervenção
  para DPOC, 351
Punção de Vaso: amostra de sangue venoso, como intervenção, 406
Punção de Vaso: doação de sangue, como intervenção, 406

Q
Qualidade de Vida, como resultado, 383
  com Desesperança, 113
  com Síndrome do Estresse por Mudança, 143
  com Sofrimento Espiritual, 138-139
Quedas, Risco de, 293
  estudo de caso, 258-259

R
Raciocínio clínico
  enquadramento, 17
  ligações para, uso de, 11-21
  rede de, 18
  tomada de decisão e, 15-20
Reação à Transfusão de Sangue, como resultado, 383
Reanimação Cardiopulmonar, como intervenção, 406
Reanimação Cardiopulmonar: feto, como intervenção, 406
Reanimação Cardiopulmonar: neonato, como intervenção, 406
Reclusão, como intervenção, 406
Reconciliação de Medicamentos, como intervenção, 406
  para Hipertensão, 355
Recuperação Cirúrgica, Retardada, 219
Recuperação da Negligência, como resultado, 383

Recuperação de Abuso: emocional, como resultado, 382
  para Síndrome do Trauma de Estupro, 245
  para Síndrome Pós-Trauma, 242
Recuperação de Abuso: financeiro, como resultado, 78
  com Síndrome Pós-Trauma, 242
Recuperação de Abuso: físico, como resultado, 382
  com Síndrome do Trauma de Estupro, 245
Recuperação de Abuso: sexual, como resultado, 382
  com Disfunção Sexual, 236
  com Padrões de Sexualidade, Ineficazes, 237
  com Síndrome do Trauma de Estupro, 246
  com Síndrome Pós-Trauma, 243
Recuperação de Queimaduras, como resultado, 383
Recuperação Pós-Procedimento, como resultado, 383
  com Artroplastia Total de Quadril/Joelho, 323
  com Câncer Colorretal, 339
  com Câncer Colorretal, Risco de, 331
Redução da Ansiedade, como intervenção, 406
  para Ansiedade, 48
  para Ansiedade Relacionada à Morte, 49, 50
  para Câncer Colorretal, 337
  para Câncer Colorretal, Risco de, 331
  para Comunicação, Disposição para Aumentado, 71
  para Conforto, Prejudicado, 72, 74
  para Enfrentamento, Disposição para Aumentado, 130
  para Enfrentamento, Ineficaz, 127
  para Hipertensão, 356
  para Medo, 174
  para Planejamento de Atividade, Ineficaz, 54
  para Religiosidade, Prejudicada, 222
  para Síndrome da Interpretação Ambiental, Prejudicada, 170-171
  para Síndrome do Estresse por Mudança, 142-143
  para Síndrome Pós-Trauma, 244
  para Sobrecarga de Estresse, 141
  para Sofrimento Moral, 181-182
Redução da Ansiedade, como intervenção, para Negação, Ineficaz, 185
Redução da Flatulência, como intervenção, 407
Redução do Estresse por Mudança, como intervenção, 407
  para Síndrome do Estresse por Mudança, 142, 143
Redução do Sangramento, como intervenção, 407
  para Débito Cardíaco, Diminuído, 105
Redução do Sangramento, útero pré-parto, como intervenção, 407
Redução do Sangramento: ferimento, como intervenção, 407
Redução do Sangramento: gastrointestinal, como intervenção, 407
Redução do Sangramento: nasal, como intervenção, 407
Redução do Sangramento: útero pós-parto, como intervenção, 407
Reeducação Vesical, como intervenção, 407
  para Incontinência Urinária: de urgência, 162-163
Reestruturação Cognitiva, como intervenção, 407
  para Automutilação, 62
  para Depressão, 341
  para Negação, Ineficaz, 185
Reference Information Model (RIM), 28
Reflexão, 18-19
Registro de Ações, como intervenção, 407
Regulação da Temperatura, como intervenção, 407
  para Comportamento do Bebê, Desorganizado, 69
  para Hipertermia, 153
  para Hipotermia, 154
  para Pneumonia, 369
  para Termorregulação, Ineficaz, 240
Regulação da Temperatura: transoperatório, como intervenção, 407
  para Termorregulação, Ineficaz, 240
Regulação Hemodinâmica, como intervenção, 407
  para Débito Cardíaco, Diminuído, 109
  para Insuficiência Cardíaca, 365
Relacionamento Cuidador-Paciente, como resultado, 383
  com Enfrentamento Familiar, Comprometido, 131
  com Enfrentamento Familiar, Incapacitado, 110
  com Tensão do Papel de Cuidador, 191
Relacionamento, Disposição para Melhorado, 221
Relato de Incidentes, como intervenção, 407
Relaxamento Muscular Progressivo, como intervenção, 407
Religiosidade, Disposição para Aumentada, 222
Religiosidade, Prejudicada, 222

Religiosidade, Risco de Prejudicada, 294
Remoção de Toxinas Sistêmicas: diálise, como resultado, 383
   com Autocontrole da Saúde, Ineficaz, 235
Reposição Rápida de Líquidos, como intervenção, 407
Repouso, como resultado, 383
   com Intolerância à Atividade, 53
Resiliência Familiar, como resultado, 383
   com Controle Familiar do Regime Terapêutico, Ineficaz, 92
   com Enfrentamento Familiar, Disposição para Aumentado, 136
   com Processos Familiares, Disfuncionais, 148
   com Processos Familiares, Disposição para Melhorados, 152
   com Processos Familiares, Interrompidos, 151
Resiliência Pessoal, como resultado, 384
   com Autoestima: situacional, Baixa, 61
   com Câncer Colorretal, 339
   com Poder de Decisão, Disposição para Aumentado, 215
   com Resiliência, Disposição para Aumentada, 224
   com Resiliência, Individual Prejudicada, 224
Resiliência, Disposição para Aumentada, 224
Resiliência, Individual Prejudicada, 223
Resiliência, Risco de Comprometida, 294
Resistência no Papel de Cuidador, como resultado, 384
   com Enfrentamento Familiar, Comprometido, 132
   com Enfrentamento Familiar, Incapacitado, 133
   com Tensão do Papel de Cuidador, 193
Resistência, como resultado, 383
   com Câncer Colorretal, 339
   com Deambulação, Prejudicada, 104
   com Fadiga, 144
   com Insuficiência Cardíaca, 361
   com Intolerância à Atividade, 51
   com Recuperação Cirúrgica, Retardada, 219
Resolução do Pesar, como resultado, 315, 384
   com Autoestima: situacional Baixa, 61
   com Depressão, 341
   com Pesar, 212
   com Pesar, Complicado, 213
Resposta à Medicação, como resultado, 384
   com Asma, 326
   com Autocontrole da Saúde, Ineficaz, 232
   com Diabetes Melito, 347
   com Hipertensão, 355
   com Incontinência Urinária: por transbordamento, 161
Resposta à Ventilação Mecânica: adulto, como resultado, 384
   com Padrão Respiratório, Ineficaz, 224
   com Troca de Gases, Prejudicada, 111
Resposta Alérgica ao Látex, 42
Resposta Alérgica ao Látex, Risco de, 260
Resposta Alérgica: localizada, como resultado, 384
   com Integridade da Pele, Prejudicada, 165-166
   com Integridade Tissular, Prejudicada, 167
   com Resposta Alérgica ao Látex, 42
Resposta Alérgica: sistêmica, como resultado, 384
   com Padrão Respiratório, Ineficaz, 224
   com Resposta Alérgica ao Látex, 42
Resposta ao Desmame da Ventilação Mecânica: adulto, como resultado, 384
   com Padrão Respiratório, Ineficaz, 224
Resposta Comunitária a Catástrofes, como resultado, 384
   com Contaminação, 90
Resposta de Hipersensibilidade Imune, como resultado, 384
   com Contaminação, 90
Restauração da Saúde Oral, como intervenção, 407
   para Dentição, Prejudicada, 111
   para Mucosa Oral, Prejudicada, 183
Restrição de Área, como intervenção, 407
Retenção Urinária, 226
Reunião para Avaliação dos Cuidados Multidisciplinares, como intervenção, 407
RIM. *Ver* Reference information model
Risco de Propensão à Evasão, como resultado, 383
   com Perambulação, 205
   com Síndrome da Interpretação Ambiental, Prejudicada, 170-171
Ruptura no Estilo de Vida do Cuidador, como resultado, 384
   com Conflito no Desempenho do Papel de Pai/Mãe, 195
   com Tensão do Papel de Cuidador, 191

S

Sangramento, Risco de, 295
Satisfação do Cliente, como resultado, 384
Satisfação do Cliente: acesso a recursos de cuidados, como resultado, 384
   com Manutenção da Saúde, Ineficaz, 227
Satisfação do Cliente: ambiente físico, como resultado, 384
   com Conforto, Prejudicado, 73
Satisfação do Cliente: aspectos técnicos dos cuidados, como resultado, 384
Satisfação do Cliente: assistência funcional, como resultado, 384
   com Mobilidade: física, Prejudicada, 177
Satisfação do Cliente: atendimento das necessidades culturais, como resultado, 384
Satisfação do Cliente: comunicação, como resultado, 384
Satisfação do Cliente: continuidade dos cuidados, como resultado, 384
Satisfação do Cliente: controle da dor, como resultado, 384
   com Dor, Aguda, 117
   com Dor, Crônica, 118
Satisfação do Cliente: controle dos sintomas, como resultado, 384
Satisfação do Cliente: cuidado físico, como resultado, 385
Satisfação do Cliente: cuidado psicológico, como resultado, 385
Satisfação do Cliente: cuidados, como resultado, 385
Satisfação do Cliente: ensino, como resultado, 385
   com Conhecimento, Deficiente, 78
Satisfação do Cliente: gerenciamento de caso, como resultado, 385
Satisfação do Cliente: proteção dos direitos, como resultado, 385
Satisfação do Cliente: segurança, como resultado, 385
Saúde Emocional do Cuidador, como resultado, 385
   com Enfrentamento Familiar, Comprometido, 131
   com Tensão do Papel de Cuidador, 190
Saúde Espiritual, como resultado, 385
   com Ansiedade Relacionada à Morte, 51
   com Bem-Estar Espiritual, Disposição para Aumentado, 139-140
   com Esperança, Disposição para Aumentadada, 126
   com Religiosidade, Disposição para Aumentada, 222
   com Religiosidade, Prejudicada, 222
   com Sofrimento Espiritual, 138-139
   com Sofrimento Moral, 181-182
Saúde Física do Cuidador, como resultado, 385
   com Tensão do Papel de Cuidador, 190
Sentimento de Impotência, 158-159
Sentimento de Impotência, Risco de, 278
Sinais Vitais, como resultado, 385
   com Débito Cardíaco, Diminuído, 109
   com Disreflexia Autonômica, 116
   com Hipertermia, 153
   com Hipotermia, 154
   com Insuficiência Cardíaca, 365
   com Padrão Respiratório, Ineficaz, 226
   com Pneumonia, 369
Síndrome da Interpretação Ambiental, Prejudicada, 170-171
Síndrome de Morte Súbita do Bebê, Risco de, 285
Síndrome do Desuso, Risco de, 272
Síndrome do Estresse por Mudança, 142-143
Síndrome do Estresse por Mudança, Risco de, 276
Síndrome do Trauma de Estupro, 245-246
Síndrome Pós-Trauma, 243-245
Síndrome Pós-Trauma, Risco de, 299
Sistema Omaha, 15
Sistemas informatizados de informação (CIS)
   dados
      armazenagem, 32-34
      características de, 25-36
      estudo-piloto sobre, 30-31
      questões de recuperação com, 31-34
   desenvolvimento de, 24
   NNN em, uso de, 24-34
SNL. *Ver* Standardized nursing languages
SNOMED-CT. *Ver* Systematized Nomenclature of Medicine-Clinical terms
Sobrecarga de Estresse, 141
Sobrecarga Líquida Severa, como resultado
   com Insuficiência Cardíaca, 361
   com Perfusão Tissular: periférica, Ineficaz, 210

434 Índice

Sofrimento Espiritual, 138-139
Sofrimento Moral, 181-182
Solidão, Risco de, 296
Sondagem Gastrointestinal, como intervenção, 407
  para Motilidade Gastrointestinal, Disfuncional, 182-183
Sondagem Vesical, como intervenção, 407
Sondagem Vesical: intermitente, como intervenção, 407
  para Incontinência Urinária: por transbordamento, 161
  para Incontinência Urinária: reflexa, 161-162
  para Retenção Urinária, 226
Sono, como resultado, 385
  com Comportamento do Bebê, Desorganizado, 69
  com Comportamento do Bebê: Disposição
      para Aumento da Competência Comportamental, 66
  com Depressão, 342
  com Insônia, 163
  com Padrão de Sono, Prejudicado, 239
  com Privação de Sono, 238
  com Sono, Disposição para Melhorado, 240
Sono, Disposição para Melhorado, 240
Standardized nursing languages (SNL), 1
Sucção Não Nutritiva, como intervenção, 408
Sufocação, Risco de, 297
Suicídio, Risco de, 298
Supervisão da Pele, como intervenção, 408
  para Acidente Vascular Encefálico, 319
  para Contaminação, 90, 91
  para Incontinência Intestinal, 160
  para Integridade da Pele, Prejudicada, 166
  para Integridade Tissular, Prejudicada, 167
  para Perfusão Tissular: periférica, Ineficaz, 210
  para Resposta Alérgica ao Látex, 43
Supervisão de Funcionários, como intervenção, 408
Supervisão, como intervenção, 408
  para Asma, 326
  para Câncer Colorretal, 338
  para Contaminação, 90, 91
  para Diabetes Melito, 346
  para Dor, Aguda, 118
  para Hipertensão, 355
  para Insuficiência Cardíaca, 363
  para Recuperação Cirúrgica, Retardada, 219
Supervisão: comunidade, como intervenção, 408
  para Enfrentamento Comunitário, Disposição para Aumentado, 123
  para Enfrentamento Comunitário, Ineficaz, 122
Supervisão: eletrônica remota, como intervenção, 408
Supervisão: gravidez tardia, como intervenção, 408
Supervisão: segurança, como intervenção, 408
  para Paternidade ou Maternidade, Prejudicada, 202
Supressão da lactação, como intervenção, 408
  para Amamentação, Eficaz, 44
  para Amamentação, Ineficaz, 45
Supressão do Trabalho de Parto, como intervenção, 408
Sutura, como intervenção, 408
Synthesis of synthesis, 11
Systematized Nomenclature of Medicine-Clinical
    Terms (SNOMED-CT), 8

T

Técnica para Acalmar, como intervenção, 408
  para Ansiedade Relacionada à Morte, 49
  para Ansiedade, 49
  para Câncer Colorretal, 337
  para Câncer Colorretal, Risco de, 331
  para Conforto, Prejudicado, 72-74
  para Medo, 174
  para Planejamento de Atividade, Ineficaz, 54
Tecnologia da Informação (TI), 14
Tecnologias de informação de saúde, 13-15
Temperatura Corporal, Risco de Desequilíbrio na, 299
Tensão do Papel de Cuidador, 190-193
Tensão do Papel de Cuidador, Risco de, 287
Terapia com Animais, como intervenção, 408

Terapia com Exercício: controle muscular, como intervenção, 408
  para Capacidade de Transferência, Prejudicada, 241
  para Deambulação, Prejudicada, 104
  para Mobilidade: com cadeira de rodas, Prejudicada, 180
  para Mobilidade: física, Prejudicada, 177-179
  para Mobilidade: no leito, Prejudicada
  para Negligência Unilateral, 186
  para Percepção Sensorial: cinestésica, Perturbada, 207
Terapia com Exercício: deambulação, como intervenção, 408
  para Acidente Vascular Encefálico, 318
  para Artroplastia Total de Quadril/Joelho, 322
  para Deambulação, Prejudicada, 104, 105
  para Mobilidade: física, Prejudicada, 177-179
  para Proteção, Ineficaz, 217
  para Recuperação Cirúrgica, Retardada, 219
Terapia com Exercício: equilíbrio, como intervenção, 408
  para Acidente Vascular Encefálico, 318
  para Capacidade de Transferência, Prejudicada, 241
  para Deambulação, Prejudicada, 104
  para Mobilidade: com cadeira de rodas, Prejudicada, 180
  para Mobilidade: física, Prejudicada, 177, 178
  para Percepção Sensorial: cinestésica, Perturbada, 207
  para Proteção, Ineficaz, 217
Terapia com Exercício: mobilidade articular,
    como intervenção, 408
  para Artroplastia Total de Quadril/Joelho, 322
  para Mobilidade: física, Prejudicada, 178
  pra Deambulação, Prejudicada, 104
Terapia com Exercício: treino para fortalecimento,
    como intervenção, para Mobilidade:
    física, Prejudicada, 179
Terapia com Sanguessugas, como intervenção, 408
Terapia de Deglutição, como intervenção, 408
  para Acidente Vascular Encefálico, 319
  para Déficit no Autocuidado: alimentação, 57
  para Deglutição, Prejudicada, 111
Terapia de Diálise Peritoneal, como intervenção, 408
  para Autocontrole da Saúde, Ineficaz, 235
Terapia de Grupo, como intervenção, 408
  para Síndrome Pós-Trauma, 243
  para Síndrome do Trauma de Estupro, 245, 246
Terapia de Relaxamento, como intervenção, 409
  para Ansiedade, 48
  para Conforto, Prejudicado, 72-73, 74
  para Hipertensão, 356
Terapia de Reminiscências, como intervenção, 409
  para Confusão, Crônica, 77
Terapia de Reposição Hormonal, como intervenção, 409
Terapia de Validação, como intervenção, 409
Terapia Endovenosa (EV), como intervenção, 409
Terapia Familiar, como intervenção, 409
  para Processos Familiares, Disfuncionais, 148
Terapia Nutricional, como intervenção, 409
  para Contaminação, 90
  para Insuficiência na Capacidade para Melhorar, do Adulto, 164
  para Nutrição: desequilibrada, menos do que as necessidades corporais, 187, 189
Terapia Ocupacional, como intervenção, 409
  para Atividade de Recreação, Deficiente, 218
  para DPOC, 349
Terapia para Trauma: infantil, como intervenção, 409
  para Síndrome do Estresse por Mudança, 142-143
  para Síndrome do Trauma de Estupro, 245, 246
  para Síndrome Pós-Trauma, 244
Terapia por Hemodiálise, como intervenção, 409
  para Autocontrole da Saúde, Ineficaz, 235
Terapia por Hemofiltração, como intervenção, 409
Terapia Recreacional, como intervenção, 409
  para Atividade de Recreação, Deficiente, 218
  para Interação Social, Prejudicada, 169, 172
Término de Vida com Dignidade, como resultado, 385
  com Ansiedade Relacionada à Morte, 50
  com Sofrimento Espiritual, 138-139
  com Sofrimento Moral, 181-182

Termorregulação, como resultado, 385
  com Hipertermia, 153
  com Hipotermia, 154
  com Pneumonia, 369
  com Termorregulação, Ineficaz, 240
Termorregulação, Ineficaz, 240
Termorregulação: recém-nascido, como resultado, 385
  com Comportamento do Bebê, Desorganizado, 70
  com Hipertermia, 153
  com Hipotermia, 154
  com Pneumonia, 369
  com Termorregulação, Ineficaz, 240
Testes Laboratoriais à Beira do Leito, como intervenção, 409
  para Autocontrole da Saúde, Ineficaz, 230
  para Diabetes Melito, 346
TI. *Ver* Tecnologia da Informação
Tolerância à Atividade, como resultado, 385
  com Intolerância à Atividade, 51
Tomada de decisão, 19
  raciocínio clínico e, 15-20
Tomada de Decisão, como resultado, 385
  com Conflito de Decisão, 110
  com Confusão, Crônica, 77
  com Enfrentamento, Ineficaz, 127
  com Esperança, Disposição para Aumento da, 137-138
  com Planejamento de Atividade, Ineficaz, 54
  com Tomada de Decisão, Disposição para Aumento da, 241
Tomada de Decisão, Disposição para Aumento da, 241
Toque Terapêutico, como intervenção, 409
Toque, como intervenção, 409
Transcrição de Prescrições, como intervenção, 409
Transferência, como intervenção, 409
Transporte: inter-hospitalar, como intervenção, 409
Transporte: intra-hospitalar, como intervenção, 409
Tratamento da Febre, como intervenção, 409
  para Hipertermia, 153
  para Pneumonia, 369
Tratamento da Hipotermia, como intervenção, 409
  para Hipotermia, 154
Tratamento de Exposição ao Calor, como intervenção, 409
Tratamento do Trauma de Estupro, como intervenção, 409
  para Síndrome Pós-Trauma, 243
Tratamento do Uso de Substância, como intervenção, 410
  para Autocontrole da Saúde, Ineficaz, 230, 232
  para Conhecimento, Deficiente, 86
  para Processos Familiares, Disfuncionais, 149
Tratamento do Uso de Substância: abstinência de álcool, como intervenção, 410
  para Confusão, Aguda, 76
Tratamento do Uso de Substância: abstinência, como intervenção, 410
  para Confusão, Aguda, 76
Tratamento do Uso de Substância: overdose, como intervenção, 410
Trauma, Risco de, 300
Trauma Vascular, Risco de, 301

Treinamento da Assertividade, como intervenção, 410
  para Comunicação, Disposição para Aumentada, 71
  para Conforto, Disposição para Aumentado, 75
Treinamento da Memória, como intervenção, 410
  para Comunicação, Verbal Prejudicada, 72
  para Confusão, Aguda, 76
  para Confusão, Crônica, 78
  para Memória, Prejudicada, 175
  para Síndrome da Interpretação Ambiental, Prejudicada, 171
Treinamento de Autossugestão, como intervenção, 410
Treinamento do Hábito Urinário, como intervenção, 410
  para Incontinência Urinária: de urgência, 38
  para Incontinência Urinária: funcional, 160-161
Treinamento Intestinal, como intervenção, 410
  para Câncer Colorretal, 336
  para Câncer Colorretal, Risco de, 331
  para Constipação, 89
Treinamento para Controle de Impulsos, como intervenção, 410
  para Automutilação, 62
  para Enfrentamento, Ineficaz, 128
  para Síndrome Pós-Trauma, 244
Triagem: catástrofe, como intervenção, 410
  para Contaminação, 90
Triagem: centro de emergência, como intervenção, 410
Triagem: telefone, como intervenção, 410
Tristeza, Crônica, 247-248
Troca de Informações sobre Cuidados de Saúde, como intervenção, 410

U

Ultrassonografia: obstétrica, como intervenção, 410
Unified Medical Language System (UMLS), 8

V

Verificação de Substância Controlada, como intervenção, 410
Verificação do Carrinho de Emergências, como intervenção, 410
Vestir, como intervenção, 410
Vínculo Pais-Bebê, como resultado, 385
  com Paternidade ou Maternidade, Prejudicada, 201
  com Processo de Criação de Filhos, Disposição para Melhorado, 102
Vínculo Pais-Bebê, como resultado, com Amamentação, Interrompida, 47
Vínculo, Risco de Prejudicado, 301
Violência na Comunidade, como resultado, com Enfrentamento Comunitário, Ineficaz, 122
Violência: direcionada a outros, Risco de, 302
Violência: direcionada a si mesmo, Risco de, 303
Volume de Líquidos, Deficiente, 310-311
Volume de Líquidos, Risco de Deficiente, 304
Volume de Líquidos, Risco de Desequilíbrio do, 305
Vontade de Viver, como resultado, 385
  com Desesperança, 113
  para Insuficiência na Capacidade para Melhorar, do Adulto, 165

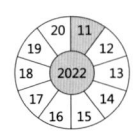